JN260753

ペリオのインテリジェンスを高める
レビュー・ザ・ペリオ

監著　山本　浩正
共著　中川富希雄
　　　高山　真一
　　　赤野　弘明

クインテッセンス出版株式会社

Tokyo, Berlin, Chicago, London, Paris, Barcelona, Istanbul, Milano, São Paulo, Moscow, Prague, Warsaw, New Delhi, and Beijing

はじめに Let's Enjoy Perio!

　科学は偶然の発見による急展開もあるが，多くは地道な実験の積み重ねから築き上げられている．もちろんペリオの世界も例外ではない．一つの術式やコンセプトは，数え切れないくらい多くの基礎実験や動物実験，臨床実験，疫学調査などに裏づけされているわけである．EBMの重要性が唱えられて久しい感があるが，日本でもようやくその"裏づけ"が注目されるようになったことは喜ばしいことである．私事で恐縮だが，"ペリオのためのバイオロジー"というタイトルで20回の連載をした時も，最も問い合わせの多かったのが「根拠となる文献を教えてほしい」というものであった．それはこの本の基となる「the Quintessence」誌での連載"レビュー・ザ・ペリオ"(2003年4月〜2004年8月)を書く大きなきっかけになった．

　術式やコンセプトの変遷をたどることは，現在を知るための大きなバックボーンになるだけでなく，未来の方向性を間違えないための大きな礎になる．本書はそのためのささやかな指南書を目指してまとめたものである．レビューといえば文献の内容や結果を羅列して，そこから一つの流れを見出そうというスタイルが多いが，本書ではあえて流れを示すなかで文献を添えていく形にした．前者のスタイルでは読者の頭の中には特別な文献の結果がいくつか残っても，流れがはっきり残らないことがあるからである．文献はいろいろな見方ができるため，誰かから教えてもらったことが必ずしも正しいとは限らない．時には実験をした本人の結論が間違っていることもあるのだ．そのため正当な勉強法は，やはり自分で文献を読み込むことである．ただ膨大な量の文献を，日々臨床をこなしている読者の先生方が読み込んでいくことは不可能に近い．そこで，まず流れを知ったうえでチェックすべき文献を示すことで，読者のレベルや好みに合わせてさらに勉強できるようなスタイルにした．話題の術式に溺れることなく，流行のコンセプトに流されることなく過去，現在，未来を見据えたペリオのインテリジェンスを磨き上げる一助になれば幸いである．

　本書は仕事量が膨大なために，大阪大学歯学部の同窓生4人(赤野，高山，中川，山本)でPRO(Perio-Research, Osaka univ.)というグループを結成し，各自が担当のトピックをまとめていった．全員開業医として毎日の臨床をこなしながらの挑戦であったため，なかには消化不良のところや我田引水的な展開もあるかもしれない．不足の部分は読者の先生方自ら穴埋めしていただき，ペリオを学ぶ楽しみを身をもって味わっていただきたいと思う．

　最後に「the Quintessence」誌での連載時からお世話になった畑めぐみ氏，玉手一成氏，板井誠信氏，本書制作でお世話になった鵜川征代氏に衷心より感謝申し上げたい．

　さあ，これからペンをワイングラスに持ち替えて，4人で乾杯するとしよう！

2005年　早春

PRO代表　山本　浩正

監著者・共著者一覧(五十音順)

■監著者

山本　浩正　　　（やまもと・ひろまさ）　　　大阪府豊中市開業

■共著者

赤野　弘明　　　（あかの・ひろあき）　　　　大阪府堺市開業

高山　真一　　　（たかやま・しんいち）　　　滋賀県大津市開業

中川　富希雄　　（なかがわ・ふきお）　　　　大阪府大阪市開業

各章の著者名

第1章	山本　浩正	第10章	中川　富希雄
第2章	山本　浩正	第11章	中川　富希雄
第3章	中川　富希雄	第12章	中川　富希雄
第4章	中川　富希雄	第13章	赤野　弘明
第5章	山本　浩正	第14章	赤野　弘明
第6章	山本　浩正	第15章	赤野　弘明
第7章	高山　真一	第16章	高山　真一
第8章	高山　真一	第17章	赤野　弘明
第9章	中川　富希雄		

CONTENTS

第1章　歯周病は本当に細菌感染症か？

- ■歯周病は感染症？／12
- ■プラークがあやしい！　人間編／12
- ■やっぱりプラークがあやしい！　動物編／14
- ■歯石は原因ではないのか？／14
- ■プラークに病原性はあるのか？／16
- ■歯周病菌を求めて約100年／16
- ■歯周病菌探求の諸問題／18
- ■歯周病菌の認定条件／20
- ■真菌は歯周病菌か？／21
- ■ではウイルスと歯周病の関係は？／22

第2章　歯周病はバイオフィルム感染症

- ■細菌バイオフィルム研究の夜明け／24
- ■細菌バイオフィルムの世界へのいざない／26
- ■マンション"細菌バイオフィルム"建設現場からのリポート／28
- ■マンション内でのお付き合い／29
- ■マンションからの引っ越し／30
- ■今さらながら細菌バイオフィルムの定義／30
- ■注目されるバイオフィルム感染症／31
- ■さあ大変！　薬が効かない！／31
- ■バイオフィルムには抗菌剤が滲みこまない？／32
- ■分裂しない細菌は抗菌剤に強い？／33
- ■バイオフィルム内の細菌は性格が変わっている？／33
- ■細菌バイオフィルム撃退法／34

第3章　歯肉溝は本当に浅いほうがいい？

- ■偵察1　歯肉溝と歯周ポケット／38
- ■偵察2　深いポケット　細菌編／39

- ■ちょっと寄り道　リアルタイムPCR法は現実的か？／40
- ■偵察3　深いポケットって悪いの？　疫学編／42
- ■も一度ちょっと寄り道　専門用語とその周辺についての解説／43
- ■偵察4　深いポケットって悪いの？　番外編／44
- ■偵察5　深いポケットって悪いの？　臨床編／45
- ■戦略1　ポケットへの先制攻撃／46
- ■戦略2　ポケットへの総攻撃？／49
- ■戦略3　LDDSはリーサルウエポン？／49
- ■終戦？／50

第4章　プロービング時の出血が意味するものは？

- ■プロービングの達人／54
- ■ビキニな寄り道　フロリダプローブ／58
- ■血が騒ぐ話／59
- ■鈍感な寄り道　感受性と特異性／60
- ■血の滲む話／61
- ■血のつながる話／62
- ■偽の寄り道　偽陰性と偽陽性／62
- ■血も涙もない話／64

第5章　SRPは本当に必要か？　Part Ⅰ

- ■細菌感染症との戦い／66
- ■SRPで何が変わる？　細菌編／69
- ■ちょっと縁上に寄り道　歯肉縁上プラークコントロールの重要性／70
- ■SRPで何が変わる？　根面編／72
- ■SRPで何が変わる？　臨床編／76
- ■SRPで何が変わる？　宿主編／78

第6章　SRPは本当に必要か？　Part Ⅱ

- ■SRPを一気にしてみたら…／82
- ■歯周病菌はどこからやってくる？／82
- ■SRP後に増えてくる細菌／84

- ■ Full-mouth disinfection の効果／86
- ■ 良いことずくめでもない FDIS／87
- ■ レーザーでSRP？／88
- ■ 歯周病菌にレーザーは効くのか？／88
- ■ 根面にレーザーを使うと…／89
- ■ レーザースケーリングの有望株／90
- ■ キュレタージはいずこへ？／91

第7章　ペリオと免疫学とのきってもきれない関係

- ■ 体を守る免疫系の細胞のはたらきを知ろう！／94
- ■ ペリオは体調のバロメータ？／94
- ■ ペリオの免疫学が求めてきた3つの目的／95
- ■ 歯周病という病気を純粋に理解するために／96
- ■ 歯周ポケットに生息する嫌気性細菌が原因／97
- ■ 炎症によって骨の破壊が起こるのはなぜ？／102
- ■ 歯周組織が破壊される活動期病変を探索するために／103
- ■ 歯周病の種々の病型を把握するために／105

第8章　ペリオの免疫学　歯周組織での現場検証

- ■ 0地点　歯肉溝滲出液の科学　ケミカルメディエータで疾病活動 Disease activity を測定できるか？／110
- ■ A地点　歯肉溝上皮の大切な役割　歯肉上皮は体を守る単なるバリアではない！／114
- ■ B地点　免疫系の細胞の集積と敵を認識するメカニズム／117
- ■ C地点　歯肉線維芽細胞とリンパ球が出会って，さあ大変／120
- ■ D地点　骨破壊の元凶　破骨細胞の活性化の機構／122

第9章　ペリオって治るの？　Part I

- ■ ペリオは治るの？　治せるの？／128
- ■ まずは前菜　創傷治癒の基礎／128
- ■ 創傷治癒の過程／128
- ■ まだまだ続く　創傷治癒に影響を与える因子／133
- ■ もういいかげんに　治癒の形態／138

■やっとこさ　創傷治癒　臨床編／139

第10章　ペリオって治るの？　Part Ⅱ

■新付着は獲得できるか？／144
■歯周外科後どうなるの？／146

第11章　ペリオって治るの？　Part Ⅲ

■本当にポケットは浅くなるの？／156
■骨は削るべきか否か？／158
■骨外科でBiologic Widthが獲得できる？／160
■骨外科の限界／161
■骨がだめなら歯根を切除してみる？／162
■まだまだ油断できません／164
■根分岐部病変の診断は？／167
■いっそ見て見ぬふり!?／167

第12章　ペリオって治るの？　もしかしてPart Ⅳ

■ポケットの外側の話／170
■歯肉に鎧は必要か？／170
■がんこな付着歯肉と気ままな遊離歯肉／172
■付着歯肉とのお付き合い／174
■付着歯肉とプラークコントロール／175
■付着歯肉と歯肉退縮／175
■Maynardな話／176
■Minimal WidthとBiologic Width／178
■やっと本題　歯肉移植の創傷治癒／179
■言葉の寄り道　Terminology／180
■やっぱり痛いの？　FGG／180
■根面被覆とFGG／182
■結合組織はオールマイティ？／184
■根面被覆は張子の虎？／185
■これが最後のCTG／187

第13章　歯周組織再生の原則

- ■再生療法をめざして／190
- ■再生は完璧な家のリフォームと同じ？／190
- ■再生療法は昔からのみんなの夢／192
- ■フラップ形成後の創傷治癒／194
- ■上皮性付着の治癒しか起こせない／196
- ■発生に関係する細胞／197
- ■再生に関係する細胞／199
- ■発生と再生に必要な四次元的出来事とは？／199
- ■歯冠から歯根形成期／199
- ■再生のための注意点／200
- ■再生療法はスキンヘッドをフサフサにするのと同じ!?／201

第14章　歯周組織再生の原則（各論編）

- ■傷はどのようにして治るのか？／204
- ■治癒の応用編：骨移植をしたらどうなる？／204
- ■再生療法としての治療法／210
- ■骨移植術とはどんなもの？／211
- ■骨移植材の使い分けの基準とは？／211
- ■たかが骨移植，されど骨移植／212
- ■出身地の確認は忘れずに／213
- ■コツコツ寄り道　その①骨の発生／213
- ■コツコツ寄り道　その②顎骨の発生／215
- ■自家骨移植処置の種類／215
- ■膜性骨 vs. 軟骨性骨／216
- ■骨移植における考慮点／218

第15章　歯周組織再生の原則（GTR法・Emdogain®編）

- ■GTR法について／222
- ■骨内欠損におけるGTR法の効果／224
- ■分岐部病変におけるGTR法の効果／224
- ■Emdogain®について／228

- ■ Emdogain®の効果／228
- ■ 臨床結果に影響を与える因子／229
- ■ 治療戦略における考慮点／231
- ■ GTR法における症例の選択／232
- ■ GTR法における注意点／233

第16章　ペリオのリスクファクター　ペリオと全身疾患とのかかわり

- ■ なぜリスクファクターを考えなければならないのか？／238
- ■ リスクファクターの定義と研究の方向性／239
- ■ ペリオのリスクファクター／240
- ■ 喫煙とペリオ／241
- ■ 糖尿病とペリオ／244
- ■ 骨粗鬆症とペリオ／248
- ■ ペリオと虚血性心疾患／249
- ■ ペリオと早産／250

第17章　メインテナンス

- ■ メインテナンスとは？／252
- ■ メインテナンスは本当に難しい／253
- ■ ①歯肉の炎症／254
- ■ ②プロービング値／255
- ■ ③プロービング時の出血／257
- ■ ④臨床的アタッチメントレベルと歯肉退縮／258
- ■ ⑤エックス線所見／259
- ■ ⑥咬合／260
- ■ ⑦HabitとFactitiousと修飾因子／261
- ■ SPT（メインテナンス）の必要性と目的／262
- ■ SPTを行う頻度とその効果／262

第18章　ペリオおたくのための最終章（参考文献）／265

索　引／321

第1章
歯周病は本当に細菌感染症か？

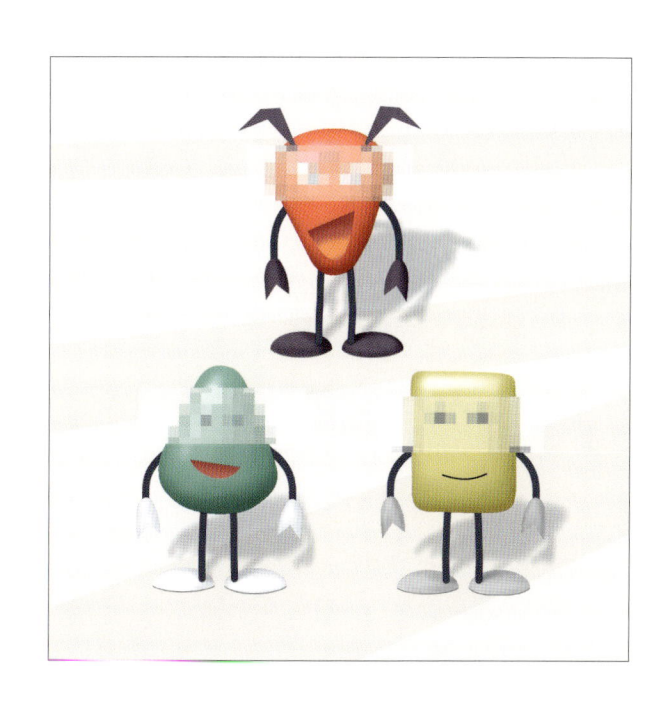

タイトルイメージイラスト
　歯周病の犯人探しの過去と現在を知ることは，本書の礎となる．

歯周病は本当に細菌感染症か？

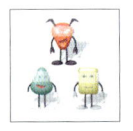

歯周病は感染症？

歯周病は歯周病菌(歯周病原性細菌)とよばれる一部の細菌と宿主との間で繰り広げられるドラマである．ドラマの舞台はポケットと隣接する歯周組織の2つがあり，主役の細菌は主にポケット内の細菌バイオフィルムというところで演技をし，ドラマの終盤は歯周組織という舞台そのものが破壊されていく．細菌は主役として長年その座を確保しているが，年々脇役(宿主)に押されぎみのようである．それでも主役がいなければドラマは成り立たない．

われわれはこのドラマを中断すべく主役の細菌をいかに除去し，コントロールするかということに明け暮れている．この章では歯周病学の大前提である「歯周病は細菌感染症である」ということにメスをいれ，この本の礎を築いてみたい．

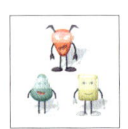

プラークがあやしい！人間編

プラークが沈着しているところでは歯肉の炎症[1-4]や骨の喪失[5,6]が起こっているというクラシカルな観察結果がある．これをもってプラークが歯周病の原因といってしまうのは，あまりにも非科学的である．これでは歯肉炎を起こしている歯肉の近くにあるものはすべて歯肉炎の原因になってしまう(歯石や修復物，小帯なども！/図1-1)．そこでLöe, et alは，プラークが沈着していくにつれて歯肉炎が起こり，プラークを機械的に除去することにより歯肉炎が消退していくという一連の実験を行った[7,8]．歯学部の学生をボランティアに雇って行った実験とはいえ，何日もブラッシングしないで我慢するのはさぞかし大変だったことと思う．彼女に嫌われたり，周りの人にいやな顔をされたり，きっと被験者ひとり一人にいろんなドラマがあったことだろう．その甲斐あって実にシンプルなこの実験は歯周病学に名を残すものとなった．この実験の結果，プラークの有無と歯肉炎の有無がちょうど一致したわけだから，プラークは歯肉炎の最重要参考人ということになったのである(図1-2)．

抗生物質の全身投与[9,10]やクロルヘキシジンなどの薬液の局所投与(洗口，洗浄など)[11-15]でも歯肉炎がコントロールできることがわかり，プラーク中の細菌が歯肉炎の原因であるという考えが一般化していった．抗生物質や抗菌剤が効くのであるから相手はやはり細菌というわけだ．

では歯周炎ではどうだろう？　歯周炎の患者に歯周外科を行い，その後に月に2回の専門家によるク

【何が歯周病の原因か】

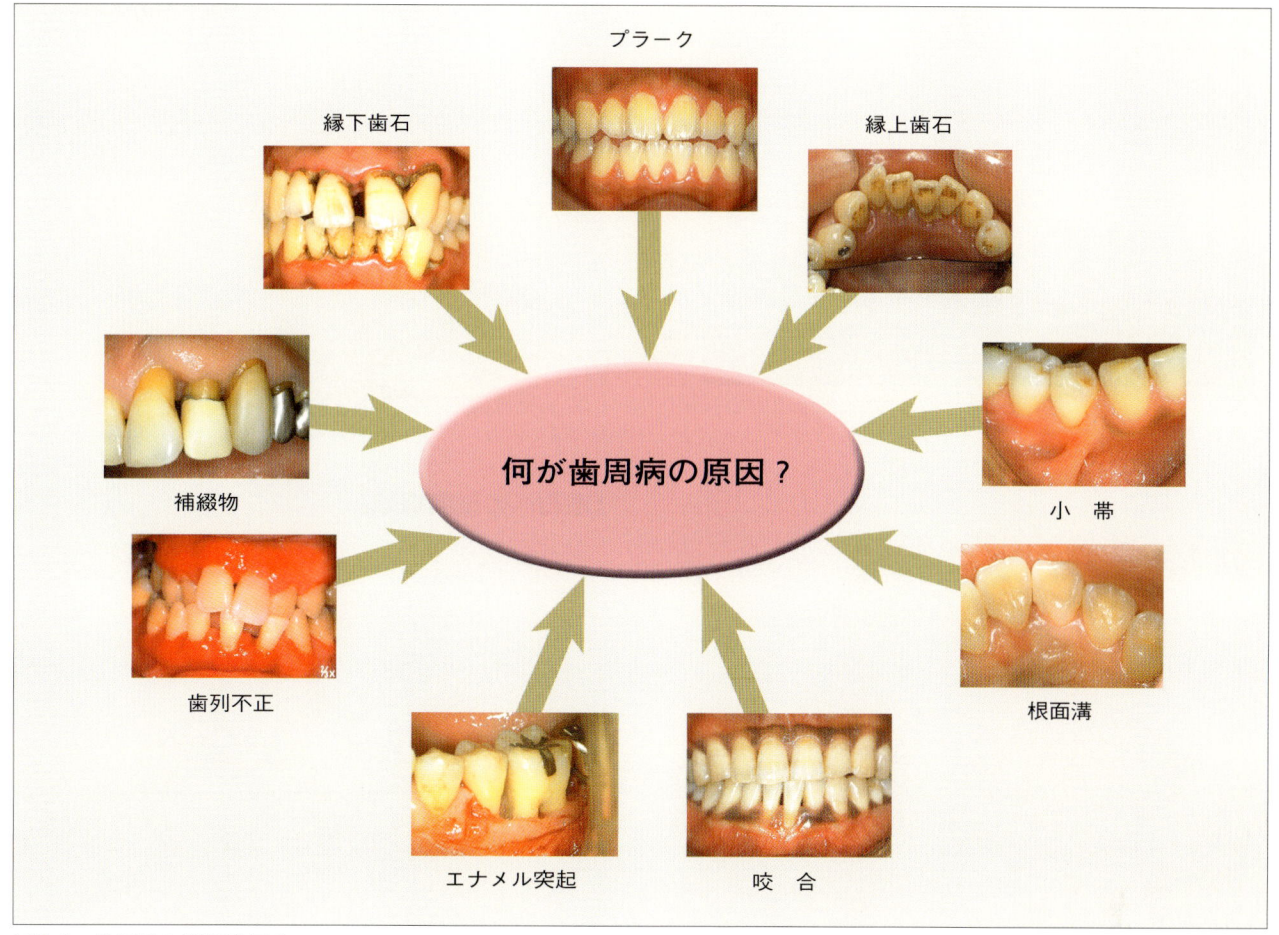

図 *1-1* 歯周病の原因は何？

【プラークと歯肉炎の関係】

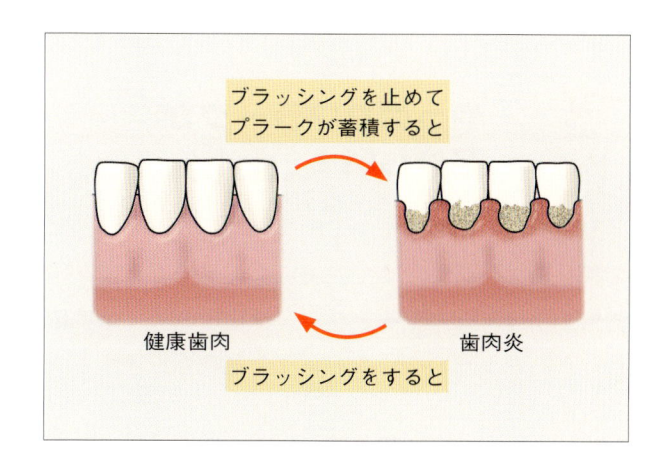

図 *1-2* プラークの蓄積と歯肉の炎症は一心同体．

リーニングを行って徹底的に細菌を抑えることにより歯周炎の進行を止めることができるということがLindhe, Nyman, Rosling, et alにより示され，歯周炎でもプラーク中の細菌がその原因であるという状況証拠が揃ってきた[16-18]．

[実験動物に歯周炎をつくる]

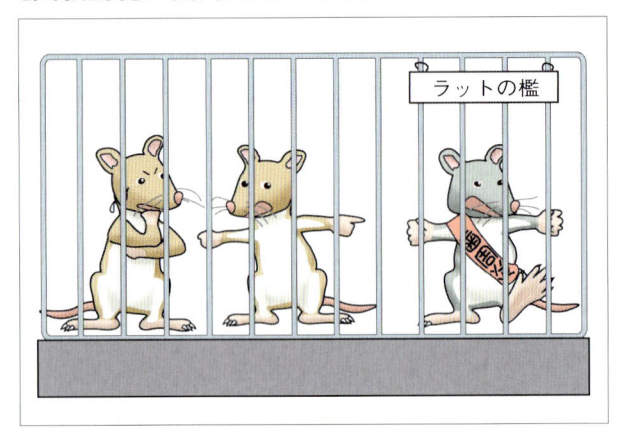

図 1-3　歯周炎ラットとの同居実験.

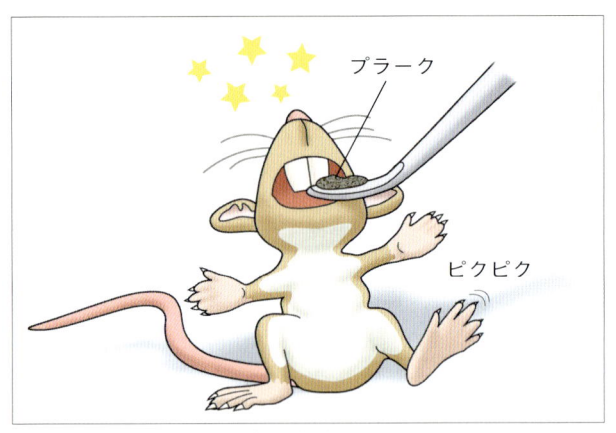

図 1-4　他人のプラーク感染実験.

[歯石への細菌感染]

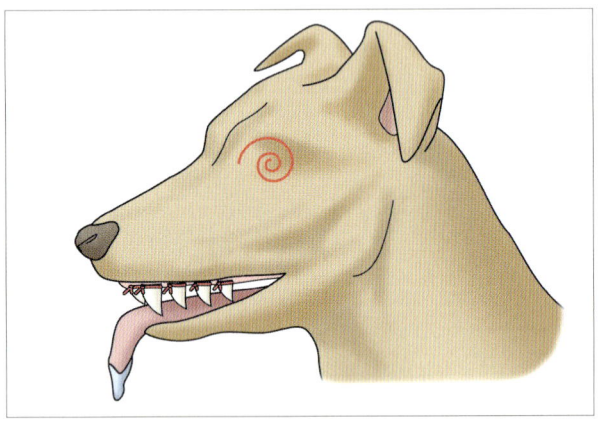

図 1-5　糸の巻きつけ実験. 歯に糸を巻きつけてプラークをためると, 数か月で歯周炎が起こり骨が吸収する.

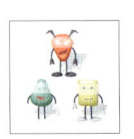

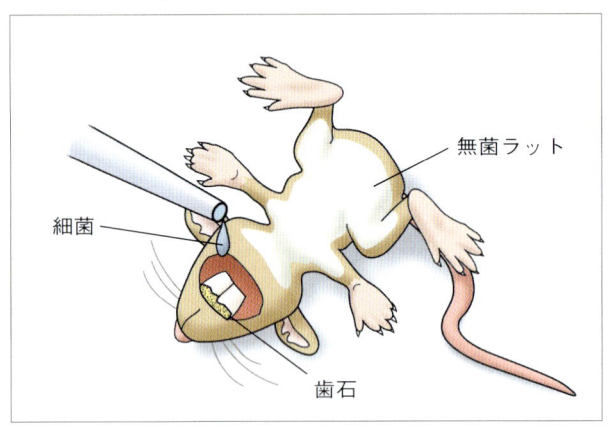

図 1-6　無菌ラットの歯石に細菌を感染させると, 歯肉にそれまでなかった炎症が起こる.

やっぱりプラークがあやしい！ 動物編

　実験動物に歯周炎をつくれないだろうか？　細菌を実験動物に感染させて歯周炎を再現できれば, 細菌主犯説はほぼ確定的となる. 動物にとっては災難としかいいようのないこのような実験も, さまざまな方法で行われた.

　歯周炎にすでになっている動物と, なっていない動物を同じ檻のなかで飼育したり(図 1-3), 歯周炎になっている動物から採取したプラークをなっていない動物にうつすと(図 1-4), 歯周炎のなかった動物に歯周炎が起こることがわかった. これらの実験[19〜22]はラットやハムスターで行われたが, ヒトのポケットから採取した細菌をうつしても歯周炎が起こることもわかった[23〜27].

　他の動物ではどうだろう？　ビーグル犬やサルのような動物の歯肉縁下に糸を巻きつけてプラークをたっぷりためると, 2か月もしたら歯肉の炎症とともにポケットが形成され骨が吸収する[28〜32](図 1-5／これも大概かわいそう！). この破壊はテトラサイクリンの投与によって防止できることから[33], やはりプラーク中の細菌が原因であることが考えられる.

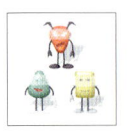

歯石は原因ではないのか？

　歯石の沈着しているところでは, 歯肉に炎症が見られることから歯石が炎症の原因と考えられていた

[歯石が歯肉の炎症を起こすのか]

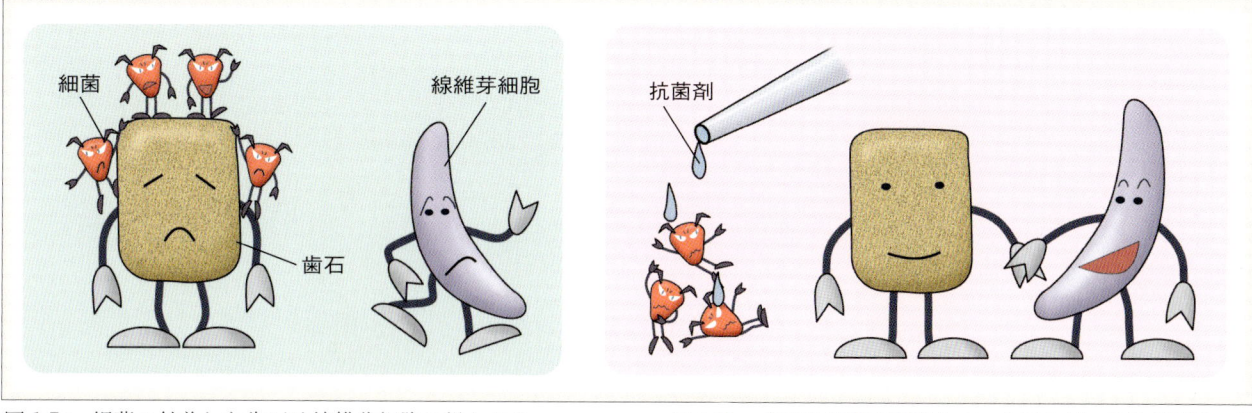

図 *1-7a* 細菌の付着した歯石は線維芽細胞に嫌われる．

図 *1-7b* 歯石も細菌が付着していなければ，線維芽細胞に嫌われない．

[歯石は細菌の溜まり場]

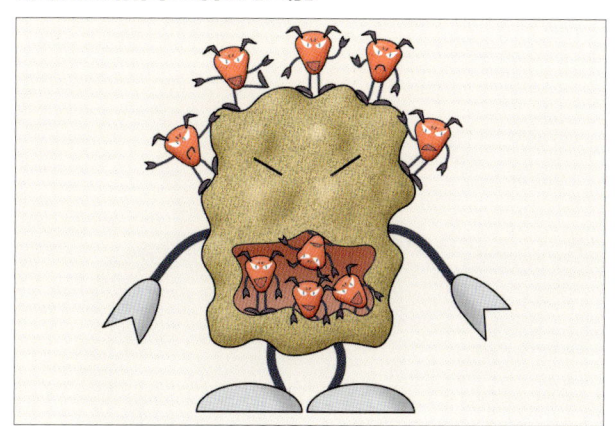

図 *1-8* 歯石は表面がザラザラで中がスカスカなので，細菌やその産物の温床になっている．

時期もあったが，今ではそれは否定されている．

Waerhaugは，歯石やオーバーハングな修復物などは機械的刺激としての影響が比較的少なく，むしろプラークの蓄積のほうが影響が大きいという数多くの報告を1950年代に発表している[34-38]．1960年代にはいると，実験動物を使って歯石の病原性が調べられた．歯石の沈着した無菌動物を観察すると，炎症はほとんど認められずポケットも存在しないのに，そこに細菌を感染させるとたちまち破壊が起こりだしたのである[39,40]（図 *1-6*）．歯石だけでは炎症は起こらず，そこに細菌が加わるとはじめて炎症が起こるわけだから，歯石単独では歯周病の原因にはならず，細菌がいてはじめて歯周病が発症することがわかった．

それではどうして臨床では歯石の沈着しているところに炎症や破壊が起こっているのだろう？ 抗菌剤などで歯石を処理すると，線維芽細胞というわれわれのからだの細胞も仲良くひっつくことがわかっている（図 *1-7*）ので，細菌さえいなければ歯石もそんなに悪いヤツではなさそうである．実は，歯石は性格に問題がないのだが，その容姿に問題があることがわかっている．つまり表面がガタガタでプラークの絶好の付着部位になっているだけでなく，中がスカスカになっているため細菌やその産物の溜まり場になっているのである[41,42]（図 *1-8*）．性格は悪くないのに容姿が悪いだけで悪者扱いされるのは気の毒だが，実際歯石のいるところにはたくさんの細菌やその産物がたむろしていて，その悪の溜まり場をなくすためにはスケーリング・ルートプレーニングが必要なのである．

ちょっとコンセンサス①

＊歯周病は細菌感染症である．
＊ヒトや動物における歯肉炎や歯周炎誘発実験，抗菌療法の検証，プラーク中の細菌由来病原性物質の検出などから細菌感染症であることが推測されていた．
＊歯石は歯周病の原因でなく誘因である．

[歯周病における細菌学の100年[72]]

SPECIFIC	NON-SPECIFIC	SPECIFIC
Fusiformis fusiformis (1890年代)	Mixed Infection / Fusospirochetal (1930年代)	A. actinomycetemcomitans
Streptococci	Mixed Infection / Black pigmented Bacteroides	P. gingivalis
Spirochetes	Spirochetes ANUG	P. intermedia
Amoeba	A. viscosus	C. rectus
		B. forsythus

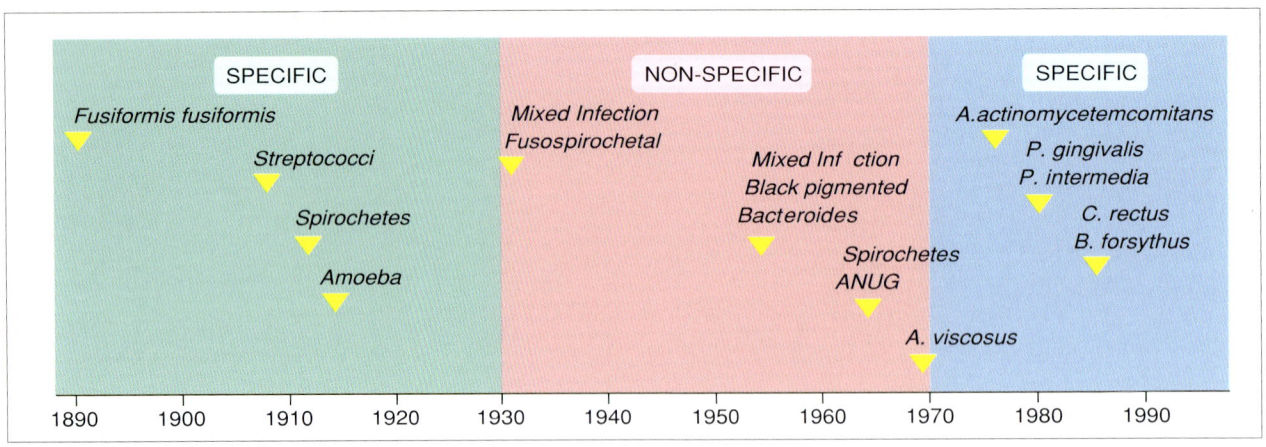

図 1-9　プラークの病因論はこの100年の間に，特異的→非特異的→特異的と変遷している．

[誰が犯人？（特異的プラーク原因説）]

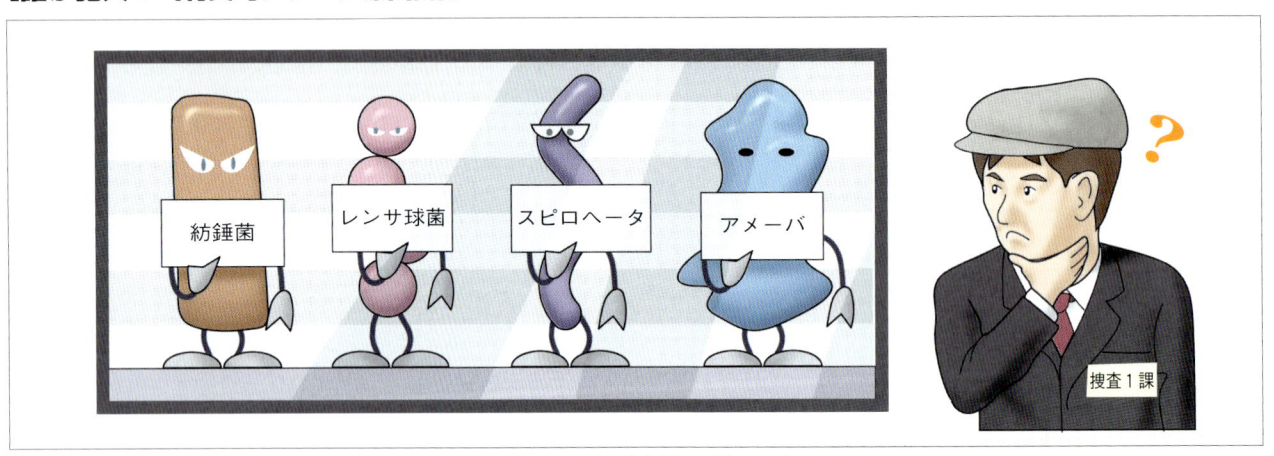

図 1-10　紡錘菌，レンサ球菌，スピロヘータ，アメーバの順に容疑者が挙がった．

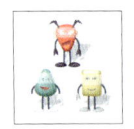

プラークに病原性はあるのか？

　時間をかなりさかのぼることになるが，1940年代から1950年代にかけて，プラークを口腔外の皮下に注入して膿瘍をつくるといった実験が，ヒト[43,44]でも他の動物[45-49]でも行われた．これによりプラークには生体に炎症を起こすようなものが含まれていることが確認できたのである．

　それではプラーク中のどんな物質が，宿主の組織に対して破壊的にはたらくのかということも気になってくる．内毒素（エンドトキシン）[50,51]やロイコトキシン[52,53]といった毒素や，細胞壁成分[54]，各種代謝産物（脂肪酸[55]，有機酸[56]，硫化水素[57-59]，インドール[60]，アンモニア[55,61]，アミン[56]など），各種酵素[62-71]などをプラークサンプルから検出したり，個々の細菌を調べて検証した文献が次から次へと発表された．そして悪さをする物質がどんどん見つかることと平行して，その物質をつくっている張本人つまり細菌にもスポットが当たることになっていった．

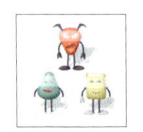

歯周病菌を求めて約100年

　どうもやはり細菌が歯周病の原因らしい．それではどの細菌が主犯なのだろう？　ここでは振り出しに戻って，歯周病菌割り出しの歴史を振り返ってみ

【質より量の時代（非特異的プラーク原因説）】

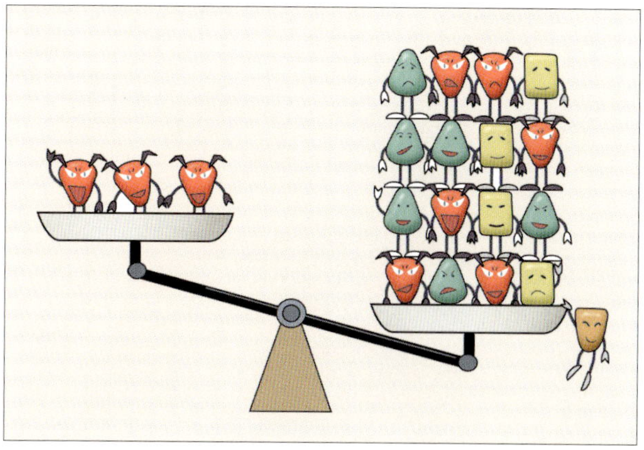

図 1-11　歯周病の原因は特定の細菌ではなく，プラークを構成する細菌の量的増加であるという説が唱えられた．

表 1-1　歯周病原性細菌．

Actinobacillus actinomycetemcomitans
Porphyromonas gingivalis
Prevotella intermedia
Fusobacterium nucleatum
Tannerella forsythensis
Campylobacter rectus
Eikenella corrodens
Selenomonas species
Eubacterium species
Peptostreptococcus micros
Spirochetes

たい．

　結核は結核菌，赤痢は赤痢菌，破傷風は破傷風菌というふうに，歯周病には歯周病菌がいるはずだと考えるのは当然である．そしてこの歯周病菌という犯人探しは100年以上も前から始められていたのである[72]（図 1-9）．歯周病菌というひとつの細菌が歯周病というひとつの病気を引き起こす一対一の関係は，特異的プラーク原因説(specific plaque hypothesis)とよばれるもので，その候補として紡錘菌(*Fusiformis*)[73-75]，レンサ球菌(*Streptococci*)[76-82]，スピロヘータ(*Spirochetes*)[83-88]，アメーバ(*Amoeba*)[89-92]の4つが次から次へと提案された（図 1-10）．歯周病患者のプラークから高頻度に検出されたこれらの候補菌は，1930年代にはいって混合感染の考えが広まるにつれ注目度は急降下していった．そもそも当時の培養技術はお粗末なもので，顕微鏡で観察できる細菌の約0.5%しか培養できなかったのだから[93]，そのレベルで原因菌を探しだすということ自体かなり無理があった（現在では70%以上！[94,95]）．

　歯周病の原因候補菌を特定できなかったため，一時は細菌以外の原因（咬合性外傷など）に目が向けられた時代もあったが[96-100]，歯周病の治療には徹底的なプラークコントロールが最も有効であることがわかるにつれ，再び細菌に注目が集まるようになった．

　プラークを顕微鏡で覗けばたくさんの種類の細菌が存在し，そのプラークを非特異的に除去すると歯周病の病態が改善していくことから[7-9]，歯周病は特定の細菌ではなくプラークを構成する細菌の量的増加が原因である，という非特異的プラーク原因説(nonspecific plaque hypothesis)が唱えられるようになった[101]（図 1-11）．つまり質より量の時代である．

　細菌の種類を問わないということは，いろんな種類の細菌が寄ってたかって感染しているということで，これを混合感染(mixed infection)という．いろいろな細菌の組み合わせで，ブタなどの実験動物に感染を起こさせることができるということが示されたため[102-105]，混合感染は細菌学的に非特異的だが生化学的には特異的なのではないかと考えられるようになった[106]．つまり細菌の種類が大事なのではなく，細菌が生みだす破壊的な代謝産物こそが悪の根源というわけだ．

　しかし，この非特異的プラーク原因説が正しいとすると，説明できないことが次々とでてくる．たとえばプラークの沈着が多いのに歯周病になっていない人もいれば，逆にプラークの沈着が少ないにもかかわらず歯周病が進行している人もいるのはなぜだろう？　また同じ口腔内でもプラークのたくさん沈着しているところが最も歯周病が進行しているとは限らないのはなぜだろう？　こういった単純な疑問は後に2つの研究の流れに分かれていった．ひとつが宿主の感受性(host susceptibility)であり，もうひとつが特異的プラーク原因説(specific plaque hy-

[ポケットの場所によって細菌叢が変わる]

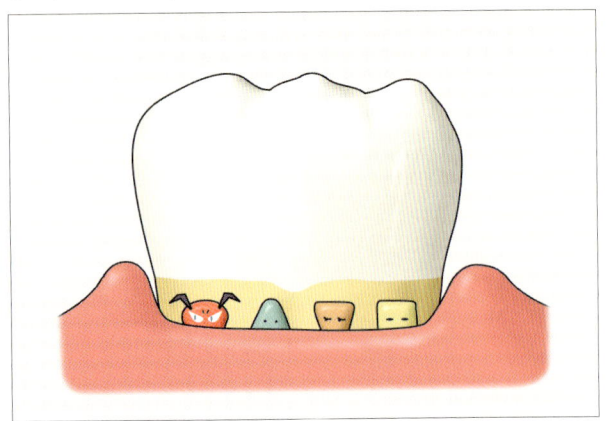

図 *1-12* 同じポケットでも部位（水平的）によって生息する細菌は変わる．

[ポケットの深さによって細菌叢が変わる]

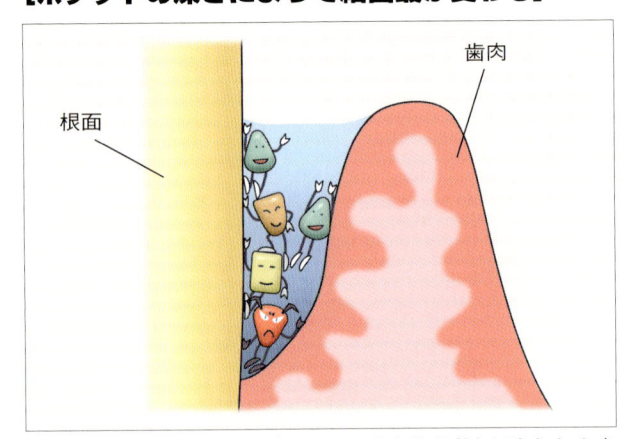

図 *1-13* 同じポケットでも，深さ（垂直的部位）が違うと生息する細菌は変わる．

pothesis）の復活である．

実は，非特異的プラーク原因説の終末期である1960年代には，すでに特異的プラーク原因説の兆しともいえる報告がされていた．ひとつは急性壊死性潰瘍性歯肉炎（Acute Necrotizing Ulcerative Gingivitis：ANUG）の原因菌としてスピロヘータが[107, 108]，もうひとつはラットやハムスターにおける歯周病の原因菌として Actinomyces viscosus が[20, 25]報告されたのである．

1970年代に入ると，若年性歯周炎患者の病巣から Actinobacillus actinomycetemcomitans が原因候補菌として検出され[109-111]，次に成人性歯周炎患者から Porphyromonas gingivalis（旧姓 Bacteroides gingivalis*）が原因候補菌として検出された[112-116]．その後 Prevotella intermedia[114, 117-119]，Campylobacter rectus[119-125]（旧姓 Wolinella recta），Tannerella forsythensis（旧姓 Bacteroides forsythus[114, 122, 126]）など，現在歯周病菌と考えられている10種類ほどの細菌が次々と姿を現したのである（表 *1-1*）．

ちょっとコンセンサス②
* 歯周病菌の検証は100年以上前から始まっていた．
* 最初は紡錘菌，レンサ球菌，スピロヘータ，アメーバが候補となる特異的プラーク原因説から始まった．
* 20世紀半ばには質より量の非特異的プラーク原因説が主流になった．
* 20世紀後半から現在に至るまでは，特定の細菌群が複雑に関係し合う特異的プラーク原因説に戻った．

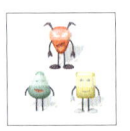

歯周病菌探求の諸問題

ポケット内の細菌を調べるという一見単純そうな研究には，実はたくさんの落とし穴がある．最初の落とし穴はサンプリング（sampling）である．どこからサンプルを取ってくるかで結果が大きく違ってくるからである．たとえ同じ歯でもポケットの部位によって細菌叢が変わってくるし[127]（図 *1-12*），同じポケットでも深さで細菌叢が変わってくる[128, 129]（図

---

*注
　細菌の名前はよく変わる．別に姓名判断をしてもらっているわけではないのだが，分類方法が変わるたびに名前も変わるのである．血液寒天培地で黒色のコロニーを作る Bacteroides を黒色色素産生バクテロイデス（black-pigmented. Bacteroides, Bacteroides melanigogenicus, Bacterium melaninogenicum）というが，いまではこれを糖の発酵能に基づいて3つのグループに分け，発酵能のない代表選手が Porphyromonas gingivalis，発酵能が少しあるものの代表選手が Prevotella intermedia，高発酵能をもつものの代表選手が Prevotella melaninogenica となっている．学生時代に習った名前を使うと年齢がばれるので要注意！

[キャリアー状態]

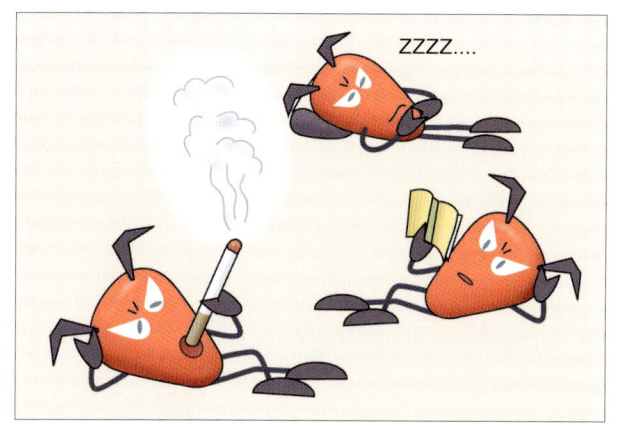

図 *1-14* 病原菌が休憩あるいは冬眠状態で病原性を発揮していないことがある．

[異なるクローナルタイプ]

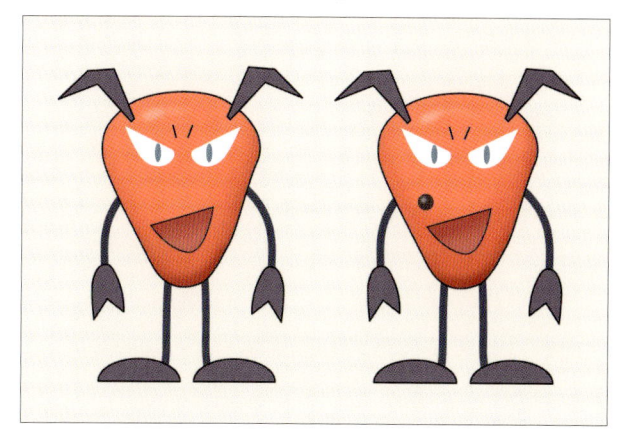

図 *1-15* 同じ細菌でも微妙なDNAの違いで病原性が変わることがある．

1-13)という報告をみると容易にサンプリングできなくなってしまう．おまけに歯周病の病態には，進行する活動期と進行が止まっている静止期があるといわれている[130,131]ので，同じポケットでも活動期と静止期で採取してきたサンプルが異なることが当然考えられるし，事実そうなのである[129]．また採取してきたプラークでもどの部分を使うのかとか，どのように希釈するかによって結果が変わってしまう．最も活動性の高いところを採用するのか[132]，それともランダムに選んでくるのか[133-135]で対象となる細菌が異なるのは当然である．また同じポケット内の細菌を経時的に観察していこうとしても，サンプリングそのもので細菌叢が変化してしまう[136]となると，サンプリングという最初のステップでつまずいてしまう．

うまくターゲットとなる細菌を採取できたとしても，それがうまく培養できるとは限らない．嫌気培養の技術が進んで現在の培養システムは格段に進歩したが，それでもポケット内のすべての細菌を培養できるわけではない[94,95]．またポケット内で増えている細菌が病原菌(歯周病菌)とは限らない．日和見感染の可能性もあるからだ．逆にポケット内で少ない細菌が病原菌でないという保証もない．病原菌がたまたま病原性を発揮していないキャリアー状態の可能性もあるからである[137](図 *1-14*)．

遺伝子工学や分子生物学の進歩のおかげで，細菌もDNAレベルで調べることが可能になってきた．*Porphyromonas gingivalis*の全塩基配列が解明されたことはマスコミにも取り上げられたのでご存知の方も多いことと思う[138]．細菌をDNAレベルで調べられるということは，同じ種類の細菌でも微妙な性格の違いを見分けられることを意味しており，それにより同じ細菌でもクローナルタイプ(clonal type)により区別できるようになってきた．それによると歯周病菌とレッテルを貼られた細菌のなかにも，悪さをしないクローナルタイプがあることがわかった[139](図 *1-15*)．つまり同じ細菌が健康な歯肉溝(サルカス，Sulcus)と病的な歯肉溝(ポケット，Pocket)の両方にいたとしても，サルカスの細菌は病原性のないクローナルタイプでポケットの細菌は病原性のあるクローナルタイプなのかもしれない．

うまくサンプリングできて培養にも成功したとしても，歯周病菌であるかどうかを実験動物で試すのは注意が必要だ．実験動物にはすでに細菌が住み着いており，ヒトから分離してきた歯周病候補菌を感染しようとしても通常は排除されてしまう．それでは無菌動物を使おうということになるが，これも"問題あり"である．無菌動物なら細菌を比較的簡単に感染させることができる反面，どんな細菌でも多かれ少なかれ歯周組織に影響を与えてしまうからであ

る．実際 Streptococcus mutans（おなじみ，むし歯菌）や Streptococcus salivarius のような，ヒトのポケット内では見かけないような細菌でも無菌動物で骨吸収を起こすという報告がある[140,141]．

歯周病はひとつの細菌が引き起こしているとは考えられておらず，複数の細菌がかかわっている[72,106]．ある意味で混合感染の考えが生き残っているといえるが，複数の歯周病菌どうしの相互関係や歯周病菌とそれ以外の細菌との相互関係など，事態は昔考えられていた混合感染とは比較にならないくらい複雑である．

> **ちょっとコンセンサス③**
> * どのポケットから，いつ，どのようにサンプリングするかにより細菌検査の結果は大きく異なってくる．
> * 歯周病菌が健康歯肉溝からも見つかることがある．
> * 歯周病菌のなかにも病原性の異なるものや，時期によって病原性が変わるものがあるようだ．
> * 動物実験の結果も鵜呑みにできない．

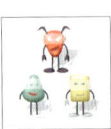

歯周病菌の認定条件

病原菌であるかどうかを診断する基準に"コッホの原則（Koch's postulates）"というものがどこの細菌学の教科書にも載っている[142]．それは次のようなものだ．

> ①病原菌は病巣から検出されなければならない．
> ②病原菌は異なる病気や病巣でないところからは検出されてはならない．
> ③病原菌は病巣から分離，培養後に実験動物に感染させ病気を誘発させなければならない．

この原則は結核菌やコレラ菌を扱っている間は問題ない．しかし，いざ歯周病菌を扱おうとすると無理があることは，ここまで読んでこられた読者にはおわかりいただけることと思う．

①に関しては，歯周病に罹患した既往のあるポケット（付着の喪失を起こしているポケット）を病巣として扱うのか，それとも活動期にあるポケットを病巣として扱うのかという問題があるし，歯周病にもいろいろな病態（成人性歯周病や若年性歯周病など）があり，病原菌もそれにより異なる可能性がある（事実そうである）．

②に関しては，病原性を発揮していないキャリアーの状態や病原性のないクローナルタイプの場合，病巣でなくても検出される可能性がある．

③に関しては前項を参照されたい．

でも，コッホの原則にケチばかりつけていても始まらない．何らかの基準に基づいて歯周病菌を認定していかなければならない．そこで The Forsyth Institute（旧 Forsyth Dental Center）の Socransky や Haffajee を中心としたグループは次のような認定基準に基づいて検索を進めていった[72,137]．

①歯周病菌は歯周病にかかっていないヒトや異なる歯周病の病型，病態のヒトと比べ，歯周病の病巣で高頻度でたくさん見つからなければならない．　　　　　　　　　　（Association）
②治療により歯周病菌を除去すると，それに平行して歯周病の進行が止まり，病状が改善する．　　　　　　　　　　　　　　（Elimination）
③歯周病菌により宿主の反応（体液性免疫，細胞性免疫）が誘発される．　　（Host response）
④歯周病菌はさまざまな病原因子をもつ．
　　　　　　　　　　　（Virulence factors）
⑤歯周病菌は実験動物に歯周病を誘発できる．
　　　　　　　　　　　　　（Animal studies）

コッホの原則に少し手を加えただけじゃないかと思われるかもしれないが，それぞれの項目の問題点を把握したうえでの認定基準なので相当アップグレードしている．実はこれに基づいて認定された歯周病菌が表 *1-1* である．それぞれの菌の認定基準合格を示す文献は他のレビューを参照されたい[72,137]．

【ウイルスは歯周病菌のお手伝い】

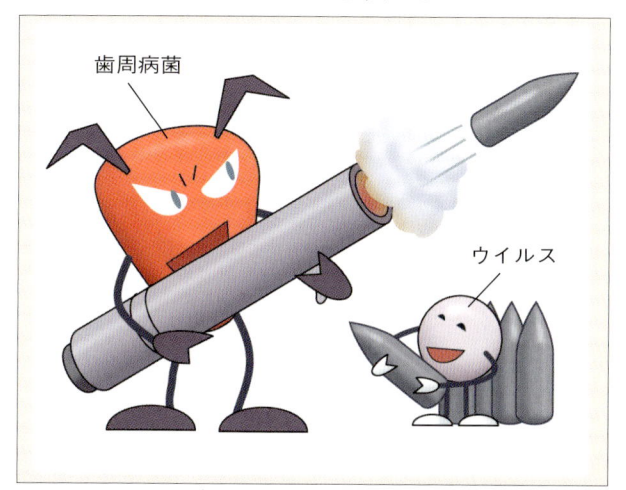

図 1-16 ウイルスは歯周病を引き起こすわけではなく，歯周病菌がその病原性を発揮しやすい環境を整えると考えられている．

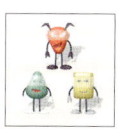

【ウイルスがドアマン】

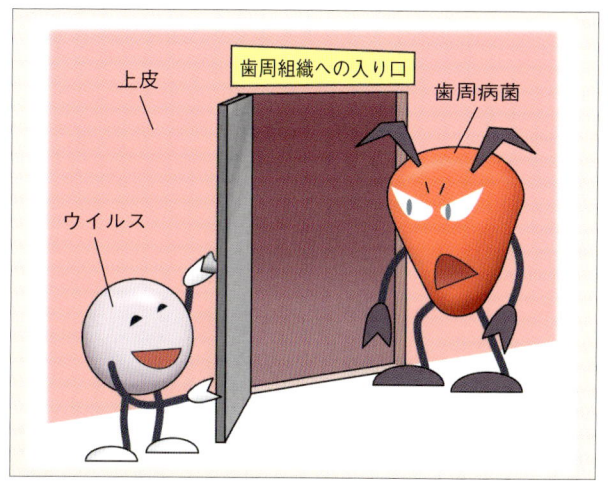

図 1-17 ウイルスが歯周病菌が侵入しやすいようにドアをあけるドアマンになることがある．

真菌は歯周病菌か？

　平成13年11月20日の「朝日新聞」夕刊トップに歯周病には抗カビ剤が有効との記事が掲載され，患者，歯科医双方にわたって話題となった．これに対して日本歯周病学会は学会としての見解を発表し，そのweb siteで公開している．ここでは前述のSocransky, et al の歯周病菌認定基準を基に，真菌が歯周病菌であるということが妥当かどうか考えてみよう．

　まずAssociation，つまり歯周病患者のポケットからの検出率だが，これはかなり低いようである．なぜなら真菌は好気性あるいは通性嫌気性なので，嫌気度の高いポケットから検出されることは稀であるからだ．しかしながら難治性歯周炎の患者や糖尿病を伴う歯周病患者，HIV陽性患者のポケットで見つかったという報告がある[143-146]．これらの患者は免疫能の低下や抗菌剤の使用により，すでに真菌の日和見感染を起こしている可能性もあり，データの解釈には注意を要する．

　ではEliminationはどうだろう？　この真菌を除去することと歯周病の改善の関係については今のところ不明である．アンフォテリシンB（Amphotericin B）というポリエン系抗真菌剤は，真菌細胞膜の脂質成分であるエルゴステロールを標的分子とする代表的な殺菌性抗真菌剤であるが，これを用いて歯周病の進行が阻止できたとか，歯周病が改善したという科学的なデータを見たことがない．新聞で話題になった抗カビ剤はこのアンフォテリシンBであるが，リステリン（Listerin®）と混ぜて使ったり，急性期には経口抗菌剤を使ったりしており，歯周病が改善したとしても何による効果なのかわからない．

　Host responseに関しては，カンジダ症が詳しく調べられている．体液性免疫，細胞性免疫ともにカンジダに対して誘発される．とくにHIV陽性患者のような細胞性免疫の異常をきたしている患者で，カンジダ症が発症しやすい[147,148]ことから，細胞性免疫が重要であることがわかる．ただしポケット内に住み着いたカンジダに対してどういう宿主の反応があるかということはわかっていない．

　Virulence factorsも一般的なカンジダの病原因子としてはよく研究されている[149]．マンナンタンパク質のような付着因子[150,151]や病原性のある菌体表層分子，各種分泌酵素など[152-154]のほか，カンジダは酵母から菌糸（あるいは菌糸から酵母）へと形態を変える二形性（dimorphism）も組織への障害や食細胞に対する抵抗性を示すといわれている[155]．ただしこれもHost responseと同じくカンジダ一般の話で，ポ

ケット内でのこととなると不明である．

Animal studiesに関しては，実験動物にカンジダ症を起こすことはできても，歯周病を起こしたという報告を筆者は知らない．

以上をまとめると真菌を歯周病菌といってしまうのは，はなはだ科学的根拠に欠けるといわざるをえない．

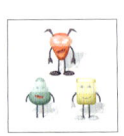

ではウイルスと歯周病の関係は？

ウイルスが歯周病を引き起こしているとすれば，今まで100年以上細菌学者がやってきたことは何だったんだろうということになるが，幸い細菌学者の努力は無駄にならずに済みそうである．

ヘルペスウイルス(herpesviruses)の一種であるEpstein-Barr virus type 1 (EBV-1)とhuman cytomegalovirus (HCMV)が歯周病の重症度と関係があるという報告がある[156-158]．ただこの場合，ウイルスは歯周病を引き起こしているというよりは，歯周病菌の感染の手伝いをしているようである[157] (図 1-16)．

まずウイルスのターゲットとして考えられるのがポケット上皮である．ウイルスが上皮細胞に感染することにより上皮が潰瘍を起こしたり，上皮細胞表面上に歯周病菌のレセプターになるような分子を発現させて歯周病菌が接着，侵入しやすい環境をつくることが考えられる[159-165] (図 1-17)．また組織に侵入したウイルスは多形核白血球[166-171]やリンパ球[172-175]，マクロファージ[169]などの感染防御にかかわる宿主の細胞に影響を与えて，宿主の歯周病菌に対する感染防御能を低下させる可能性もある．そしてウイルスが各種サイトカインの産生に影響を与えて，免疫システムをかく乱する可能性もある[176,177]．

いずれにしてもウイルスは主役の細菌が動きやすいように手はずを整える脇役で，影の黒子となって動き回っているようである．

以上，歯周病の細菌学を振り返り，歯周病が細菌感染症であるという科学的証拠を揃えてみた．もちろん，われわれが培養できないポケット内細菌もまだまだたくさんあり，これから新たな展開があるかもしれないが，歯周治療の基礎的背景としてお役に立てれば幸いである．

ちょっとコンセンサス④
* 現在，歯周病菌の認定はAssociation, Elimination, Host response, Virulence factors, Animal studiesの5方面からの検証で決めている．
* 真菌は歯周病菌の認定基準を満たすだけの条件を備えていない．
* ウイルスは歯周病の主役ではなく，主役である細菌を手助けする脇役である．

第2章
歯周病はバイオフィルム感染症

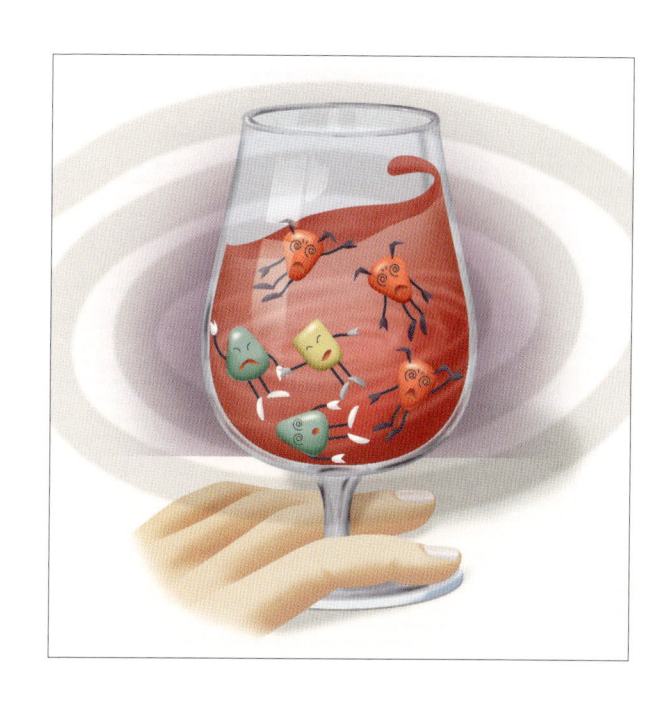

タイトルイメージイラスト
　細菌バイオフィルムの破壊は機械的除去が基本．グラスを回すと歯周病菌のアロマが…

歯周病はバイオフィルム感染症

　プラークが細菌バイオフィルムという言葉に置き換えられつつある．テレビコマーシャルでもプラークコントロールという言葉を使いだしたかと思えば，もうバイオフィルムという言葉を使っている．単なる言葉の置き換えだけであれば何も変わるところはないが，われわれが何気なく細菌の集まりととらえていたプラークも，細菌バイオフィルムという観点から眺めると，歯周病の病因論につながるさまざまな面が見えてくる．前章の歯周病菌という個々の敵から，細菌バイオフィルムという敵の軍隊へと視点を移して整理してみたい．

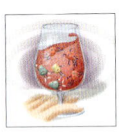

細菌バイオフィルム研究の夜明け

　細菌バイオフィルム(bacterial biofilm)研究の始まりをプラーク(plaque)研究の始まりとすれば，Anthony van Leeuwenhoek(図 2-1)が自分の歯から採取したプラークを初期の顕微鏡(図 2-2)で観察したことまでさかのぼる[1-3]．1673年のことである．彼は1683年に The Royal Society に宛てた書簡のなかで，プラーク中に5種類の細菌(彼は animaliculae とよんだ)を記述している[2]．そして後にプラークコントロールが悪いとこれらの細菌が増え，プラークコントロールが良好だとこれらの細菌が減るということも観察している．

　その後，光学顕微鏡[4-6]，透過型電子顕微鏡[7,8]，走査型電子顕微鏡[9-15]と，顕微鏡の進歩とともに詳しくプラークが観察できるようになり，とくに1970年代の Listgarten, et al の研究はプラークを構成する細菌の詳細な観察研究としてたいへん高い評価を受けた[16,17]．それによると歯肉縁上プラークは厚く密な細菌の集まりで，とくにフィラメント状の細菌が多いのに対し，歯肉縁下プラークになると徐々に薄くなり密度も低くなっていく．このあたりは原著の顕微鏡写真を見てもらったほうがいいかもしれない．

　しかしながら，これで詳しくプラークの形態がわかったと思っていた電子顕微鏡による観察結果にも思わぬ落とし穴があった．それは試料作製時の脱水である(図 2-3)．これによりプラークは凍結乾燥処理した味噌汁の具のようにコンパクトになってしまい，本来の姿とはかなり違ったものになってしまっていたのである[18]．湯を注ぐ前のインスタント味噌汁の"わかめ"を見て海に生息する"わかめ"がわかるはずがない．細菌バイオフィルムの大部分は細菌以外の基質でできており，その基質の約95%が水である[19]ことを考えると，この問題は重大である(図 2-4)．

　この突破口になったのが共焦点レーザー顕微鏡

[細菌バイオフィルムの研究]

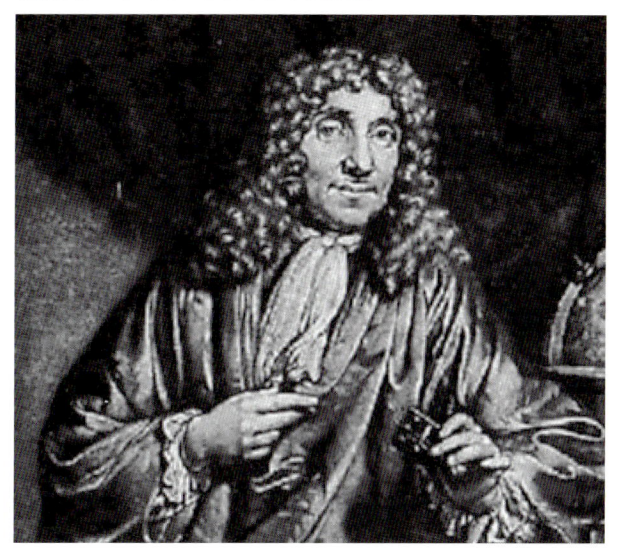

図 2-1　Anthony van Leeuwenhoek（1632～1723）．

図 2-2　Anthony van Leeuwenhoek の用いた顕微鏡．

[電顕写真は脱水状態]

[プラークの大部分は水]

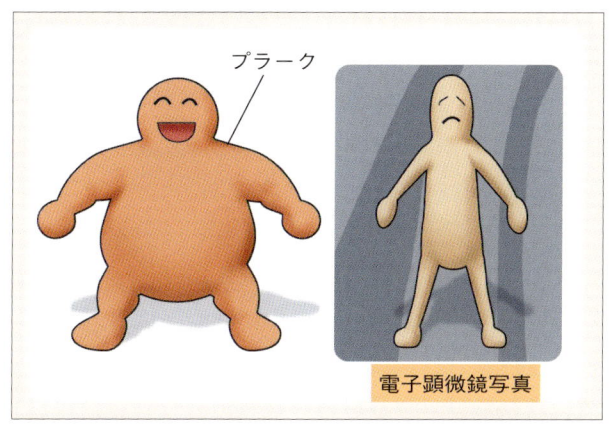

図 2-3　電子顕微鏡で観察しているプラークは脱水しているため，本来の姿とは異なっている．

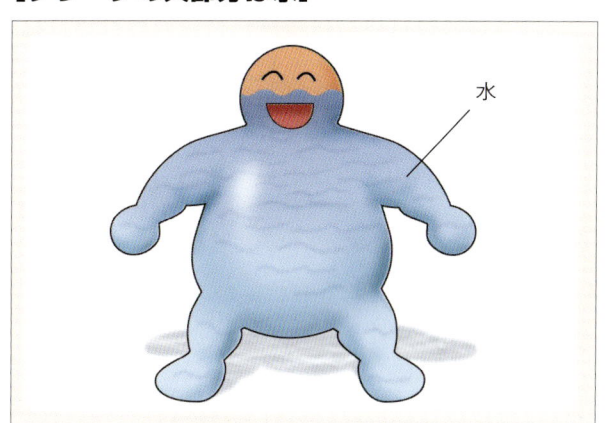

図 2-4　細菌も，細菌以外の基質も大部分は水である．

（confocal laser microscopy）であった．共焦点とは光源の一点からでた光が検出器の一点に集まる一対一対応状態をいい，このために光源と検出器の間にピンホールを設けている．これにより近くのボケーっと写っていたじゃまな像がカットされる．また高輝度，一定波長，同位相のレーザー光を使うことで，平面方向だけでなく深さ方向の分解能を向上させている．得られる情報は点情報であるが，試料内を走査させてコンピュータ処理することにより，二次元的，三次元的情報が得られるわけである（図 2-5）．

　詳しい説明は専門書にゆずるが，これにより細菌バイオフィルムをより自然に近い状態で観察できるようになった[20,21]．そして特定の細菌を蛍光物質で染めだしたり，特定の遺伝子を発現している細菌が蛍光を発するように仕掛けることにより，細菌バイオフィルム内部に生息する個々の細菌の情報を詳しく検証できるようになった[22,23]．また微小電極（microelectrode）[24]を細菌バイオフィルムに突き刺して，なかの物理的な状態（pH や酸化還元電位など）の測定もできるようになり，形態学的，物理化学的，機能的観察が進んでいる．

[共焦点レーザー顕微鏡の原理]

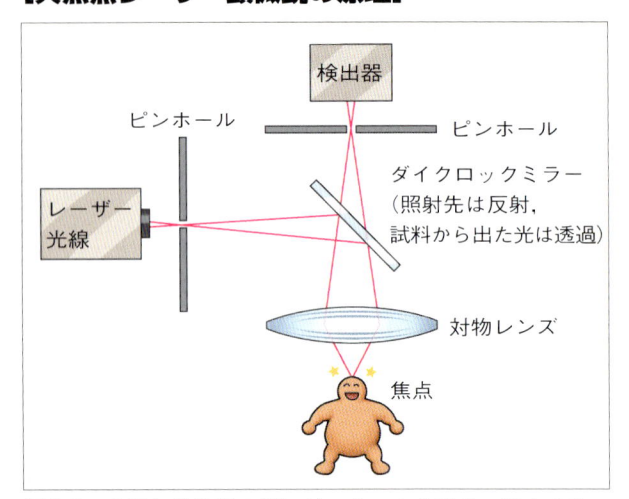

図2-5 光源と検出器の間にピンホールを設け，近くのじゃまな像はカットされる．特定のレーザー光により，コンピュータ画像処理による三次元的情報が得られる．

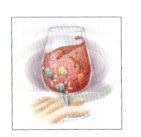

[細菌バイオフィルムの本体]

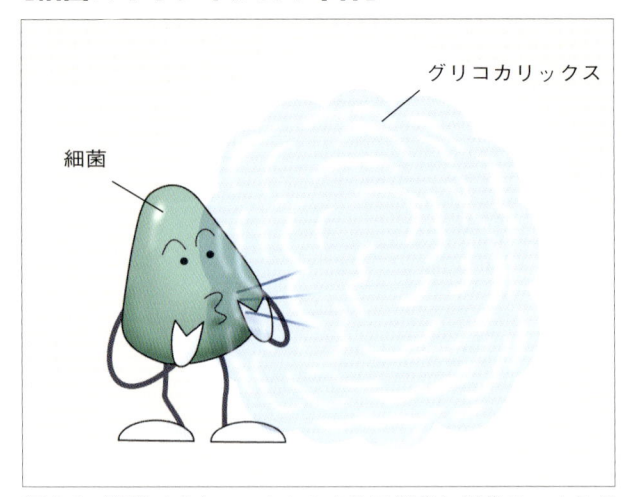

図2-6 細菌バイオフィルムの本体は細菌と細菌のつくりだす基質である．細菌のつくりだす基質はグリコカリックス（glycocalyx）とよばれ，細菌バイオフィルムのおよそ80%（体積比）を占める．そして細菌はそのなかに埋もれて生活している．

細菌バイオフィルムの世界へのいざない

　細菌バイオフィルムは細菌そのものの塊ではなく，細菌と細菌がつくりだす基質（matrix）から成り立っている（図2-6／蜂と蜂の巣を想像しましょう！）．細菌，基質の占める割合は体積比でそれぞれ約15〜20％，約75〜85％といわれている[25,26]．そして細菌バイオフィルムの大部分を占める基質は，グリコカリックス（glycocalyx）といわれ，菌体外多糖類（exopolysaccharides），タンパク質，塩類，細菌成分などからできているが，乾燥重量の50〜95％は菌体外多糖類である[27]．

　データに幅があることから想像がつくと思うが，細菌バイオフィルムといっても千差万別である．構成する細菌の種類によっても変化するし，同じ細菌でもおかれた条件によって変化する[27,28]．グリコカリックスの成分はもちろんのこと，その形まで変わってしまうのである．

　たとえばむし歯菌の代表選手であるミュータンス菌（Streptococcus mutans）のつくりだす菌体外多糖類はほぼ電気的に中性だが，歯周病菌のつくりだす菌体外多糖類はマイナスにチャージしている[25]（図2-7）．また流れの速い環境におかれた細菌バイオフィルムは，長く伸びたようなフラットな形をしているが，流れの遅い環境ではタワー状，あるいはマッシュルーム状の形になる[29-31]（図2-8）．

　そんなバリエーションのある細菌バイオフィルムであるが，その共通した特徴をまとめてみよう．細菌は自ら作りだしたグリコカリックスという建物のなかに埋もれて生活しているが，この建物は風通しの良い構造になっている．Water channel とよばれる隙間が張り巡らされているのである[22,32-36]（図2-9）．この隙間には風は通らないが，歯肉縁下の細菌バイオフィルムの場合には歯肉溝滲出液が流れていく[37]．

　歯肉溝滲出液にはさまざまな物質が含まれていて，細菌にとって食糧になるものもあれば[37,38]，毒になるものもある[39,40]．細菌の食糧は主にこの歯肉溝滲出液や他の細菌がつくりだした物質であるが，緊急時には自分でつくったグリコカリックスを食べてしまうこともあるらしい[41]．

　この建物内の環境は部位によって異なることもわかっている．一般的に酸素濃度やpHは深部にいけば低下する[42,43]．ただpHは隣り合わせのコロニー（細菌の塊）でも異なることもわかっている．あるコロニーでは3.0未満のpHなのに，その隣のコロニー

[細菌によるバイオフィルムの違い]

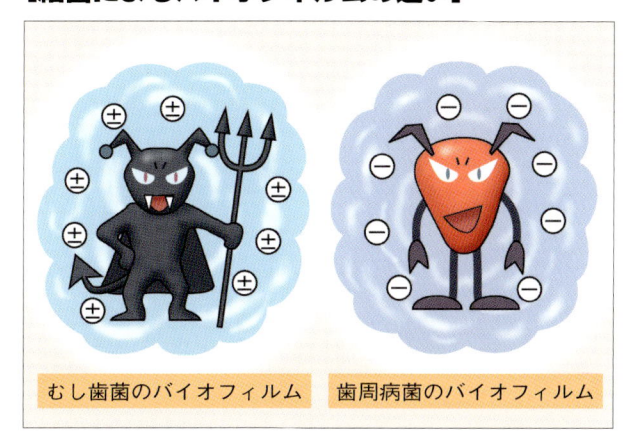

むし歯菌のバイオフィルム　歯周病菌のバイオフィルム

図 *2-7*　むし歯菌のつくりだすバイオフィルムは電気的に中性，歯周病のそれはマイナスである．

[環境によるバイオフィルムの違い]

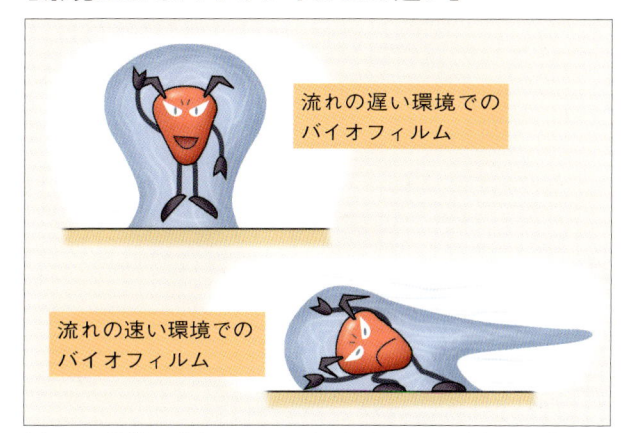

流れの遅い環境でのバイオフィルム

流れの速い環境でのバイオフィルム

図 *2-8*　細菌バイオフィルムは，流れのゆっくりしたところでは，タワー状あるいはマッシュルーム状に上に伸びていくが，流れが速くなると長く横に伸びてフラットになる．

[細菌バイオフィルムの構造]

好中球（白血球）
栄養物質
抗体
老廃物
Warer channel（歯肉溝滲出液）
根面

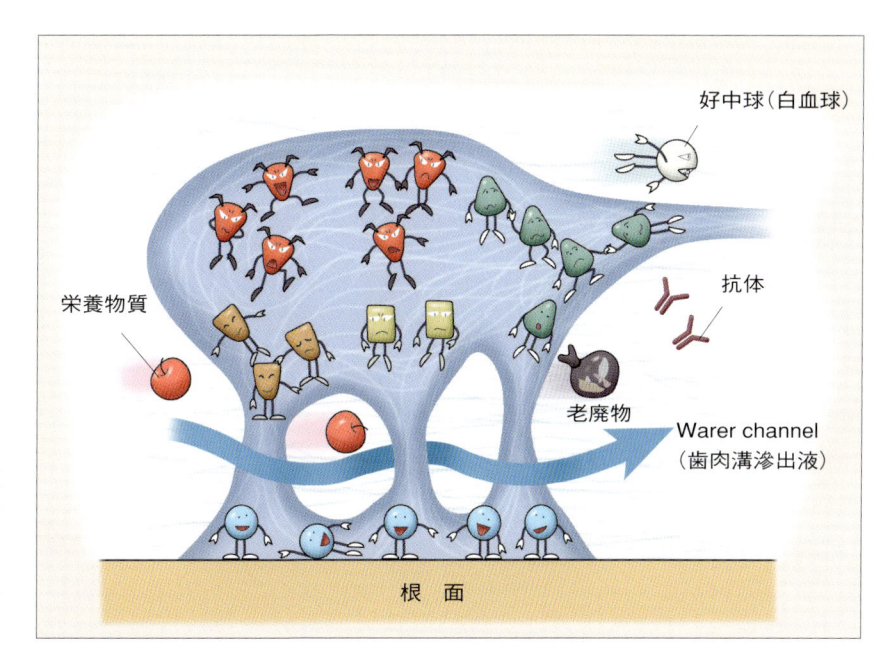

図 *2-9*　根面上に形成された細菌バイオフィルムには，歯肉溝滲出液が通り抜ける水路（water channel）があり，栄養物質の調達からゴミ出しまで細菌の生活に欠かせないものになっている．また白血球や抗体のような免疫物質など細菌にとって危険なものも流れてくる．

では5.0を超えているということがあるのだ[44]．

　深部にいくと変わるのは環境だけではない．そこに住んでいる細菌の活動も変わってくる．110μmの厚みの *Pseudomonas aeruginosa* を住人とする細菌バイオフィルムの場合，タンパク質の合成は表層30μm，呼吸活動は表層24μm，アクリジンオレンジで染まるRNAは表層21μmに認められた[45]．これは深部にいくと細菌の活動が低下しているということを意味する．つまり低層階に住む細菌は冬眠状態なのである（図 *2-10*）．

ちょっとコンセンサス⑤

＊共焦点レーザー顕微鏡の出現で細菌バイオフィルムの研究は飛躍的に進んだ．
＊細菌バイオフィルムは細菌とグリコカリックスとよばれる基質からなるが，その成分や比率は細菌バイオフィルムによって異なる．
＊細菌バイオフィルムは構成する細菌の種類や環境により物理的性質が変わる．
＊細菌バイオフィルムは風通しのよい構造をしている．

【低層階住人は冬眠状態】

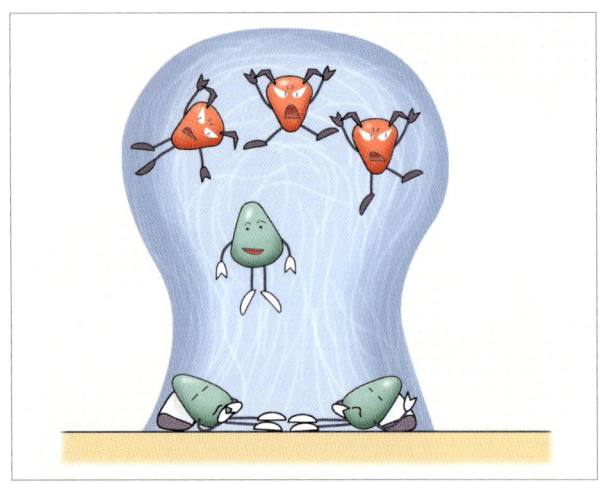

図 2-10 根面に近いところに住んでいる細菌はほとんど活動していない.

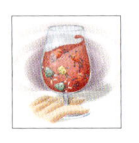

【ペリクルへの細菌の付着】

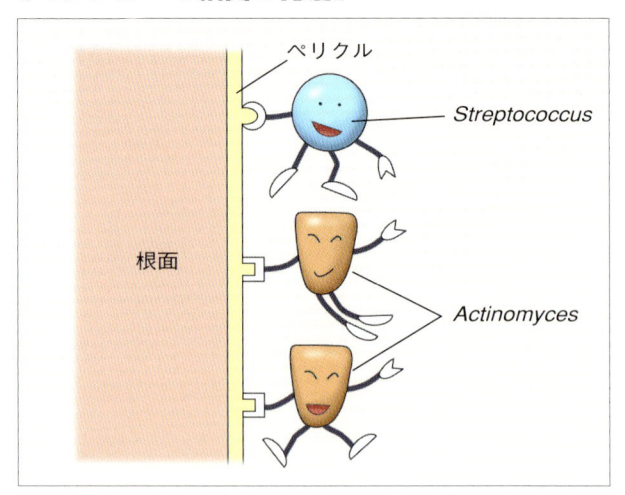

図 2-11 ペリクル上のレセプターに特異的に結合できる細菌が付着してくる. 最初に付着してくる細菌(early colonizers)は Streptococci や Actinomyces などである.

マンション"細菌バイオフィルム"建設現場からのリポート

　歯肉溝内の歯肉縁下プラークは，根面や歯石に付着している付着プラーク(attached plaque)，歯肉溝上皮に付着している上皮関連性プラーク(epithelium-associated plaque)，そしてそれらの間にあって歯肉溝滲出液のなかを浮遊している非付着プラーク(unattached plaque)の3種類に分けて考えられることがある[25,46]．非付着プラークがどれだけ一人立ちしているのか個人的には疑問があるが，細菌バイオフィルムは通常，根面や上皮のような固相と歯肉溝滲出液のような液相の界面に形成されるものである[47]．つまり付着プラークの場合，根面や歯石という固相を足場にして，歯肉溝滲出液という液相中につくられた細菌バイオフィルムということになる．それではここで，歯肉縁下で根面上に建設されていくマンション"細菌バイオフィルム"の建設順序をリポートしてみよう．

　古いバイオフィルムがスケーリング・ルートプレーニングで除去されて更地になった根面上に最初につくられるのがペリクル(pellicle)である．これは歯肉縁上では唾液，歯肉縁下では歯肉溝滲出液中の糖タンパクやタンパクからつくられる膜で[48]，更地になったとたんに数時間でつくられる[37]．このペリクルには特定の細菌が付着するレセプターがあり，細菌バイオフィルム形成の最初のステップに欠かせないものである[49-55]．ペリクルに付着してくる細菌の表面には，線毛(Fimbriae, Pili)に代表される付着装置があり，これがペリクル上のレセプターと結合する[56-59]（図 2-11）．

　最初にペリクルに付着してくる細菌(early colonizers)は，グラム陽性菌の Streptococci や Actinomyces である[48,53,60]（図 2-11）．これらの細菌はその数を増やしながら新たに住み着いてくる細菌の足場も提供する[61-63]．前述の線毛はペリクルへの付着だけでなく，他の菌との付着にも重要である．たとえば Actinomyces naeslundii は2種類の線毛をもっているが，タイプ1の線毛はペリクルに結合し，タイプ2の線毛は Streptococci などに結合する[64-68]．

　細菌が手に手を取って集まってくる現象を共凝集(coaggregation)というが，この共凝集で注目されている歯周病菌に Fusobacterium nucleatum がある．この細菌は P. gingivalis, Treponema denticola, A. actinomycetemcomitans, P. intermedia, Eubacterium species, Selenomonas species, Actinomyces species などほとんどの口腔内細菌と手をつないでしまう八方美人なのである[60,69-71]（図 2-12）．そのおか

[細菌の共凝集]

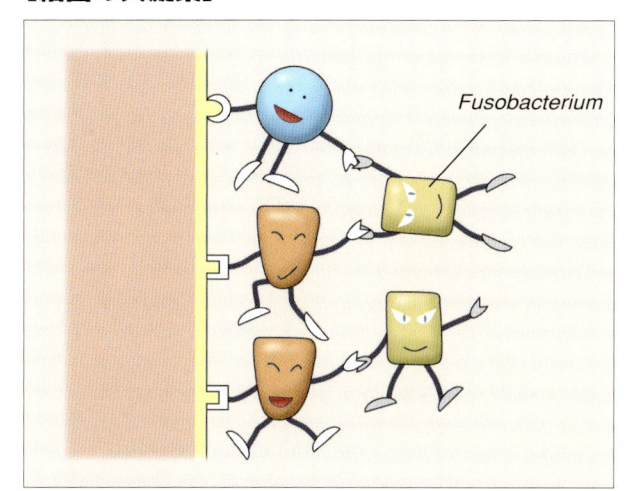

図 2-12 細菌が手に手を取って集まる現象を共凝集（coaggregation）とよぶ．Fusobacterium nucleatum はどの菌とも仲良く手をつなぐ八方美人として注目されている．

[Late colonizers の定着]

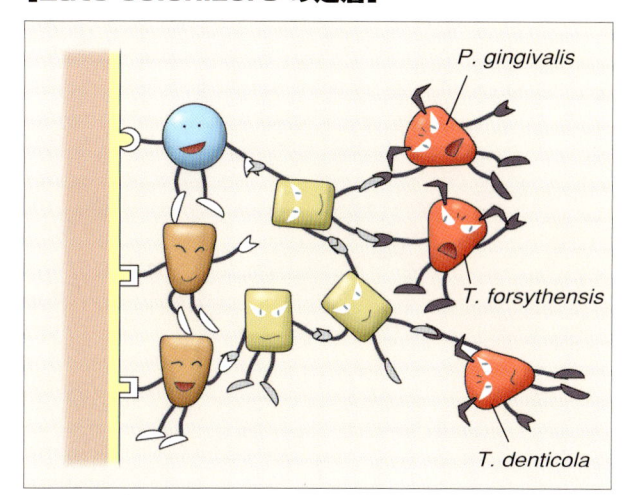

図 2-13 後に集まってくる細菌（late colonizers）には，悪性度の高い歯周病菌（P. gingivalis, T. forsythensis, T. denticola など）が多いといわれている．

[マンションバイオフィルムの住人プロフィール]

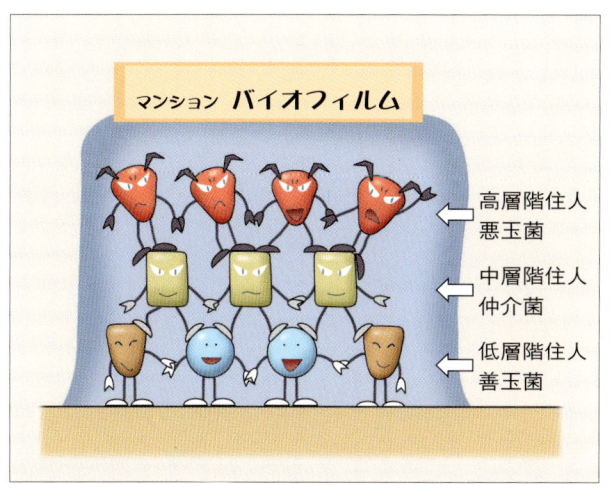

図 2-14 高層に悪玉菌，中層に仲介人，低層に善玉菌がいる．

[Quorum sensing]

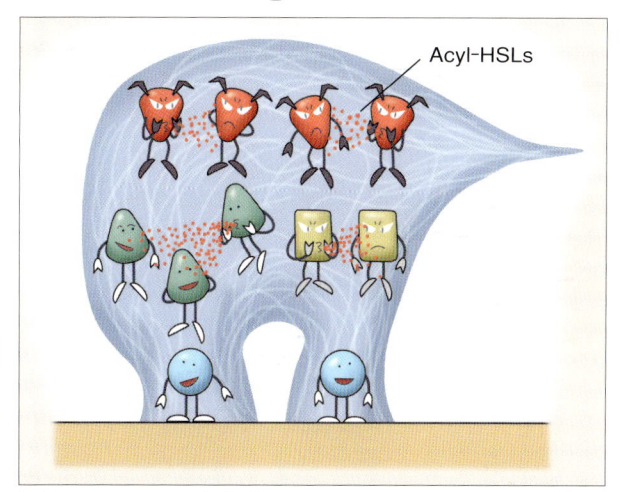

図 2-15 グラム陰性菌は acyl-homoserine lactones（acyl-HSLs）というシグナリング分子を介して連絡をとり合っている．

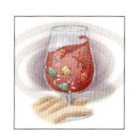

げでいろんな細菌が集まってきてしまう．

　後で集まってくる細菌（late colonizers）はグラム陰性の嫌気性菌が多く，悪玉度の高い歯周病菌（P. gingivalis, T. forsythensis, T. denticola）はマンション"細菌バイオフィルム"の最上階に居座ってしまう[25,72]（図 2-13）．こうしてでき上がったマンション"細菌バイオフィルム"の住民プロフィールを見てみると，低層階には善玉菌，中層階には仲介菌，そして高層階には悪玉菌が住み着いているパターンが多いようである（図 2-14）．

マンション内でのお付き合い

　一人でプカプカと浮かんでいる間は好き勝手に生活できるが，マンション生活になるとそうはいかない．肩を寄せ合って生活するためにはお互いのコミュニケーションが大切である．細菌のコミュニケーションのとり方のひとつに quorum sensing という日本語に訳しにくい現象がある（図 2-15）．Quorum というのは議会などでの定足数という意味なので，

[コンタクトレンズ上の細菌バイオフィルム]

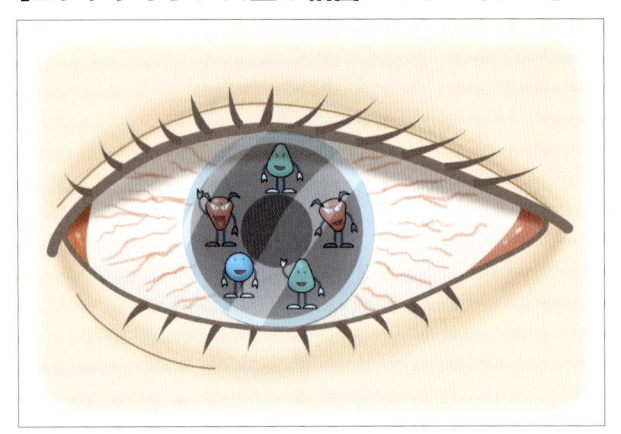

図 2-16　コンタクトレンズなどの人工物にはバイオフィルム感染症がつきものとなっている．

無理やり訳すと定足感知とでもなるであろうか？

　この現象は細菌が密集してきて，あるシグナリング物質が増えてくると特定の遺伝子のスイッチがはいるようになるもので，そのシグナリング物質として acyl-homoserine lactones（acyl-HSLs）が天然のバイオフィルムや培養されたバイオフィルムで確認されている[41,73-77]．この acyl-HSLs による quorum sensing に関しては，Pseudomonas aeruginosa 一種類のみから成るバイオフィルムで詳しく調べられている．結論をいうと acyl-HSLs による quorum sensing が正常にはたらかないと，バイオフィルムの構造が維持できない．これをうまく利用すれば Pseudomonas aeruginosa 感染症の治療に役立てられるかもしれない[75,78-80]．

　ただ，われわれの扱うプラークは多種類の細菌から成る細菌バイオフィルムなので，その間のコミュニケーションは非常に複雑である．しかしエナメル質上にできる細菌バイオフィルムの増殖スピードを見てみると，$2.5\sim6.3\times10^5$ cells/mm² くらいの細菌密度であればその増殖はゆっくりなのに，$2.5\sim4\times10^6$ cells/mm² に密度が上がると爆発的に増殖が速くなり，6.3×10^6 cells/mm² を超えるとまた増殖率が低下するということは，プラークも密度依存的な細胞間のコミュニケーションがありそうだ[81]．

　どうも細菌はマンション生活を始めると生活態度が変わるようだが，どれくらい変わるのか遺伝子レベルで調べたデータもある[82,83]．Pseudomonas aeruginosa を使って調べたのであるが，その 5,500 の遺伝子に関してバイオフィルムを形成するとどれだけの遺伝子のスイッチが ON，あるいは OFF になるかということを DNA チップで見てみると，73 の遺伝子，つまり 1.3% の遺伝子の発現が変化していた（2 倍以上の発現の変化を陽性とした場合）．この変化した遺伝子を調べていくと，バイオフィルム感染症の新たな道が開けていくかもしれない．

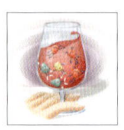

マンションからの引っ越し

　もちろんマンション"細菌バイオフィルム"から引っ越していく細菌もある（detachment）．歯肉溝滲出液に剥がされてしまうものもあれば，自らグリコカリックスを溶かして新天地を求めて旅立つものもあるだろう[25,41,84]．これがなければ口腔内で新たな細菌の伝播や感染はきわめて起こりにくくなる．

　宿主にやられないためには，一人で飛び出すよりもグループで飛び出したほうが安全だろう[85]．その飛び出し方も歯肉溝滲出液中に流し出されるものもあれば，根面に付着したままグループで移動するというヤドカリ戦法を使うつわものもいるようだ[86]．ただ，このあたりはいちばんバイオフィルム研究で遅れているところなので，ほとんどデータがない．

> **ちょっとコンセンサス⑥**
> * SRP 後根面に形成されたペリクルの上に善玉菌が付着し，その後仲介菌，悪玉菌の順に共凝集してくる．
> * 細菌バイオフィルム内では細菌どうしのコミュニケーションが存在する．
> * 細菌バイオフィルムから引っ越ししていく細菌もいる．

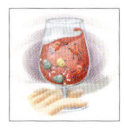

今さらながら細菌バイオフィルムの定義

　こうして細菌バイオフィルムを見てくると，徐々にそのイメージが湧いてきたことと思う．そこで細

菌バイオフィルムを定義しておこう．

1995年のCosterton, et alの定義は次のようである[47]．

> Matrix-enclosed bacterial populations adherent to each other and/or to surface or interfaces.（基質に囲まれた細菌の集まりで，お互いに付着し合ったり，何かの表面や界面に付着しているもの）

そして，それ以後の蓄積した知見をまとめて2002年にCosterton, et alは，そのレビューのなかで次のように新しい定義をしている[26]．

> A microbially derived sessile community characterized by cells that are irreversibly attached to a substratum or interface or to each other, are embedded in a matrix of extracellular polymeric substances that they have produced, and exhibit an altered phenotype with respect to growth rate and gene transcription. （細菌が付着してつくりだした共同体であり，細菌が不可逆的に基質や界面あるいはお互いに付着しているのが特徴で，自らつくりだした細胞外重合体に埋没し，増殖率や遺伝子の転写に関して表現型が変化している）

深く知れば知るほど定義は長くなるものだが，この定義はここまでの細菌バイオフィルムの話の見事なまとめになっている．いや，この定義を理解してもらうためにここまで説明してきたといってもいいかもしれない．

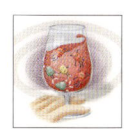

注目されるバイオフィルム感染症

あるペースメーカーを装着している患者さんの症例報告を見ていただこう[87]．

「患者は56歳のペースメーカーを装着している男性で吐き気と震え，39.2℃の熱が4日間続いていた．血液からは*Staphylococcus aureus*が検出され，心内膜炎との診断の下，cloxacillinが1日12g，4週間静脈内投与された．症状は改善したが1週間後に再発．血液からはまた同じ菌が検出された．そこでcloxacillin 12g/dayの静脈内投与とrifampicin 600mg/dayの経口投与を今度は6週間行った．やっと心内膜炎の兆候がなくなりほっとしたのもつかの間．9日後には再び同じ症状が現れ，血液中には*Staphylococcus aureus*が見つかった．そこでペースメーカーを取り外し，cloxacillin投与を4週間行ったところ，やっと治癒した．はずしたペースメーカーにこびりついた細菌バイオフィルムからは血液中から検出されたものと同じ*Staphylococcus aureus*が見つかった」

このように体の中に医療装置（medical divices）を入れると，そこに細菌バイオフィルムが形成され頑固なバイオフィルム感染症に悩まされることがある[88]．ペースメーカー以外にも中心静脈へのカテーテル[89]や尿管へのカテーテル[90]，心臓の人工弁[91]，コンタクトレンズなど[92]，人工物にはバイオフィルム感染症がつきものとなっている（図**2-16**）．コンタクトレンズの場合，ケースに保存しているときにも細菌バイオフィルムが繁殖していることが報告されている[93]．

もちろん細菌バイオフィルムは人工物だけに形成されるものではない．歯周病をはじめ中耳炎[94]，慢性前立腺炎[95]，心内膜炎[96,97]など，一般的な感染症の約65％がバイオフィルム感染症という報告もある[98]．米国ではバイオフィルム感染症に対する医療費が1年間で10億ドルを超えるらしい[99]．また水道の配管や[100,101]われわれの扱うチェアユニット[102]にも細菌バイオフィルムは形成されるため，今や細菌バイオフィルムは社会的な問題へと広がっている．

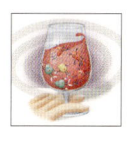

さあ大変！薬が効かない！

バイオフィルム感染症の最大の特徴は，抗菌剤が効きにくいということである[25,26,88,103-106]．同じ細菌

【バイオフィルム感染症に抗菌剤は効きにくい】

表 2-1

細菌	抗菌剤	浮遊性細菌 MIC or MBC（μg/ml）	バイオフィルム細菌	比率（倍）	文献
S. aureus	Vancomycin	2（MBC）	20	10	113
P. aeruginosa	Imipenem	1（MIC）	1,204以上	1,024以上	114
E. coli	Ampicillin	2（MIC）	512	256	114
P. pseudomallei	Ceftazidime	8（MBC）	800	100	111
S. sanguis	Doxycycline	0.063（MIC）	3.15	50	112

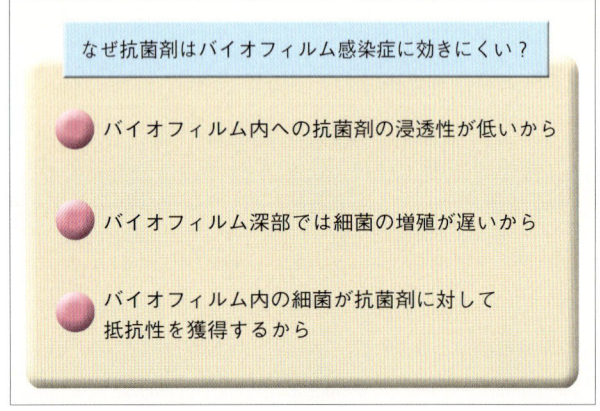

図 2-17 バイオフィルムの抗菌剤に対する仮説の抵抗性メカニズム．

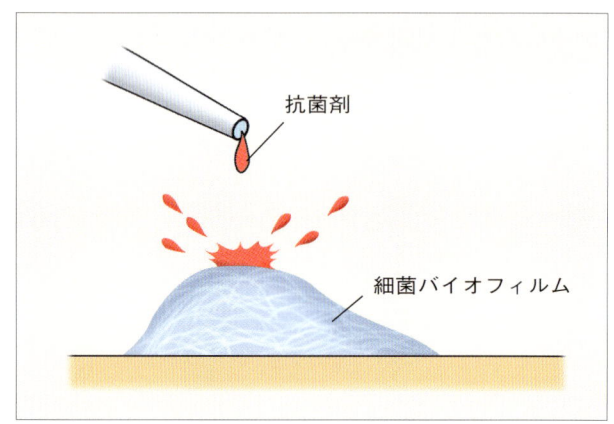

図 2-18 抗菌剤は細菌バイオフィルムに滲みこまない？

でもひとり暮らししているとき（planktonic bacteria）と，マンション"バイオフィルム"で暮らしているときではまったく薬の効きが違う[107-114]．表 2-1 を見てもらえばわかるように，細菌や抗菌剤の種類によって異なるが，ひとり暮らしに比べてマンション暮らしになると10～1,000倍も抗菌剤が効きにくくなる．

この抗菌剤に対する抵抗性はどういうメカニズムになっているのだろうか？ これに関しては現在大きく分けて次の3つの仮説が考えられている（図 2-17）．
①バイオフィルム内への抗菌剤の浸透性が低いから．
②バイオフィルム深部では細菌の増殖が遅いから．
③バイオフィルム内の細菌が抗菌剤に対して抵抗性を獲得するから．

それでは個々の仮説について見ていこう．

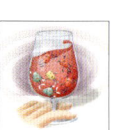

バイオフィルムには抗菌剤が滲みこまない？

Pseudomonas aeruginosa から成るバイオフィルムに抗菌剤 ciprofloxacin を拡散させる実験をしたところ，無菌的な培養液中では40秒かかったのが，バイオフィルム中では21分もかかった[115]．これは細菌バイオフィルムには抗菌剤が滲みこみにくいということを意味している（図 2-18）．

前述のように細菌バイオフィルムの多くは電気的にマイナスにチャージしており，その場合はプラスにチャージしているアミノグリコシド系のような抗菌剤は物理化学的に結合してしまうために深部まで到達しないことが考えられるし，実際そのような実験結果も報告されている[116-119]．またβラクタマーゼ

[子だくさんの細菌は抗菌剤に弱い]

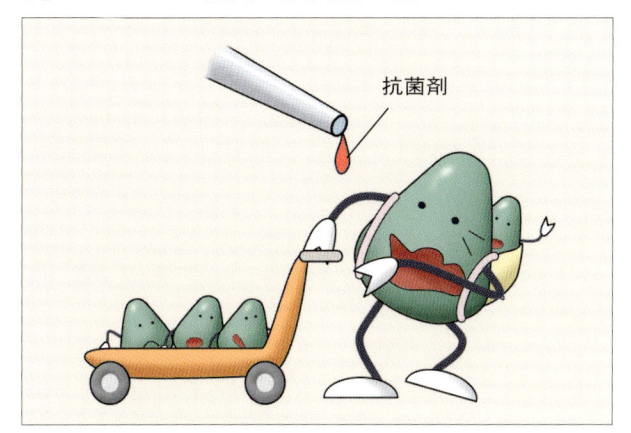

図 2-19　抗菌剤は分裂細菌によく効く．

[バイオフィルム内の細菌は性格が変わっている]

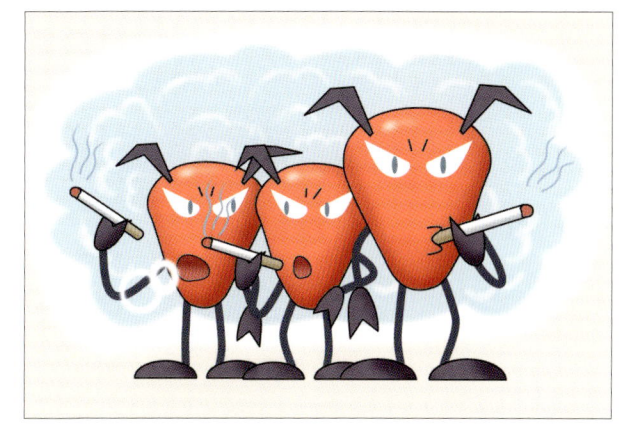

図 2-20　細菌も人間と同じように，環境が変わると性格も変わる．これが抗菌剤に対する抵抗性に一役買っている可能性がある．

のような抗菌剤を不活化する酵素をもっているバイオフィルムでは，抗菌剤が滲みこもうとしても活性を失ってしまうこともあるらしい[120]．

もちろん浸透に手間取っている間に，酵素にやられてしまうということもあるかもしれない．しかしながら，抗菌剤がちゃんと浸透するという報告も多く[121-126]，細菌と抗菌剤の組み合わせによって浸透しにくいことがあると考えるのが妥当なようだ．

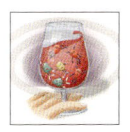

分裂しない細菌は抗菌剤に強い？

抗菌剤は基本的に活発に分裂，増殖している細菌によく効く[127]．ペニシリン系やセフェム系は細胞壁合成阻害作用をもつが，細胞壁を大量に合成するのは細菌が分裂するときであるし[128]，その他の抗菌剤はタンパク合成阻害作用をもつが，タンパク質を大量に合成するのは細胞壁と同じく細菌が分裂するときである．結局，抗菌剤は分裂を活発にしているような細菌ほどよく効くということになる（図2-19）．実際，増殖率が低いほど抗菌剤に抵抗性を示す[128-130]．またひとり暮らしであっても，マンション暮らしであっても *Escherichia coli* の場合，増殖率が 0.3／hour より高ければ同じように抗菌剤が効くというデータもある[131]．

そこで細菌バイオフィルムにおける細菌の分裂・増殖はどうかというと，深部の細菌（低層階の住人）[45]や古い細菌バイオフィルムほど[132,133]分裂が止まっている（図 2-10）．そして細菌バイオフィルム内で細菌の増殖率が低いほど抗菌剤が効きにくいということがわかっている[134-136]．

細菌の低増殖率と抗菌剤抵抗性の間には遺伝子レベルでの関係があるかもしれない．つまり細菌の分裂が低下すると，ある遺伝子のスイッチがONあるいはOFFになり，それにより抗菌剤に対する抵抗性が高まるという仮説である．*Pseudomonas aeruginosa* では菌体外重合体（この場合 *extracellular polymer alginate*）を合成するスイッチがONになると，バイオフィルムが厚くなり抗菌剤に抵抗性を示すようになるし[137]，逆に rpoS という遺伝子のスイッチがOFFになると抗菌剤への抵抗性が落ちるようになることがわかっている[83]．

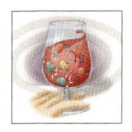

バイオフィルム内の細菌は性格が変わっている？

抗菌剤が効かないというとき，われわれが最初に思い浮かべるのは耐性菌の出現である．耐性遺伝子をもつ細菌が淘汰され生き残り増殖するだけでなく，周りの細菌にその遺伝情報を伝えることにより耐性菌がどんどん増えていく．とくに細菌バイオフィルムでは，細菌が密集して暮らしていて近所付き合い

[バイオフィルム撃退法]

細菌バイオフィルムの化学的撃退法
- 細菌の付着を防ぐ
- グリコカリックスを溶かす
- 細菌間のシグナリングを妨害する

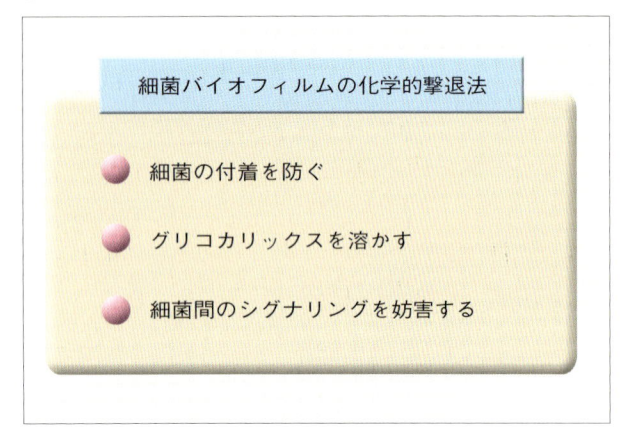

図 2-21　細菌バイオフィルムの化学的撃退法．

が盛んなために，この遺伝情報の交換は活発に行われているようだ．この情報交換は同じ種類の細菌どうしだけでなく，他の種類の細菌との間でも行われている[138-145]．ただこれはバイオフィルム感染症でなくても起こっていることなので，これをもって細菌バイオフィルムの特徴といってしまうのは無理がある．

細菌バイオフィルムというマンション内ではひとり暮らしのときと比べて環境がガラッと変わっている．人間と同じように細菌も環境が変わると多少性格も変わるようで，これが抗菌剤に対する抵抗性に一役買っている可能性がある（図 2-20）．もちろん細菌の性格判断は難しいので，通常は遺伝子レベルでの変化を見ていくことになる．

環境変化といってもさまざまである．根面のような表面に付着するだけで，ひとりでプカプカ浮かんでいたときとは大違いで，遺伝子の発現も変わる[82,83,146,147]．また細菌バイオフィルム内では酸素濃度が低くなっているが，そういう状況では抗菌剤を体の中に取り込まなくなるために抗菌剤が効きにくくなるという報告もある[148]．このように環境が変わって細菌にストレスがかかると発現してくるものに，RpoS（前述の rpoS という遺伝子を基にしてつくられる物質）というシグマ因子（sigma factor ; σ factor）がある．これはグラム陰性菌がもっているもので，バイオフィルム内の細菌でもその役割が注目されている[149]．実際バイオフィルム感染症の患者でも見つかっているし[150]，これをもたない細菌では抗菌剤に対する抵抗性が落ちるという報告もある[83]．また細菌の体の中に入った抗菌剤を外に排出するためのポンプ（efflux pumps）が抗菌剤に対する抵抗性に関係するかもしれないが，これには関係あるとする意見[83,151]と関係ないとする意見[152,153]の両方があるため結論はでていない．

ひとり暮らしの細菌でも抗菌剤に対する耐性遺伝子をもっているが，いきなり抗菌剤がやってくるのでその遺伝子がはたらく前にやられているという考え方もある．これによると細菌バイオフィルム内で抗菌剤の浸透が手間取っている間に，細菌は戦闘体制（耐性遺伝子の発現）を整えることができるというのである．過酸化水素を分解するカタラーゼ遺伝子[154]やペニシリンを分解するβラクタマーゼ遺伝子[155]で，このようなことが起こっている可能性があるようだ．

また非常に強い耐性菌（persisters, super-resistant）がいて，その割合が細菌バイオフィルムを形成すると高くなるという仮説もある[151,156]．ただこれも今のところ科学的根拠は少ない．

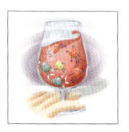

細菌バイオフィルム撃退法

ここまでの情報を基に細菌バイオフィルムの撃退法を考えてみよう（図 2-21）．まず細菌バイオフィルムが形成される前に手を打つというのはどうだろう？　形成前ならば抗菌剤も効くはずである．たとえば中心静脈のカテーテルに抗菌剤（minocycline, rifampin）をコーティングしておくという報告がある[157]．これによりグラム陽性球菌によるバイオフィルム形成を減少させ，S. epidermidis による菌血症も減少することができた．われわれの世界ではインプラントや補綴物への応用は可能かもしれないが，肝心な根面への応用には越えるべきハードルは高そうである．

いったんでき上がってしまった細菌バイオフィルムに抗菌剤が効きにくいのなら，他の方法で細菌バ

イオフィルムを破壊するのはどうだろう？　まずグリコカリックスを酵素で溶かしてしまうという報告がある．Serratiopeptidase（proteolytic enzyme）[158]やcarbohydrase[159]，varidase（streptokinase）[160]などいくつかの酵素が試されており，これと抗菌剤との併用で効果を上げているようである．またグリコカリックスの合成過程をブロックする方法も提案されている[161]．ただ歯肉縁下プラークという細菌バイオフィルムは多種類の細菌からできており，グリコカリックスも多種類の混合物となっているわけで，ターゲットを何にするかがポイントになるかもしれない．

　細菌間のシグナリングを妨害して正常なコミュニケーションがとれないようにしてしまうというアイデアもある[162]．また細菌のターゲットを絞るのであれば，それに特異的に感染するバクテリオファージ（bacteriophage）を使って治療するという遺伝子治療のようなアイデアも提案されている[163]．

　いずれにしても現在，歯肉縁下の細菌バイオフィルムを最も効率的・効果的に破壊する方法はやはりスケーリング・ルートプレーニングという機械的除去に落ち着いてしまう[164]（図2-22）．抗菌剤の使用は付加療法と考えたほうが良さそうである．歯肉縁下といっても体の外であり，何とか器具が届くところの細菌バイオフィルムなのだから，心臓の人工弁に付着した細菌バイオフィルムと戦っている医者からすれば，われわれはぜいたくなのかもしれない．今のところは機械的除去に専念して，もし人工弁などのバイオフィルム感染症の治療法が確立されれば，それを取り入れていくというのが患者さんにとって最もメリットのあるスタンスではなかろうか？

【機械的除去が最も有効】

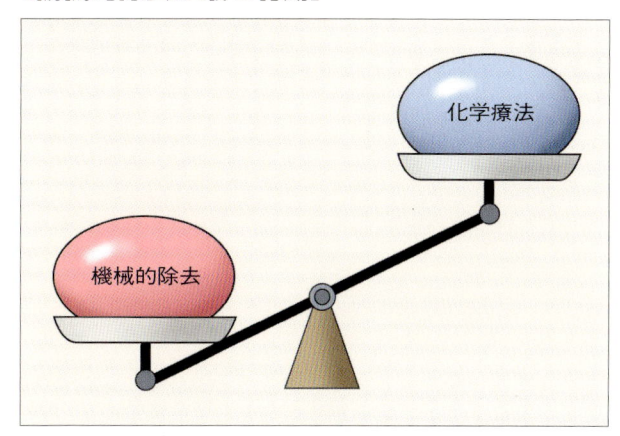

図2-22　現時点ではバイオフィルム感染症の最も効果的な治療法は，細菌バイオフィルムの機械的除去である．

ちょっとコンセンサス⑦
* 細菌バイオフィルムには薬が効きにくい．
* バイオフィルム感染症に抗菌剤が効きにくい理由としては，抗菌剤の浸透性が低いこと，深部では細菌の活動性が低いこと，細菌自体が抵抗性を獲得していることが考えられている．
* バイオフィルム感染症に対する化学療法には，細菌の付着を防ぐ，グリコカリックスを溶かす，細胞間シグナリングを遮断するなどが考えられている．
* バイオフィルム感染症の最も確実な治療法は機械的除去である．

　以上，細菌バイオフィルムおよびバイオフィルム感染症に関する知見をオーバービューしてみた．この分野の話は古くて新しいものだが，ここ数年で爆発的に解析が進んでいる．これからの展開が楽しみな分野である（私だけ？）．

第3章
歯肉溝は本当に浅いほうがいい？

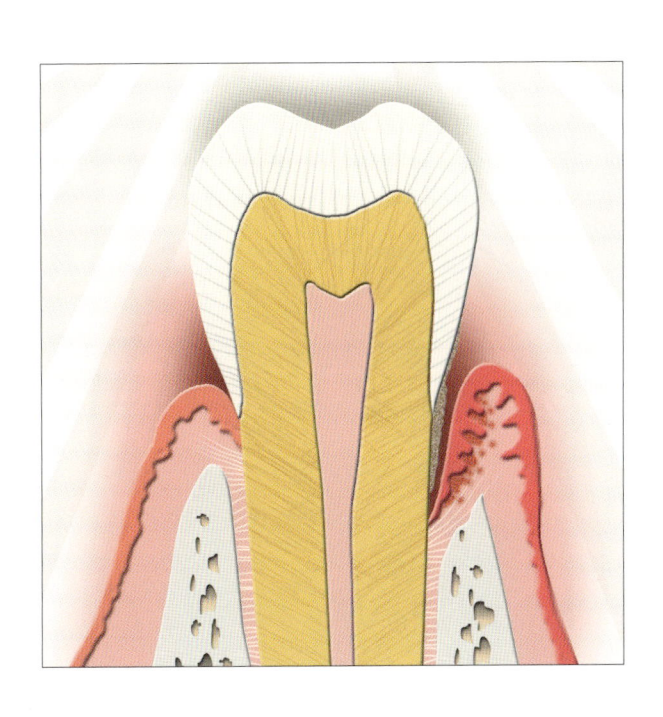

タイトルイメージイラスト
　歯周ポケットを改善する．戦いのドラマはそこから始まる．

歯肉溝は本当に浅いほうがいい？

　歯周病は歯周病菌と宿主との間で繰り広げられるドラマであり，まずは第1，2章でその主役（歯周病原性細菌）の紹介と役どころが数多くの文献を基に詳細に示された．この主役は演目により多少は変わるようだが，ドラマの第一幕は歯周ポケットという舞台で始まる．そこでこの章では，この歯周ポケット（歯肉溝）にスポットを当て，理想的な舞台とはいかなるものかを紐解いてみたい．

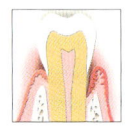

偵察1
歯肉溝と歯周ポケット

【ポケットとサルカスの形態の違い】

　ドラマの舞台といっても，実際には2つの場面設定がある．これらは歯肉溝（gingival sulcus），および歯周ポケット（periodontal pocket）とよばれている．前者が平和で幸せな家庭であるとするなら，後者は戦闘激しい戦場とたとえることができる．

　米国歯周病学会発行の"Glossary of Periodontal Terms"では，「歯肉溝は辺縁歯肉とエナメル質もしくはセメント質の間の浅い裂溝であり，歯周ポケットは疾病により歯周靱帯が根面より剥離するために，付着上皮が深部に移動することによってできた病的な裂溝」と定義されている[1]．

【歯周ポケットから歯肉溝へ】

　一般的に歯肉溝を健康（biological），歯周ポケットを病的（pathological）と考えている[2,3]が，実際はその形態（深さ）に大きな差があるようである（図3-1）．

　歯周組織の解剖学からみれば，歯肉溝は永久歯にだけ存在するのではなく乳歯にも存在する[4-7]．その歯肉溝は永久歯に比べると乳歯のほうが浅い．また永久歯の歯肉溝は，歯の萌出過程でいったん深くなるものの，増齢に伴い歯周組織が健康であれば浅くなっていく[8-10]．

　平均的な解剖学的歯肉溝は，biologic widthに関する研究[11-14]によると，受動的萌出の程度や人種間によっても若干のばらつきがあるものの，ほとんどの文献で健康な歯肉溝は約1mmであることが示されている（図3-2）．しかし歯周治療のゴールの一つにこの原則を忠実にあてはめようとすると，一部の歯周外科処置後の例外を除いて達成するのは非常に困難である．

　1mmより深い歯肉溝であれば，すべてポケットと考えられるのだろうか？　歯周治療の目的のひとつは歯周ポケットを健康歯肉溝に変えることにある．それでは実際に両者をどうやって見分けるのであろう？

　もちろんそこに歯周病原性細菌が存在し，付着の

[ポケットとサルカスの形態の違い]

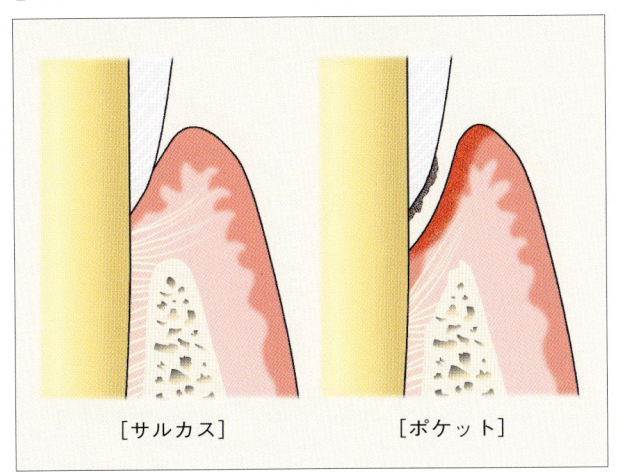

図 3-1　サルカスは健康でない裂溝であり，ポケットは病的な裂溝である．

[Biologic width（生物学的幅径）]

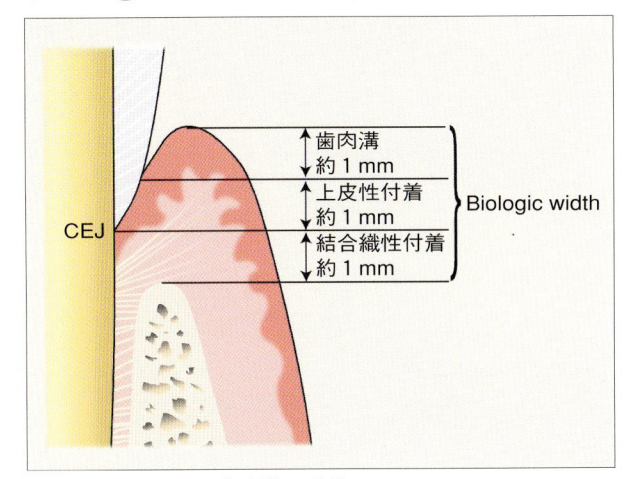

図 3-2　解剖学的な歯肉溝の形態．

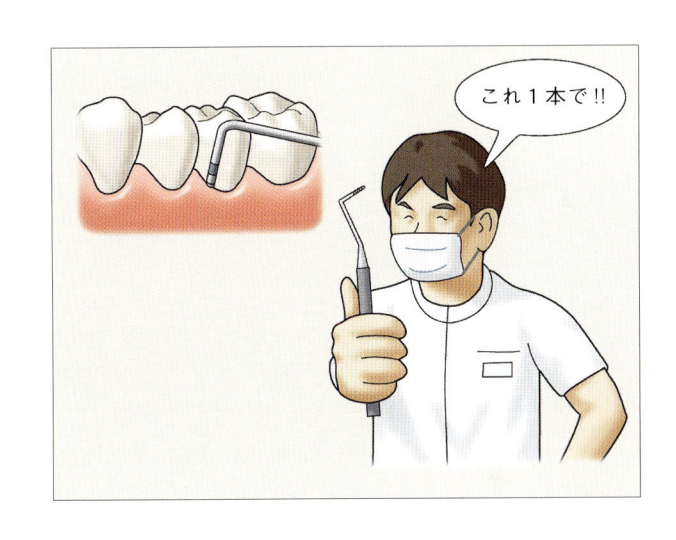

[プロービングデプス]

図 3-3　プロービングだけで歯周組織の状態が把握できるといっても過言ではない．

喪失があれば歯周ポケットということになる．しかし臨床の現場ですべての患者に細菌のサンプリングを行ったり，病理組織を採取することは現実的ではない．

[プロービングデプス]

そこで考えられたものが歯周ポケットを定量的に測定するプロービング（probing）である（図 3-3）．この方法は高価な器具や特殊技術も必要なく，プローブ（probe）1本あればポケットの深さが誰にでも簡単に測れるという優れものである（実はそう簡単でもないのだが，それについては後述することにする）．

プロービングデプス（probing depth）に関して，診断上の基準があったとしても宿主の抵抗性や口腔内の環境，口腔衛生状態など種々の要因（factor）により，各個人のもつデータの意味は大きく変わってくる．重要なのは細菌の質と量（ポケットの深さ）の相関関係である．

歯周疾患の予後では，深いポケットよりは浅いポケットのほうが予知性が高いと考えたくなるのが人情であるが，果たしてその真相はいかに！

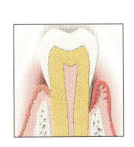

偵察 2
深いポケット
細菌編

質（pathogen）については第 1 章と第 2 章を参照し

【ポケット内の細菌叢の変化】

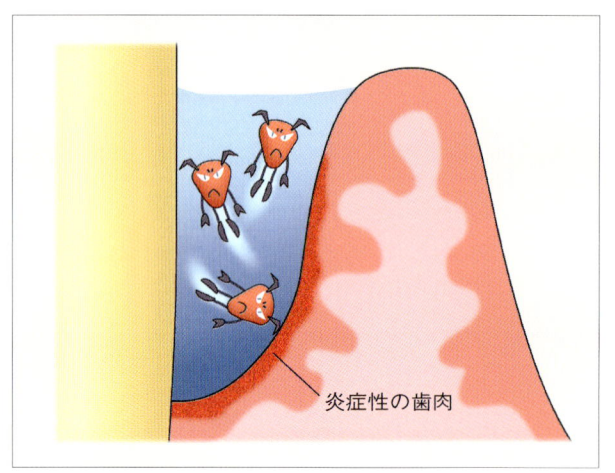

図 *3-4* ポケットが深くなるほど，悪玉菌が増える．

表 *3-1* 歯周病原性細菌．

- *Porphyromonas gingivalis*
- *Actinobacillus actinomycetemcomitans*
- *Bacteroides forsythus*
- *Prevotella intermedia*
- *Eikenella corrodens*
- *Fusobacterium nucleatum*
- *Campylobactor rectus*
- *Peptostreptococcus*
- *Selenomonas sp.*
- *Eubacterium sp.*
- *Spirochetes*

赤字は米国歯周病学会認定極悪三人組（*Bacteroides forsythus* は，現在 *Tannerella forsythensis* に改名）．

ていただくこととして，ここでは質と量の関係を探っていくことにする．コロンブスの卵ではないが，生まれつき深いポケットがある人は一部の先天性異常（Leroy 症候群など）を除きほとんどいない．プラークの蓄積によって付着が喪失し，ポケットが形成される[15,16]．

【ポケット内の細菌叢】

ポケットがさらに深くなれば，歯肉縁下プラークが増加する[17-19]という悪循環が生じ，プラークの量だけでなく，プラーク内で構成される細菌叢にも変化が生じることがわかってきた．暗視野顕微鏡を用いた研究では，深いポケットにはスピロヘータや運動性桿菌が優位に存在することが確認された[20,21]．また，ポケット内のプラークをサンプリングした Edwardsson, et al[22]の研究によると，5 mm 以上の深いポケットでは，それ以下の浅いポケットに比較して *Porphyromonas gingivalis*, *Actinobacillus actinomycetemcomitans*, *Bacteroides forsythus* が多く検出され，深いポケットは歯周疾患のリスクファクターであると結論づけている（図 *3-4*）．

これらの研究[23-27]で使われた検査方法は，ポケット内にペーパーポイントやロールチューブを挿入しサンプルを採取する古式ゆかしい方法であった．しかし，最近の DNA プローブを用いた研究[28-38]や，細菌の分泌する酵素を検知する BANA test[39,40] などの分子レベルの研究によっても，ポケットが深くなれば歯周病原性細菌であろうと推測されるグラム陰性菌が優位に存在することが確証されている．

また，ハイスピードシャッターを利用したポケット内ビデオ撮影では，深いポケットほどスピロヘータや運動性桿菌の活動が活発であると報告されている[41]．細菌学的には，やはりポケットは深いほうが悪いらしい．

ちなみに Machtei, et al[42]はポケット内に *B. forsythus* が存在する場合，ポケットが深くなる可能性が 7 倍になると報告している．*B. forsythus* が検出されるポケットといえば，ここまで読んでいただいた賢明な読者なら深いポケットとすぐに察しがつくだろう．堅苦しいついでに今度は疫学的にポケットの深さを考えてみたい．

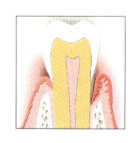

ちょっと寄り道 リアルタイム PCR 法は現実的か？

Porphyromonas gingivalis などの嫌気性菌が歯周病の発症や進行に深くかかわっているのは事実であることから[43-46]，歯周治療の本質はこれら歯周病菌（歯周病原性細菌）を口腔内から除去することにある（表 *3-1*）．とはいっても，日常の臨床で歯周病菌の

【PCR(Polymerase Chain Reaction)】

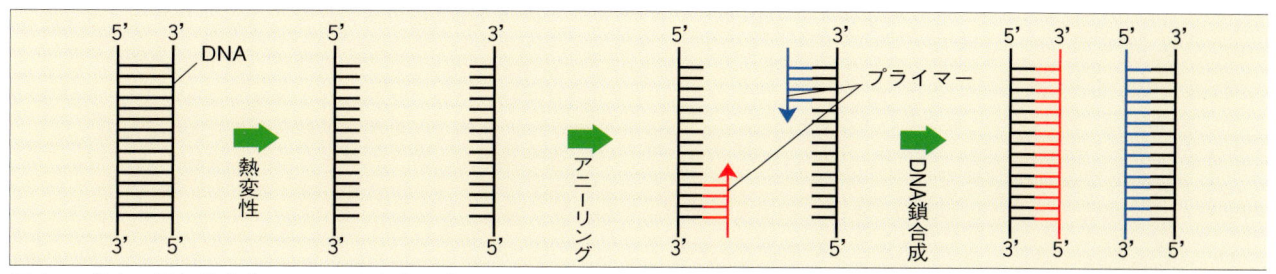

図3-5 特定の遺伝子をもっているかどうかを調べるためには，その遺伝子を含むDNA断片を増やさなければならない．そこでDNAを解離させ1本鎖にした後，それぞれに相補的に結合するプライマーを会合させる（アニーリング）．そしてプライマーの断端からDNAポリメラーゼでDNAを2本鎖にする．1本鎖DNAを鋳型にして2本鎖にするわけである．これを1サイクルとすると，20サイクルで1個のDNA分子が約100万個に増える．

存在自体を目視できるのはよほどの達人(?)でも不可能であろう．歯肉溝内からのプラークを採取し，これを培養することで細菌を同定する方法は，古くから広く行われてきた．確かに操作方法も簡便で重宝されたが，ペーパーポイントなどでサンプリングする最中に空気に触れてしまった細菌が死滅してしまう恐れが常についてまわり，その精度については疑わしいものもあった．近年になって開発されたreal-time PCR(Polymerase Chain Reaction)法では，簡単にいえば，細菌のもつ遺伝子を標的に遺伝子増幅技術を用いることで，歯周病菌の有無を定量的に検出することができる[47-50]（図3-5, 6）．近年アジアに猛威をふるったSARS（重症急性呼吸器症候群）の検査でも有名であろう．この検査の特色としては，細菌の分離操作がいらず，プラーク内の細菌の存在と菌種の識別およびその菌の定量測定が同時にでき，また測定結果を経時的に記録できることにあるが，何といっても遺伝子をターゲットにしているため，採取した細菌の生死には影響を受けないことが最大の利点である．つまり細菌培養法の欠点を克服しているのである[51-54]．米国歯周病学会のお墨付き極悪三人組，*Porphyromonas gingivalis*(Pg)，*Actinobacillus actinomycetemcomitans*(Aa)，*Bacteroides forsythus*(Bf)のモニタリングに関しても評価が高い[55-58]．しかしながら菌種特異的プライマーを設計し，16S ribosomal RNAのような細菌の分類に使う遺伝子を増幅する原理を応用しているため[55]，たとえばPg菌では，すべてのクローナルタイプ（第1

【PCRにおける定量検査フローチャート】

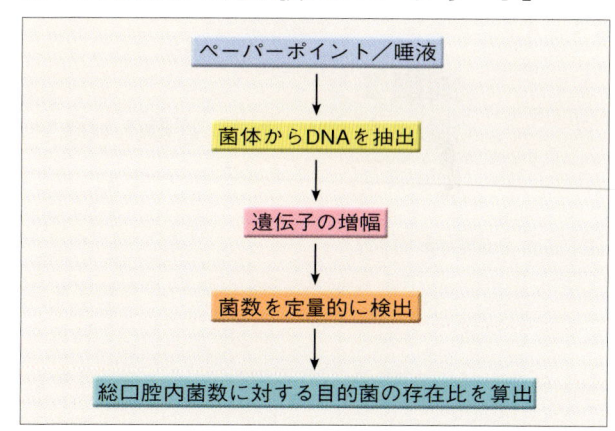

図3-6 PCRにおける定量検査フローチャート．

章参照）の共通部分を拾いだして調べるので，病原性の強いタイプかそうでないタイプかの区別がつかない．つまりPg菌の存在と，実際の病態とが必ずしも一致しないという可能性もある．また臨床的にも，全顎的な検査は難しい（やろうと思えばできるが，莫大な検査費用が必要！），定量的に細菌数を調べられるが即診断には繋がらないし（どれくらいの細菌量で歯周病が発症または進行するのかは定かではない），得られたデータをどのように日々診療に役立てるべきか現在のところ確立されていないなど，クリアしなければならない課題は存在するが，歯周病に対する数少ない客観的検査としての期待が高まっていることは間違いない．現在国内では，前記3菌種のほか*Prevotella intermedia*，*Treponema denticola*の検査が可能である．興味のおありになる方はお試しあれ．

[ポケットの疫学]

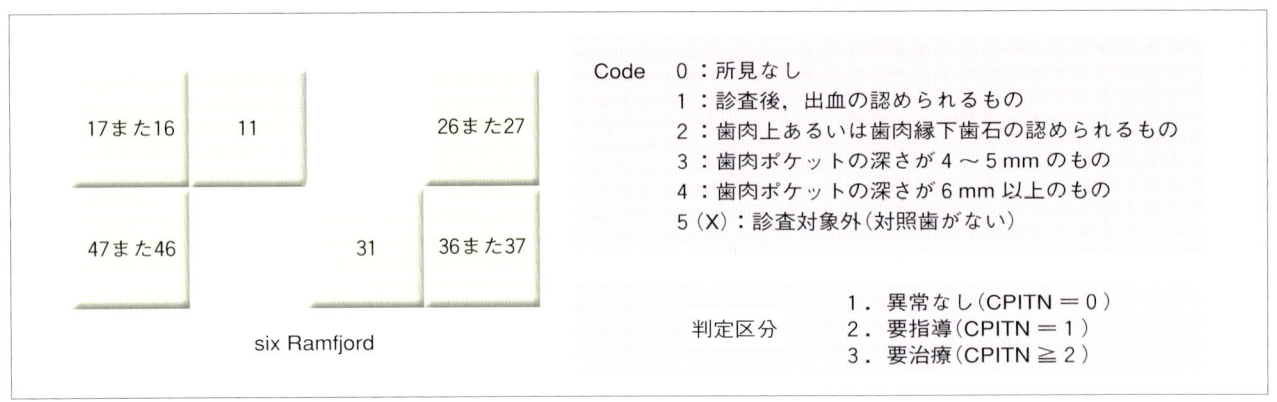

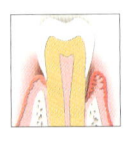

```
 17また16    11      26また27

 47また46    31      36また37

         six Ramfjord
```

Code 0：所見なし
    1：診査後，出血の認められるもの
    2：歯肉上あるいは歯肉縁下歯石の認められるもの
    3：歯肉ポケットの深さが4〜5mmのもの
    4：歯肉ポケットの深さが6mm以上のもの
    5(X)：診査対象外(対照歯がない)

判定区分　1．異常なし(CPITN＝0)
　　　　　2．要指導(CPITN＝1)
　　　　　3．要治療(CPITN≧2)

図 3-7　CPITN.

偵察3 深いポケットって悪いの？ 疫学編

[ポケットの疫学研究]

　疫学的研究といえば最も一般的なのがCPITNであろう．そもそもCPITNはWHOにより提唱され，Ainamo, et al[59]が開発した指数である．CPITNプローブを用いsix Ramfjordとよばれる歯に評価基準(code)を求め，そこから治療の必要度を導く方法であり，疫学的調査で全世界的に利用されている(図3-7)．しかし調査の対象が特定のcommunity(集団)に限定されており(ドイツの工場労働者であったりイスラエルの軍人であったり……)，また大半が1対象者に対して1回きりの診査であるため(断面的な疫学的研究)，疾患の活動性(disease activity)や進行パターン，予後の判定に必要な追跡調査はほとんどなされていない．そのために深いポケットが存在しても，そのものの意味が年齢や喫煙の要因に比べ過小評価されることもある[60-63]．

　そのようななかでRams, Listgarten[64]の研究は，治療終了時にCPITNで評価した患者を36か月間メインテナンスした点で有意義だと考えられる．彼らによると，3か月ごとのリコール時にオクルーザルステントを使用してアタッチメントレベルを測定した結果，当初code 4であった対象者はそれ以下と比べて，36か月後までの歯周病再発の発症率が1.66倍であったと報告している．code 4とは歯周ポケットの深さが6mm以上のものを指している．

　"やはりポケットは深いほうが悪い！"と結論づけたくなる．しかし，こう結論をだすにはまだ早計である．ここでいう再発の定義も，どのような診断基準を採用するかによって解釈が微妙に変わってくるからである．

　Jeffcoat and Reddy[65]は，成人性歯周炎患者を6か月間モニターし，さまざまな診断基準(0.4〜2.4mm)でアタッチメントロスの分布を評価した結果，基準値により疾患の進行に対する解釈が変わったと報告している．すなわち診断基準として最小値を用いれば持続的に疾患が進行する部位が多くなり，最大値を用いれば微妙な変化が検出されない傾向が強くなるのである．

　疫学的研究のデータ解釈は本当に難しい！

ちょっとコンセンサス⑧

* 歯周ポケットとはプラーク(細菌バイオフィルム)の蓄積により，付着が喪失されることによって生じる歯周組織の病的な形態的変化である．
* ポケットが深くなれば歯周病学的には好ましくない細菌種($A.a, B.f, P.g$ など)が増加する．
* プロービングは経過を記録していくことに大きな意義がある．

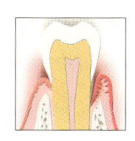

も一度ちょっと寄り道 専門用語とその周辺についての解説

【発症率と保有率】

リスクの評価に対しては，現時点から過去にさかのぼって歯周疾患の進行を考察した研究（retrospective study）と，現時点から将来への疾患の進行を予測する研究（prospective study）とが行われている．

予知的な前向きの研究ではリスクファクターが発症前に検知できるため，リスクファクターをもつ人ともたない人との歯周疾患発症率の相対的割合（rerative risk）が高いほど，そのリスクファクターが歯周疾患の発症を特徴づけると考えられる．これに対して後ろ向きの研究では発症率で検討できないため，歯周炎罹患患者と健常者における過去のリスクファクターの保有率を比較したオッズ比（odds ratio）が，歯周疾患の進行に関連した因子の検討に使われる．

もう少し平たくいうと，retrospective study（後ろ向き調査）は，現時点での結果別にいくつかの集団を設定し，過去への曝露の有無や程度などを調査し比較する．たとえば肺癌患者群と健康者群について，2群の過去の喫煙率を比較する場合である．一方の prospective study（前向き調査）は，現時点での原因への曝露の有無や程度別にいくつかの集団を設定し，将来にわたって追跡調査して，結果の発生状況を比較する．具体的には，喫煙群と非喫煙群について，数十年後の肺癌発生率を比較するような場合である．

【リスクファクターとリスクインディケーター】

最近よくリスクファクターという言葉を耳にする．Wolff, et al[66]は「リスクファクター（risk factor）とは，歯周炎の病因そのものになりうるもの，たとえば細菌性微生物であり，糖尿病，喫煙や歯周ポケットなど必ずしも歯周炎の病因ではないが，発症に密接に関連するものをリスクインディケーター（risk indicator）に分類し，これらの総称をリスクマーカー（risk marker）と考える」ことを提唱している．

わが国ではあまり馴染みがないので，本書ではこれらの使い分けは省略する．

【プロービングとリスク予測】

われわれが臨床の場で日常使用しているプロービングでは，リスクの予測はできないのであろうか？

Vanooteghem[67]，Badersten[68]や Nordland[69], et al は「中程度のポケット（4～6mm）が存在しても，それが疾患の進行を予知できる指標ではなく，必ずしも当該部位がその後に悪化すると予測はできない」と報告している．しかしながら，その後の追跡調査では7mm以上のポケットにおいて，その21～44％に2年間の観察期間中で1.5mm以上のポケットの深化が認められた．また観察期間を3.5～5年に延長してみると，その割合は50％にまで増加した[70, 71]．

また初期評価時（baseline）のポケットの深さと，さらなるアタッチメントロスとの相関関係を認めた研究[72-78]や，ポケットの深さと歯の喪失に関する報告[79-81]なども考え合わせると，プロービングデプスで歯周炎の進行をある程度評価できるように思われる．

確かに1回のプロービングだけで疾患の活動性を確実に把握するのは無理だが，深いポケットはやはり歯周炎の予後に重大な影響を与えそうだ（図3-8）．

【プロービングデプスとポケットデプス】

従来から使われてきた"ポケットの深さ（pocket depth）"は，現在プロービングデプスと表現されている．これは歯肉溝と歯周ポケットは厳密には異なるとの解釈により考案されたものである．

プロービングデプスとは，プロービング時における軟組織（歯肉または歯槽粘膜）の辺縁からプローブの先端までの距離と定義され，歯周組織の状態によって影響を受けやすいと考えられている．文献の抄読時に注意したい．

実はプロービングは簡単そうで意外に難しい．疫学的調査などのエラーでも，そのほとんどがこのプロービングである．正確なプロービングを左右する因子は，プロービング圧，プローブの種類，歯

[プロービングとリスク予測]

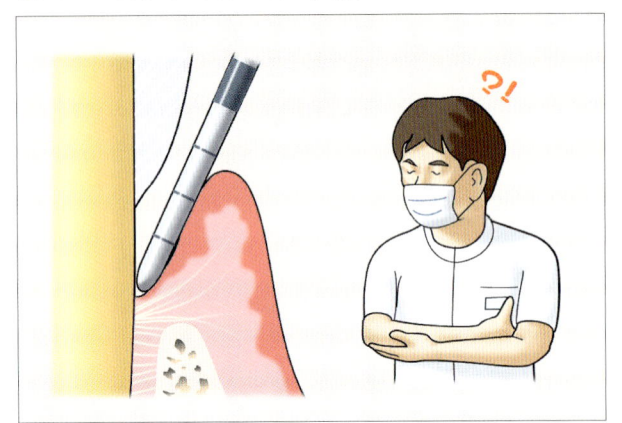

図 3-8　1回のプロービングで予知性は判断できるのだろうか？

[正確なプロービングとは]

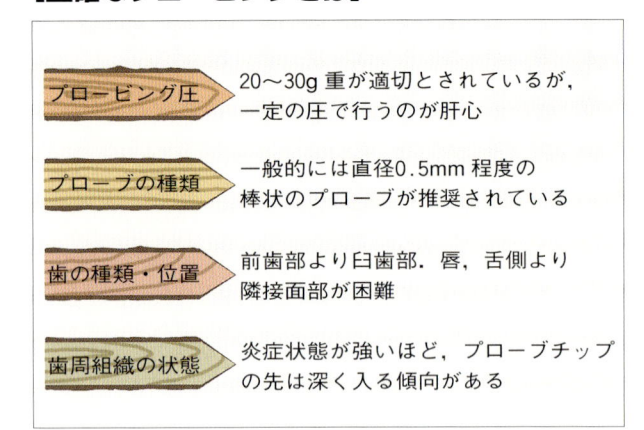

プロービング圧	20〜30g重が適切とされているが、一定の圧で行うのが肝心
プローブの種類	一般的には直径0.5mm程度の棒状のプローブが推奨されている
歯の種類・位置	前歯部より臼歯部，唇，舌側より隣接面部が困難
歯周組織の状態	炎症状態が強いほど、プローブチップの先は深く入る傾向がある

図 3-9　プロービングを左右する因子．

の種類と計測位置，および歯周組織の状態など多岐にわたる(図 3-9)．そのために測定されたデータの解釈にも注意が必要であり，プロービングだけでも1冊の本(少々おおげさ？)ができそうである．詳細は次章を参照されたい．この道を早く極めたい方はListgarten[82]，van der Velden[83]，Caton[84], et alの文献をご一読されたい．

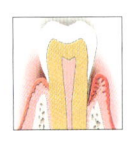

偵察 4 深いポケットって悪いの？ 番外編

[ポケット内の温度]

近年になって歯周炎の活動性を検知するために，歯肉縁下の温度測定を利用しようとする試みがなされてきた．実際に炎症の程度と温度上昇との相関関係については，いくつかの研究で明らかにされている[85-88]．Haffajee, et al[85]によれば，平均的な歯肉溝内の温度は34.8±0.6℃であり，4mmのポケットでは34.6℃，4〜6mmでは35.2℃，6mm以上で35.8℃と上昇する傾向にある．

また重度歯周炎患者では健康な人に比べ平均0.65℃高いことがKung, et al[89]によって報告されている(図 3-10)．しかし2か月間に2mmのアタッチメントロスが観察された部位で，歯肉縁下の温度上昇が認められたのは全体のわずか3.9%であったという報告[86]もある．このことから現時点では，深いポケットでの歯肉縁下温度の上昇が，必ずしも予後に悪影響を与えると結論づけるのは多少無理があるかもしれない．

ポケット内の温度測定を日頃の診療で積極的に取り入れておられる方はまずないだろう．歯周治療における必須アイテムは，プロービングとエックス線診査であり，この検査を組み合わせることで歯周炎の進行度と活動性を診断することが推奨されている[90-92]．

[ポケットと骨欠損]

水平性骨欠損の程度とプロービングデプスとは必ずしも一致しないが，垂直性骨欠損とプロービングデプスの相関性については認められている[93-95]．実際，歯周炎による垂直性骨欠損の成り立ちを考えれば，この部位のポケットが深くなることも理解できる．

Machtei, et al[93]は，クリニカルアタッチメントレベル(CAL)とエックス線上でのBone level(BL)を1年間にわたり監視したところ，CALとBLの変化量が一致したと報告している．また一方で，CT-scanを利用しプロービングデプスとBLの関係を調べた研究[95]で，対象部位の約50%において2mm以内の誤差で相関性があったものの，幅の狭い垂直性欠損になるとCALと実際のBLの相違量が大きくなる傾向にあった．

いずれにせよポケットが深くなれば，そこにイレ

[ポケット内の温度]

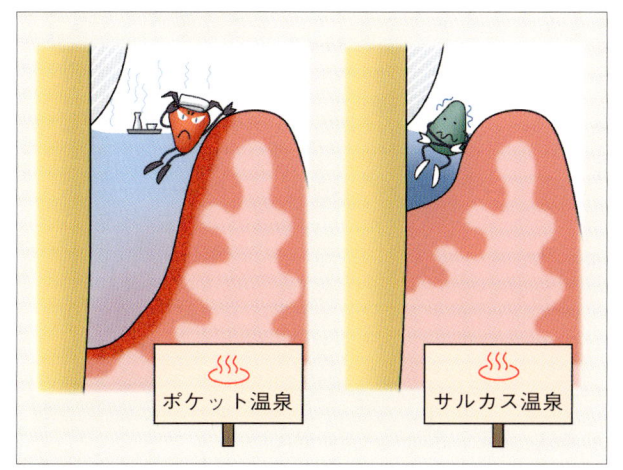

図 3-10　ポケット内では深い部位ほど細菌の活動に有利な温度上昇が認められる．

[ポケットと骨欠損]

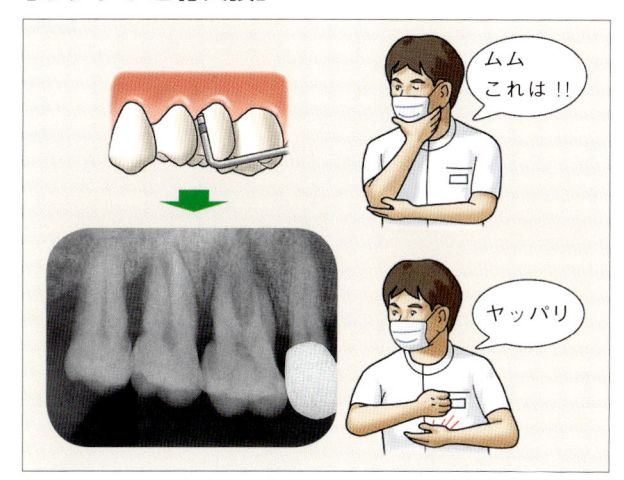

図 3-11　ポケットが深い部位には，骨欠損が存在する可能性が……．

ギュラーな骨欠損が存在することが強く示唆されるのである（図 3-11）．

> **ちょっとコンセンサス⑨**
> * 深いポケットでは温度や酸素量などの環境要素が歯周病菌にとって有利で，格好の生活空間となる．
> * ポケットが深い部位ではさらなる疾患の進行が起こる可能性が高くなる．
> * 診査としてのプロービングはポケットの量的評価を行うために有効であるが，テクニックや結果に対する考察ができる知識を身につける必要がある．
> * プロービングデプスと骨欠損とには因果関係が存在する．プロービングとエックス線診査をうまく組み合わせることが望ましい．

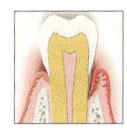

偵察5　深いポケットって悪いの？
臨床編

　読者の皆様はもちろんのこと，筆者自身もやっとここまでたどり着いた感がある．深いポケットの大罪をさまざまな方向から探っているが，結局のところ"ポケットが深いと臨床上なぜダメなの？"の本質が皆様の興味があるところだろう（筆者自身がそうである）．"深いポケットをなくそう！"と日常臨床のなかで歯周炎患者と対峙する際の漠然とした目標設定は，果たしていかなる科学的根拠に裏づけられているのだろうか？

[歯肉縁下のプラークコントロール]

　歯周治療におけるプラークコントロールの重要性[96-98]については異論がないと思われる．また歯肉縁上のプラークコントロールが，歯肉縁下のプラークの量と細菌叢に影響を及ぼすこと[99-106]も周知のことであろう．

　しかしこれらの文献の詳細をみてみると，4〜5mmまでの中程度に深いポケットでは，確かに患者による歯肉縁上のセルフケアだけでも歯肉縁下プラークに変化が認められる[100,101,104]．しかし，それ以上の深いポケットでは，専門家によって一週間に一度程度の間隔で頻繁にクリーニングしなければ，歯肉縁下プラークへの効果はほとんど期待できないことがわかっている[105,106]．

　では肝心の歯肉縁下のプラークコントロールにおいて，ポケットの深さはどう影響するのであろう？患者のセルフコントロールによる，歯肉縁下プラークの除去に関する研究では，しばしばプラークインデックスが用いられるが，この指数で目的が達成できるのだろうか？

　実際に患者自身が使用する歯ブラシや歯間ブラシ

[歯肉縁下のプラークコントロール]

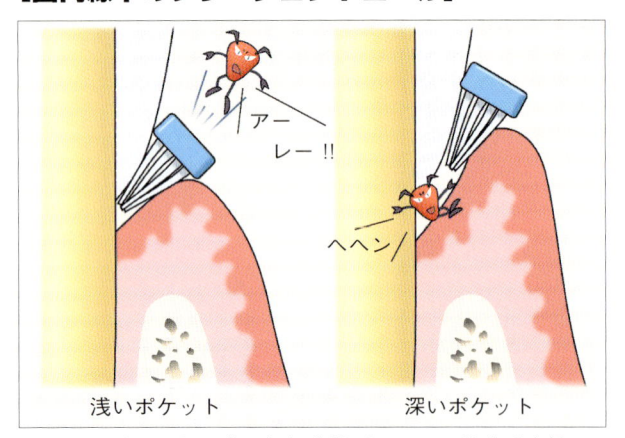

図 3-12 ポケットが浅いと細菌性プラークの除去は容易.

[歯石除去率]

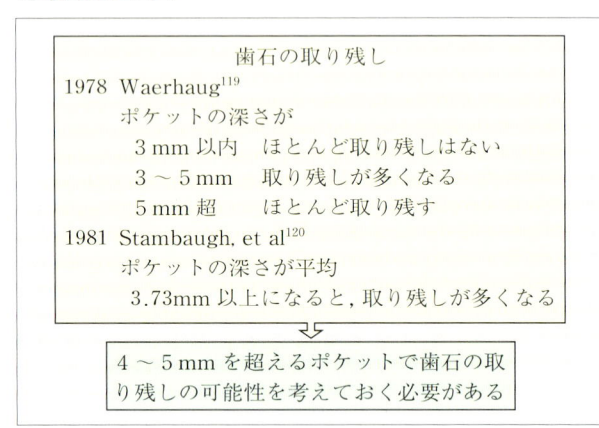

```
           歯石の取り残し
1978 Waerhaug¹¹⁹
   ポケットの深さが
     3 mm 以内    ほとんど取り残しはない
     3〜5 mm      取り残しが多くなる
     5 mm 超      ほとんど取り残す
1981 Stambaugh, et al¹²⁰
   ポケットの深さが平均
     3.73mm 以上になると，取り残しが多くなる

  ↓
  4〜5 mm を超えるポケットで歯石の取
  り残しの可能性を考えておく必要がある
```

図 3-14 ポケットの深さと歯石の取り残し.

（各研究によりブラシの種類はまちまちだが）によって除去できた歯肉縁下プラークの量を確実に測定するためには，やはり組織切片の採取が必要になる．しかし，その信頼できる研究は動物実験がほとんどで，ヒトが対象となるとかなり限定される（歯－周囲組織を一塊として採取する方法や組織切片の作成方法など問題もあるが……）．とにかく抜歯してまで"歯ブラシの毛先が歯肉縁下どれくらいまで入る？"なんて研究は本当に少ない．

そのなかでWaerhaug[107]は，ヒトの抜去歯においてBass法でブラッシングした被験歯の組織切片を観察した結果，歯肉縁下2mmまではブラシの先が到達していたと報告している（到達したのとプラークが除去できたのとは厳密には違う）．

[ポケットの深さとSRP]

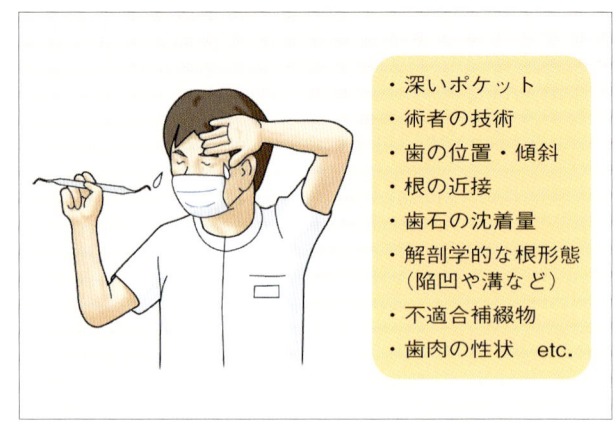

図 3-13 SRPを困難にする因子.

・深いポケット
・術者の技術
・歯の位置・傾斜
・根の近接
・歯石の沈着量
・解剖学的な根形態
 （陥凹や溝など）
・不適合補綴物
・歯肉の性状　etc.

またWilliams, et al[108]の4〜8mmのポケットを有する抜歯前提の単根歯に対し，通常の歯ブラシおよび電動歯ブラシのポケット内到達度を比較研究したものでは，双方有意差なく，歯肉縁下約1mmまでは完全にプラークを除去できたと報告している（図3-12）．また歯間ブラシに関する研究[109,110]でも0.51〜0.64mm 最大1.5mmまでしか隣接面部縁下プラークを除去できないと指摘している．

これらの研究でOHI（Oral Hygiene Instruction）は厳密に行われ，被験歯の抜歯前には必ず術者立会いの下で口腔清掃を実施している．このような状況下にあってこのデータ！　予想していたより患者自身による歯肉縁下のプラークコントロールは難しそうだ！　やはりポケットは浅いに限るのだろうか!?

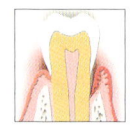

戦略1
ポケットへの先制攻撃

[ポケットの深さとSRP]

話題を術者による歯肉縁下のプラークコントロールに移し，まずは機械的にプラークを除去するスケーリング・ルートプレーニング（以下SRP）について考えてみよう．歯周治療におけるSRPの重要性[111-115]をここで議論するつもりはない．しかし治療には限界がつきものであり，SRPもまた例外ではない．というのも，実際の口腔内にはSRPを困難にする因子[116]が数々存在する（図3-13）からであ

【SRP後の歯石の残存率(Caffesse, et al, 1986[122])】

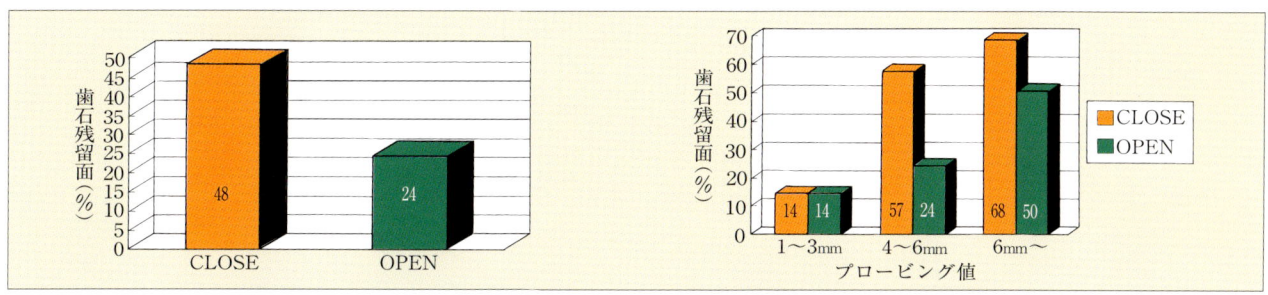

図 *3-15a* フラップを開かないでSRPを行うと，全歯面を平均すると48％に歯石が残っているが，フラップを開けるとその割合が24％に減ってくる(左)．また術前のプロービング値が大きいほど歯石の残存率は高くなる(右)．

【単根歯におけるSRP後の歯石の除去率(Brayer, et al, 1989[123])】

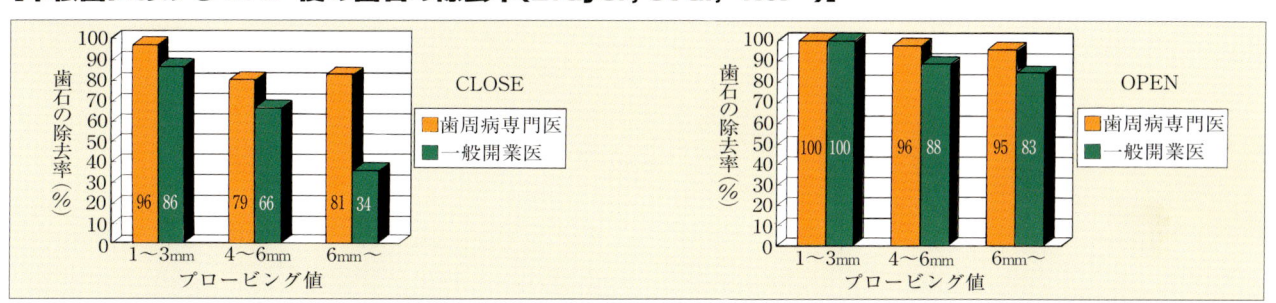

図 *3-15b* 高い技術をもつ歯周病専門医が単根歯でSRPを行うと，フラップを開いても開かなくても高い確率で歯石除去ができている．6mm以上のポケット内歯石に対して，一般開業医がフラップを開けて除去できた割合と，歯周病専門医がフラップを開けないで除去した割合がほぼ同じであることは注目に値する．

【複根歯におけるSRP後の歯石の除去率(Fleischer, et al, 1989[124])】

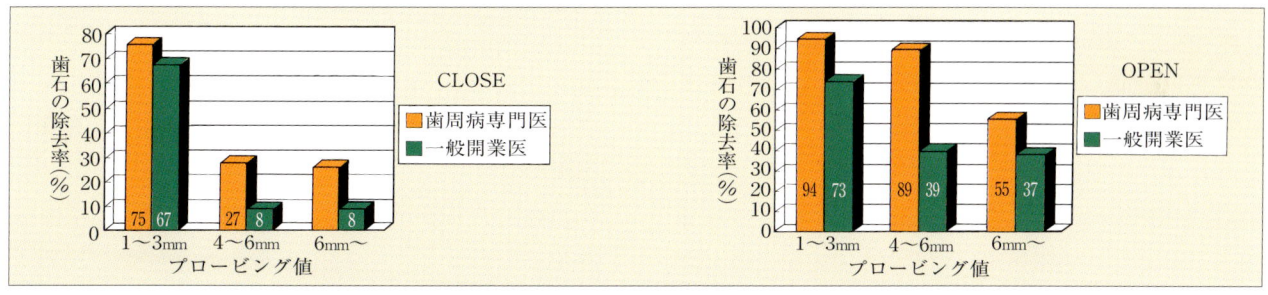

図 *3-15c* 複根歯はSRPの技術の程度にかかわらず，歯石の除去率は低下するが，経験豊富な歯周病専門医が常にリードしている．

り，いうまでもなく深いポケットがそのうちの一つだ[117,118]．

[歯石除去率]

ポケットの深さとSRPの限界に関するWaerhaug[119]やStambaugh[120]の研究はあまりにも有名である(図 *3-14*)．彼らはポケットが深くなればclosed(非外科的)での歯石の除去率は訓練された歯科衛生士でさえ低下することを明らかにし，この世界に金字塔を立てた．

話が横道に逸れるかもしれない．これに関連し歯石の触知でもSherman, et al[121]は，術者が探針で歯石の存在を否定した部位の，実に平均77.4％に実体顕微鏡下では歯石が認められ，ポケットが深くなればその確率が高くなることを示唆した．SRPを完了する際の指標は，いろいろな意見がある．しかし臨床的には"根面が滑沢であり歯石が触知できない状態"であり，いわゆる"feel like glass"である．こ

【歯肉縁下デブライドメントの予後】

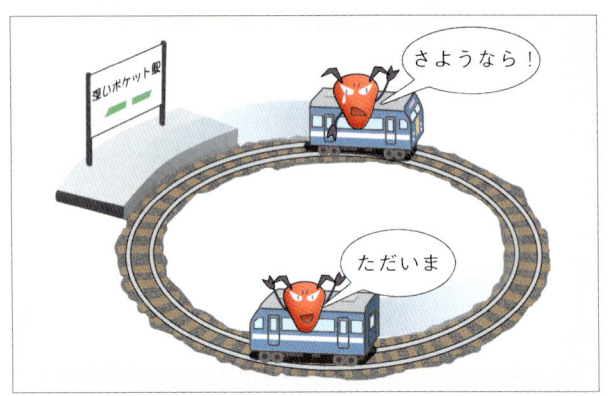

図 3-16 深いポケットではデブライドメント終了後，早期に細菌の再集落化が起こる可能性がある．

【ポケットへの化学兵器 LDDS】

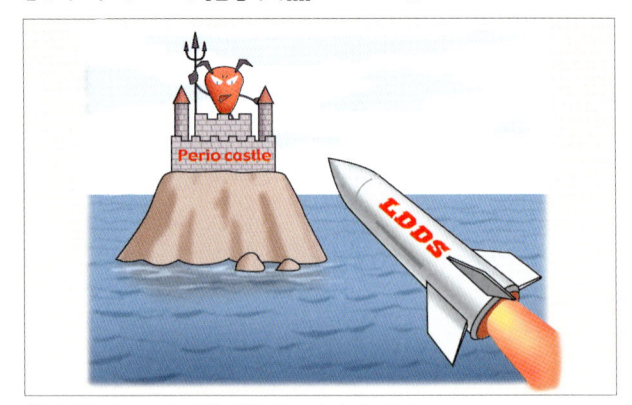

図 3-17 LDDS は飛び道具になりうるか．

のため診査行為そのものさえ，ポケットが深くなれば不確実になると考えられる．

話を元に戻し，ポケットの深さと SRP との関係をもう少し掘り下げてみよう．SRP の効果についてはポケットの深さだけでなく，術者の経験や術式（closed か open か），歯の種類，使用器具など実際にはさまざまな要因に左右される．

これらの因子を論理的にうまくかみ合わせた Caffesse[122]，Brayer[123]，Fleischer[124], et al の卓越した研究は一読の価値がある．詳細は図 3-15 を参照していただきたい．ここで特筆すべきは，4 mm 以上のポケットでは歯周病専門医ですら，フラップを開いた状態(open)でも歯石の除去率が100％ではなかったことだ．生物学的に許容できる根面に仕上げるために100％の歯石除去が必ずしも必要ないかもしれないが，やはり細菌性微生物の温床である歯石はないに越したことはない．このほかにも数多くの研究がポケットの深さと SRP の効果について負の関係があることを支持している[124-130]．

【歯肉縁下デブライドメントの予後】

歯石除去の現実についてはおおよそご理解いただけたと思う．では，その予後はどうであろうか？

Magnusson, et al[131]は浸潤麻酔下での歯肉縁下デブライドメント（郭清）後の細菌学的評価で，術前 8 mm 以上のポケットがあったときには 4～8 週後にスピロヘータや運動性桿菌の再集落化が認められたと報告している（図 3-16）．

また Badersten, et al[132]によれば，非外科的療法後に60か月間メインテナンスした39名の被験者のアタッチメントレベルを継続的に測定した結果，7 mm 以上のポケットではその80％に 1 mm 以上のさらなるポケットの深化が認められたと報告している．このほかにも，12か月間のメインテナンス中に再発（recurrence）を起こした部位の大部分が術前 5 mm 以上のポケットがあった[133]など，この手の報告ではポケットの深さが予後に大きく影響することを支持している[134-139]．

むむ！　やはり深いポケットはペリオの犯人(ホシ)を匿うアジトのようだ．ではもう少し捜査してみよう（ドラマはいつしか刑事ものになったようだ）！

〈蛇足〉

Lindhe, et al は興味深い報告をしている．彼らはポケットの深さ2.9～4.2mm までが closed（非外科的）でのデブライドメントの有効域であるとして，それ以上深いポケットでは open（外科的）でのデブライドメントが必要であると "critical probing depth" の考え方を示した[140]．

またこれに関連し，浅い歯肉溝（正確な値の記載はない）では，繰り返し（2週間に一度）スケーリングを行うことにより，逆に0.39mm のアタッチメントロ

[バイオフィルムと細菌]

図3-18 バイオフィルムのおかげ（？）で細菌は抗生物質の影響を受けにくい．

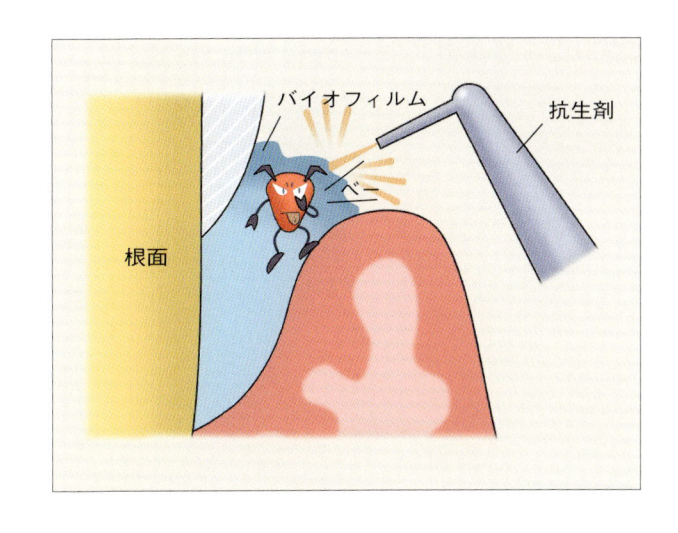

スが起こり，歯槽骨頂の吸収が認められた[141]ことも知っておいていただきたい．

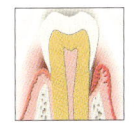

戦略2 ポケットへの総攻撃？

[歯肉弁根尖側移動術]

ここで視点を変えて，ポケットを浅くすることの意義を見直そう．再生療法全盛の現在にあってもポケット除去のエースストライカーといえば，やはり歯肉弁根尖側移動術（Apically Positioned Flap：APF，以下 APF）だ．適応症に制限もあり（前歯部では審美性に問題が残ることもある），フラップの種類（全部層か部分層弁か），フラップを戻す位置，骨整形の有無などによって若干の差異はあるものの，歯肉切除や MWF（Modified Widman Flap）に比べて，biologic width（生物学的幅径）を獲得できる点で優れた術式であることが多くの文献で支持されている[142-148]．

OPE（歯周外科）術式の優劣を検討することは本章の目的ではない．しかし，APFにより歯肉溝を最小にすることができれば，前述したような歯周病に深くかかわっているであろう P. gingivalis, B. forsysths などのメカニカルクリーニングに対する感受性の高い細菌だけでなく，機械的な除去に抵抗性を示す C. rectus や P. nigrescens でさえ有意に減少することが明らかになっている[149-151]．

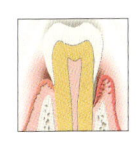

戦略3 LDDSは リーサルウエポン？

[ポケットへの化学兵器 LDDS]

すべての患者に OPE が可能であろうか？　答えは"NO"である．全身的疾患やコンプライアンス（compliance）の問題，術者の技術などによって制限がある．

これに対し近年になって，化学的にプラークをやっつける LDDS（Local Drug Delivery System）が考案されてきた（図3-17）．代表的なものとしては欧米におけるテトラサイクリンファイバー[152,153]やわが国のペリオクリン[154,155]であり，最近では徐放性ドキシサイクリン[156,157]やクロルヘキシジンチップ（PerioChip）[158,159]，メトロニダゾールジェル[160,161]などの臨床応用もなされている．これら療法のコンセプトは歯肉縁下細菌叢の変化[162-164]にあり，比較的深いポケットでも良好にメインテナンスできる[165-169]と考えられている．

果たしてその効果はどれくらいあるのだろうか？残念ながらポケットの深さと LDDS の効果の関連性を示した信頼できる報告は筆者の知るかぎりはない．ほとんどの研究では LDDS と SRP，もしくはこれら併用時の比較検討である．結果的には LDDS の効果が認められた[152,157,159]ものの，単独使用より

【シャローサルカス(Shallow Sulcus)】

- 3mm以内の浅い歯肉溝（最低限の深さの歯肉溝）
- プロービング時の出血や排膿を認めない
- 歯肉辺縁の位置が安定 → 歯肉退縮のリスク低い
- 約1mmの上皮性付着（生物学的幅径の確立）→ 付着レベルが安定
- 垂直性骨欠損は認めない

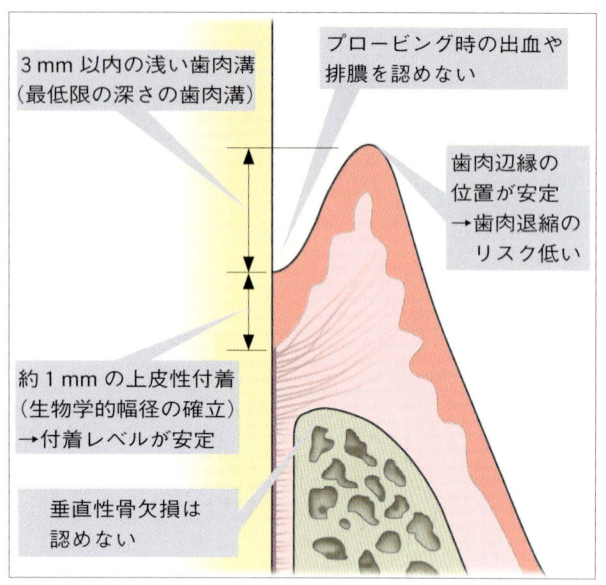

図 3-19a

【ディープサルカス(Deep Sulcus)】

- 4mm以上の深い歯肉溝 → ポケットとの鑑別が困難なことがある
- プロービング時の出血や排膿を認めない
- 歯肉辺縁の位置が不安定 → 歯肉退縮のリスクがやや高い
- 長い上皮性付着 → 付着レベルがやや不安定
- 垂直性骨欠損を認めることがある

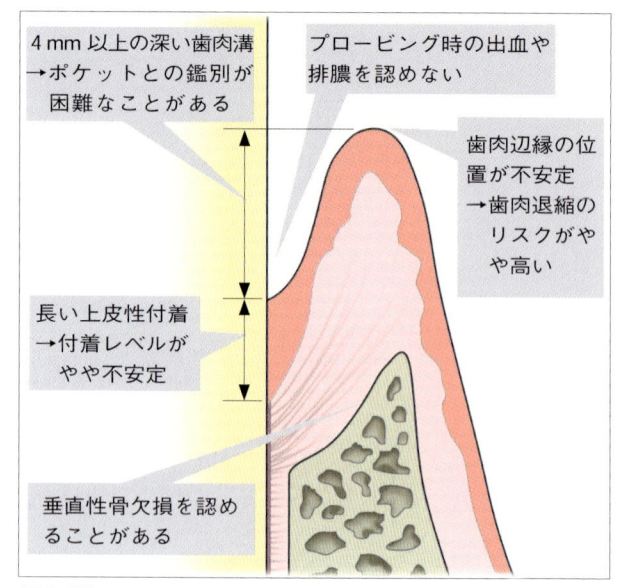

図 3-19b

も SRP 後に付加的に使用することを推奨している[153,155,158,161]．

しかし，どんな世界でも少し変わった方がおられる．Eickholz, et al[170]（やり玉にあげ，こんないい方したら怒られるかも）は，5mm 以上（最大9mm 以上）のポケットで LDDS 療法を併用すれば，SRP 単独より優位にポケットの深さが減少したことを提示した．そして患者に外科的な苦痛を強いるよりは，むしろ深いポケットでも LDDS の繰り返しの使用による効果に期待していいのではないかと主張している．確かに不必要な外科処置が避けられ，深いポケットも良好にメインテナンスできるならばそれに越したことはない．問題なのは彼らが SRP よりむしろ LDDS の効果を重要視している点にある．

話が少し飛んでしまうが，細菌バイオフィルムに対して抗菌剤はその効果を十分発揮できないことが明らかになっている[171-173]（図 3-18／第2章参照）．歯石上にこの細菌バイオフィルムが認められることから，"ポケットが深くても LDDS があるから大丈夫！"と安心するのは少々危険である．そう！ 深いポケットには歯石が残っていることが多いのである．

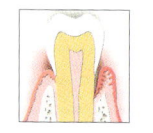

終戦？

"深いポケットは大敵だ！"を旗印に疫学的，細菌学的，臨床的に文献を洗いだし，その正当性を見いだそうとしてきた．ここまでのところ大筋にポケット，いやいや歯肉溝は浅いほうが良さそうであり，「やれやれ」といいたいところである．

【Shallow Sulcus と Deep Sulcus】

ところが1990年に Schallhorn[174]は歯周治療により獲得できる歯肉溝は，従来から目標とされてきた浅い歯肉溝（shallow sulcus）とは別に，臨床的に許容できる深い歯肉溝（deep sulcus）なるものも存在すると発表している（図 3-19）．これらはどちらも臨床的には健康な歯肉溝ではあるが，shallow sulcus が生物学的幅径が確立されているのに対し，deep sulcus では上皮性付着が長く，歯肉溝が深くなっている．

中等度から重度（重度とはいっても限度がある）の歯周炎患者において，shallow sulcus を獲得するにはポケット除去を目的とした歯周外科（ほとんどの場合に骨整形を伴う），もしくは再生療法が必要となる．SRP や MWF などでは，deep sulcus として治癒す

ることが多い.

　Deep sulcusで長期にわたり安定した状態を維持できるなら,臨床家にとって非常に魅力的であるが,これには厳密なメインテナンスプログラムとマンパワー,そして患者のコンプライアンスが必要不可欠である.もし仮にうまく事が運んだとしてもdeep sulcusは垂直性の骨欠損を伴っていることが多く,細菌性微生物の格好の住処にもなりうるため,深いポケットに変わる可能性を常に秘めているといっていいだろう.

　そのためdeep sulcusなのか深いポケットなのか,これらを判別することが重要になってくる.これにはプロービングデプス以外の指標も必要になる.もちろん歯周病原性細菌や歯肉溝滲出液中のマーカーを検出できれば,より確実に判断できる.しかし現実にはプロービング時の出血(BOP)に頼るしかなさそうである.BOPに関する詳細は次章で述べる.

　臨床上,エックス線上の骨吸収や発赤,腫脹などの肉眼的所見が現れる前に出血傾向がでてくるため,炎症の早期発見に大いに役立つことは周知のことと思う.しかしながらBOPにしても100％の信頼性があるわけでなく,deep sulcusと深いポケットを厳密に区別するのはやはり困難である.

> **ちょっとコンセンサス⑩**
> * 深いポケットは患者,術者の双方にとってプラークコントロールが難しい.
> * 深いポケットでは歯石の除去に限界があることを知っておく必要がある.
> * 深いポケットに対する局所的化学療法は現在のところ疑問視されている.
> * プロービングデプスが深くても,臨床的に健康な状態が維持できるかもしれない.ただし継続的な観察が必要である.

　以上,歯周疾患が繰り広げられる舞台について可能なかぎりの科学的根拠をオーバービューしてきた.最後は多少横道に逸れたかもしれない.いずれにしても歯肉溝はやはり浅いほうが理想的であるといえよう.日頃,ポケットが1mm,2mm減ったと一喜一憂していることもまんざらではない.患者と術者の双方にとって,より平和的な歯肉溝を獲得するための礎になれば幸いである.

第4章
プロービング時の出血が意味するものは？

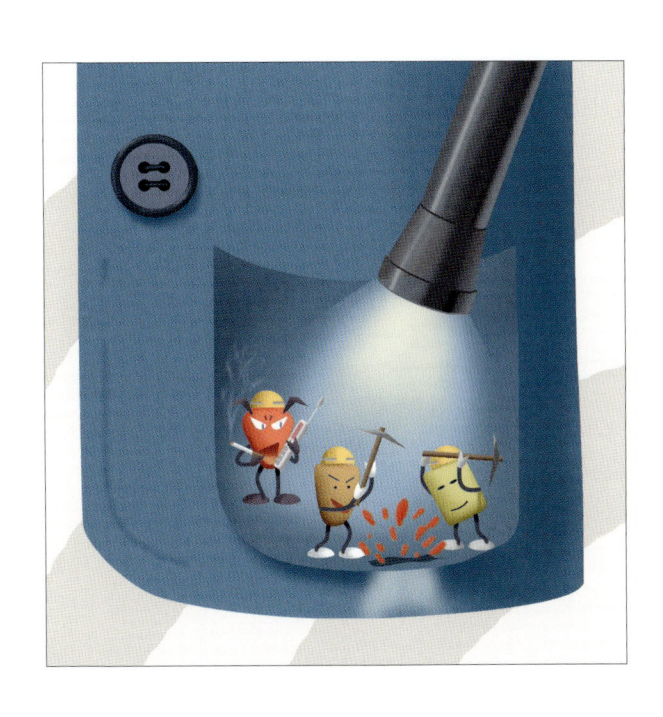

タイトルイメージイラスト
　現場に残された血痕．有力な物的証拠となるか？

プロービング時の出血が意味するものは？

　前章で歯周病が繰り広げられる舞台である深いポケットの功罪を紐解いてきたが，健康な歯肉溝に関する定義的な（何ミリという）コンセンサスは得られておらず，"可能なかぎり浅いほうが好ましい"としかいえないのが現状である．

　また，ポケット以外のリスクファクターの存在により，同じデータでも各患者における意味合いが違ってくる．同じ治療によって得られた3mmの健康な歯肉溝が，ある患者では10年間でまったく変化が認められないのに，たった1年で5mmにまで悪化する患者も実際には存在するのである．要は量だけでなく質も重要なのである．

　そこでこの章では，ポケットの量と質の両方を調べることが可能なプロービングおよびプロービング時の出血について再考する．

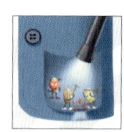

プロービングの達人

　歯周治療におけるプロービングの重要性について異論はないだろう．歯周病の状態を診断するためには付着の喪失，歯槽骨の吸収の程度を確実に把握する必要がある．歯槽骨の状態は一般的にエックス線撮影により診査されるが，エックス線の性質上（二次元的），唇，舌側の骨量は観察されにくい[1,2]（図4-1）．このためこの部位では，プロービングにより骨縁の予測をすることが推奨されている[3]．

【プロービングによる骨縁の予測】

　ではどのように骨縁を予測するのであろうか？このことはプロービング時にプローブ先端がどの位置にあるのかを考えることで理解できる．プロービング時のプローブ先端はポケット底にあることが理想的であるが，実際にはプロービング圧[4-6]や組織の状態[7-11]などによりその位置は微妙に変化する．当然のことながらプロービング圧が大きくなれば，プローブは深く入っていく傾向にある[12,13]．一般的に適正なプロービング圧は20〜25g重と考えられている（健康な歯周組織を破壊しない限界は25g重）が，炎症症状の強い組織では患者に不快感を与える可能性が高い．臨床的に治療経過における変化を診査する意味では，圧の強さよりもむしろ圧を一定に保つことが重要なのである（図4-2）．

　では歯肉の状態によってはどうであろう？Listgarten[10,11]をはじめ多くの偉大な先人たちは，歯肉組織の状態がプロービングに与える影響について報告している．データに若干のばらつきはあるものの，付着の喪失のない歯肉炎の状態でさえプローブは上皮付着内で止まり，付着の喪失を伴うより強

[エックス線情報]

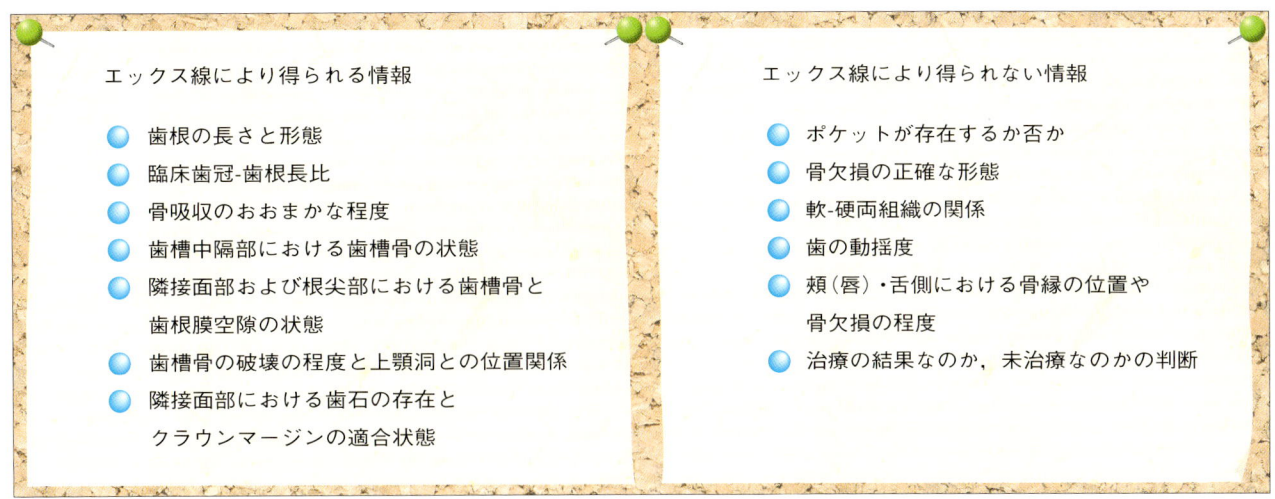

エックス線により得られる情報
- 歯根の長さと形態
- 臨床歯冠-歯根長比
- 骨吸収のおおまかな程度
- 歯槽中隔部における歯槽骨の状態
- 隣接面部および根尖部における歯槽骨と歯根膜空隙の状態
- 歯槽骨の破壊の程度と上顎洞との位置関係
- 隣接面部における歯石の存在とクラウンマージンの適合状態

エックス線により得られない情報
- ポケットが存在するか否か
- 骨欠損の正確な形態
- 軟-硬両組織の関係
- 歯の動揺度
- 頬(唇)・舌側における骨縁の位置や骨欠損の程度
- 治療の結果なのか,未治療なのかの判断

図 4-1 エックス線により得られる情報, 得られない情報. (Prichard[2]より改変)

[プロービング圧]

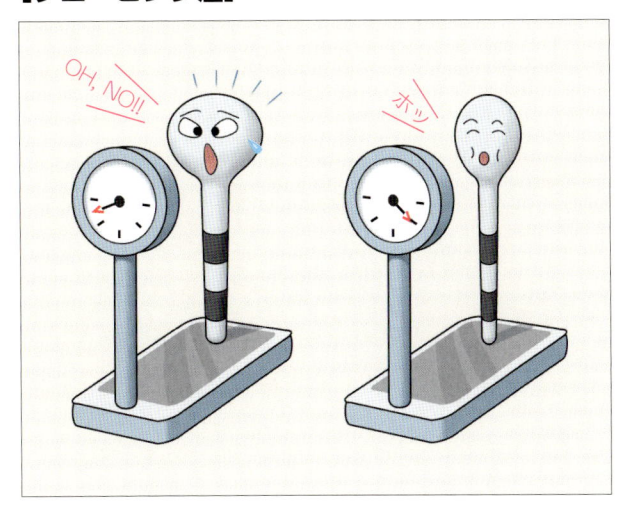

表 4-1 プロービングを左右する因子.
- プロービング圧
- プロービング時の再現性
- 歯列不正や歯の傾斜
- 不適合補綴物の存在
- 歯石の沈着
- 歯肉の炎症程度
- 歯肉-歯槽粘膜の状態

◀図 4-2 プロービング圧は常に一定であることが望まれる.しかし,ダイエット同様に難しい.

い炎症状態では結合組織性付着内にまで侵入していた(図 4-3a, b).これらのことを考慮に入れれば,初診時におけるプロービングにより,歯槽骨縁はプローブ先端の約 1 mm 根尖側に位置すると考えてよい(図 4-4).

ポケットの深さを測定するだけでなく骨の状態まで把握できるとなれば,プロービングを極めることを心がけるべきであろう.もちろん前述した以外にもプローブの形状,歯石の沈着,不適合補綴物,歯列不正や測定部位などプロービングを左右する因子は他にも存在する[14](表 4-1).要はそれらを考慮してできるかぎり正確にプロービングすることである.

[プロービングの計測部位]

計測する部位は一般的に 6 点法が推奨されている.臼歯には根分岐部が存在するため 4 点法ではやはり心もとない(図 4-5).当然プローブは歯軸方向に挿入するのが原則であるが,隣接面接触点付近でのプローブの挿入角度には注意すべきである.歯軸を意識しすぎるあまり,コンタクトポイント直下の骨欠損を見逃してしまう危険性がある.肝心なのはプローブの先端が常に根面に接していることである(図 4-6).

[炎症の強さとプロービングの関係]

図 *4-3a*　炎症の強さとプロービングの関係[6].

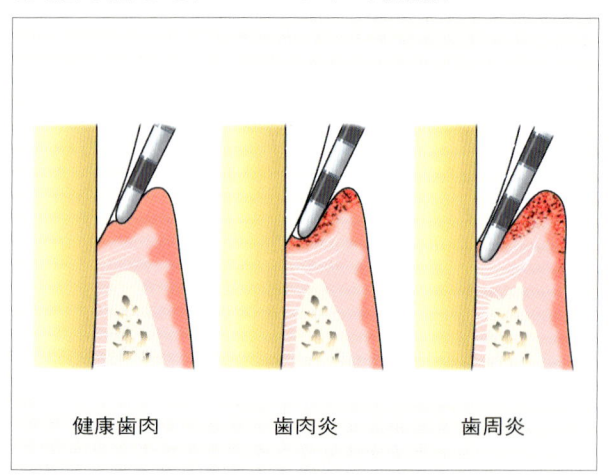

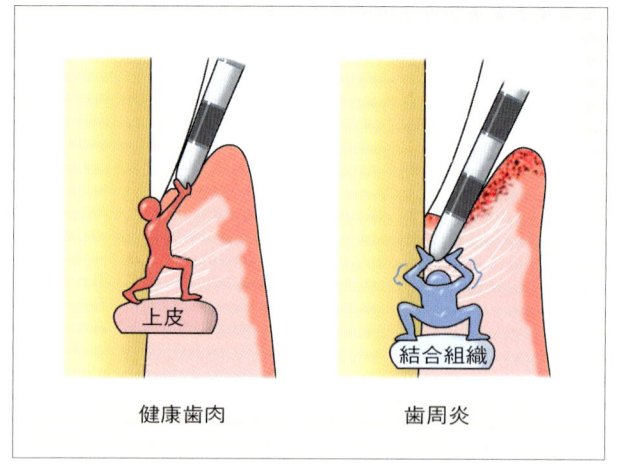

図 *4-3b*　健康歯肉では上皮が，歯周炎では結合組織がプローブをブロックする．

[歯槽骨縁とプロービング]

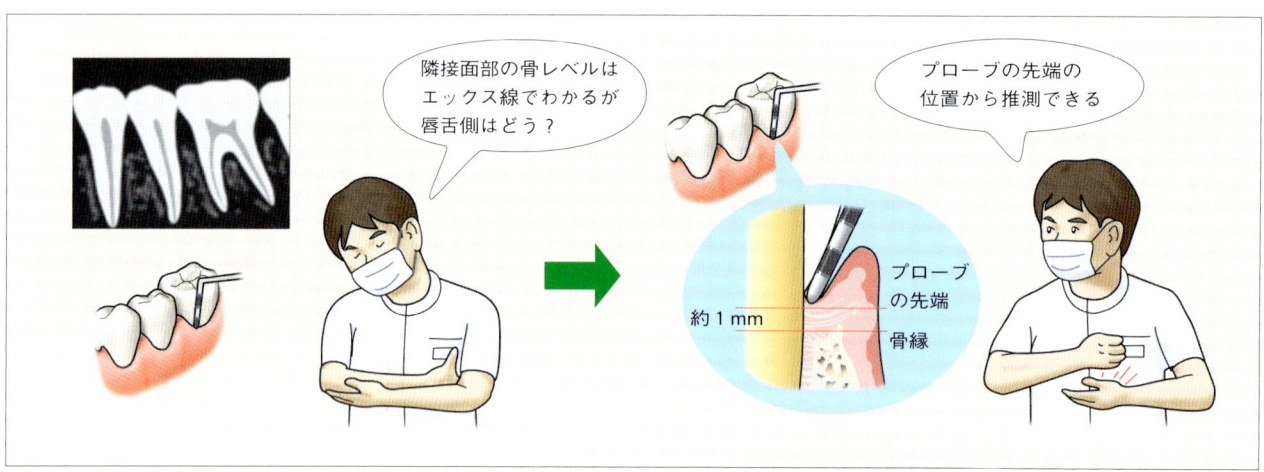

図 *4-4*　エックス線で把握しにくい唇（頰）舌側の骨レベルはプローブの止まる位置により推測できる．

[プロービングの計測位置]

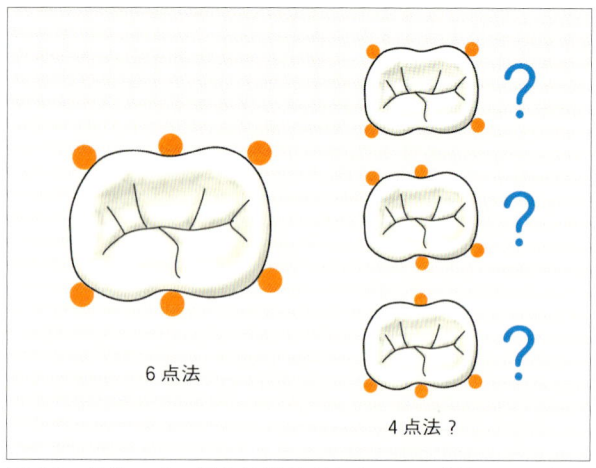

図 *4-5*　臼歯では，根分岐部が存在する．4点法では，どこを測定すればいいのか？　最低でも6点を計測しなければならない．

[プロービングの計測法]

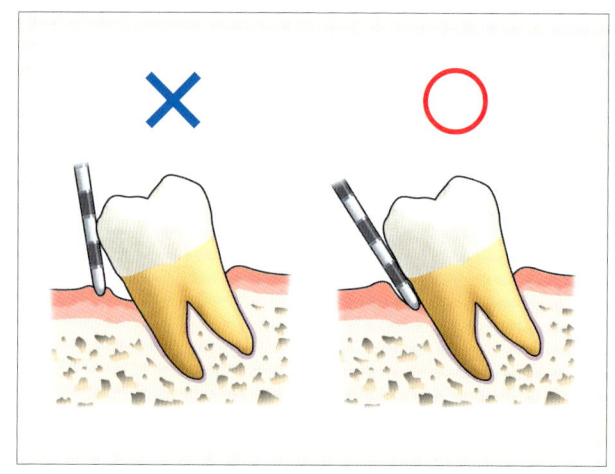

図 *4-6*　プロービング時にエラーを起こさないようにするためには，プローブを常に根面に接するように注意する．

第4章　プロービング時の出血が意味するものは？

【プローブの動かし方】

プローブの動かし方については circumferential 法，vertical point 法などがある．前者はポケットの形態を把握しやすい反面，患者に苦痛を与えやすく，後者では痛みをコントロールはできるがポケットの複雑な形態を見逃してしまうおそれがある．そこでお勧めなのが双方の長所を兼ね備えた walking 法である（図4-7）．

【アタッチメントレベルの測定】

プロービングを行う際の注意事項をおさらいしてきた．臨床的には歯肉辺縁の位置がデータを左右するといってもいいだろう．プロービングデプスは歯肉退縮や，歯肉辺縁の炎症性腫脹により影響を受ける．このため，歯周炎の進行の程度を検出するためには付着のレベル（アタッチメントレベル）を測定するほうがより確実である（図4-8）．しかしながら通常の歯周治療においては，アタッチメントレベルをルーティーンに測定するためのステントの作成や，基準点の記録などは非常に煩雑であり，多くの時間を浪費する問題が残っている．鍵になる部位の経過観察に対しては，アタッチメントレベルを記録する

【プロービング法】

Circumferential 法

Vertical point 法

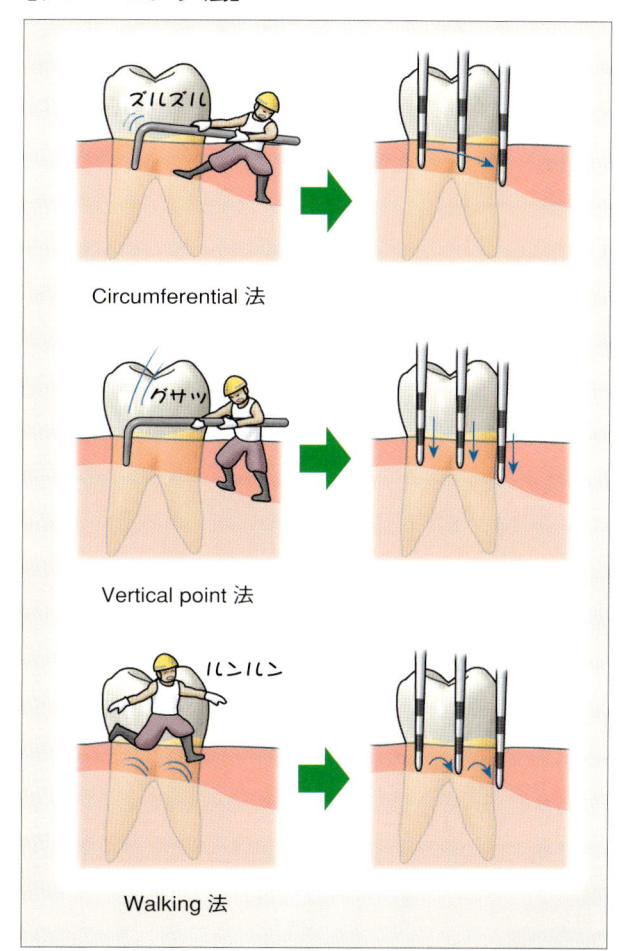

Walking 法

図4-7　3種類のプロービング法．

【アタッチメントレベル】

[絶対的なアタッチメントレベル]　　　　[相対的なアタッチメントレベル]

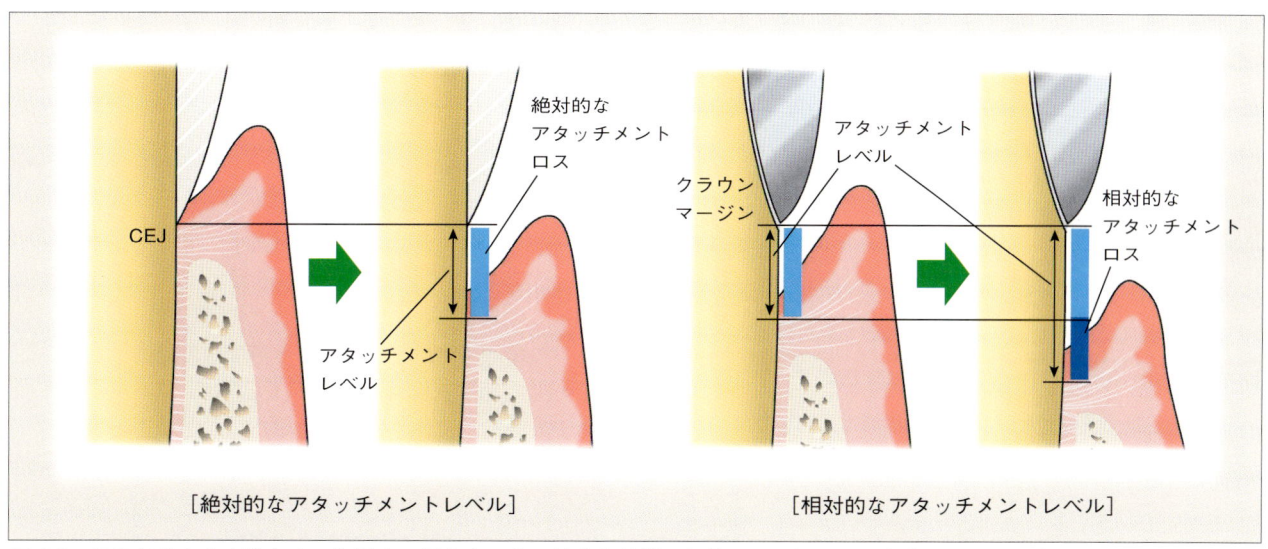

図4-8　CEJが存在する場合は，歯周病に罹患する前の健康な状態に比較して，何ミリの喪失があるのか（絶対的アタッチメントレベル）を判断できる．しかしレジン充填や歯冠修復によりCEJがわからなくなっている場合は，CEJ以外の固定点（たとえばクラウンマージン）を基準にするために，データを比較して付着の獲得や喪失があるかを相対的に判断することしかできない（相対的アタッチメントレベル）．

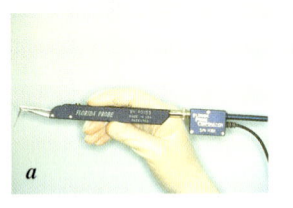

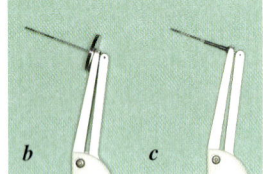

表 *4-2*　NIDR(The National Institute for Dental Research)のプロービングデプス，アタッチメントレベル測定機械の新評価基準．

- 0.1mm 単位の測定精度
- 10mm までの測定範囲
- 一定のプロービング圧
- 軽量かつ長時間使用可能で，使用法も簡便
- 全歯の各部分およびその周辺部の滅菌が可能
- 同部位への反復測定に対するガイダンスシステム
- 口腔内挿入部分およびその周辺部の滅菌が可能
- プローブ本体および電気ショックによる危険性がない
- デジタル出力

◀ *図 4-9*　Pihlström[18]の分類．
a：フロリダプローブ
b：アタッチメントレベル測定用
c：プロービングデプス測定用

第1世代プローブ　目盛りが規格化された従来型プローブ
・Michigan-O Probe
・Williams Probe
・CPITN Probe　など

第2世代プローブ　一定圧を獲得することができるプローブ
・加重圧プローブ
・電気式プローブ

第3世代プローブ　一定圧の加圧によるポケットの自助測定
コンピュータによる数値の処理
・フロリダプローブ

のが現実的かもしれない．

　日常ルーティーンに利用しているプロービングもなかなか奥が深い．ある先生はいみじくも「まるで赤ワインのようだ」と言った．

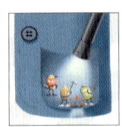

ビキニな寄り道　フロリダプローブ

　本来すべての臨床検査は高い再現性が求められる．プロービングもまた例外ではない．しかし前述したさまざまな要因により，術者間や検査時期によりその再現性には問題がある．術者側からのコントロールが困難な因子としては，まずプロービング圧が考えられる[15,16]．これに対し，一定圧を加えて測定する高感度プローブを利用すれば，プロービングの再現性と正確さを向上させることができる[17]．近年，開発された Florida Probe がこれにあたる．

　Florida Probe は Pihlström[18]の第3世代のプローブに分類され(*図 4-9*)，1979年の NIDR(The National Institute for Dental Research)によるプロービングシステムの新評価基準(*表 4-2*)を充たしている．このシステムでは，一定圧により測定されたデータがコンピュータに瞬時に記録されることが大きなメリットとなっている．またディスクプローブといって，アタッチメントレベル測定用もあり臨床上重宝しそうではある．術者内，術者間での再現性も精度的にみて有用であるが[19]，システム自体が高価であり，またかなりの正確さを有しているにもかかわらず，複数回プロービングを行わなければデータの再現性は必ずしも良くはない[20]．

　高感度プローブにしても利点，欠点があり，誰でもがすぐに飛びつける代物ではなさそうだ．やはり正確なプロービングを行うためには，初心に戻って技術の習得がいちばんの近道のようである．

ちょっとコンセンサス⑪
* 主観的要素の強いプロービングでは術者ごとの確実な再現性が求められる．
* 歯周組織の状態を考慮に入れてプロービングをすることが肝要である．
* プロービングだけでなくエックス線，プロービング後の出血(BOP)などの他の検査を総合して，できるだけ客観的に診査するべきである．
* プロービングを左右する因子を見極め，十分にトレーニングする必要がある．

【BOPが炎症の存在を裏づける状況証拠】

- 細菌学的に → 運動性桿菌やスピロヘータの増加
- 組織学的に → 結合組織内に炎症性細胞の浸潤
- 疫学的に → 炎症性破壊による付着の喪失を起こす可能性が高い
- 臨床的に → 他の臨床症状より早く出現

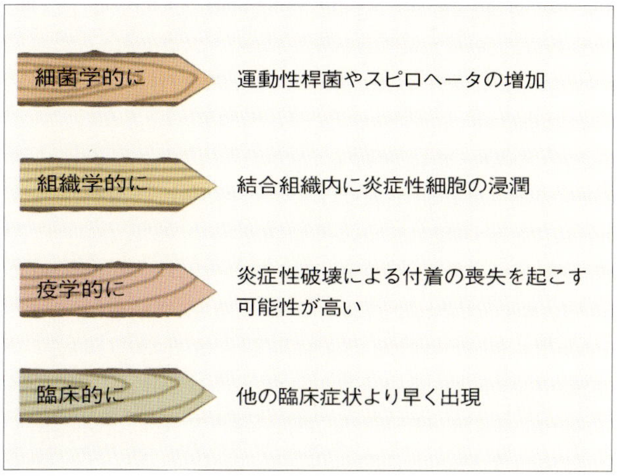

図 **4-10** プロービング時の出血が炎症の存在を裏づける状況証拠．

【プロービング圧とBOPとの関係[39]】

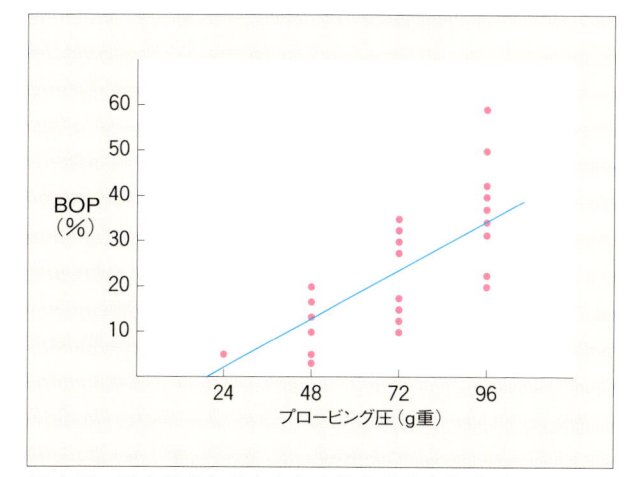

図 **4-11** 測定誤差と考えられる検査結果を除けば，ほぼ正の関係が認められる[39]．

【プロービング時の出血の様相】

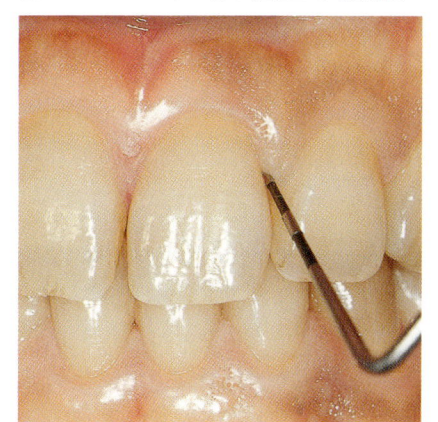

図 **4-12a** 出血なし． 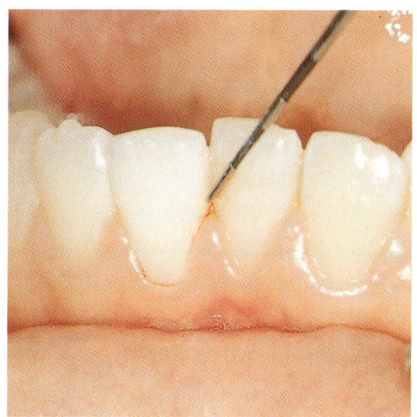　　図 **4-12b** 点状出血． 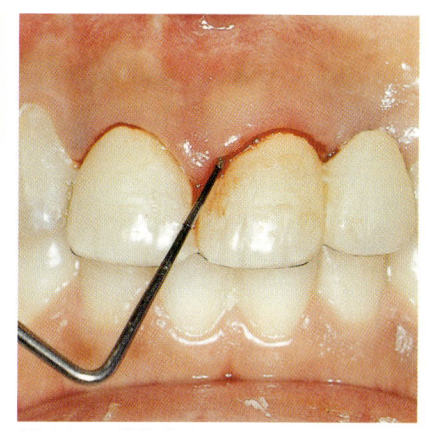　　図 **4-12c** 帯状出血．

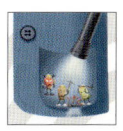

血が騒ぐ話

【BOPが炎症の存在を裏づける状況証拠】

　プロービング時の出血（bleeding on probing：BOP，以下BOP）があれば，付着上皮直下の結合組織内に炎症性病変が存在することが証明されている[21]．BOPは細菌学的[22-25]，組織学的[21,26,27]，疫学的[28-30]，および臨床的[31-33]にみても炎症の存在を裏づけるに足りる状況証拠である（図 **4-10**）．とくに臨床上，エックス線上の骨吸収や歯肉の発赤，腫脹などの肉眼的所見が現れる前に出血傾向がでてくるため，治療すべき炎症性病変の早期発見におおいに役立つ[21,34,35]．

　繰り返すがここでも正確なプロービングが大前提である．とくにプロービング圧に注意しなくてはならない[36-38]．Johnson, et al[39]によれば，健全な歯周組織においてもプロービング圧を50g重にすれば全体の12％，100g重では35％の部位に出血が認められた（この研究に参加された方はさぞかし我慢強い人だったのであろう／図 **4-11**）．

　出血の仕方には点状，帯状，また瞬時，後からジワーなど多岐にわたる（図 **4-12**）．そのおのおのの意味合いについての詳細な研究報告は，筆者の知るかぎりない．いずれにせよ臨床上，プロービング後30

表 4-3　診断用検査における感受性と特異性[40].

	疾患あり	疾患なし	合計
検査陽性	a. 真陽性	b. 偽陽性	a+b
検査陰性	c. 偽陰性	d. 真陰性	c+d
合計	a+c	b+d	a+b+c+d

感受性(sensitivity)＝a/ a+c
特異性(specificity)＝d/ b+d

表 4-4　BOPにおける感受性と特異性に関する報告.

	BOP(+)の頻度	陽性数	感受性	特異性
Lang, et al[29] (1986)	≧50%（2/4回）	546(部位)	0.83	0.50
	≧75%（3/4回）	196	0.53	0.84
	100%（4/4回）	43	0.20	0.97
Kaldahl, et al[42] (1990)	≧63%（5/8回）	4311	0.49	0.56
	100%（8/8回）	1212	0.15	0.88
Chaves, et al[43] (1990)	≧60%（3/5回）	69	0.69	0.65
	≧80%（4/5回）	37	0.48	0.82
	100%（5/5回）		0.26	0.94
Badersten, et al[57] (1985)	≧56%（5/9回）	235	0.47	0.84
	≧67%（6/9回）		0.40	0.92
	≧78%（7/4回）		0.45	0.96
Haffajee, et al[41] (1983)	頻度の記載はないが、2.5mmのアタッチメントロスが認められた部位のうち25.2%でBOP(+)であった.		0.25	0.80

秒程度で出血が認められる部位を記録するように心がけるべきである．出血を見逃してはいけない！出血はレアーなステーキだけでよいのである．

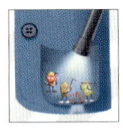

鈍感な寄り道 感受性と特異性

[感受性と特異性]

臨床病理学および医学的スクリーニングを行う際には，その検査がもっている感受性と特異性を考慮しなければならない[40]．簡単にいうと感受性とは，病気をもった患者に検査をしたとき，その検査が陽性を示す人の割合である．検査が病気をどれだけ敏感に検出できるかという指標になる．特異性とは，病気のない健常な人に検査をしたとき，その検査が陰性を示す人の割合である．検査がその病気に対してどれだけ特異的に反応し，病気でない人を病気でないと判定できるかという指標になる．

具体的に感受性は，その検査が検出すべき疾患をもっている人の陽性検査結果の比率である．つまり真の陽性と偽陰性（検出されるべき疾患があるのに検査では陰性と判断されたもの）の合計に対する真の陽性の比率である．

これに対し特異性とは，あるテストが明らかにしようとしている疾患の陰性症例の比率，つまり偽陽性（疾患が存在しないにもかかわらず検査で陽性反応がでたもの），および真の陰性の総和に対する真の陰性成績の比率である(表 4-3)．

BOPの結果に関しては，偽陰性(c)および真陰性(d)が多く検出される傾向にあるため，感受性が低く特異性が高い検査であるとされている[32,41-45]．このため，疾患の進行(今後アタッチメントロスを起こす可能性)を予知する指標としてのBOPの信頼性は高くないと考えられている．

[データの捉え方]

ただこれには多少眉唾的な面がある．BOPの疾患の進行に対する予知性を調べた研究では，そのほとんどがBOP(+)の回数での評価である．かいつまんで話すと，ある一定期間にアタッチメントロスが起こった部位で過去にBOP(+)であった回数を考える場合，5回中1回でもBOP(+)であった結果は5回中5回ともBOP(+)であった結果よりも当然多くなる．具体的には5回中3回以上BOP(+)を基準にとれば感受性は0.69であるのに対し，5回すべてでBOP(+)であれば0.26にまで低下する[42]．

このように検査回数によるクライテリアによっては，感受性と特異性は絶対的なものではなく，BOPのもつ意味合いも変わってくるのである(表 4-4)．検査データの捉え方は本当に難しい．

ではBOPの結果を実際の臨床上でどう解釈すればよいのであろう？　炎症の存在を確認できる証だけなのであろうか？

せっかくの料理も冷めてしまえばおいしくない！

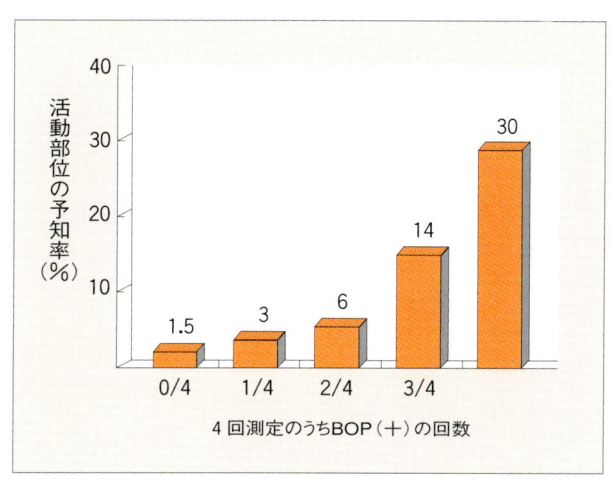

図 *4-13* プロービング後の出血と活動部位の予知率[29]（予知率の判断基準；アタッチメントロスが2 mm以上認められる）．

表 *4-5* 歯周疾患の進行に対する予知性としてのプロービング時に出血が認められた部位の割合（BOP％）に関する報告．

	BOP％の基準値	コメント
Lang, et al[29] (1986)	16％	重度歯周疾患患者を4年間メインテナンスした結果．BOP％が16％以上になれば，アタッチメントロスを起こす確率が高かった．
Joss, et al[30] (1990)	20％	39名を53か月，2〜8か月間隔でメインテナンス．全患者の4.2％に2 mm以上のアタッチメントロスを認めた．そのうちBOP％30％以上が2／3，BOP％20％以下では1／5であった．
Wilson[58] (1996)	16％	メインテナンス中BOP％が16％以上になれば再治療が必要となり，リコール間隔も短くすべきである．

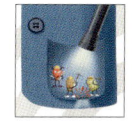

血の滲む話

[歯周疾患の活動性]

適切なプロービングでBOP(+)であったとしても，残念ながらこれだけでは歯肉炎と歯周炎との判別はできない[46,47]．そもそもどうすれば歯周疾患の活動性（disease activity）が検知できるのだろうか？　近年，歯肉溝滲出液（GCF）中の生物学的マーカーの分析[48-52]や，遺伝子レベルでの免疫応答[53,54]が歯周疾患の進行を予知する指標として注目を集めている．しかし，これらのいずれにおいてもBOPとの決定的な因果関係は認められていない．BOPが炎症の存在を裏づけるだけであれば，プローブ1本で簡便に診査できるとはいえ，患者の苦痛と術者の労力は報われない．術者，患者双方にとってもっと有用な情報を得ることはできないのだろうか？

1986年 Lang, et al[29]は興味深い報告をしている．4年間のメインテナンス期間中に1,054部位を4回プロービングした結果，4回ともすべてBOP(+)であった部位の約30％で2 mm以上のアタッチメントロスが認められ，BOP(+)の回数が減少すればその確率も下がる傾向にあった．そして期間をとおしてBOP(−)であった部位では，アタッチメントロスが認められたのはわずか1.5％にすぎなかった（図 *4-13*）．

4年間に2 mm以上のアタッチメントロスとなれば疾患の活動性が低いとは考えられないであろう[55-57]．となれば毎回BOP(+)の部位は，陰性部位に比べて疾患の進行する危険性は20倍にも及ぶ．つまりプロービング時に繰り返し出血する部位は，相当具合が悪いことになる．

[BOP％]

さらに回数だけでなくBOP％［プロービング診査部位におけるBOP(+)の割合］が16％以上になれば，アタッチメントロスを起こす危険性が増加することも示唆されている[29]．Joss, et al[30]は39名の患者を53か月間メインテナンスした結果，4.2％の部位に2 mm以上のアタッチメントロスを認め，そのうちBOP％が30％以上であった患者が全体の2／3を占め，20％以下では1／5の割合であったことから，BOP％が20％以下であれば個々の歯におけるさらなるアタッチメントロスが起こる可能性は低くなると結論づけている．

この20％という数字は他の多くの研究者にも支持されており，メインテナンスの間隔を決定する1つの指標としても取り入れられている（メインテナン

[BOPと健康]

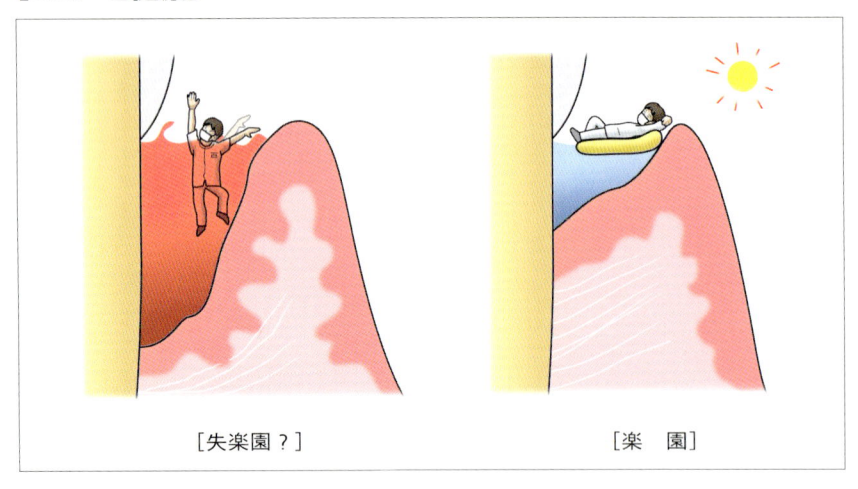

[失楽園？]　　　[楽　園]

図**4-14**　ポケットも深く，プロービング時に出血すれば，リゾートに行って台風に遭遇するようなもの．悲しい状況である．できれば穏やかに過ごしたい．

スの大家であるWilson[58]は16％を基準にしている／表**4-5**)．このように，回数と割合がキーワードになり，BOPに関しては診査の期間と回数を重ねれば疾患の進行に対する予知性という点でも信頼性が増すと考えられるようになった[59-63]．少しほっとしてきたのは筆者だけであろうか？

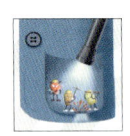

血のつながる話

　プロービングによって捉えることのできる量(深さ)と質(出血)を個別にみてきたが，これらには密接な関係がある．当然ではあるがポケットが深くなれば，プロービング時に出血する傾向が強くなる[29,62,64-66]．これらの文献ではそのほとんどで5mm以上のポケットで有意差がでている．深いポケットには *Porphyromonas gingivalis*, *Bacteroides forsythus*, *Actinobacillus actionomycetemcomitans* の極悪三人組[67]をはじめ歯周病原性細菌と考えられる細菌が存在する可能性が高い(第3章参照)．
　このため，そこに健康とはかけ離れた状態があったとしても何ら不思議ではなく，BOPと細菌性微生物との因果関係が多くの研究で証明されている[68-73]．"出血するわ，ポケットは深いわ"では，料理にたとえると"まずくて，ボリュームが多い"となろう(図**4-14**)．グルメな読者にとっては"おいしいものをちょこっと"が理想的であろう．

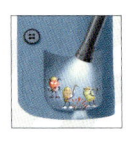

偽の寄り道 偽陰性と偽陽性

[偽陰性]
　前述の偽陰性と偽陽性についてもう少し触れることにする．偽陰性の代表選手が喫煙者である．喫煙者ではタバコに含まれるニコチンの作用によって毛細血管が収縮し，歯肉の角化や線維化が亢進するために炎症の兆候が現れにくくなる[74-78]．このため，エックス線上骨吸収が進行しているのにプローブが入りにくかったり，深いポケットにもかかわらず出血が認められなかったりする[79-82]．実に厄介である．
　また，これは人災とも考えられるが，再評価時はプロービング圧が小さくなる傾向にある(筆者自身も経験ずみである，よくなっていてほしいという強い願望のためか？／図**4-15**)．このことにも気をつけよう．くどいようだが的確なプロービングが重要なのである．

[偽陽性]
　次に偽陽性であるが，これもまた局所および全身に要因がある．局所的因子としてまず挙げられるのが，プロービング圧である．先ほどの偽陰性とは異なり初診時に多いと考えられる．職業病だろうか，

【再評価とプロービング圧】

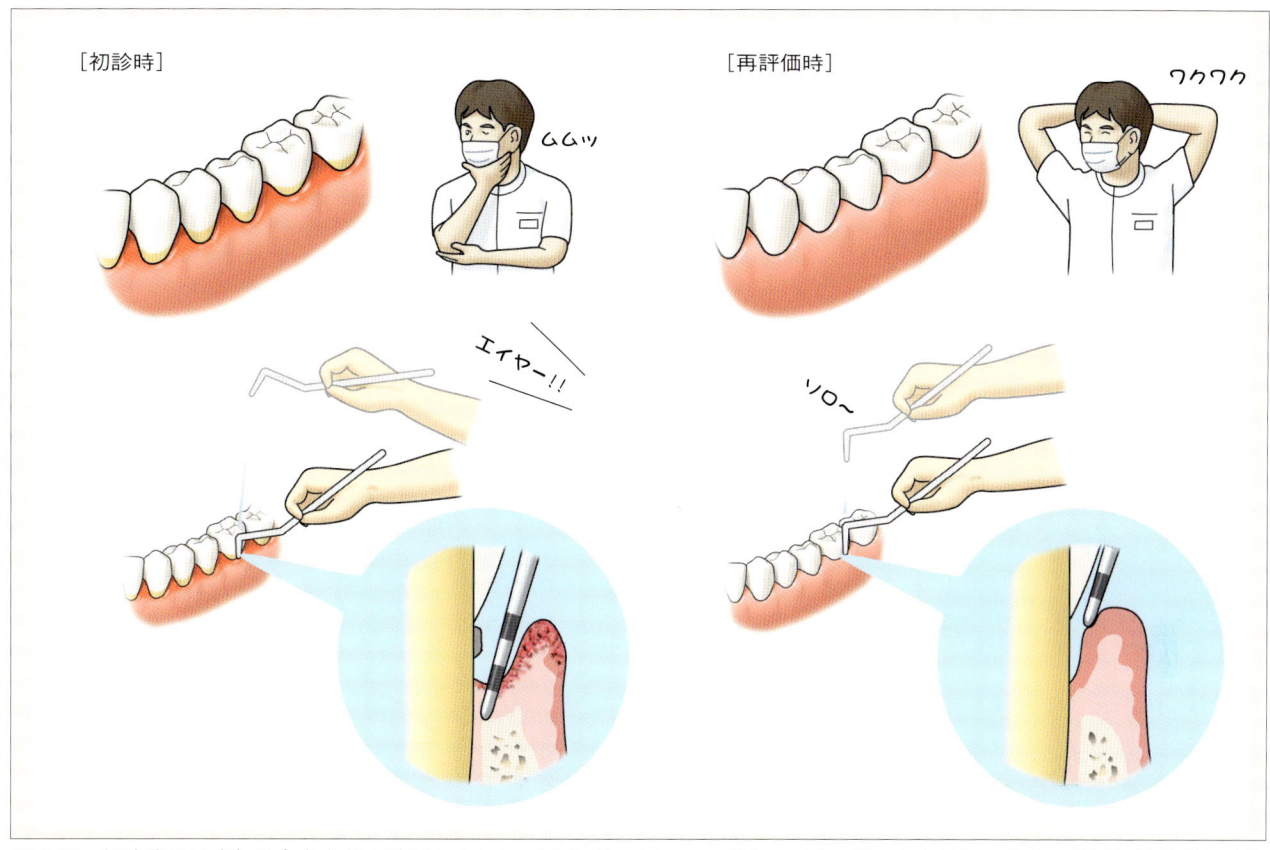

図 *4-15* 初診時には病気の存在を強く確信したいのだろうが，ついついプローブ圧も強くなりがちである．逆に再評価時には治癒を願うあまりプロービング圧は弱くなる傾向にある．

【BOP と全身疾患】

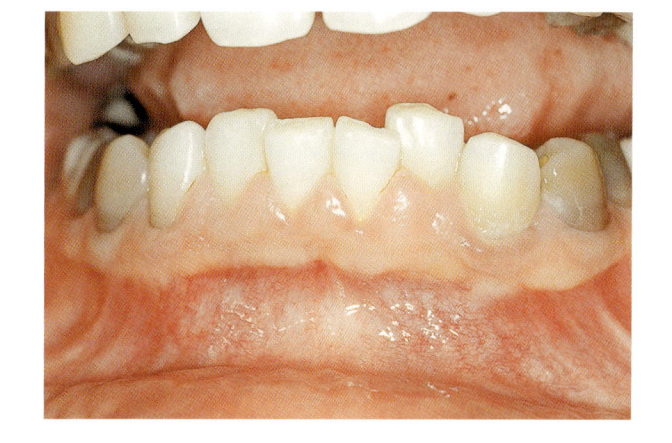

図 *4-16* 抗てんかん薬服用患者では，副作用として歯肉増殖が起こり，プラークが停滞しやすいために，結果としてプロービング時に出血を起こしやすい．

「何か病気があるのでは？」と思うあまり，"ついつい"力が入るようである．

【BOP と全身疾患】

全身的要因では虚血性心疾患患者などが服用しているアスピリンに影響を受ける[83]．すなわちアスピリンが有する血液の抗凝固作用によりプロービング時に簡単に出血してしまうのである．

また，高血圧患者では高血圧そのものにも影響を受けプロービング時に出血を起こしやすいが[84]，カルシウム拮抗剤(ニフェジピン®)を服用している場合には，副作用としての歯肉増殖が起こりやすく

(図4-16)，その結果としてさらに出血傾向が強くなる[85-87]．これら薬剤の服用については事前にチェックするよう心がけよう！

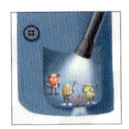

血も涙もない話

ポケットを浅くすることに比べれば，プロービング時の出血は比較的容易に改善することができる．通常の歯周治療，口腔衛生指導(OHI)[88-91]，歯肉縁下のプラークコントロール(SRP)[92-95]，抗菌剤の局所投与[96-99]および全身的投与[100,101]，ポケット内洗浄[102-104]によって期間や程度に差はあるものの，確実に出血は少なくなる．

この章での検証では，残念ながらプロービング時の出血が，歯周疾患の活動性や進行に対する予知性を担う指標であるという確証は得られなかった．

しかし医療サイドでは，その重要性が認められているプロービングデプスも血圧や血糖値などのスクリーニングに比べれば，まだまだ市民権を十分には得られていないのが現状である．となればビジュアル(視覚)に訴えることのできるプロービング時の出血の意味を，われわれが理解することで患者に対して的確な情報提供ができ，患者のコンプライアンスも向上するのではないかと考えられる．

最後に一言，メインテナンス中プロービング時の出血がなければ，その98％で歯周疾患の破壊性の進行が認められなかったという結果[31]を鑑みることが賢明であろう．

ちょっとコンセンサス⑫

* 炎症の有無を調べるためのBOPは客観的にみても有効である．
* BOPの正当性は正確なプロービングに委ねられる．
* BOPは一般的には特異性の強い検査であると考えられ，1回だけの診査では疾患の進行を予知する指標としては確実ではない．
* 同一部位における継続的なBOP(+)は疾患の進行に対する予知性が高いと考えられる．
* BOP(+)部位には歯周病菌の存在が強く疑われる．
* BOPについては偽陽性，偽陰性が存在することを認識すべきで，総合的に判断するように心がける必要がある．

第5章
SRPは本当に必要か？
Part I

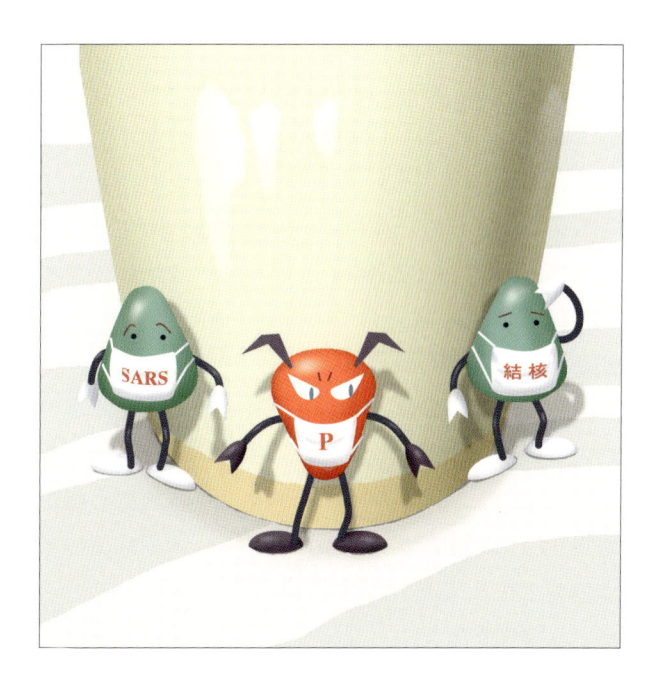

タイトルイメージイラスト
SARSや結核のように歯周病も予防が大切？　歯周治療における予防と治療を再考する．

SRPは本当に必要か？
Part I

　毎日何気なく行っているスケーリング・ルートプレーニング(scaling, root planing：SRP，以下SRP)だが，本当にそれは必要なのだろうか？　また化学療法やレーザー治療といったほかの治療法では代用できないのであろうか？

　この章と次章の2章に分けて歯周治療の根幹にかかわるテーマに挑戦してみよう．

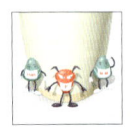

細菌感染症との戦い

[内因性感染と外因性感染]

　「インフルエンザに罹らないようにうがいをしましょう」とか，「食中毒にならないように生ものには注意しましょう」というように，感染症ではその予防策が重視される．体の中に原因となる細菌やウイルスを入れなければ治療をしないですむからである．とくに治療法の確立していないSARSウイルスなどでは予防が最大の治療である．

　一方，歯周病ではどうかというとすでに住み着いている細菌を除去することが治療の柱となっている．これはインフルエンザウイルスや食中毒の原因菌が通常体内には存在しないのに対して，歯周病菌の多くはもともと口腔内や歯肉溝内に住み着いているという事実が出発点となっている．つまりインフルエンザウイルスは外因性感染(exogenous infection)，歯周病菌は内因性感染(endogenous infection)を起こすということである[1-4]．

[レベル別歯周病菌撲滅作戦]

　外因性感染というのは本来そこにはいない菌が他から侵入してきて定着するものだが(図5-1)，内因性感染はもともと住み着いていた菌がプッツンと切れて暴れだすものだ(図5-2)．歯周病菌は現在10種類ほどの原因候補菌が考えられているが，それらを詳しく調べていくと外因性感染の様相が強い細菌もいることがわかっている[1,5]．それでも多くの歯周病菌といわれているものは内因性感染と考えられ，量の多少や病原性の強弱はあってももともと歯肉溝内に住み着いていることが多いようだ．

　歯周病菌にしても最初から住み着いていることはないわけだから，歯肉溝内に入ってくることを予防する治療法も当然考えられる．たとえばクロルヘキシジン(chlorhexidine)のような抗菌剤で含嗽することにより，唾液内の細菌を激減させるという予防法はどうだろう？　ポケット内にいる歯周病菌とDNAレベルでまったく同じ細菌が唾液でみつかる確率は70〜80％と非常に高いことから，歯周病菌は唾液を介して他人から感染している可能性が高いと

【外因性感染（Exogenous infection）】

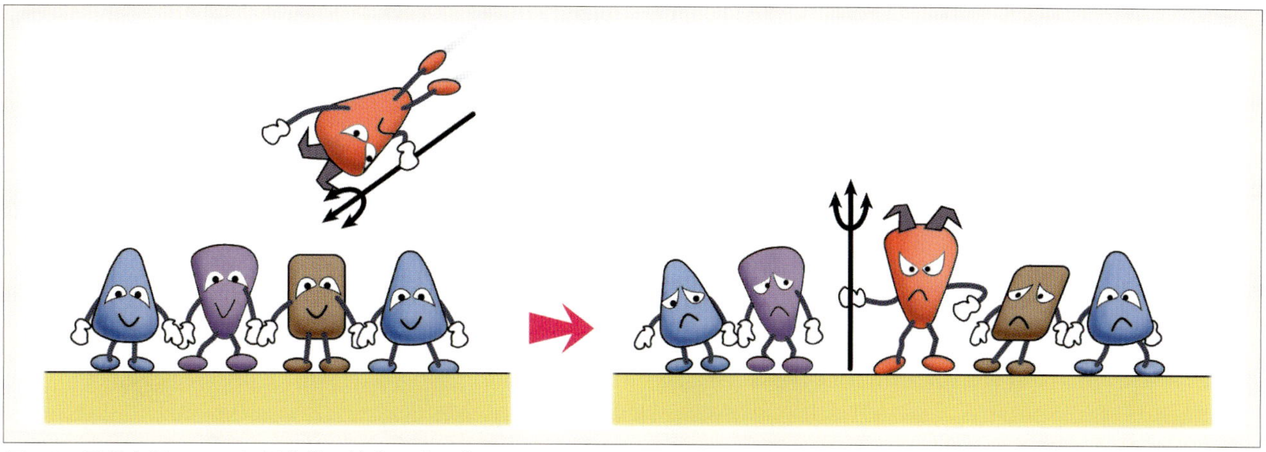

図 5-1　平穏を保っていた細菌叢に外来の病原菌が侵入，定着して病原性を発揮すること．

【内因性感染（Endogenous infection）】

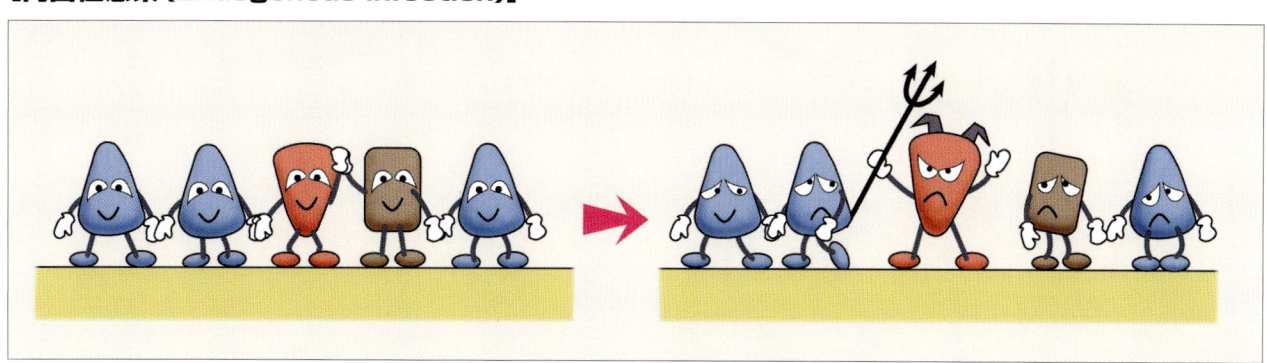

図 5-2　おとなしく平穏を保っていた細菌の一部が突然暴れだし，病原性を発揮すること．

いわれている[6-11]．そしてクロルヘキシジンは唾液中の細菌を長時間にわたって抑制できて[12-16]プラークコントロールに有効とされているので，歯肉溝内にまったく歯周病菌が住み着いていない症例ではクロルヘキシジンによる含嗽が歯周病菌感染の予防策となりうるだろう．

　人と人の間で歯周病菌の感染が起こることは家族内感染，とくに夫婦間感染[6-8,11,16,17]や親子間感染[6,7,10,16,18-20]で研究されている．唾液を介した感染が主な感染ルートとすれば，家族内感染は最も可能性が高いと考えられるので，家族全員の唾液中の歯周病菌を抑制することは大切だろう．とくにすでに歯周病に罹っている親から子どもに歯周病菌が伝播しないように心がけることは立派な予防策である．つまりすでに歯周病に罹っている親は自分のポケット内への細菌感染を防ぐとともに，唾液を介して子どもや配偶者に歯周病菌を伝播させないために，歯肉縁上のプラークコントロールや口腔内の細菌をコントロールすることは有意義なことと考えられる．

　歯周病菌を社会から根絶したり，人と人の間の伝播を防いだり，唾液中のレベルを下げたり，あるいは唾液や歯肉縁上プラークから歯肉溝内への侵入を防ぐことは，予防という観点からは十分考えられる戦略である（図 5-3）．社会全体で歯周病撲滅キャンペーンを打ちだすときには有効な手段となるだろう．

【内因性感染の治療】

　しかし，われわれが毎日診ている患者さんのポケット内にはもうすでに歯周病菌は住み着いているわけで，これを排除しないことには治療にならな

【レベル別歯周病菌撲滅作戦】

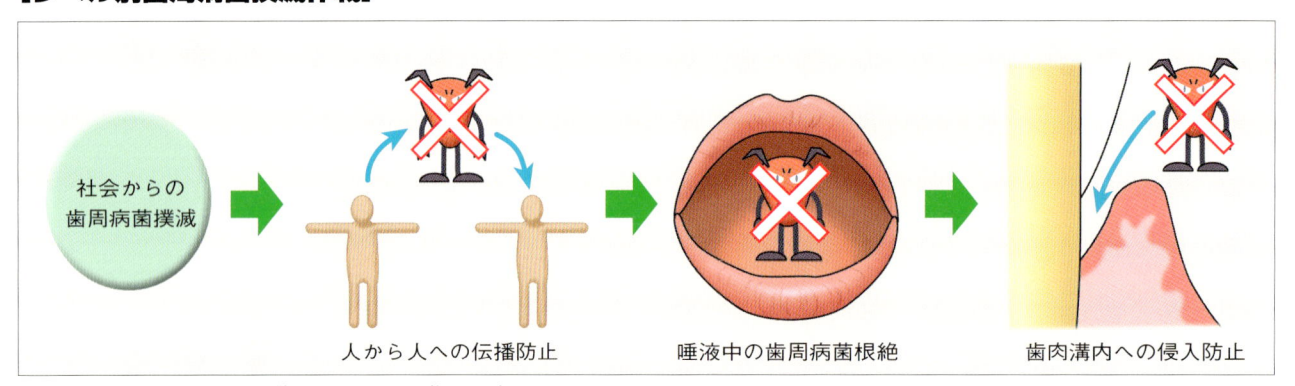

図 **5-3** いろいろな歯周病菌撲滅のための作戦がある．

【外因性感染の治療】

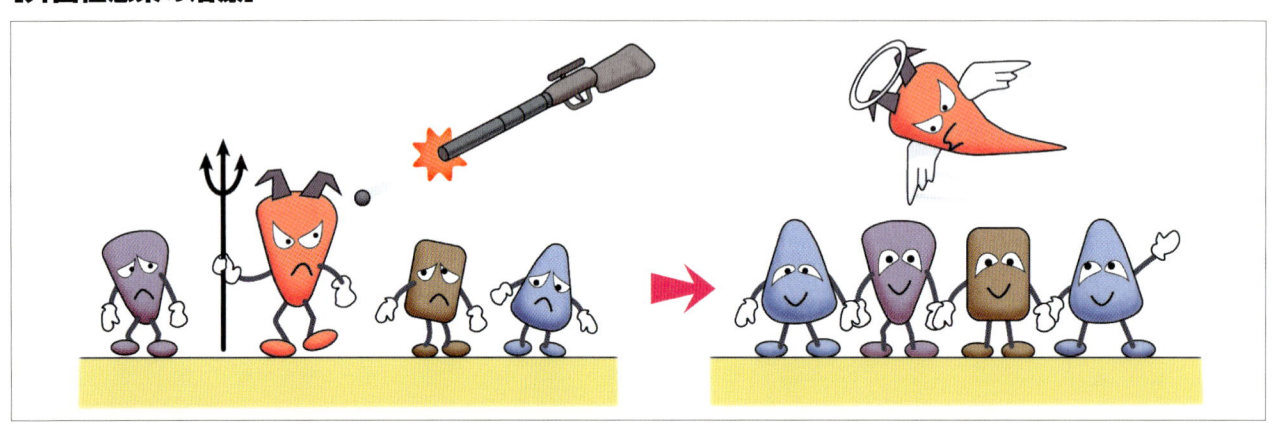

図 **5-4** 外因性細菌だけを排除し，元の平穏な細菌叢に戻すことがゴールとなる．現実的には外因性細菌に対して感受性のある抗菌剤やワクチンを使いながら，内因性感染と同じように非特異的に細菌を除去していくことになるが，なかなかうまくいかない．

【内因性感染の治療】

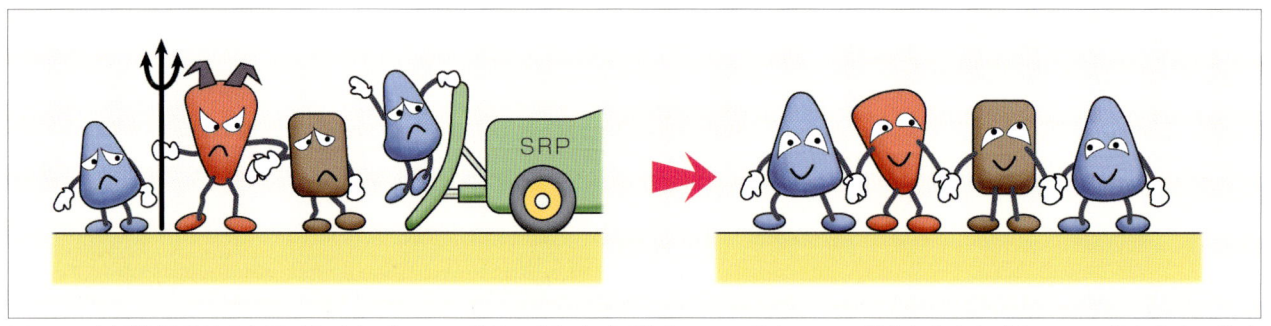

図 **5-5** 内因性細菌だけを更正させればいいのだが，それは不可能なので，暴れている菌もおとなしくしている菌も含めて除去して，元の平穏な細菌叢を取り戻すことがゴールになる．

い．先に外因性感染と内因性感染について触れたが，それらにこだわるのはそれぞれ治療法が異なるからである．外因性感染はもともとポケット内にはいなかった細菌が殴りこんできたわけであるから，そいつだけを除去すればよい（図 **5-4**）．つまり特異的な抗菌療法の対象となる．これに対して内因性感染はもともとポケット内にいた細菌（つまり仲間）が突然暴れだすわけであるからたちが悪い．プッツン細菌の更正法は存在しないため，結局非特異的に細菌を抑制することになる（図 **5-5**）．

[SRPの効果]

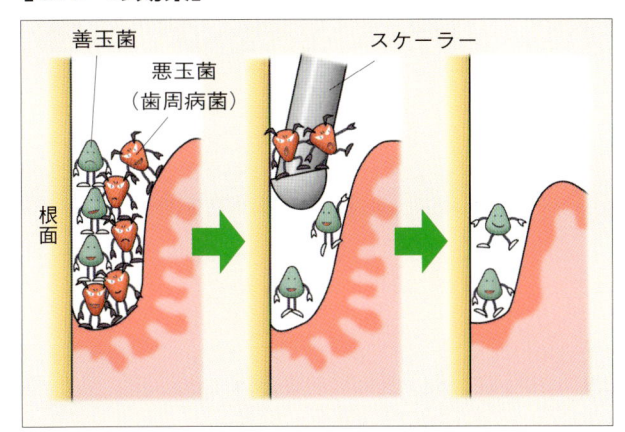

図5-6 細菌の総量が激減し、善玉菌優位の状態にシフトする．

[細菌バイオフィルムと抗菌剤]

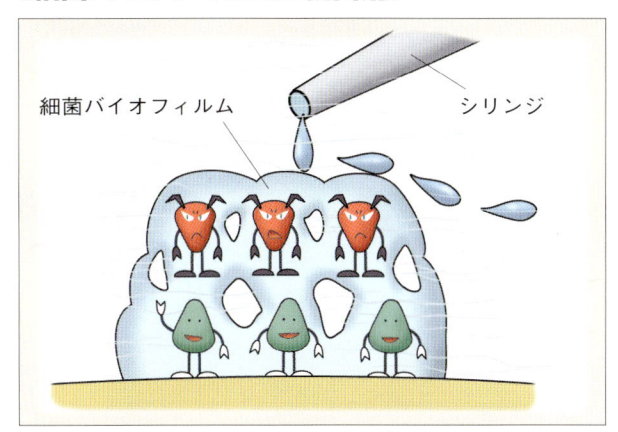

図5-7 細菌バイオフィルムには薬が効きにくい．

[細菌の後戻り]

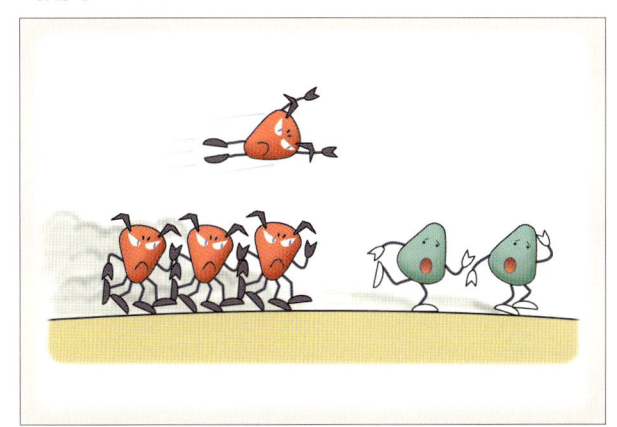

図5-8 SRP後、局所環境の改善がないと元の細菌叢に戻ろうとする．

つまり歯周病菌もそうでない細菌もポケット内から排除するわけで、その有力な方法がSRPである．ただし外因性感染に対する特異的抗菌療法も現実には今のところ存在しないので、結局SRPが治療の柱ということになる．

> **ちょっとコンセンサス⑬**
> * 細菌感染症には外因性感染と内因性感染がある．
> * 歯周病菌の多くは内因性感染であるが、病原性の強いものは外因性感染の様相が強い．
> * 現時点では外因性感染、内因性感染ともにSRPという機械的除去が基本である．

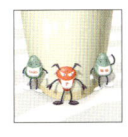

SRPで何が変わる？
細菌編

SRPにより根面にこびりついた細菌バイオフィルムを除去するとポケット内の細菌の量は激減し、そこから新たに増えてくる細菌は善玉菌が多いことがわかっている[21-34]（図5-6）．この効果は劇的で薬単独による効果など足元にも及ばない[35-45]．もともと細菌バイオフィルムは薬が効きにくい[46-52]わけで（図5-7）、今のところ薬を用いる化学療法はSRPの補助療法あるいは付加療法という位置づけである（第2章参照）．

ただしこの効果も長続きしないことが多い．後戻りがあるのだ[21,31,39,53-62]（図5-8）．歯肉縁上のプラークコントロールのレベルや歯周組織の状態、細菌の種類などによって異なるようだが、だいたい数週間から数か月すれば元の細菌叢の状態に戻るようである．この場合、SRPによって取り残した歯肉縁下の細菌が分裂・増殖しながら戻っていくパターンと、歯肉縁上の細菌バイオフィルムが徐々に歯肉縁下に延長していくパターンがあるといわれている[63-65]（図5-9）．

つまりSRP後の細菌の後戻りを防ぐためには、われわれがSRPによってどれだけしっかり歯肉縁下の細菌バイオフィルムを除去し、患者さんがブラッシングによってどれだけしっかり歯肉縁上の細

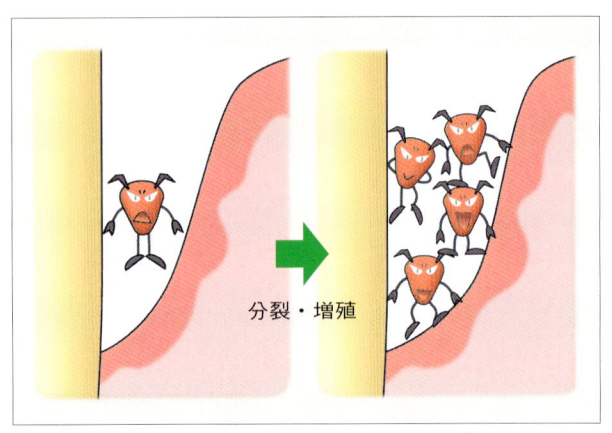

図 5-9a 取り残した細菌の分裂・増殖による後戻り．

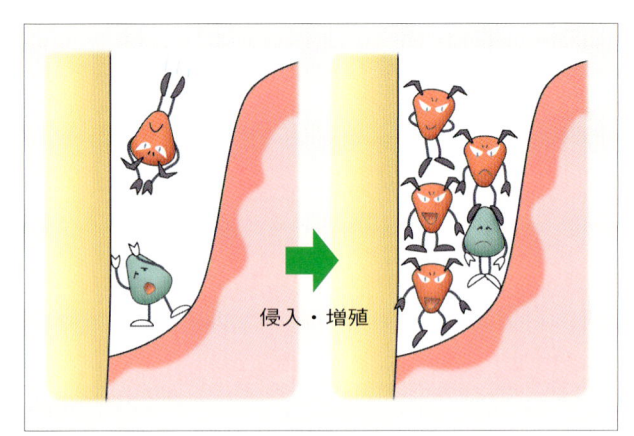

図 5-9b ポケットの外からの細菌の侵入，増殖による後戻り．

菌バイオフィルムを除去するか[55,66]ということが大事であることがわかる．

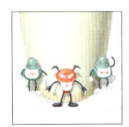

ちょっと縁上に寄り道 歯肉縁上プラークコントロールの重要性

　この章では歯周治療におけるSRP，とくに歯肉縁下のSRPの重要性についてレビューしているのだが，ここで歯肉縁上のプラークコントロールの重要性についてもおさらいしたい．ポケット内に存在する歯周病菌が歯周病の原因とすれば，歯肉縁上の細菌バイオフィルムはどうして除去しなければならないのであろうか？

　それにはまず歯肉縁上の細菌バイオフィルムが歯肉縁下に延長，侵入していくことを阻止できるということが考えられる[67,68]（図 5-10）．SRP後の細菌の取り残しが少なければ少ないほど，歯肉縁上の細菌の侵入は歯肉縁下細菌バイオフィルムの再形成に影響を及ぼすはずである．それでは実際，歯肉縁上のプラークコントロールはどれくらい歯肉縁下の細菌に影響を及ぼすことができるのであろうか？

　文献を調べてみると結論は真っ二つに分かれてしまう．つまり歯肉縁上のプラークコントロールが歯肉縁下の細菌に影響を及ぼすという文献[30,69-72]と及ぼさないという文献[73-76]に分かれてしまうのである．文献を比較してみると，扱うポケットが浅くて専門家の行う歯肉縁上のプラークコントロールとブラッシング指導が徹底されているほど，歯肉縁下の細菌に影響しているようである[77,78]．

　歯肉縁下のSRPに歯肉縁上のプラークコントロールを加えた場合の効果はどうだろう？　歯肉縁下のSRPにより激減した細菌の後戻りは，徹底した歯肉縁上のプラークコントロールによりかなり遅らせることができる[30,71,79]（図 5-11）．ただしこれに関しては専門家による歯肉縁上のプラークコントロールが重要で，患者自身による歯肉縁上のプラークコントロールだけでは効果が低いようである[70,73,75,80]．またこれには専門家による歯肉縁上のプラークコントロールを頻繁に受ける患者では，コンプライアンスが良好ということも関係しているかもしれない．ちなみに歯肉縁上のプラークコントロールだけでは歯周病の進行を止めることはできないことは，毎日の臨床で確認されていることと思う[81]（図 5-12）．

　それでは歯肉縁上の細菌バイオフィルムと歯肉の炎症との関係はどうだろう？　ブラッシングを中止すると歯肉に炎症が生じ，ブラッシングを再開するとその炎症が消退することは古くから知られている[64,82-85]．また逆に歯肉に炎症があると歯肉縁上の細菌バイオフィルムが頻繁に，あるいは多量に形成されるという報告もある[86]．つまり歯肉縁上の細菌バイオフィルムと炎症は切っても切れない関係にある（図 5-13）わけだが，これが歯肉縁下の細菌にもかかわってくることがわかっている．

　歯周病菌のようなポケット内の細菌は，タンパク

[歯肉縁上のプラークコントロール]

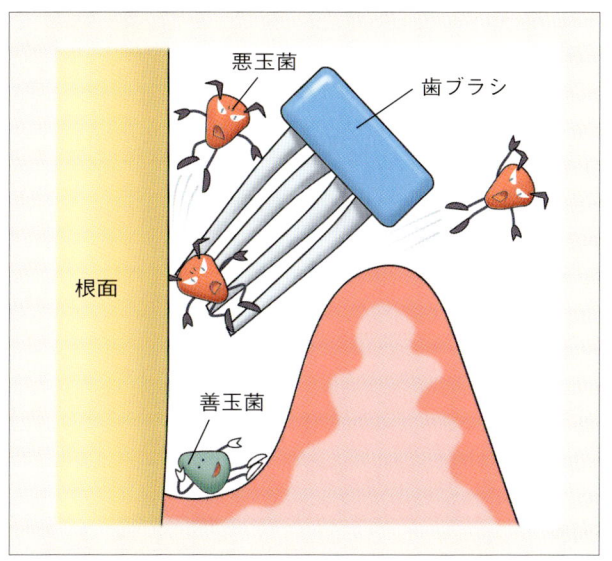

図 5-10　縁上から縁下への細菌の侵入阻止.

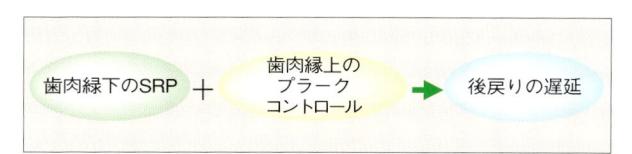

図 5-11　歯肉縁上のプラークコントロールによる細菌の後戻りの遅延.

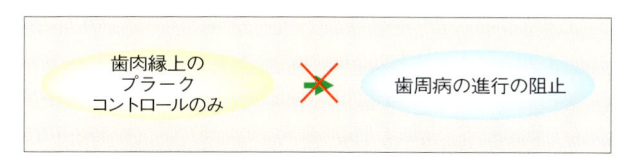

図 5-12　歯肉縁上プラークコントロールの限界.

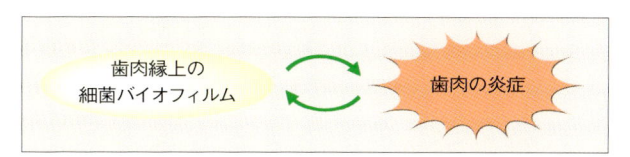

図 5-13　歯肉縁上の細菌バイオフィルムと歯肉の炎症は密接な関係.

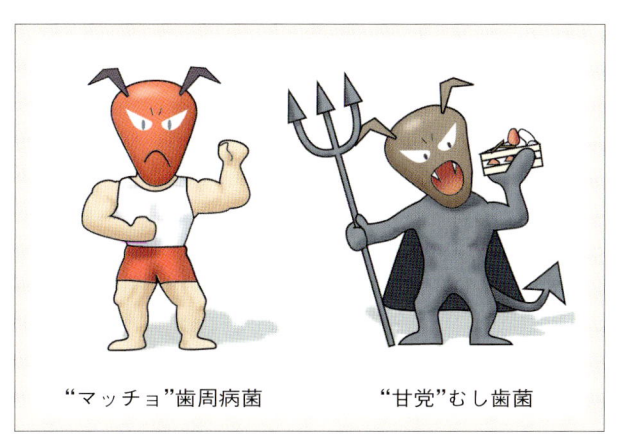

図 5-14　歯周病菌はタンパク質，むし歯菌は炭水化物が好物.

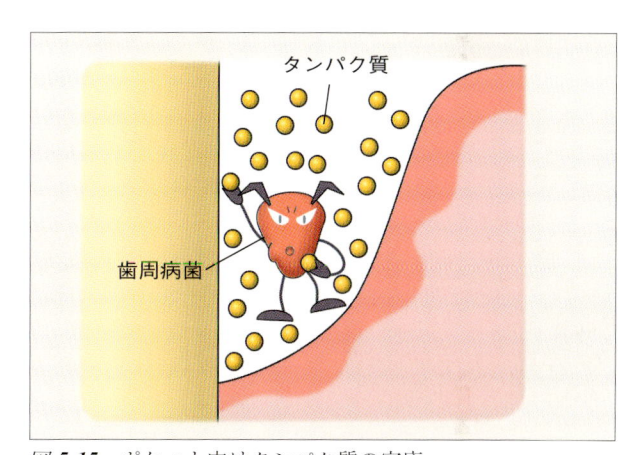

図 5-15　ポケット内はタンパク質の宝庫.

質が大好物である[86]．ちなみにむし歯菌は糖つまり炭水化物が大好物だ．歯周病菌は"マッチョ"，むし歯菌は"甘党"といったところであろう（図5-14）．歯周病菌の好きなタンパク質は通常歯肉溝滲出液に混じって流れてくる．これは歯周組織から滲み出してきたものと，他の細菌や白血球などが放出したもの，あるいは細菌や白血球そのものが主な供給源である[87,88]．ポケット内のタンパク質は，唾液中のタンパク質より20～25倍も多く[67]，歯周病菌にとっては"おいしい"環境といえる（図5-15）．

歯肉縁上にプラークが沈着していると歯肉に炎症が生じてくるが，この炎症により歯肉溝滲出液中のタンパク質の量がますます増えてくる[87,89]．なぜなら炎症が起こると血管の透過性が高まって血清タンパクがたくさん滲出したり，組織破壊に伴うタンパク質（白血球の放出する酵素や組織の破壊産物など）の増加があるからである．つまり歯肉縁上の細菌バイオフィルムが増えると，結果として歯肉縁下の細菌バイオフィルムの食糧が増えるわけである．しかも炎症によりポケットが深くなると酸素の嫌いな歯周病菌にとっては絶好の環境になってくる．歯肉縁上のバイオフィルムは歯周病菌にとって好きな食糧を増やして，嫌いな酸素を減らしてくれるありがたいお友だちなのだ（図5-16）．

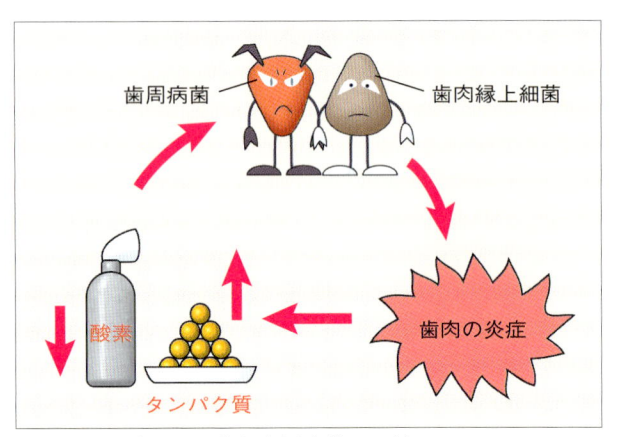

図 5-16　歯肉縁上細菌と歯周病菌の関係.

図 5-17

SRPの効果を最大限に上げるためには，歯肉縁上のプラークコントロールが大切なことがご理解いただけたであろうか？

> **ちょっとコンセンサス⑭**
> * SRPによりポケット内の細菌量は激減し，善玉菌優位の状態にシフトする．
> * 通常SRP後ポケット内の細菌は元の状態に戻ろうとする．
> * 歯肉縁下の細菌の後戻りを遅らせるには，われわれの行うプロケアと患者さんの行うセルフケアがかみ合わなければならない．
> * 歯肉縁上の細菌バイオフィルムは直接，間接的に歯肉縁下の細菌バイオフィルムに影響する．

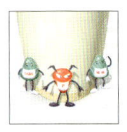

SRPで何が変わる？
根面編

SRPを行うと根面はどのように変化するだろう？　前述のように根面上の細菌バイオフィルムは激減するし，歯石も減少する．歯石は歯周病の原因ではなく細菌バイオフィルムの足場，温床になるという意味で問題がある[90-93]ということは第1章で詳述した．SRPで歯石が"なくなる"わけではなく，あくまで"減少する"という言葉を使っているところにご注意いただきたい．

【SRPの結果に影響する三大要因】

SRPでどれくらい歯石が除去できるかという文献は数多くあるが，ポケットの深さと術者の経験，使用する器具が三大要因と思われる．もちろんポケットが深いほど[94-99]（図 5-17），術者の経験が浅いほど[100-102]（図 5-18），歯石の取り残しは多くなる．使用する器具に関しては条件設定によって結果は変わってくる．またフラップを開いてSRPを行えば歯石が100％除去できそうに思われがちだが，そのような報告は一つもない[100,103,104]（図 5-19）．確かにフラップをあけない場合と比べて歯石の取り残しは少なくなるが，多少は残っているものである．それが生物学的に許容できる範囲内に収まるため，オペ後に歯周組織は安定しやすくなると考えるべきであろう．

【歯周病菌から放出される内毒素】

歯周病菌などの細菌からは積極的に放出される物質や，垢のように剥がれ落ちる物質があり，これらにさまざまな為害作用のあることがわかっている．歯周病菌のいちばん外の膜（外膜，outer membrane）には，リポポリサッカライド（Lipopolysaccharide：LPS）に代表される為害性のある物質が埋まっており，これらがベジクル（vesicle）という袋詰めにされた状態で垢のように放出される[105-110]（図 5-20）．

歯周病に罹患した根面には，このLPSあるいはLPS様物質が付着しており，これが問題を起こす．

[単根歯におけるSRP後の歯石の除去率（Fleischer, et al, 1989[100].）]

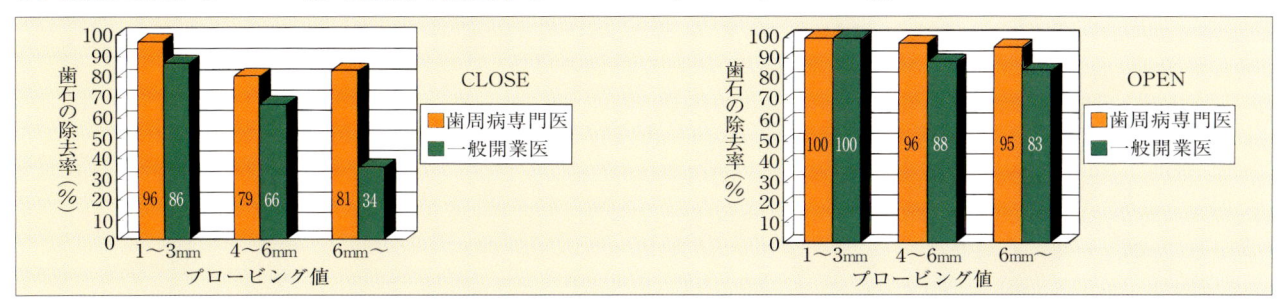

図 *5-18a*　単根歯ではSRPの技術の高い歯周病専門医がSRPを行うと，フラップを開く（open），開かない（close）にかかわらず，高い確率で歯石が除去できている．6mm以上のポケットに対して一般開業医がフラップを開けて除去できた歯石の割合と，歯周病専門医がフラップを開けないで除去できた歯石の割合がほぼ同じであるということは注目に値する．

[複根歯におけるSRP後の歯石の除去率（Fleischer, et al, 1989[100].）]

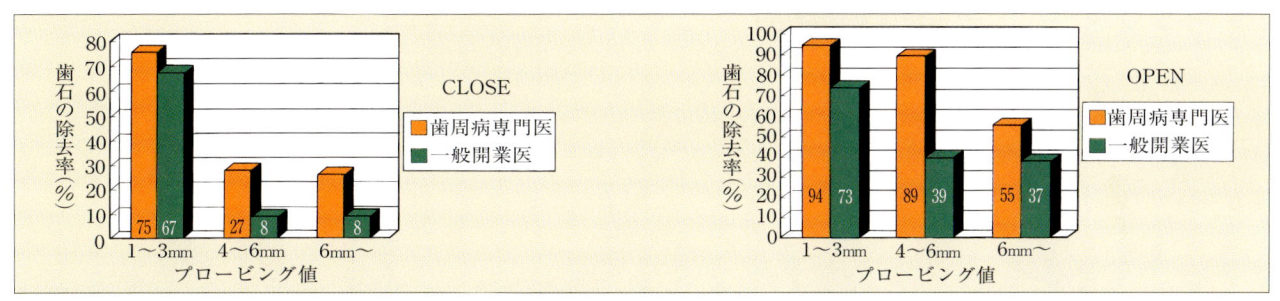

図 *5-18b*　複根歯になるとSRPの技術にかかわらず歯石の除去率は低下するが，経験豊富な歯周病専門医が常にリードしている．

[SRP後の歯石の残存率（Caffesse, et al, 1986[103].）]

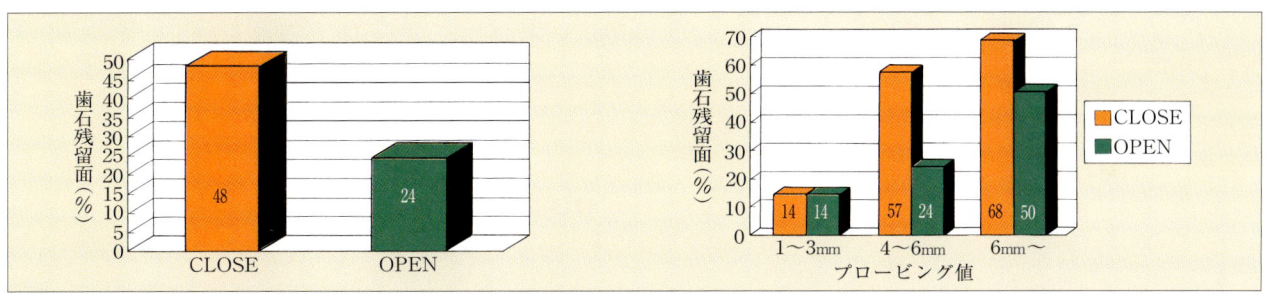

図 *5-19*　全歯面を平均するとフラップを開かないでSRPを行うと48％歯石が残っているが，フラップを開けるとそれが24％になっている（左）．また術前のプロービング値が大きいほど歯石の残存率は大きくなる（右）．

LPSは内毒素（エンドトキシン）ともよばれ，根面は毒素で侵されているというわけだ．通常，細菌がつくりだす毒素には「○印乳業」の牛乳による食中毒で騒がれた外毒素と，細菌から垢のように剝がれていく内毒素がある（表 *5-1*）．

外毒素はタンパク質でできていて生物活性も非常に強く，生体に現れる症状も重篤になることが多い．ジフテリア菌やボツリヌス菌，破傷風菌，レンサ球菌など主にグラム陽性菌の毒素がこれにあたる．タンパク質であるために免疫反応は強いが，その反面抗毒素（毒素に対する中和抗体）も産生されやすく，その抗毒素で中和される．

それに比べてグラム陰性菌外膜に含まれる内毒素はリポ多糖からできていて，生体の反応はそれほど強いものではないものの，さまざまな生物活性があることが知られている．この内毒素に対する免疫反応は弱いために抗毒素は産生されにくい．

この内毒素が歯周病罹患歯根面に存在することが

[歯周病菌から放出される内毒素]

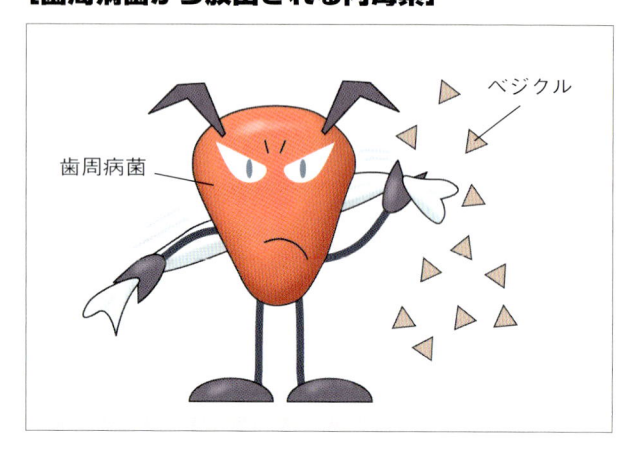

表 5-1　内毒素と外毒素.

	内毒素	外毒素
組成	糖脂質	タンパク質
成り立ち	外膜から剥離	分泌
免疫反応	弱い	強い
抗毒素	産生されにくい	産生されやすい

◀図 5-20　歯周病菌からのベジクルの放出.

[ルートプレーニングによる内毒素の除去]

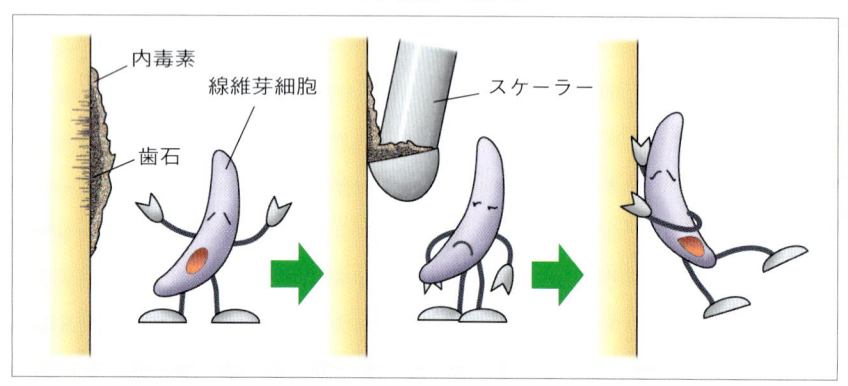

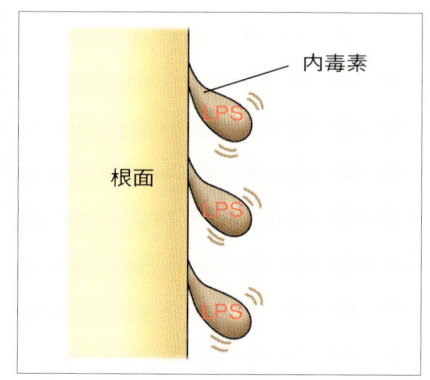

図 5-21　歯周病罹患歯根面には内毒素が付着しており，ルートプレーニングにより除去できる．

図 5-22　内毒素はゆるく根面に付着.

示されたのは1970年代のことで，培養線維芽細胞が嫌がるような物質が根面には存在しており，それが内毒素あるいは内毒素様物質であり，ルートプレーニングにより除去できるとされた[111-113]（図 5-21）．このことから内毒素を除去するためには，根面をルートプレーニングで削らなければならないということになり，患者さんは知覚過敏で苦労する時代に突入していったわけである．

ところが1982年に Nakib and Bissada により内毒素は根面表層にゆるく付着しているだけであり，これを除去するのに根面を削り落とす必要はないという結論がでた[114]（図 5-22）．つまり歯周病に罹っていると根面には確かに内毒素が付着しているが，それはブラシのようなもので簡単に除去できるというわけである．

[SRP 後に根面にできる傷]

ところで SRP 後に根面にできる傷はどれくらいだろうか？　いくら歯石や細菌バイオフィルムが除去できても根面がガタガタになったら問題がありそうだ．さまざまな器具で SRP をした後，電子顕微鏡で根面の性状を調べた文献はたくさんある[115-119]．でもこれらの結果を見て，キュレットと超音波スケーラーのどちらが良いかなどというような結論を期待しないほうがいい．条件設定によって容易に結論が変わってしまうのである．キュレットの研磨状態，用いる側方圧，ストローク数などはいうに及ばず，超音波スケーラーのチップの形態や表面性状，使用するパワーや側方圧など，深く考えると二つを比較することにかなり無理があることがわかる．

[分子間力と表面張力]

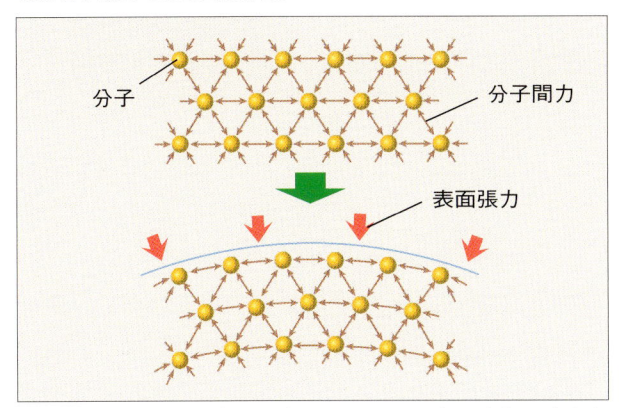

図 5-23 表面張力．液体の表面では分子間力が内部に向かうため，液体分子が集まるように表面張力が発生する．その力は分子間力に依存する．

[SRPで細菌が付着しにくい根面をつくれるか]

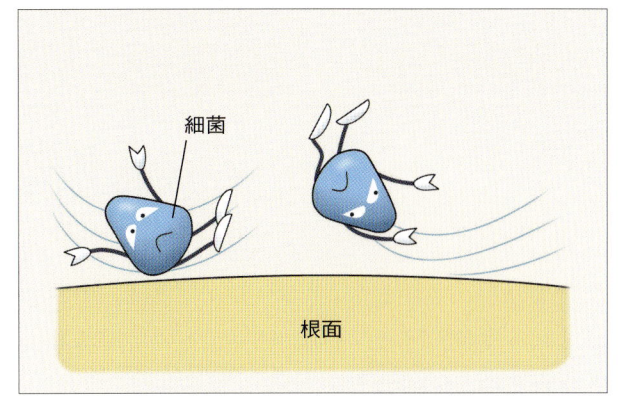

図 5-24 SRPで細菌の付着しにくい根面をつくれる？

[根面にできる傷とバイオフィルム再形成]

根面にできる傷（あるいは表面の粗さ）が注目されるのは，傷が多いほどあるいは傷が深いほど，そこに細菌バイオフィルムが再形成されやすいと考えられるからである．果たしてこの考えは正しいのであろうか？

一般に細菌が根面のような物質の表面に付着する場合，物理化学的には物質の表面自由エネルギーと表面の粗さによって付着しやすさが変わる[120]．表面自由エネルギーが高いほど，表面が粗いほどその物質はひっつきやすい．表面自由エネルギーというのは聞きなれない言葉かもしれないが，表面張力と同じと考えてもらえばよい．液体中で分子どうしは分子間力によって引っ張り合っているが，液体表面では相手がいないため液体中央に向かって引っ張られる．つまり表面積を小さくするように液体分子が集まろうとする（図5-23）．これが表面張力であり，分子間力がその本質である．この表面張力は液体だけでなく気体や固体でも存在し，固体では表面自由エネルギーといういい方をする．したがって表面自由エネルギーが大きい物質ほど分子間力が強く，物質を引きつける力も強いというわけだ．テフロン加工するとひっつきにくくなるのは，テフロンにより表面自由エネルギーが小さくなるからなのだ．

それでは歯面や歯科材料（金属，セラミック）では，その表面自由エネルギーがどれくらいかというと，どれも高エネルギーだ[121]（臨界表面張力で50mN/mほど）．つまり物質がひっつきやすいということになる．しかし実際の臨床では表面自由エネルギーがもっと低くなっている（臨界表面張力で30～50mN/m）．これはペリクルが表面にコーティングするためである[122]．歯肉縁上では唾液由来，歯肉縁下では歯肉溝滲出液由来の糖タンパクがペリクルとして歯面や歯科材料表面に付着するために，実際の表面自由エネルギーは低くなっているわけだ．

つまり同じ物質でも状況によって表面自由エネルギーは変わる．たとえばエナメル質の場合，ペリクルのコーティングしたエナメル質，何もコーティングしていないエナメル質，酸でエッチングしたエナメル質でそれぞれ臨界表面張力は30，40，50mN/mと上昇していく．したがって歯肉縁下で常に歯肉溝滲出液で満たされている根面はSRPにより表面自由エネルギーが大きくなるかというと，臨床的にはほとんど変わらないと考えたほうが良さそうだ．臨床上，細菌の付着を考えるとき，後述する表面の粗さと比べて表面自由エネルギーの比重は小さいといわれている[120]．

では表面の粗さ（surface roughness），あるいは平滑さ（surface smoothness）はどうだろう？ 根面が平滑であるほうが臨床的なデータが良いかというと

【SRPのゴール】

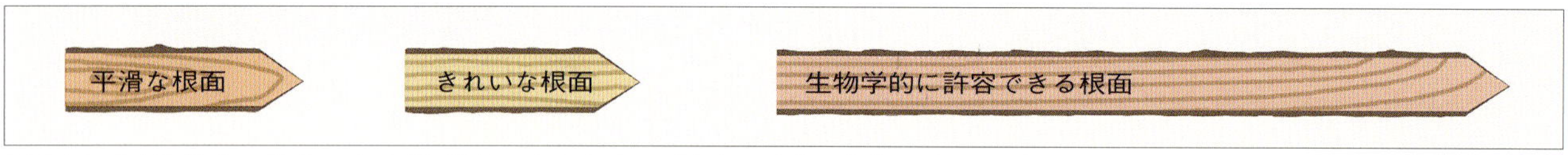

図5-25 "生物学的に許容できる根面"をつくるために，"きれいな根面"をつくらねばならない．そしてその"きれいな根面"になっているかどうかを確認する指標が"平滑な根面"ということになる．

意見が分かれてしまう．つまり平滑であるほうが良いという文献[123-128]と，平滑であってもなくても変わらないという文献[129-131]に分かれてしまうのである．

これでは暗礁に乗り上げてしまうが，単純に平滑になればなるほど細菌バイオフィルムの付着が少なくなるということはあるようだ．直径3μmのダイヤモンドチップを付けたセンサーで平均粗さ(average roughness value, Ra)を調べたところ，細菌の付着しやすさが急に変わる境界値が0.2μmというデータがある[132,133]．インプラントアバットメントを用いた実験では，Ra 0.8μm以上になるとRa 0.2μm以下の場合と比べて，歯肉縁下の細菌バイオフィルムの量が25倍になったという報告もある[127]．したがって確かに根面の粗さ（平滑さ）と細菌の付着とは関係があることがわかる．

[SRPで細菌が付着しにくい平滑な根面をつくれるか]

問題はSRPで細菌が付着しにくいレベルまで根面を平滑にできるかどうかということである．あるデータではグレーシーキュレットを用いてSRPすると根面の粗さはRa $1.90\pm0.84\mu m$，超音波スケーラーだとRa $2.48\pm0.90\mu m$，ソニックスケーラーではRa $2.71\pm1.12\mu m$と計測された[134]．つまりどれもRa 0.2μm以下という基準を満たせないわけで，数ミクロンの細菌が付着できなくなるほどのツルツルの根面はSRPではつくれないと考えたほうが良さそうである（図5-24）．

でも，ここであきらめてはいけない．根面が平滑と感じるときには，歯石がかなり除去できたということを示しているわけであるから，根面の平滑さも役に立つ指標になっているのである[135]（図5-25）．きれいな根面(clean root surface)にするために，平滑な根面(smooth root surface)を指標にするといったところだろうか．

ちょっとコンセンサス⑮
* SRPの結果には術前のポケットの深さ，術者の経験，使用する器具が大きく影響する．
* SRPにより根面に付着した内毒素が除去できるが，強くルートプレーニングしなくても除去できる程度の付着力であることがわかっている．
* SRP後は根面の表面自由エネルギーが増加し，表面の粗さが増す可能性がある．
* 表面自由エネルギーの増加や表面粗さの増加は臨床的には大きな影響はない．
* 根面の粗さは歯石残存の指標である．

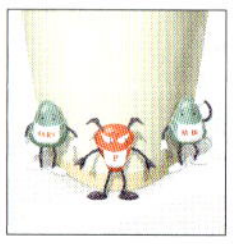

SRPで何が変わる？
臨床編

SRP後に臨床的なデータはどのように変わるだろうか？　これが良くならなければSRPをする"甲斐"がない(意味がないとはいいません)．文献からそのデータを集めて平均してみよう[136,137]．SRP後どれくらいのプロービング値の改善があったかという値は，SRP前のプロービング値によって違うことがわかる．SRP前のプロービング値が1～3mmであればプロービングの減少値は0.03mm，4～6mmの中等度のポケットであれば1.29mm，7mm以上の深いポケットになると2.16mmと，ポケットが深いほどプロービングの減少値が大きくなる（図5-26）．

プロービング値というのは歯肉のてっぺん（歯肉頂）からプローブの先端までの距離なので，プロー

【SRP後のプロービング値の減少】

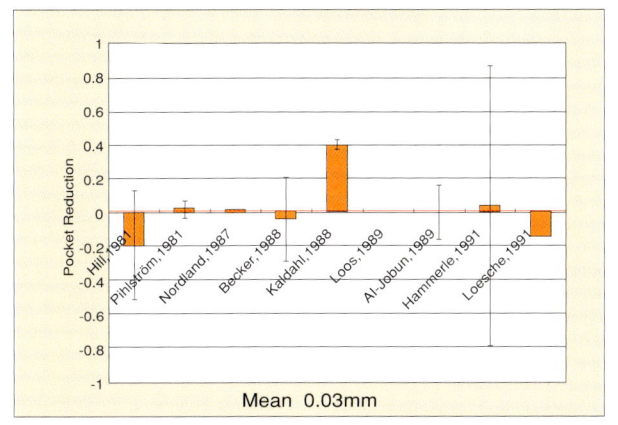

図 *5-26a*　Shallow sites（PD：1〜3mm）．

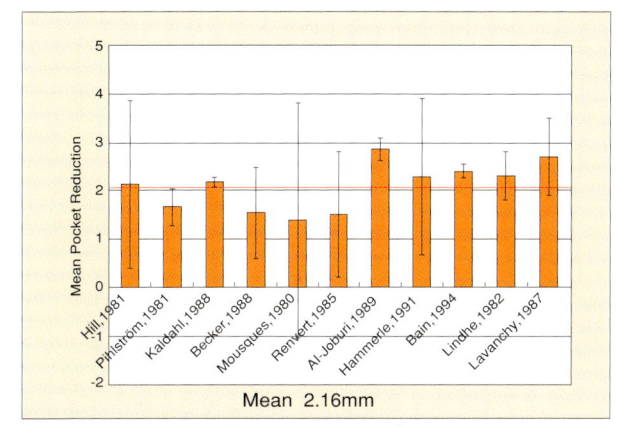

図 *5-26c*　Deep sites（PD：7mm以上）．

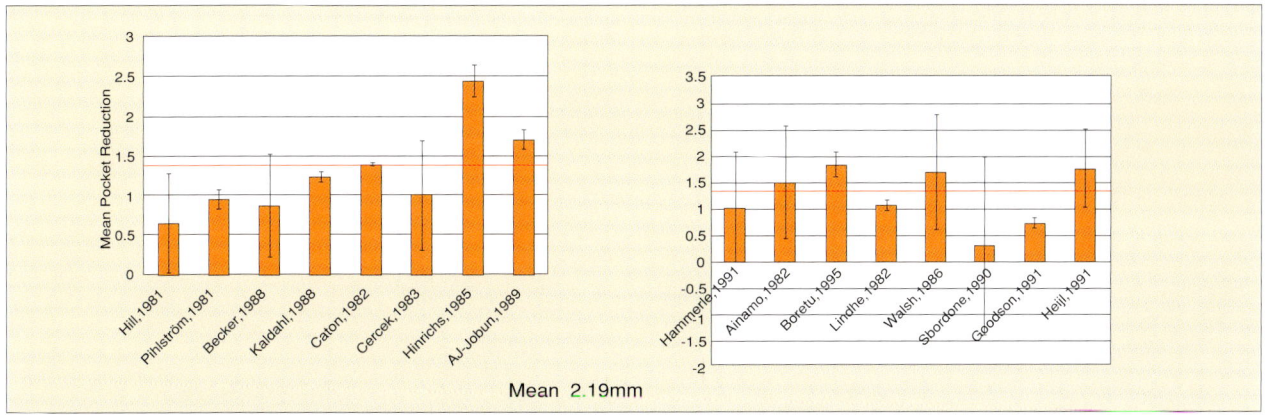

図 *5-26b*　Moderately deep sites（PD：4〜6mm）．

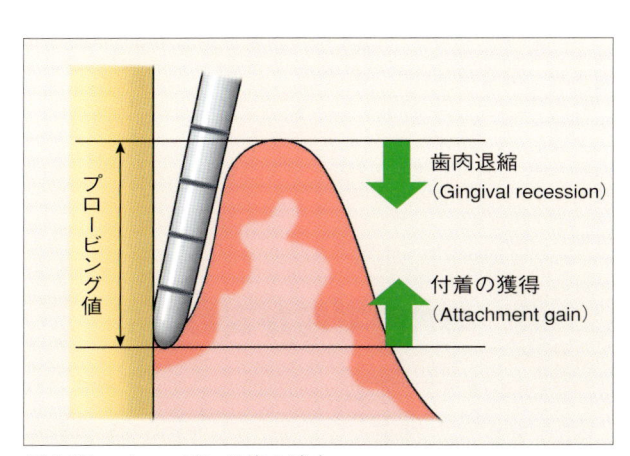

図 *5-27*　プロービング値の減少．

表 *5-2*　SRP後のプロービング値の減少．

	Initial Probing Depth		
	1〜3mm	4〜6mm	7mm以上
GR	0.37	0.74	0.97
AG	−0.34	0.55	1.19
PD減少	0.03	1.29	2.16

GR：Gingival recession
AG：Attachment gain
PD：Probing depth

ビング値が減少するということは歯肉頂が下がるか，プローブの先端が歯冠側で止まるかのどちらかが起こっている．前者は歯肉退縮（gingival recession），後者は臨床的な付着の獲得（clinical attachment gain）という（図 *5-27*）．それでは各プロービングの減少値の内訳はどうなっているだろう．表 *5-2* を見てもら

いたい．ポケットが深いほど，付着の獲得量が増えている．これは根面がきれいになるにつれ，長い上皮性付着ができたり，歯肉の側方圧が強くなるためで，骨や新しい結合組織性付着を伴う新付着ができているということは少ないと考えたほうが良い[64,138]．
　注目すべきは，プロービング値が1〜3mmで付

[組織内に入った細菌やその産物の意外なはたらき／免疫]

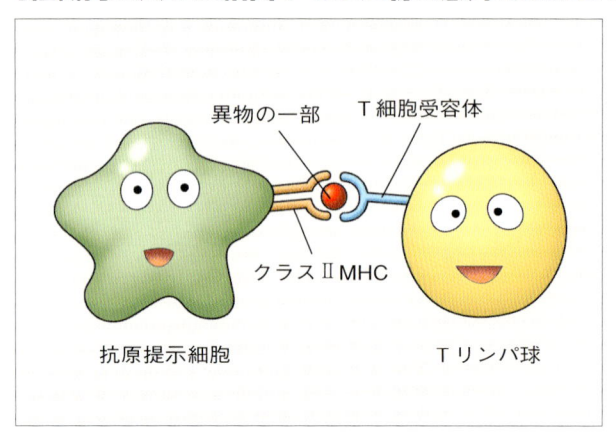

図5-28 抗原提示細胞によるTリンパ球への情報伝達．抗原を捉えた抗原提示細胞により処理され，その一部のペプチドがクラスⅡMHCという"手"でTリンパ球のT細胞受容体という"手"に伝えられる．

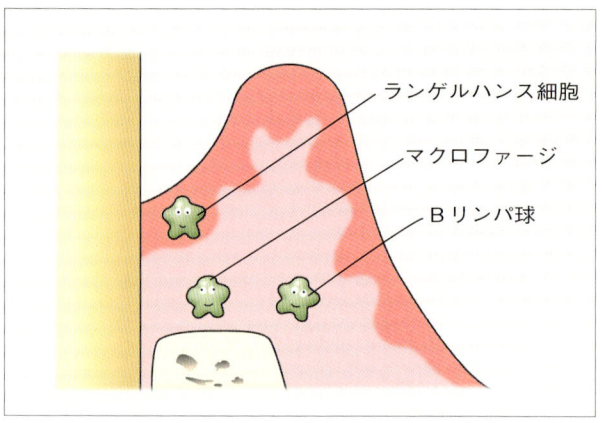

図5-29 抗原提示細胞の分布．歯周組織では上皮中のランゲルハンス細胞，結合組織中のマクロファージやBリンパ球などが抗原提示細胞になる．

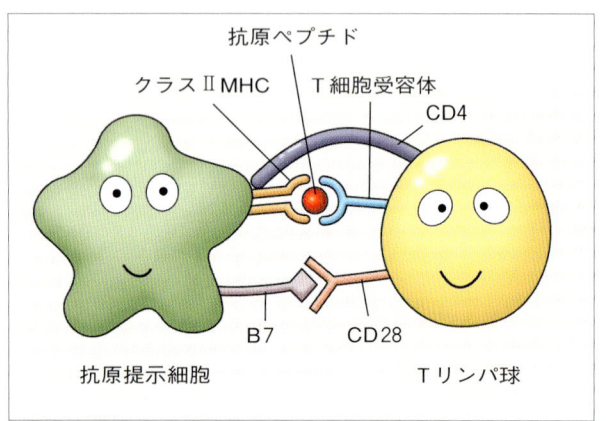

図5-30 抗原提示．抗原ペプチドとクラスⅡMHCの複合体を特異的に認識できるT細胞受容体をもったTリンパ球が選択される．

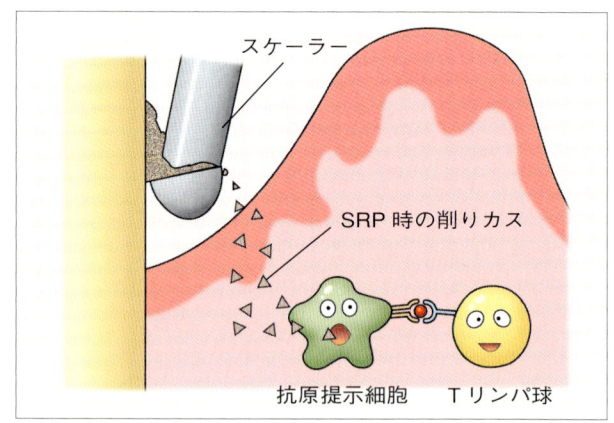

図5-31 SRPはワクチン療法．

着の喪失（−0.34mm）が起こっているということである．つまりポケットは浅くならないばかりか，付着がなくなっているわけである．同じようなことは歯周外科でもあって，浅いポケットでフラップを開けると，かえって付着の喪失が起こることがわかっている．歯周治療を行う際に付着の喪失が起こる臨界のプロービング値のことを critical probing depth とよび，Lindhe, et al は SRP で2.9mm，歯周外科で4.2mmと報告している[139]．つまり2.9mmより浅いポケットでSRPをしたり，4.2mmよりも浅いポケットで歯周外科を行うとかえって付着の喪失を起こすというわけである．

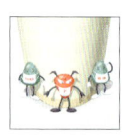

SRPで何が変わる？
宿主編

SRPを行うと細菌やその産物などの異物が組織内に散らばってしまう．感染根管で根管内異物を根尖から押し出してしまうようなものだ．これだけをみるとSRPの失敗のように思われる．実際，SRP中にはかなりの頻度で菌血症が起こっている[140-142]．心臓弁膜症患者では命にかかわる問題である．しかし，たまたま組織内に入り込んだ細菌やその産物も意外なはたらきをしてくれる．

[組織内に入った細菌やその産物の意外なはたらき／免疫]

組織内に入った異物は，好中球やマクロファージといった食細胞によって処理されるのであるが，それと同時に抗原提示細胞(antigen presenting cell)によってTリンパ球にその情報が伝えられる(図5-28)．歯周組織のあらゆるところに抗原提示細胞がパトロールしている．歯肉溝上皮(あるいはポケット上皮)にはランゲルハンス細胞という抗原提示を専門にする細胞がいるし，結合組織中にはBリンパ球やマクロファージといった細胞が抗原提示をする(図5-29)．

抗原提示とは，取り込んだ異物の一部をクラスⅡMHCという手でつかんでTリンパ球に「こんなヤツが侵入してきました」と伝えることであり，Tリンパ球のほうはT細胞受容体(T cell receptor)という手でその情報をキャッチする．一度侵入経験のある異物であれば，その異物担当のTリンパ球がいて，そのT細胞受容体は異物の一部とクラスⅡMHCの複合体とぴったりとはまり込むために担当Tリンパ球が選択されるわけである(図5-30)．

いずれにしても宿主の免疫系とよばれる警備会社に通報された異物のモンタージュ写真は全身に出回り，その異物に対する特異的な特殊部隊(リンパ球や抗体など)が攻撃を始める[143-145]．この攻撃は手はずが整うのに時間が必要だが，攻撃が始まるころにはすでにSRPが終了し，敵となる異物も激減しているので特殊部隊も仕事をしやすくなっている．これによりさらにSRP後の治癒が進むわけである．

ここまで書くと組織に撒き散らした異物が生ワクチンのようにはたらいていることがわかる．歯周病菌に対するワクチン開発が試みられているが，昔から知らず知らずのうちに歯周病のワクチン療法をしていたわけである(図5-31)．

> **ちょっとコンセンサス⑯**
> * SRP後のプロービング値の減少量は3 mmまでのポケットではほぼ0，4〜6 mmのポケットで1 mmちょっと，7 mm以上のポケットで2 mmちょっとである．
> * 3 mm以下の浅いポケットにSRPを行うと付着の喪失が起こる可能性がある．
> * SRPにより組織内に押し出した細菌やその産物は宿主の免疫反応を誘発する生ワクチンの役割を果たす．

以上SRPがどのような効果があるのかを細菌，根面，臨床データ，宿主に分けてレビューしてみた．次章はSRPにまつわる最近のトピックについてまとめてみたい．

第6章
SRPは本当に必要か？
Part Ⅱ

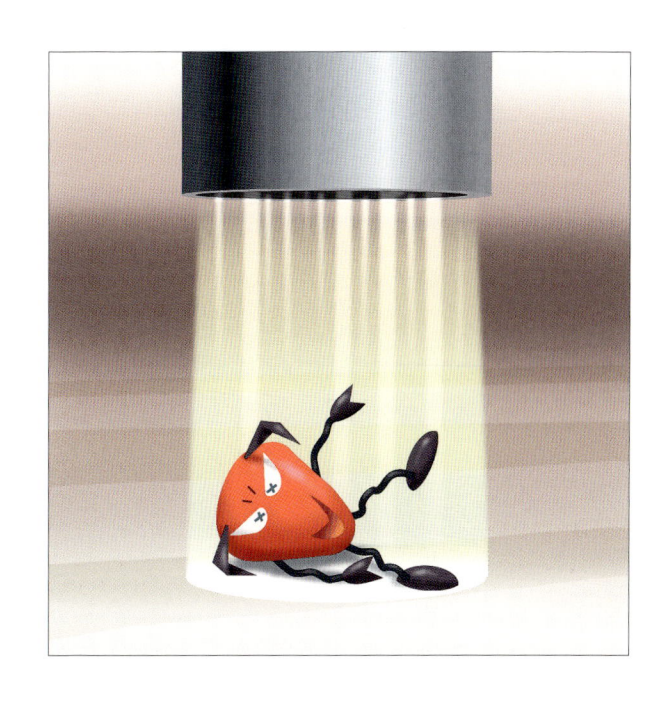

タイトルイメージイラスト
　レーザーで歯周病菌撃退？　SRPに関係する最近のトピックを取り上げる．

SRPは本当に必要か？
Part II

　前章では，SRPをすることによってどういうメリットがあるのかということを中心にレビューした．この章では，最近のいくつかのトピックについてオーバービューしてみよう．結論のでていないものが多いので，私見がちらつくところはご容赦いただきたい．

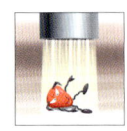

SRPを一気にしてみたら…

　日常臨床ではSRPは1ブロックずつ期間をおきながら行うことが多い．仮に1週間おきに1/3顎ずつ行うとすると，全顎のSRPに1か月半ほどかかってしまう．この間に未治療の部分からの感染や後戻りが起こってしまうのではないか，と思ったことはないだろうか(図**6-1**)？　これを解決するために一見過激な(？)治療法が提唱された．

　Full-mouth disinfectionとよばれるこの治療法は1995年にベルギーのカトリック大学(Catholic University of Leuven)のグループがパイロットスタディとして発表した[1]．この方法では全顎を2時間にわたるSRPを2回で行い(トータル4時間！)それを24時間以内に終了する．またSRP後すべてのポケットに対して1％クロルヘキシジンジェルによるポケット内洗浄を10分以内に3回行った．それだけではない！　患者さんには1％クロルヘキシジンジェルによる舌のブラッシングを1分間と0.2％クロルヘキシジン液による洗口を1日2回，1分間，2週間続けさせたのである(表**6-1**)．

　歯肉縁上と歯肉縁下の細菌を徹底的に，しかも短期間に叩きのめすこの方法は，「そこまでしなくても…」とか，「そりゃーよく効くだろー」という冷たい視線を感じながらも，当時かなりのインパクトを与えた(ほとんど私の私見ですが)．この方法の原点は口腔内の他の部位から歯周病菌が感染するということであるが，どの程度証明されているのだろう？

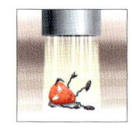

歯周病菌はどこからやってくる？

　1994年のPetit, et alのデータをみてみよう[2](表**6-2**)．24人の成人の歯周病患者を対象に歯周病菌の存在状況を調べたところ，次のような結果になった(A.a.：*Actinobacillus actinomycetemcomitans*, P.g.：*Porphyromonas gingivalis*, P.i.：*Prevotella intermedia*, Spi：*Spirochetes*)．

　ポケット内にA.a.が住み着いている患者13人のうち，口腔粘膜にA.a.が住み着いている患者が11人，舌には11人，唾液には11人，扁桃腺には5人もいた．割合は異なるがP.g.やP.i.も同様にポケット

【SRPと細菌の後戻り】

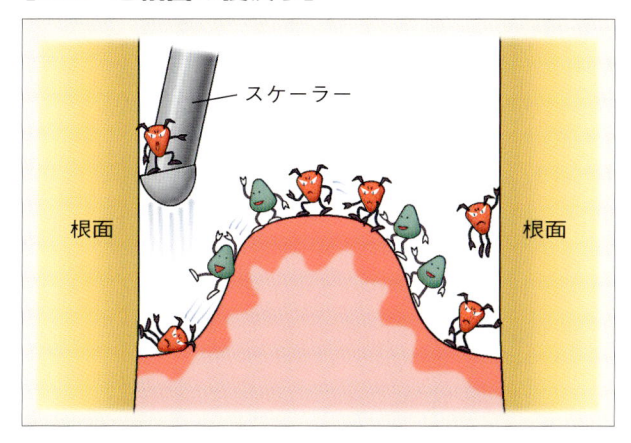

【歯周病菌はどこからやってくる？】

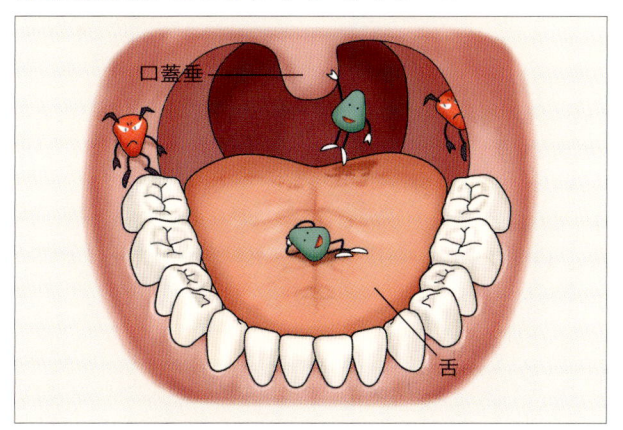

図 6-2 口の中は歯周病菌だらけ.

表 6-1 Full-mouth disinfection の内容.

術者	● 24時間以内の全顎SRP （2時間のSRP×2） ● 1% CHXgel による洗浄 （10分以内に3回）
患者	● 0.2% CHX液による洗口 （1日2回，1分間，2週間） ● 1% CHXgel による舌のブラッシング （1分間） ● 通常のブラッシング

◀図 6-1 SRP後の再感染？

表 6-2 口腔内のさまざまな歯周病菌の"住処".

菌種	保有患者数	口腔内の細菌の"住処"				
		ポケット	粘膜	舌	唾液	扁桃腺
A.a.	13	13	11	11	11	5
P.g.	18	18	14	7	10	11
P.i.	24	24	22	23	23	23
Spi	22	22	0	2	5	1

A.a.=Actinobacillus actinomycetemcomitans
P.g.=Porphyromonas gingivalis
P.i.=Prevotella intermedia
Spi=Spirochetes
n=24 すべて成人型歯周炎患者
（Petit M, et al：J Clin Periodontol, 21：76, 1994. より）

以外の口腔内に住み着いていることがわかった（Spi.は傾向が異なるようだが）. このように歯周病菌とよばれる細菌はポケット内にのみ住み着いているわけではなく，口腔内の他の部位にも存在するわけである[2-5]（図 6-2）.

実際，歯の萌出前の幼児や歯のない総義歯装着者にも歯周病菌が存在することが示されている[6,7]. ただし全顎抜歯の前後での歯周病菌の存在を調べたデータで抜歯後 A.a. や P.g. はいなくなったが，P.i. は少なくはなったもののまだ存在したということなので[5]，A.a. や P.g. はポケット内がいちばん住み心地が良いのかもしれない. いずれにしても歯周病菌は口腔内のいろいろな部位にいるので，そこからやってくる可能性がある.

実際に歯周病菌がやってくるところを現行犯で捕まえることはできないが，細菌の侵入，定着に関してインプラントを用いた実験で調べられている[8,9]（図 6-3）. 2回法インプラントのアバットメント装着後，インプラント周囲の歯肉溝に住み着いてくる細菌は新たにやってきた細菌のはずだが，確かにどこからか細菌がやってきて住み着いているのである.

しかも天然歯が残存している症例ほど，歯周病菌が見つかる傾向があるということもわかっている（図 6-4）. インプラントの近くに歯周病菌の住み着いている天然歯があるときがいちばん危ないようだ. 天然歯とインプラントのポケット内の細菌がよく似ているというデータも，細菌が天然歯や口腔内の他の部位から伝播してきていることを示唆している[10].

[インプラント周囲への細菌の侵入]

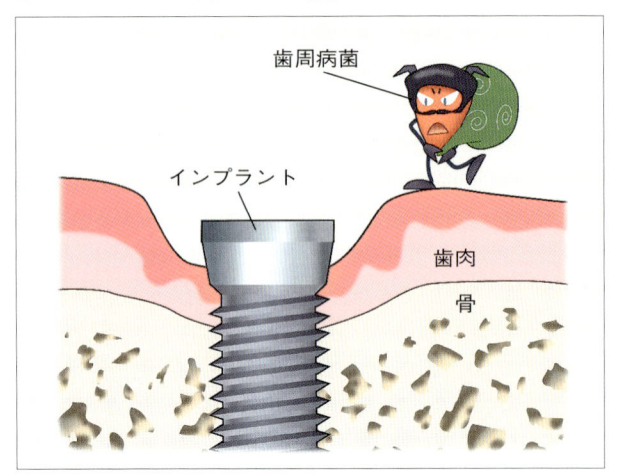

図6-3 細菌侵入の現行犯逮捕は難しい．

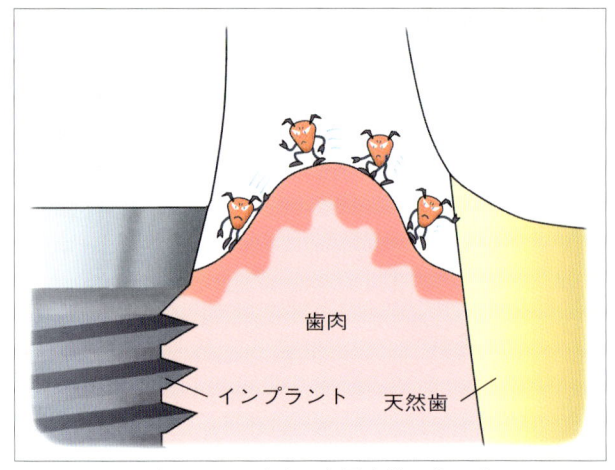

図6-4 インプラントの近くに歯周病菌の住み着いている天然歯のポケットがあると，インプラントへの細菌の感染が起こりやすい．

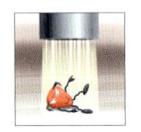

SRP後に増えてくる細菌

　歯周病菌の住み着いているポケットをSRPした後，時間の経過とともに歯周病菌がまた復活してくることがわかっている[11-23]．どのような経路でやってくるのだろう？　まずSRP後にポケット内の細菌は激減はするがゼロにはならないので，取り残した細菌が増えていくことが考えられる．その場合，ポケット上皮に侵入している細菌[24-29]や根面のセメント質[30,31]，あるいは象牙質[32]に残っている細菌が分裂，増殖するものと考えられる(図6-5)．

　またポケットの外から新たに侵入してくることも考えられる．これには歯肉縁上の細菌バイオフィルム内の細菌が分裂，増殖しながら徐々に入り込んでくることも考えられるし[33-37](図6-6)，突発的に細菌がポケット内に侵入してくることも考えられる．突発的に侵入するのはたまたま通りすがりの細菌が入り込むことも考えられるが(これに関する文献は不明)，感染した歯ブラシの使用やわれわれの行う医療行為などを介して運び込まれる可能性がある(図6-7)．

　たとえばA.a.の感染を認める若年性歯周炎患者がブラッシングした後に，歯ブラシにA.a.が付着していたのは69%で，24時間後でも23%が残っていたという報告がある[38]．またブラッシング後，歯ブラシに残っている嫌気性菌は$5.1×10^6$〜$1.2×10^8$ c.f.u.，好気性菌は$6.8×10^5$〜$4.6×10^7$だったが，歯磨剤を使わないでブラッシングした場合は48時間後でも歯ブラシに10^5以上の細菌が残っていた[39]．残留細菌のほとんどはS. mutansを含む好気性菌でP.g.やP.i.のような歯周病菌は4時間後には消滅した．ちなみに歯磨剤を使うとほとんど細菌は残らなかった．

　歯間ブラシでも同様で[39,40]，嫌気性菌$8.5×10^7$好気性菌$9.5×10^6$付着していた歯間ブラシが，乾燥していても48時間後に嫌気性菌$3.3×10^5$好気性菌$3.1×10^5$が残留していた[39]．このように毎日使う歯ブラシや歯間ブラシは歯磨剤を併用しなければ，たとえ乾燥して保管していても前回使用時に付着した細菌が残っている可能性があり，これがポケット内への細菌の新たな伝播を起こすことは十分考えられる．

　われわれが行う医療行為を介して，細菌をポケット内に伝播することも報告されている(図6-8)．プロービングによってあるポケットから別のポケットに細菌が移ることは証明されていて，われわれは知らず知らずの間に歯周病菌の感染に手を貸している可能性がある[41,42]．これだけを聞くと診査もこわく

【SRP後に増えてくる細菌】

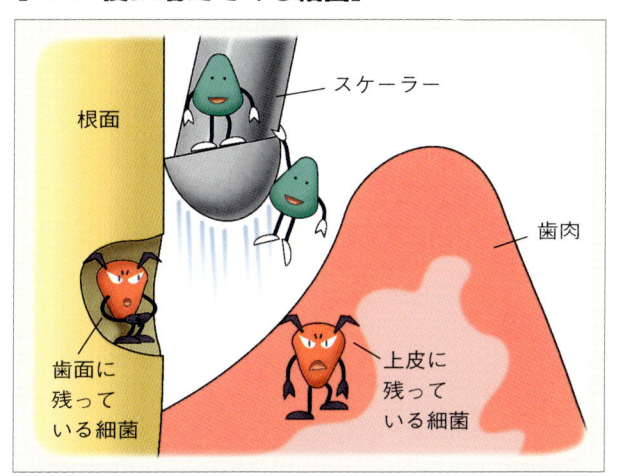

図6-5 取り残した細菌の分裂，増殖．SRPで完全に細菌を除去することは困難である．そのため取り残した細菌が増えていく．

図6-6 縁上プラークの増殖による細菌の侵入．歯肉縁上の細菌が分裂，増殖しながら徐々に歯肉縁下に侵入してくる．

【歯ブラシに付着した細菌】

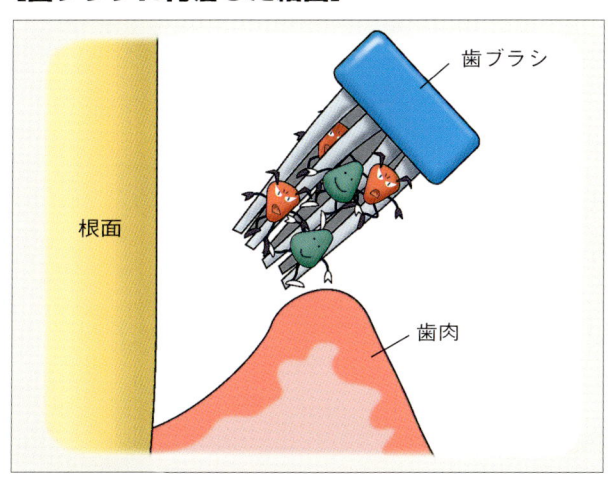

図6-7 歯磨剤をつけずにブラッシングした後の歯ブラシには48時間後でも細菌が生き残っており，これが感染源になる可能性がある．

【プローブに付着した細菌】

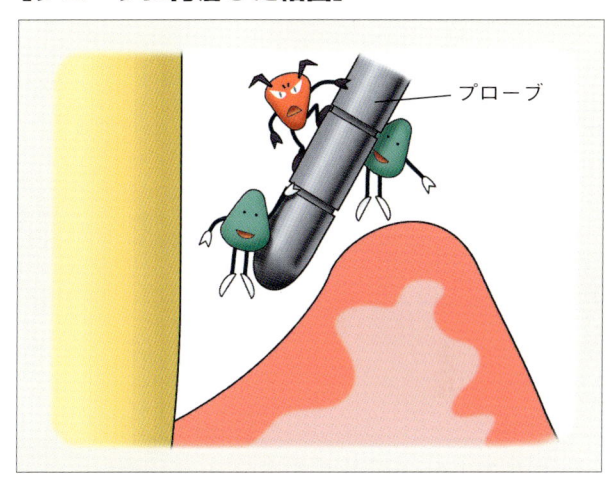

図6-8 プローブなどの医療器具に付着した細菌が治療中に他のポケット内に侵入してしまうことがある．

てできなくなってしまいそうだが，あまり悲観的にならなくてもよさそうである．

つまりプロービングでたとえ隣のポケットに細菌を移してしまっても，時間の経過とともにその細菌は排除されていくことがわかっている．無菌的なポケットにプロービングするならともかく，われわれは細菌叢が確立されたポケットをプロービングするわけで，でき上がった細菌叢が新参者には入りにくい社会ということからすると，診査くらいは許してもらえそうである．

以上の事実を総合して考えてみるとSRPを行って歯周病菌が激減したポケットでは，残った歯周病菌が再び増えていくだけでなくポケット外から侵入，定着，増殖していくことは十分考えられる．つまりSRPしたポケットに，まだSRPしていないポケットや口腔内のほかの部位から歯周病菌が侵入してくる可能性は十分に考えられるだろう．

表 6-3a　単根歯における FDIS と PDIS の比較[43].

	プロービングの減少量(mm)		付着の獲得量(mm)	
	FDIS	PDIS	FDIS	PDIS
4.5〜6.5mm のポケット	1.9	1.2	1.1	0.3
7 mm 以上のポケット	3.7	1.9	2.3	0.6

・n＝36
・FDIS と PDIS の差はすべて統計学的に有意差あり
・8か月の研究期間

表 6-3b　複根歯における FDIS と PDIS の比較[43].

	プロービングの減少量(mm)		付着の獲得量(mm)	
	FDIS	PDIS	FDIS	PDIS
4.5〜6.5mm のポケット	1.6	0.7	0.9	0.0
7 mm 以上のポケット	3.0	1.6	2.0	0.5

・n＝36
・FDIS と PDIS の差はすべて統計学的に有意差あり
・8か月の研究期間

表 6-4a　単根歯における FRP と FDIS の比較[43].

	プロービングの減少量(mm)		付着の獲得量(mm)	
	FRP	PDIS	FRP	PDIS
4.5〜6.5mm のポケット	2.1	1.9	1.6	1.1
7 mm 以上のポケット	3.3	3.7	2.6	2.3

・n＝36
・8か月の研究期間

表 6-4b　複根歯における FRP と FDIS の比較[43].

	プロービングの減少量(mm)		付着の獲得量(mm)	
	FRP	PDIS	FRP	PDIS
4.5〜6.5mm のポケット	1.4	1.6	1.3	0.9
7 mm 以上のポケット	2.9	3.0	2.3	2.0

・n＝36
・8か月の研究期間

ちょっとコンセンサス⑰
＊歯周病菌は口腔内のポケット以外の場所にも住み着いている．
＊唾液などを介して歯周病菌はポケット内に侵入してくる可能性がある．
＊SRP後歯周病菌は，取り残した歯周病菌の増殖，歯肉縁上細菌バイオフィルムからの侵入，歯ブラシや医療器具などを介した侵入などにより，ポケット内に復活してくる．

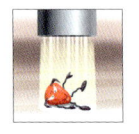

Full-mouth disinfection の効果

SRP後の再感染の機会を減らすために，一気にSRPを済ませると同時に，ポケット内外の細菌をクロルヘキシジンを使って徹底的に抑制する full-mouth disinfection（FDIS）という方法の効果はいったいどれくらいであろう？

2000年のQuirynen, et al の報告をみてみよう[43]（表 6-3）．FDISを行って8か月後に診査を行ったところ，術前のプロービング値が4.5〜6.5mmの場合，単根歯だと1.9mmのプロービング値の減少と1.1mmの付着の獲得があった．これに対して2週間あけてブロックごとに行うSRP（Partial-mouth disinfection, PDIS, つまり通常のSRP）では1.2mmのプロービング値の減少と0.3mmの付着の獲得にとどまった．

術前のプロービング値が7mm以上になると，プロービング値の減少はFDISで3.7mm，PDISで1.9mm，付着の獲得はFDISで2.3mm，PDISで0.6mmと，いずれの場合でも統計学的に有意に

[良いことずくめでもない FDIS]

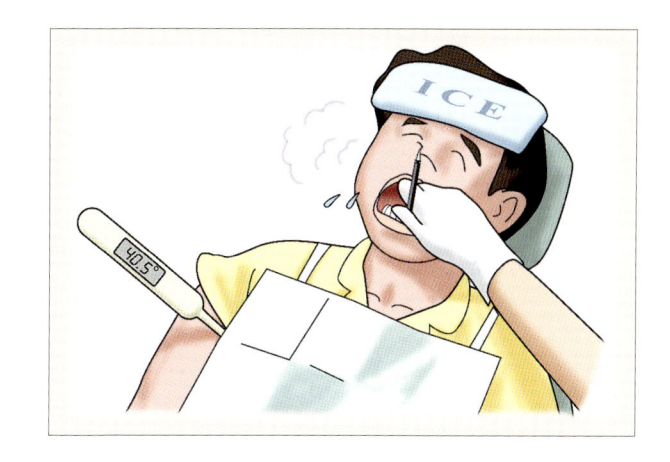

図 6-9　FDIS で発熱？

FDIS のほうが良い結果になっていた．これは多根歯におけるデータでも同じである．それ以前に報告されているデータでもすべて同じ結果がでており[44-46]，データの出所が同じという問題はあるにしても FDIS には効果がありそうである．これは位相差顕微鏡や DNA プローブによる細菌学的な検索でも実証されている[43,45-48]．

　FDIS の効果は SRP を一気にすることにあるのだろうか？　それともクロルヘキシジンを使って徹底的にプラークコントロールすることにあるのだろうか？　それを調べるためにはクロルヘキシジンを使わずに SRP を一気にするだけの治療，Full-mouth root planing（FRP）をコントロールにして比べてみればよい（表 6-4）．前述の Quirynen, et al の報告[43]では，何とプロービング値の減少や付着の獲得に関して FDIS と FRP でほとんど変わらないか，あるいはむしろ FRP のほうが成績が良いのである！　とくに付着の獲得量においては FRP が全勝である（ただし統計学的に有意の差かどうかは不明）．

　これではクロルヘキシジンを使う意味がない．どうしてこんなことが起こるのだろう？　その原因の一つに実験の期間の問題がある．8 か月という長い期間のために，FDIS を行っても細菌のリバウンドを許してしまう可能性がある．実際 8 か月のうちクロルヘキシジンを積極的に使用している前半では FDIS のほうが良い成績をおさめている．他の原因としてはもともとクロルヘキシジンによる化学療法に効果があまりないとも考えられる．これに関しては PDIS にクロルヘキシジンによる化学療法を加えた実験群も加えて詳細な検索が必要だろう．

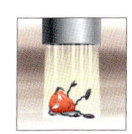

良いことずくめでもない FDIS

　FDIS は臨床的，細菌学的効果に加え，患者にとっても来院回数が減り，治療時間を有効に使え，コストも削減できるといわれるが，そんなに良いことばかりだろうか？　24時間以内に 2 回の治療といっても 1 回の治療は 2 時間である．この負担は患者のみならず SRP をする術者にとっても相当なものである．

　また FDIS 実施後の発熱も気になる問題だ（図 6-9）．37.5℃以上（37.5〜39.5℃）の発熱が半分の患者で認められている．FRP でも発熱が起こっている．これは 1 回目の SRP で一気にたくさんの抗原が体内に入り，2 回目の SRP により過敏反応（local Schwartzman reaction）が起こったためだと考えられている[49,50]．これは最初に組織内に入り込んだ抗原がワクチンのようにはたらいた結果[51]だとしてポジティブに捉える考え方もあるが[43]，患者サイドに立って考えると首を傾げたくなるのは私だけであろうか？

　今まで FDIS に関する報告は Catholic 大学のグループの独壇場だったが，ようやく最近になって他のセンターの報告もみられるようになった．スコットランド[52,53]やテキサス・ヒューストン[54]のデー

表 6-5 　主な歯科用レーザー．

- アルゴンレーザー（Argon Laser）
- 半導体レーザー（Diode Laser）
- CO_2 レーザー（Carbon Dioxide Laser）
- Nd：YAG レーザー（Neodymium：Yttrium-Alminum-Garnet Laser）
- Er：YAG レーザー（Erbium：Yttrium-Alminun-Garnet Laser）
- Er, Cr：YSGG レーザー（Erbium Chromium：Yttrium-Scandium-Gallium-Garnet Laser）

タによると，FDIS や FRP は効果を認めるものの，従来の PDIS と比較して統計学的に有意な差はでてこなかった．そもそも今まであまり研究対象にされていないという事実が，今の FDIS や FRP の SRP における位置づけを物語っているように思われる．これからの展開に注目といったところだ．

ちょっとコンセンサス⑱
* 全顎 SRP を24時間以内に行い，クロルヘキシジンによる徹底的な除菌を併用する full-mouth disinfection というアプローチがある．
* オリジナルの文献では full-mouth disinfection は通常の間隔をおいたブロックごとの SRP よりも臨床データが有意に良い．
* 長期的な経過観察ではクロルヘキシジン併用の効果は確認されていない．
* Full-mouth disinfection は患者や術者の苦痛，術後の発熱などの問題もあり，また従来の SRP と比べて有意差がないという文献もある．

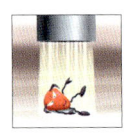

レーザーで SRP？

Maiman が1960年に発表したレーザー[55]（laser）は Light Amplification by Stimulated Emission of Radiation の頭文字をとったもので，歯周治療への応用は10年ほど前までは文献で散見する程度であった[56-71]．しかし最近ではレーザーの開発も進んできており，ここ数年でかなり文献を見かけるようになってきた[72-86]．

レーザーと一言でいっても現在市販されているものだけでも何種類かある（表 6-5）．代表的なものが CO_2（炭酸ガス）レーザーと Nd：YAG（ネオジウム・ヤグ）レーザーで，近年注目されているものが Er：YAG（エルビウム・ヤグ）レーザーである（そのほかにもあるが，ここでは割愛させていただく）．

歯周治療では CO_2 レーザーと Nd：YAG レーザーを軟組織の処置に使い始めたのが最初である．レーザーはメスを使うよりも出血や痛みが少ないというのがひとつの"売り"で[56,84,87]，これはレーザー照射により凝固したタンパクがパックのように傷口を覆い[88]，知覚神経の末端もふさがれてしまうからと考えられている[89]．ただしレーザーを使うと傷の治りは早いという"売り"に関しては賛[88,90]否[91-98]両論があり結論はでていない．

現在レーザーの臨床応用は多岐にわたってきており，治療内容による使い分けも考えられる．ここでは歯周治療，とくにレーザーによるスケーリング（laser scaling）に注目し現時点での知見をまとめてみたい．

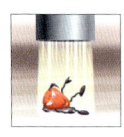

歯周病菌にレーザーは効くのか？

レーザー光も光の一種なので透過，吸収，散乱，反射といった物理的な光の性質をもっている．とくに吸収や散乱を起こすと熱エネルギーや機械的エネルギーに変換され，これがさまざまな臨床的な効果をもたらす．

細菌やわれわれの体の大部分は水分でできているので，水への吸収の度合いは大きな影響がある．CO_2 レーザーと Er：YAG レーザーは水への吸収性が高いために，組織への浸透性は落ちるものの水を

第6章 SRPは本当に必要か？ Part Ⅱ

【歯周病菌にレーザーは効くのか】

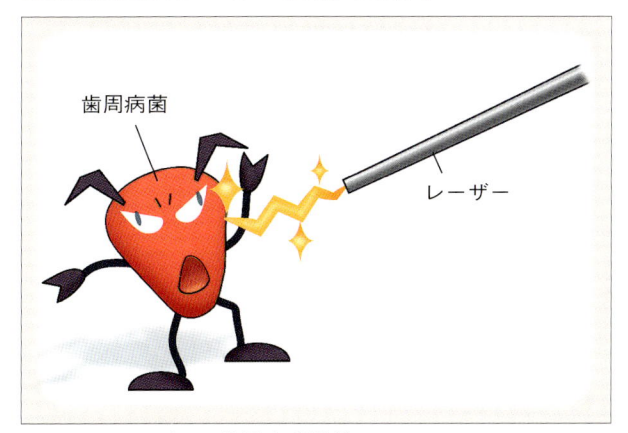

図 **6-10** レーザーで歯周病菌退治．

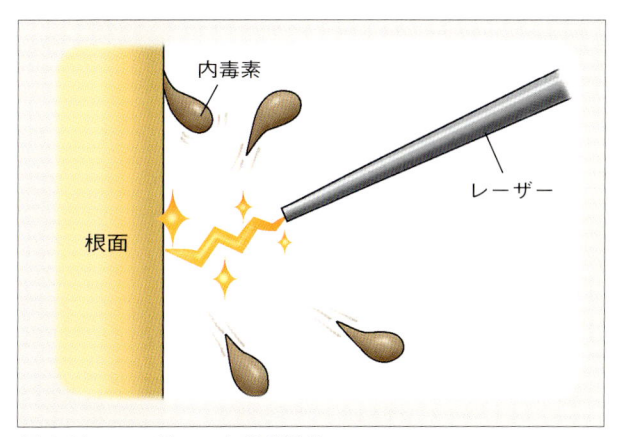

図 **6-11** レーザーで内毒素退治．

多く含むものへの蒸散効果は大きい．CO_2レーザーではエネルギーの98％が水に吸収されて熱に変わる．

これに対してNd：YAGレーザーは水への吸収性が低いため組織中では吸収よりも浸透，散乱が大きく，深いところまでレーザー光が届く．軟組織では1～3mmの深さまで浸透するようだ[99]．このためNd：YAGレーザーでは，そのエネルギーレベルによって軟組織のみならずその下の骨組織に影響を及ぼすことがある[72]．

レーザーの種類の違いによる特徴はあるが，レーザーを照射すると細菌は死滅する[71,100-105]（図 **6-10**）．A.a.やP.g. P.i.といった歯周病菌もNd：YAGレーザーによりポケット内から駆除できるようだ[71]．歯周病罹患歯根では象牙細管などに細菌が侵入していることがあり[106]，通常のSRPでは取り残す可能性のあるこのような細菌に対してもレーザースケーリングは有効といわれている[107]．

また歯周病罹患根面には内毒素が付着しているが[108-110]，これがレーザーによって除去できるという報告もある[111]（図 **6-11**）．

根面にレーザーを使うと…

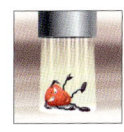

実際にレーザーを根面に使うとどのようになるのだろう？　CO_2レーザーやNd：YAGレーザーを根面に照射すると，80mJ/cm^2以上のエネルギー密度では根面のミネラルは溶解後，再凝固してクレーターを形成するし，有機質は炭化して真っ黒になる[63-65]（図 **6-12**）．歯石に照射すると歯石も溶解するが，完全に除去するのは難しそうだ[112,113]．ただレーザー照射によりセメント質から歯石を除去しやすくなるという報告もある[112,113]．これはウェイブ・ガイド・エフェクト（wave-guide effect）とよばれる現象で[114]，レーザーエネルギーがセメント質と歯石の間に沿って広がるためと考えられる（図 **6-13**）．

CO_2レーザーやNd：YAGレーザーによるレーザースケーリング後，根面は生物学的に許容されるものになるのだろうか？　線維芽細胞に判断してもらおう．この場合，線維芽細胞が付着すれば合格ということになる（図 **6-14**）．それによるとNd：YAGレーザーを使った報告では不合格[115,116]，CO_2レーザーを使った報告では合格というデータがある[117]．実験プロトコールが異なるので比較するには無理があり，結論はだせない．CO_2レーザーによる合格例は通常のSRPによる合格例と同程度ということは注目に値するかもしれない．Nd：YAGレーザーによる不合格例でも，その後ルートプレーニングすると合格に昇格するということもおもしろい[116]．

このようにCO_2レーザーやNd：YAGレーザーによるレーザースケーリングは，従来のSRPに取って代わるものではなく，従来のSRPと併用することにより（この場合，レーザースケーリング後に従来の

【根面にレーザーを使うと】

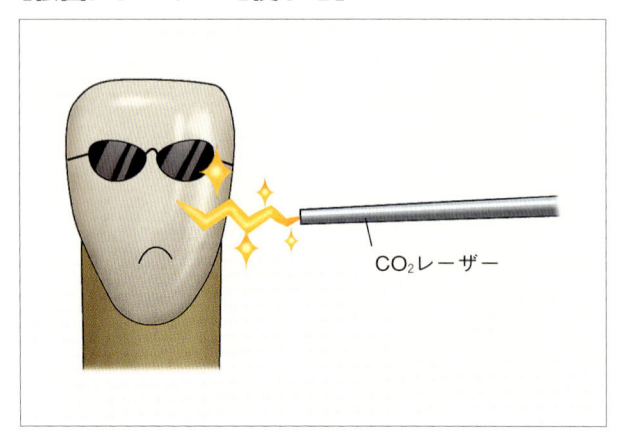

図 6-12 レーザーで日焼け？ CO_2レーザーや Nd：YAG レーザーは根面に照射すると炭化して黒くなる．

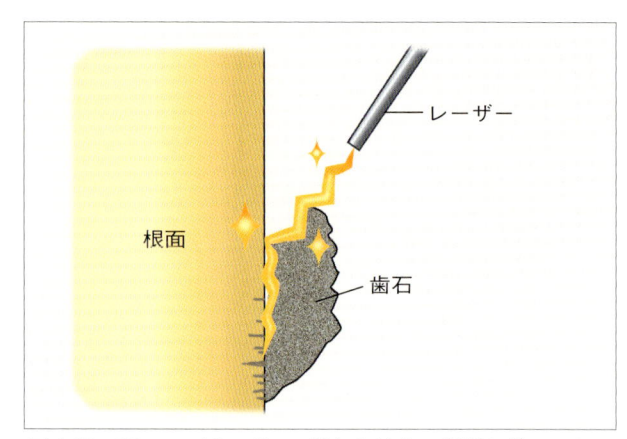

図 6-13 Wave-guide effect. 異なる結晶の界面に沿ってレーザーエネルギーは広がる．このため根面から歯石が除去しやすくなるといわれている．

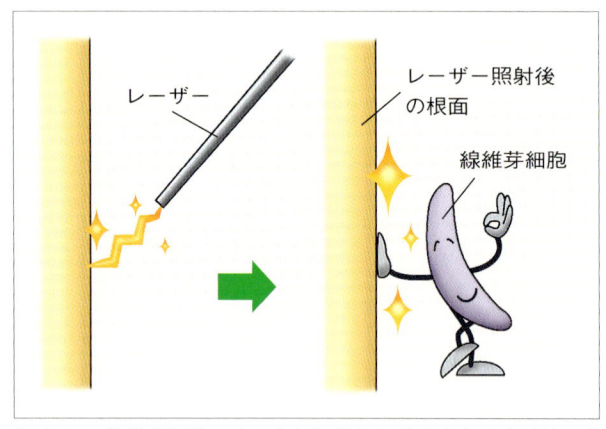

図 6-14 線維芽細胞による"生物学的に許容される根面占い"
線維芽細胞が不可逆的な形態変化を起こさず，根面に付着すれば合格である．

【Er：YAG レーザー】

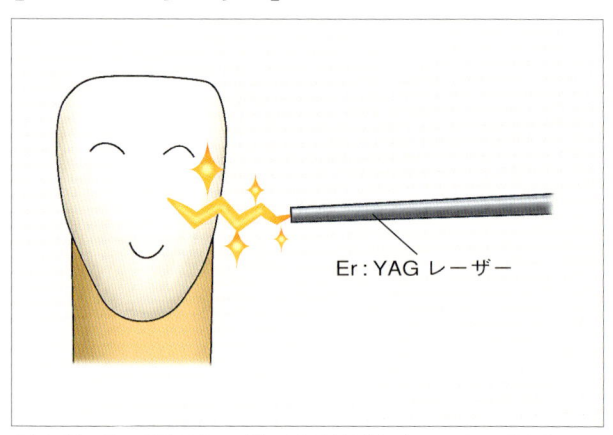

図 6-15 Er：YAG レーザーは日焼けしない．Er：YAG レーザーを根面に照射しても炭化しないため，黒くならない．

SRP をするのが良さそうだが……），さらに効果が上がる可能性があるという程度に考えておいたほうが良さそうである[75]．

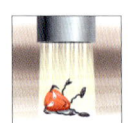

レーザースケーリングの有望株

1990年代に入って開発された Er：YAG レーザーは水への吸収性がきわめて高く，組織によく吸収され蒸散能力に優れている．このレーザーの最大の特徴は，硬組織（骨や根面）への処置に適しているということである．硬組織中の水分を一気に気化して，硬組織内で微小爆発（microexplosion）を起こすために，硬組織を破壊できるといわれている[73,74]．CO_2レーザーや Nd：YAG レーザーのように表面が溶解したり，炭化したりしない[81]（図 6-15）．

根面に照射した場合，熱による損傷が少なく[69,80]，殺菌作用に優れているだけでなく[104]，内毒素や歯石，セメント質の除去が可能である[69,80,81]．レーザー照射後の根面は平滑だという報告[69]と，大きなクレーターが残るという報告[118]があるが，でき上がった根面は軟組織に合格点をもらっているようだ[80,81]．

臨床報告はまだまだ少ないが，従来の SRP と比べて遜色のない結果（場合によっては従来の SRP より優れた結果）を得ることができるという報告[119,120]も

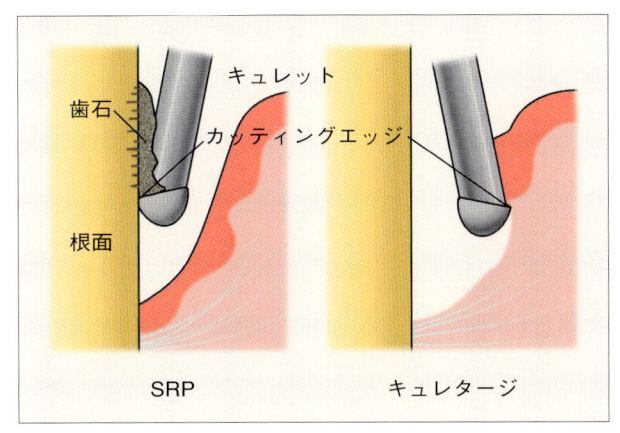

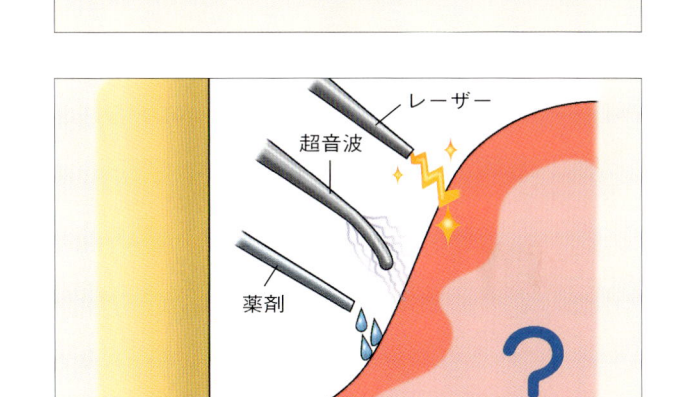

［キュレタージはいずこへ？］

|図 *6-16* | 図 *6-17*|
|図 *6-18*|

図 *6-16* SRPとキュレタージ．キュレットのカッティングエッジが逆になる．
図 *6-17* SRP単独 vs. SRP＋キュレタージ．両者に差は認められない．
図 *6-18* キュレット以外の器具によるキュレタージ．最新の器具や材料でポケット上皮がより理想的に除去できたとしても，ポケット上皮の除去自体，臨床的にメリットはないようである．

あり，Er：YAGレーザーによるレーザースケーリングはこれからの有望株である．ただわれわれがルーティーンに臨床で使うに値する根拠はまだ揃っていないし，従来のSRPに取って代わる地位も確立していないと考えたほうが良さそうである．

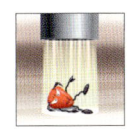

キュレタージはいずこへ？

これまで2章にわたってSRPに関するレビューをしてきたが，キュレタージ（curettage）に関する現在の評価はどうなっているのだろうか？　キュレタージとはキュレットなどを用いてポケット上皮を除去する処置で，根面との間に新しい付着をつくりだすために提唱された[121,122]．キュレットのカッティングエッジを根面ではなく，ポケット上皮の方向に向けて上皮を搔爬する（図 *6-16*）．創傷治癒の常識としてキュレタージ後の上皮細胞は誰よりも早くポケット底に向かって遊走，増殖していくので結局新しい結合組織性付着ができることはなく，長い接合上皮による治癒が起こる（創傷治癒に関しては第9～11章参照）[123]．

キュレタージだけでは根面の細菌バイオフィルムや歯石は取れないのでSRPとの併用が必要だと思われるが，その場合SRP単独と比べてメリットはあるのだろうか？　これに関してはプロービング値の減少量や臨床的付着の獲得量，炎症の消退などに関してメリットは認められない[124-127]．つまりSRP単独とSRP＋キュレタージに差がないわけであるから，キュレタージをする意味がないということだ[128,129]（図 *6-17*）．かなりキュレタージの肩身が狭くなってきた．

キュレット以外のものを使ったキュレタージはど

うだろう？　残念ながら薬液を使ったケミカルキュレタージ(chemical curettage)[130-136]も超音波スケーラー[137-139]やレーザーを使ったキュレタージ[140-142]も，SRP単独と比べてメリットがないことがわかっている(図6-18)．最新の道具を使ってもこの結果であるから，そろそろ年貢の納め時かもしれない．

　キュレタージという言葉は米国歯科医師会の用語集からもはずされたし，米国歯周病学会のガイドラインからも削除されている．そのうち世界でも日本の保険治療だけに見られる治療になりそうだ．

> **ちょっとコンセンサス⑲**
> * レーザースケーリングにより歯周病菌は死滅し，内毒素も不活化する．
> * CO_2レーザーやNd:YAGレーザーにより根面は溶解，炭化する．歯石がセメント質から除去しやすくなるという報告があるが，照射後生物学的に許容できる根面になるかどうかは結論がでていない．
> * Er:YAGレーザーは根面の溶解，炭化が起こらず，従来のSRPと比較して遜色がないという報告がある．
> * 現時点ではレーザースケーリングは従来のSRPを超えるものではない．
> * キュレタージはSRPに取って代わる治療ではなく，SRPに付加的効果をもたらすものでもない．

　以上，筆者の気になっていた最近のSRPに関するトピックをレビューした．科学の発展とともにさまざまなアプローチが考えられているが，従来のSRPは"古い治療"ではなく，"古くからある有効な治療"であることがご理解いただけたことと思う．

第7章
ペリオと免疫学とのきってもきれない関係

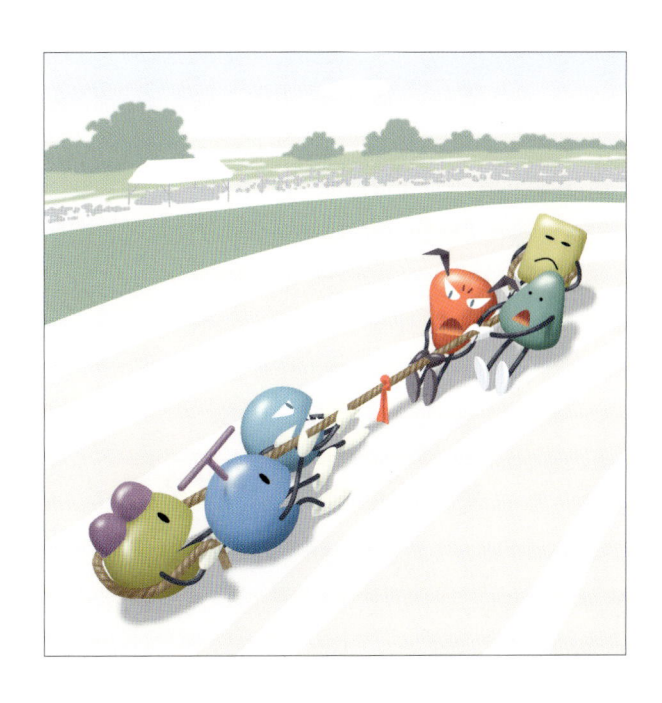

タイトルイメージイラスト
　私たちの体を守る細胞と歯周病菌との一番勝負をとおして，ペリオの疾病活動，疾患感受性をとらえてみる．

ペリオと免疫学との きってもきれない関係

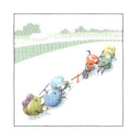

体を守る免疫系の細胞のはたらきを知ろう！

　デンタルプラーク1mg中におよそ1億個の細菌が生息しているといわれている．そして，この莫大な数の敵（異物）に対して，私たちの体を守る免疫系の細胞が日夜がんばって防衛活動を行っているのだ．しかし残念ながら，免疫系の細胞がどのようにはたらき，どのように連係し敵と戦っているのか，その様子を自分の目で見ることはできない．そのうえ，免疫系の細胞のはたらきは非常に複雑に入り組んでいるばかりでなく，毎日毎日免疫系の細胞のはたらきの新しい情報が明らかにされ，その情報量の多さにわれわれ臨床医は，目を回してしまう．

　この章をとおして，歯周組織で繰り広げられている壮大で深遠な私たちの体を守る細胞のはたらきに興味を抱いていただけたら幸いである．決して，滅入らないで最後までお付き合いのほどを！

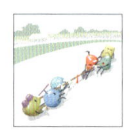

ペリオは体調のバロメータ？

　歯周病に罹患した患者さんが，体調の悪いときや疲れたときに歯が浮いて困ってわれわれ開業医のもとを訪れることはよくある．確かに，私たち歯科医師も患者さんも，体の抵抗力と歯周病の進行に何かしらの関係があることをよく認識している（図7-1）．この何らかの関係を少し難しい言葉で説明するとすれば，宿主の防御機能と細菌の組織破壊性の均衡が保たれなくなったときに，歯周組織の破壊が進むということである．どこの歯科医院でも一日一度は患者さんに説明する機会のある歯周病の進行の概念[1-7]として，すでに受け入れられていることと思う．そして，この概念を裏返してみれば，歯周病の進行は直接の原因である歯周病原性細菌だけでは説明することができないことを，同概念は示しているといえよう．

　確かに，日常臨床を行っていると，口腔内の清掃状態がそれほど良くなくても歯周病に罹患しない患者さんも見受けられるし，逆に口腔内の清掃状態が比較的良好でも高度な歯周組織の破壊が生じている患者さんも見受けられる．一方，全身的な免疫不全をきたすAIDS[8-10]や白血球接着異常症[11,12]，Chediak-Higashi症候群[13,14]の患者さんにおいて，重篤な歯周病の発症が観察されることも知られているのはご存知であろう．やはり宿主の防御機構が歯周病の発症，進行と密接に関係しているのは間違いない．

　さて，1980年代からここ二十数年ばかりのあいだに，宿主の防御機構の一つとして免疫系の細胞のは

[ペリオの免疫学]

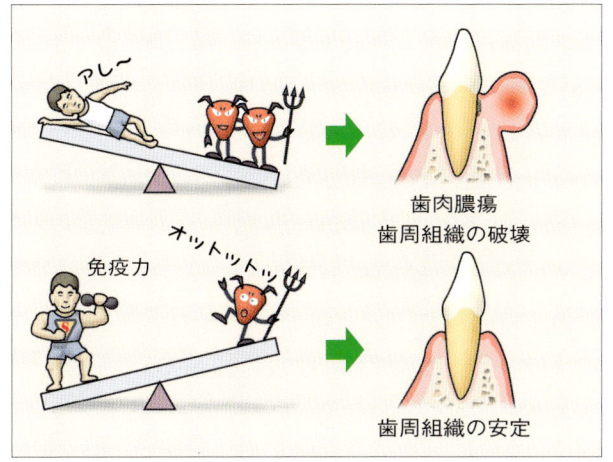

図7-1 宿主の免疫力を高めれば，歯周組織の安定化が期待される．

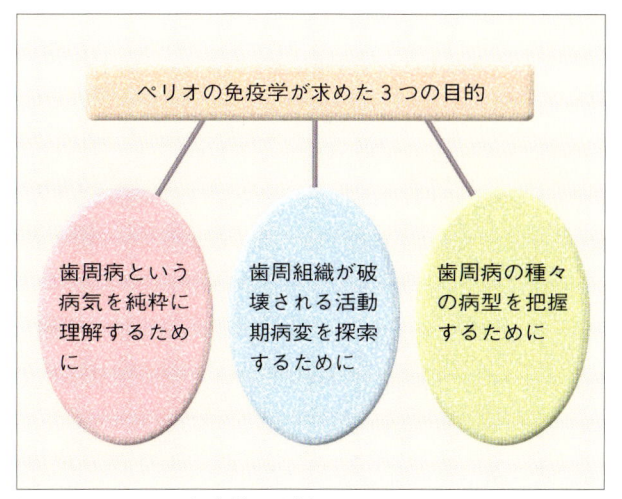

図7-2 ペリオの免疫学の目標．

たらきに多くの歯周病研究者が着目し，いろいろな角度から免疫系の細胞のさまざまな機能を解析し，歯周病の発症や進行の解明にチャレンジしてきた．歯周病原性細菌に対する抗体価の測定に始まり，好中球やリンパ球の機能などが研究されてきた．そして最近では，歯周病に罹患しやすい患者層に認められる遺伝子の検索がなされている．

確かに，ペリオの免疫学はこの二十数年の間に加速度的に進展したが，それゆえにその情報を系統立ててわれわれ開業医が理解することが難しいのである．そろそろ，いま一度それらの情報を整理するときなのかもしれない．

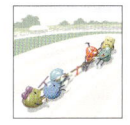

ペリオの免疫学が求めてきた3つの目的

これまでのペリオの免疫学の発展を俯瞰すると，歯周病の研究は，大きくみて3つの目的のために進歩してきたといえるだろう．すなわち，
①歯周病という病気を純粋に理解する
②歯周組織が破壊される活動期病変を探索する
③歯周病の種々の病型を把握する
という3つの目標を目指してペリオの免疫学が発展してきたわけである（図7-2）．

病気を理解することは，有効な治療法の開発につながるし，歯周組織の破壊を前もって食い止めるために（予防するために）活動期病変を探索したいのである．また，遺伝的要因の高い歯周炎を確定診断できれば，疾患の発病前から有効な予防治療が実施でき，患者さんにとって福音となる．

このように，ペリオの免疫学が目指すべきゴールが明らかになっていても，残念ながら歯周病の予防や治療法に直接結びつく成果は，免疫学の発展によってもたらされていないのが現状である．それは，歯周病を起こす犯人が一人ではない（複数の細菌の混合感染である）ことと，歯周病がさまざまな局所因子（不良補綴物や歯列不正，咬合など）の影響を受けている疾患であることが原因である．

歯周病はいろいろな修飾因子が絡んでいるために，歯周病を理解するためには多方面からの解析が必要となり，それらを総合的に判断しなければならない．したがって，宿主の防御機構を免疫系の細胞のはたらきとして，ペリオを免疫学だけで論ずることは決してできないのである．

図7-1に示す宿主の防御機構には，患者さんの分泌唾液の性状（唾液の分泌量や粘稠度，塩化リゾチーム，ラクトフェリン，ペルオキシダーゼなどの抗菌物質の含有率，分泌型IgA抗体のはたらき具合）や歯肉の角化度の程度なども当然考慮しなければならない因子であろう（図7-3）．宿主といっても，免疫系の細胞の機能だけでなく，たとえば歯肉を構成するタ

[ペリオを理解するために]

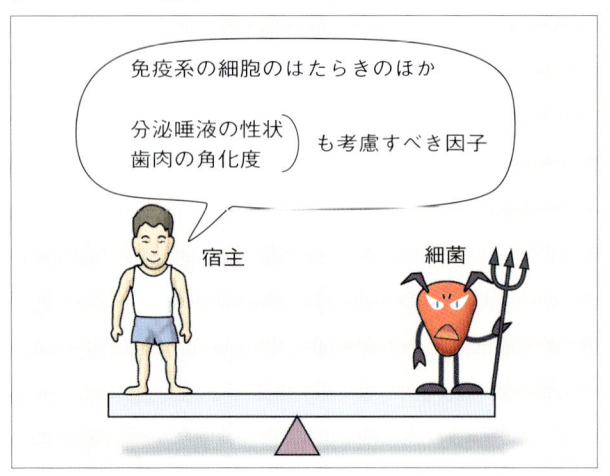

図 7-3　歯周病の進行の概念．

図 7-4　歯周病のユニークな特徴．

ンパク質そのものも大切な要因の一つである．

　今後，ノーベル化学賞を受賞された田中耕一さんの研究成果を利用し，個人個人の歯肉を構成するタンパク質の詳細な解析が進むと思われる．歯肉を構成するタンパク質を解析し，歯周病になりやすい歯肉のタンパク質構成を有する患者さんを，ハイリスク患者として歯周病発症以前にスクリーニングできるようになるときが近い将来やってくるかもしれない．

> **ちょっとコンセンサス⑳**
> ＊ペリオの発症，進行には，宿主の免疫力が大いにかかわっていると考えられている．
> ＊歯周組織がいつ，どの程度破壊されるのかをあらかじめ予測できないかと，免疫学的な検索が進められている．
> ＊同様に，遺伝的な背景を有しているある種の病型の歯周炎を，歯周炎の発症前に的確に診断できないかと免疫学的手法による解析が進められている．
> ＊歯周病原性細菌の同定や，種々のタンパク質の局在などの解析は，免疫学的な手法をたよりに行われてきている．
> ＊だからといって，ペリオのことを免疫学だけで語ろうとするのには無理がある．歯肉の角化度や唾液の性状，咬合（力）も重要な病因因子である．

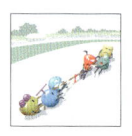

歯周病という病気を純粋に理解するために

　私たちの体のあちらこちらで炎症反応が起こってくる．ふつう，炎症反応が起こった場所の名前に「炎」という文字を付け加えて，たとえば，胃炎，肝炎，リウマチ関節炎，脳炎などと記載される．歯周組織で起こった炎症反応も同様に歯周炎と表現している．しかし，それぞれの炎症反応の原因は異なっている．

　一例を挙げると，胃炎ならピロリ菌による胃粘膜表面の潰瘍形成が原因であったり，肝炎ではウイルス感染により肝細胞が壊されることが原因であったり，リウマチ関節炎なら自己抗体が自らを破壊することで，そして脳炎なら服用した抗炎症薬による副作用で脳障害が発生することで炎症反応が惹起されてくる．では歯周炎の原因は，いったい何で，どうして歯周組織が破壊されるのであろうか？

　たとえば，内科のドクターに「歯周病ってどうして起こるの？」と尋ねられて，「歯と歯肉の境界部に蓄積された歯垢が原因でね．それで歯がグラグラになってしまうのですよ．だから要はしっかりブラッシングして，歯垢をためないことが大切なのです」と答えるだけでは，あまりにも簡素化された答え方だといえるのではないだろうか．やはり，歯周病の病因を説明するのには，免疫学からの情報が必要

表7-1 歯周病原性細菌.

- *Porphyromonas gingivalis*
- *Actinobacillus actinomycetemcomitans*
- *Tannerella forsythensis*（旧名 *Bacteroides forsythus*）
- *Prevotella intermedia*
- *Eikenella corrodens*
- *Fusobacterium nucleatum*
- *Campylobactor rectus*
- *Peptostreptococcus*
- *Selenomonas sp.*
- *Eubacterium sp.*
- *Spirochetes*

【歯周ポケットは体の外】

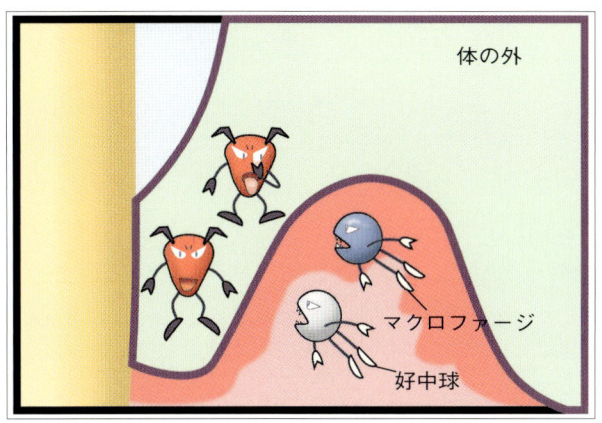

図7-5 歯周ポケットは体の外．だからいつまでも敵を駆除することができないし，抗菌剤の内服も効かない．

となってくる．

さて，ペリオの免疫学のお話を進める前に，いま一度，歯周炎の病気の成り立ちをよく観察してみよう．このとき，他の炎症疾患と比較してペリオにはユニークな特徴が存在することに気がつく．

① 歯周ポケットに生息する嫌気性細菌が原因である
② 炎症によって硬組織である骨が溶かされてしまう

という2点が，歯周病を考えるうえで特徴的な点だ（図7-4）．このような特徴的な点を他科のドクターにもアピールし，理解してもらうことが大切になってくるのはいうまでもない．

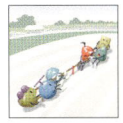

歯周ポケットに生息する嫌気性細菌が原因

【歯周ポケットは体の外！】

歯肉溝に生息している嫌気性細菌が歯周病の発症に重要な役割を果たしている．嫌気培養法の開発に伴って，歯周病原性細菌の姿が明らかとなってきた（表7-1）．これら歯周病原性細菌が生息している歯周ポケットをよく眺めてみると，歯周ポケットは私たちの体の外の領域となっており，体の内側とは違うことに気がつくであろう（図7-5）．

したがって私たちの体を守るはずの免疫系の細胞は，歯周ポケットに到達して十二分に活躍できず，

① いつまでたっても敵を駆除することができず，炎症反応が持続する

② 細菌が原因でも抗菌剤の内服による治療も奏効しにくい

のである．だからこそ，紀元前から存在していたとされる歯周病を退治することは難しいのだろう．

しかし近年，薬物基剤の発展に伴って，薬剤を長時間にわたり徐放させるドラッグデリバリーシステム（DDS）と局所化学療法剤の開発が進められ，歯周病の薬物療法が確立できた[15-19]．DDSにより，私たちの体の外である歯周ポケット内の細菌を有効に駆除できると考えたのである．しかし，歯周ポケット内の細菌は，バイオフィルムを形成していることが明らかとなり，局所化学療法に新たな課題を突きつけられた[20]．これらの詳細は，第2,3章ですでに述べられているので参照していただきたい．

【歯周病原性細菌の病原因子】

歯周病の犯人とされる嫌気性細菌の検索が進められたのと時を同じくして，嫌気性細菌の一部である線毛やリポ多糖（Lipopolysaccharide：LPS）などを異物（抗原）として私たち（宿主）の免疫系の細胞がどのように応答するのかについての研究もなされてきた．しかし，敵といっても複数の歯周病原性細菌（表7-1）が挙げられるし，それぞれの歯周病原性細菌を見ても，いろいろなパーツが敵（異物）として私たちの体を攻撃する．各種歯周病原性細菌と固有の酵素類によって，直接的に私たちの体が破壊されること

[病原因子のうちの内毒素の本態]

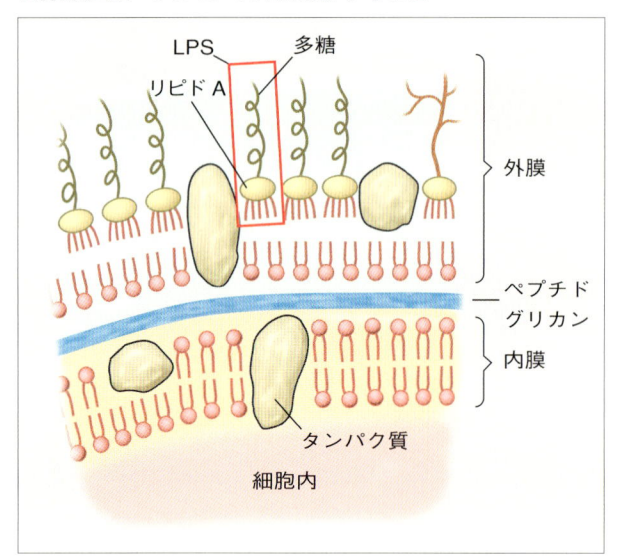

図 7-6 LPSの構造.

[LPSとBリンパ球の関係]

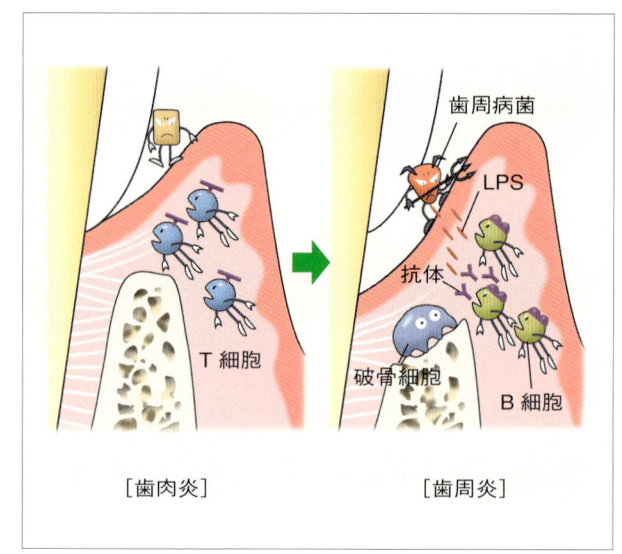

図 7-7 T cell rich から B cell rich へ．歯周炎の歯肉局所にはB細胞が集積してくる．LPSは歯周組織の炎症反応を引き起こし，B細胞を活性化し増殖させる．

表 7-2 歯周病原性細菌の病原因子．

①歯周病原性細菌を定着させる因子 ・線毛や外膜小胞(P. g, A. a) ・赤血球凝集素(P. g, P. intermedia, F. nucleatum) ・運動性(T. denticola, C. rectus, Spirochetes) ・上皮細胞侵入性(A. a, P. g, T. denticola) ②宿主の防御免疫応答を誘導する因子 ・内毒素(LPS／グラム陰性細菌) ・莢膜多糖体(A. a, P. g) ・線毛(P. g, P. intermedia)	③宿主の防御免疫反応を撹乱する因子 ・免疫応答抑制因子(A. a, T. denticola) ・白血球毒素(A. a) ・免疫グロブリン分解酵素(P. g) ④歯周組織を破壊する因子 ・コラゲナーゼ ・トリプシン様酵素 ・細菌性代謝産物(アンモニア化合物，硫化物)

もある．

これら歯周病原性細菌の攻撃武器を表 7-2 に，歯周病原性細菌の病原因子としてまとめてみた[21-44]．
①歯周病原性細菌を定着させる因子
②宿主の防御免疫応答を誘導する因子
③宿主の防御免疫応答を撹乱する因子
④歯周組織を破壊する因子
に大別される．

このさまざまな病原因子のうち，どの因子が実際の歯周病の発症や進行に大きく関与しているのか，たいへん知りたい問題である．しかし今のところどの因子がとりわけ歯周病の発症，進行に重要な役割を担っている因子なのかは明らかにされていない．

多くの歯周病研究者は，P. gingivalis(P. g)やA. actinomycetemcomitans(A. a)の線毛が細菌の定着に必要であることから，またリポ多糖(LPS)は免疫応答を引き起こし，破骨細胞を誘導する因子であることから注目し，他の病因因子よりも解析が進んでいる．また，P. g, A. aやTreponema denticolaは，歯周ポケット内に生息するだけでなく，上皮細胞を破壊する能力のあることが明らかにされ注目されている[45]．

[LPSとBリンパ球の意外な関係]

表 7-2 に示した病原因子のうち，内毒素(endotoxin)は歯周病原性グラム陰性嫌気性菌が共通して保有する外膜の構成成分であり，なおかつそのものが破骨細胞の分化，誘導を引き起こす作用を有して

いるため、歯周病の病原因子としてかなり重要なのではないかと考えられている。ご存知のように内毒素は、脂質と糖が結合したLPSが本態であることが知られている(図7-6)。LPSは、歯周組織に炎症反応を誘導し、リンパ球のなかでもB細胞を活性化し増殖させる機能があることで注目を浴びた。

すなわち、LPSには、マクロファージやT細胞の助けを必要としないで直接B細胞を活性化し、抗体産生細胞(形質細胞)へと変身させる作用(ポリクローナルB細胞活性化)があるのだ[46-51](図7-7)。LPSは病原因子(敵)なのに、私たちの体を守るBリンパ球を増やしてくれるのは不思議な現象である。しかし、LPSの刺激を受けて非特異的に産生された抗体には、私たちの体を構成するコラーゲンを破壊しうるとの報告[50]もあり、注目されている。

実際、興味深いことに、歯肉炎の歯肉組織と歯周炎の歯肉組織を採取して顕微鏡で見比べてみると、歯周炎の歯肉組織でB細胞や形質細胞(抗体産生細胞)の浸潤が多く認められることが知られている。さらに、プロービング時に出血を認めるような活動期病変部位では、安定した静止期病変部位に比べてB細胞の組織内浸潤が多数認められたとの報告[52,53]もある。

このような組織学的状況証拠を、LPSのポリクローナルB細胞活性化作用で説明できないかと考えたのだ。しかし、歯周病の病巣局所で産生される抗体は、歯周ポケットに存在する多様な敵(抗原)に刺激された抗原特異的な抗体であるとする説を支持している報告[54,55]もある。したがって歯周炎の病巣局所で観察される多くの浸潤B細胞は、抗原特異的な抗体を産生するB細胞の集まりなのか、LPSによるポリクローナルB細胞活性化によるものなのか、それともその両方なのか、今日に至るまではっきりと結論づけられていない。

【ヒトのLPSを認識する機構はハエと共通?】

このような興味深いLPSだが、つい最近まで、LPSを私たちの体の免疫系の細胞がどのように認識しているのか不明のままだった。しかし、最近その機構が判明し大きな話題になった。なぜ、大きな反響をよんだのかはこれから述べていくが、その前に私たちの体の免疫系の細胞の一つであるマクロファージがどのようにLPSを認識すると考えられていたかをお話ししよう。ちょっぴり複雑かもしれないが、イラストと照らし合わせながら読み進めていただきたい。

これまでに嫌気性細菌のLPSは、私たちの血清中に存在しているLPS結合タンパク(LPS-binding protein：LBP)と結合した後、マクロファージの細胞膜表面のレセプターであるCD14とよばれているレセプター分子(手)と結合するところまでは、解明されていた[56](図7-8)。

一方、ペリオに関する研究報告[57-64]でも、歯周病患者の末梢血中の可溶型CD14濃度が健常人と比べて上昇しているとの報告[59]がある。

また歯周病の病因因子の一つであるP.gのシステインプロテアーゼであるジンジパインが、ヒト単球(マクロファージの親戚と考えてください)の細胞膜表面のCD14分子を分解し、LPSに対する単球の応答をほぼ完全に喪失することも明らかになった[61]。そこで歯周病の発症、進行にもCD14分子が何らかの役割を果たしていると考えられ、多くの歯周病研究者に注目されてきたのである。

しかし、CD14は細胞質内に信号を送る機能を有していない、すなわち細胞内領域(細胞内ドメイン)をもたないレセプターであることが知られていた。つまり敵を認識する手で敵を捕まえても、「敵をつかまえたぞ!」と警報サイレンを鳴らさない無反応な捕獲機器なのだ。したがって、CD14に関連した警報サイレンを発する別の副腕(これが、細胞質内に信号を送る)の解明が待たれていたのである。

そして、つい最近になってToll様レセプター(Toll-like receptor：TLR)こそがCD14に関連した副腕のアクセサリー分子であることが解明され、おおいに話題になった[65-67]。驚くべきことに、Toll-like receptorのTollはショウジョウバエにおいて外敵の真菌から体を守るはたらきを担う分子であることがわかっていた。このような分子と構造がよく似た

【マクロファージのLPS認識メカニズム】

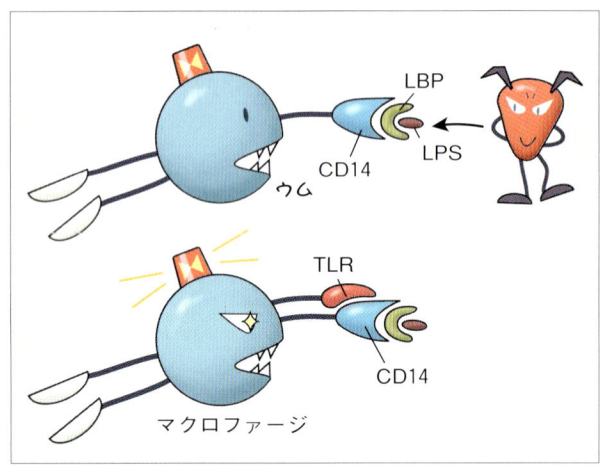

図 7-8　CD14だけでは異物を貪食するマクロファージは応答しない．マクロファージのレセプターCD14は敵を捕まえても警報を鳴らさない無反応な捕獲機器．TLRを介したシグナルがマクロファージに入ってはじめてマクロファージは活性化する．

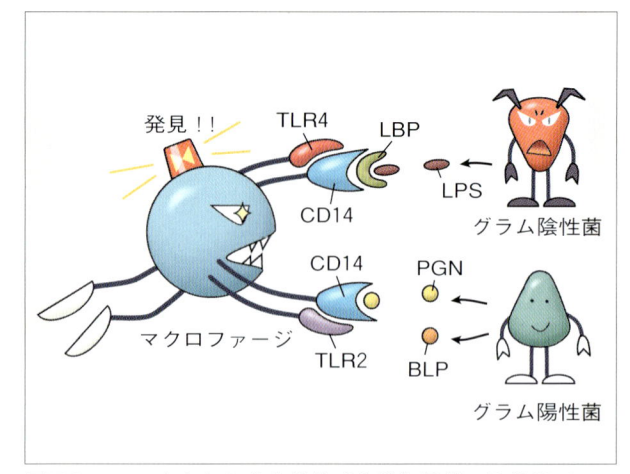

図 7-9　TLRを介した非特異的感染防御機構．外敵がグラム陰性菌のときにはTLR4が，陽性菌にはTLR2がはたらきマクロファージが細菌を貪食する．
PGN：ペプチドグリカン
BLP：細菌由来リポプロテイン

分子が私たちヒトのマクロファージの細胞膜上にも存在し，外敵である細菌から身を守っているのである．興味深いことに，このTLRにはいろいろな形のものが存在していることが明らかとなり，外敵がグラム陰性菌の場合はTLR4が，陽性菌の場合はTLR2がはたらくことがわかったのである[68-73]（図7-9）．

ふつう，私たちの体に異物が侵入したときに，マクロファージが異物を貪食し，その一部分をT細胞に抗原提示し，T細胞が活性化される．続いてB細胞が活性化され，異物を認識する抗体を産生し，異物がそれ以上体の中へ侵入することを防いでいる．このように抗原の一部を認識して，それ以上の抗原の侵入を防ぐ特異的な防御法（獲得免疫とよばれている）が私たちの体の中には備わっている．

それとは別に，私たちの体に侵入してきた異物をやたらめったに駆除する非特異的な防御法（自然免疫とよばれている）があることもよく知られている．最近よくテレビの情報番組でもNK細胞（ナチュラルキラー細胞）の名前がたびたび登場するが，NK細胞は非特異的に抗原を駆除する作用を有している自然免疫を司る免疫系の細胞の一つである．テレビではNK細胞を活性化させる食材の特集（きのこ類がNK細胞を活性化させるというような内容）がよく見られる．

このように，これまでは原始的だと考えられてきた自然免疫に着目する人びとが最近になって増えてきた．とりわけ，未知の感染症のSARSが出現したこともあり，テレビでは自然免疫を活性化させる方法を取り上げる機会が頻繁になってきた．なかには，歯の嚙み合わせが自然免疫を活性化させるという説もあり，われわれ歯科医師にとってもたいへん興味深い内容を含んでいる．

獲得免疫は，とてもカッコイイ体を守る防御機構にも思えるが，認識した抗原に対して特異的にしか作用できない．しかし非特異的な自然免疫を活性化させると，すべての外来からやってくる敵（異物）から身を守ることができ，手っ取り早くどんな敵にも対抗できる．そこで自然免疫の機能を活性化させる作用をもつ薬剤を開発するほうが市場マーケットも大きいと判断している人たちもいるようで，自然免疫の分野がにわかに脚光を浴びつつある．

TLRによるLPSの認識機構も，リンパ球や抗体の力を借りない細菌感染に抗する私たちの体の自然免疫の機構であり，それがショウジョウバエに備わっている機構を脈々と進化の過程で受け継いでい

[われわれの武器はハエと同じ！]

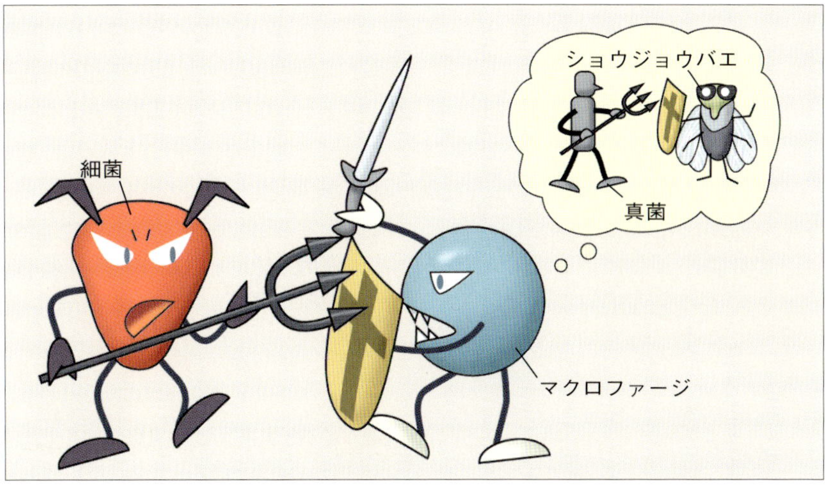

図7-10 マクロファージの盾とハエの盾は同じ．細菌から体を守る機構はショウジョウバエとヒトは同じ．

るのは興味深い(図7-10)．

今後，TLRを活性化させ，細菌感染を食い止める抗菌剤とはまったく異なった機構の薬がつくりだされるかもしれない．ペリオの分野でも，P.gのLPSもTLR4を介して，マクロファージが認識することが明らかにされている．これからは，患者さんのTLRの発現量やLPSとの反応性を検討し，ペリオに罹患しやすい体質を測定するパラメータになるかどうかの研究も近い将来報告されるだろう．

[P.gの線毛は，いろんなタイプに分けられる]

歯周病原性細菌の代表格であるP.g菌の線毛について，最近新たな知見が報告された．ご存知のように，P.gは表面に豊富に線毛も有しており，歯周ポケット内に定着する際に重要な役割を担っていると考えられている．興味深いことに，P.gの線毛は生育環境によって，その発現量やタイプが変化することが知られている．ちょうど，私たちが四季に応じて洋服を変えるのと似ている(図7-11)．

P.g菌も洋服を変えておしゃれを楽しんでいるのかもしれないが，このP.g菌の洋服の設計図の解析は，いちはやく進められた．線毛タンパクをコードする遺伝子fimAの塩基配列は1988年に解明されていた．そして，さらなるP.g菌の線毛を構成するフィンブリリンの遺伝子レベルでの解析により，線毛は5つのタイプに分類できることが明らかにさ

[P.g菌の線毛はいろいろなタイプがある]

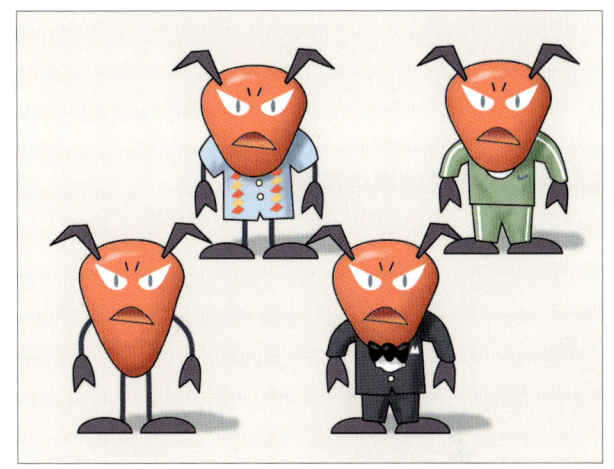

図7-11 P.g菌はおしゃれ．環境によって線毛のタイプを変える．

れたのである．そこで，歯周病に罹患した患者さんのP.gの線毛のタイプがI型からV型のどのタイプかが検索された(現時点では，さらにIb型が加わり，計6つのタイプに分類されている)．

その結果，興味深いことに，健康な被験者からはI型のタイプの線毛が80%の頻度で観察されたのに対し，歯周病の患者さんからはII型やIV型の線毛が多く検出されることが明らかとなったのである[74-77]．さらにポケット深さが深くなるにつれ，II型の線毛を有するP.g菌が検出された．また，近年の研究でII型の線毛タイプをもつP.gは，I型のP.gよりも高い共凝集能を有しており，たとえばTannerella forsythensis(T.f)との共凝集を強く行いバイオフィルム形成を誘導することも明らかとなった．

ちょっとコンセンサス㉑

* 歯周病を引き起こすと考えられる細菌は複数ある．そして，歯肉溝内の細菌はバイオフィルムを形成しているため，抗菌療法を期待することは困難であり，機械的に除去しなければならない．
* 歯周病原性細菌の病原因子は，①細菌を定着させる因子，②宿主の免疫応答を誘導する因子，③宿主の免疫応答を撹乱する因子，④歯周組織を破壊する因子，に大別される．
* LPSは，破骨細胞の分化，誘導を引き起こす作用を有している．
* 歯周炎では，相対的にB細胞richな病変となっているが，これにはLPSの直接的なB細胞の活性化が関与しているかもしれない．
* グラム陰性菌のLPSをマクロファージが認識するためには，CD14やTLR4といったマクロファージの手にあたるタンパク質分子が関与している．これらのタンパク質分子の発現の程度を調べることにより，外界からの異物としての侵入者に対する，宿主の応答性を予測できるかもしれない．
* P. gingivalis の線毛は遺伝子レベルの解析によりⅠ～Ⅴ型およびIb型の6つの種類に分類でき，そのうち線毛タイプⅡ型とⅣ型のP.gと歯周病発症との関連性が示された．しかしながら，どのようなメカニズムでP.g菌の線毛の遺伝子タイプが変化するのかは今のところ明らかにされていない．

[炎症による骨破壊の現場検証]

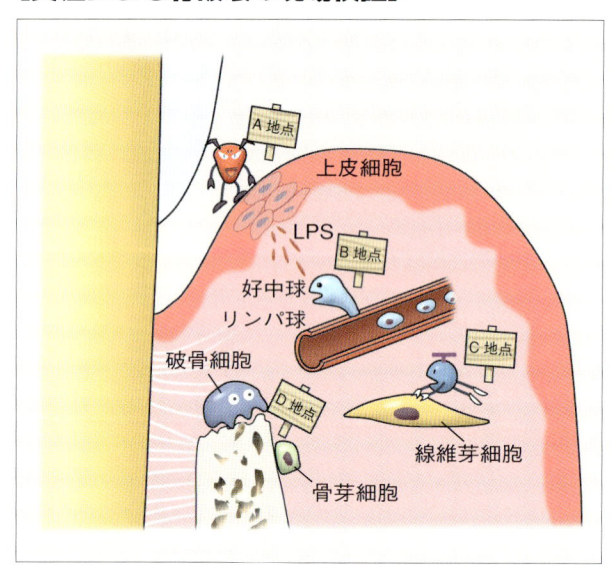

図7-12　歯周病菌から骨破壊までの長い道のり．

今後はP. gの線毛のタイピングを行うことにより，これから生じる歯周組織破壊を予期しうるかどうかの検討が進められると思われる．また，どうしてポケットが深くなり細菌の生息している環境が変化したら線毛のタイプが変わっていくのか，その機構の解明が待たれるところである．

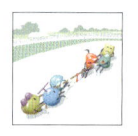

炎症によって骨の破壊が起こるのはなぜ？

[歯周ポケットから歯槽骨までの現場検証]

なぜ，嫌気性菌が歯周ポケットにたまり，歯周組織に炎症が起こると歯槽骨が吸収するのだろうか？この単純な質問に対する解答は，残念ながらいまだ不明瞭なままである．図7-12に示すように，嫌気性細菌が蓄積されているポケット内と，歯槽骨表面で骨を食べている破骨細胞との間には，さまざまな通過地点を通らなければならない．すなわち，

・A地点（嫌気性菌と歯肉溝上皮との接地点）で，嫌気性菌と歯肉溝上皮が接すると何が起こるのか？
・B地点（上皮直下の炎症性細胞浸潤地点）で，毛細血管のなかを流れている免疫系の細胞が歯肉に遊走，集積するのはどのようなメカニズムによるものか？
・C地点（歯肉の間質領域）で，血管から飛び出してきた免疫系の細胞が間質領域に存在する歯肉線維芽細胞と出会ったら何が起こるのか？
・D地点（歯槽骨の表層地点）で，これらの現象が骨芽細胞や破骨細胞の形成やはたらきにいかなる影響を及ぼすのか？

[歯周病の疾病活動度の探索]

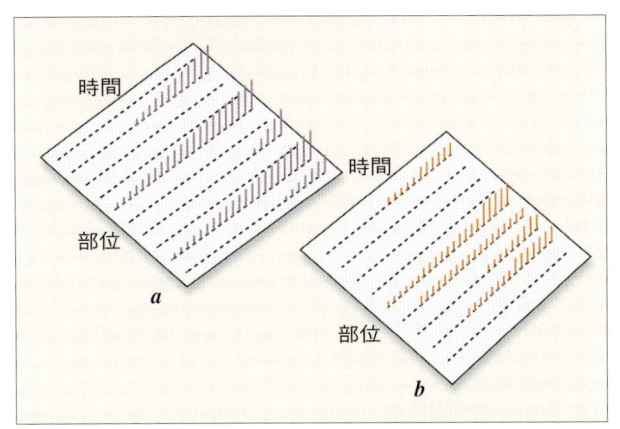

図7-13a 従来考えられていた歯周病の進行概念.
図7-13b ランダムセオリー．歯周組織の破壊は個々の部位で時期が異なり，活動期は短期間で前後に休止期が認められる．

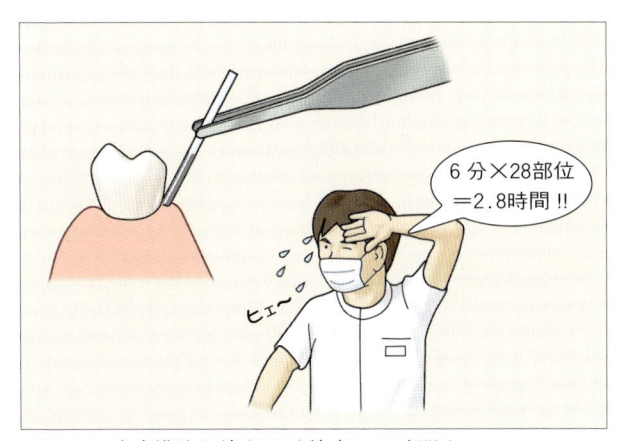

図7-14 歯肉溝滲出液（GCF）検査に3時間！

以上4つの通過地点を通らないと説明できない．

ここ20年の間，これら各地点で巻き起こっているさまざまな登場細胞間のやりとりの解明に免疫学が大きく貢献した．免疫学とは，ある意味で異なる細胞間の暗号化された会話を解読することかもしれない．

・A地点では，上皮系の細胞の培養が可能になったこと
・B地点では，細胞をある地点にまでよび寄せる作用のあるペプチド（総称してケモカイン；Chemokineとよばれている）の解析
・C地点では，異なる細胞どうしが接するときに関与するタンパク質（総称して接着分子とよばれている）の発見
・D地点では，未分化間葉系の細胞や血球系の細胞から骨芽細胞や破骨細胞が分化して（形成されて）いく機構が判明してきたこと

がブレイクスルーとなり，近年多くの情報がもたらされた．次章では，これらのトピックスを交えて，A地点からD地点まで順を追ってレビューしていく．

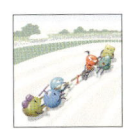

歯周組織が破壊される活動期病変を探索するために

歯周病の発症を仮に防げなかったとしても，歯周病の進行を防げれば，患者さんにとって大きな福音となるのはいうまでもない．歯周病の進行は，比較的短期間の活動期と長期間の非活動期の繰り返しにより進行し，組織破壊が起こっている部位はランダムな部位で進行する．いわゆるSocranskyのランダムバーストセオリー[1]（*図7-13*）は，あまりにも有名である．組織破壊がいつ生じるのかを免疫学を使って得られる情報から予想できないか？ これは，われわれ臨床医の欲張った探求かもしれない．ちょうど，日本のどの地点でいつ地震が起こるのかを予想するのと似ていて，非常に難しい挑戦である．

先人の賢明な歯周病研究者は，歯周ポケットから湧き出る歯肉溝滲出液（Gingival Crevicular Fluid：GCF，以下GCF）に着目した．GCFを科学的に分析することで，近い将来歯周組織が破壊される部位が予想できないかと考えたわけだ．しかし，大きな難問にぶち当たった．GCFを科学的分析するといっても，GCFの流出量は$20\,\mu l/hr$であり，わずか$2\,\mu l$のGCFを採取するのに6分もかかってしまう[78-80]（*図7-13*）．たとえば28本の歯が残っていた患者さんでは，1歯につき1部位採取するにしても6×28＝168分（2.8時間）もかかってしまうのである（*図7-14*）．ただ採取するのに，これだけ膨大な時間がかかるわけで，これからGCF中に含まれている複数の因子の濃度を定量分析するのにはさらに時間がかかってしまう．したがって，将来的にもGCFの生化

表7-3 歯周病の分類.

I．歯肉炎	II．慢性歯周炎
A．プラーク性歯肉炎	A．限局性
1．プラーク沈着が原因の歯肉炎	B．広汎性
2．全身性因子が関連する歯肉炎	III．侵襲性歯周炎
a．内分泌系関連性のあるもの	A．限局性
・思春期性歯肉炎	B．広汎性
・妊娠期歯肉炎	IV．全身性疾患の症状としての歯周炎
・真性糖尿病性歯肉炎	A．血液疾患関連
b．血液疾患に伴うもの	B．遺伝的疾患関連
・白血病関連性歯肉炎	V．壊死性歯周炎
3．薬物使用が関連する歯肉炎	A．壊死性潰瘍性歯肉炎（NUG）
4．栄養失調が関連する歯肉炎	B．壊死性潰瘍性歯周炎（NUP）
B．非プラーク性歯肉炎	VI．歯周組織膿瘍
1．外来性細菌感染症	VII．歯髄病変関連歯周炎
2．ウイルス感染症	A．歯周—歯髄複合病変
3．真菌感染症	VIII．先天性および後天性形態異常による歯周炎
a．カンジダ症	A．プラーク依存性のある歯肉炎および歯周炎を誘発する局所因子
4．遺伝性歯肉異常	・歯冠修復物
5．全身疾患の歯肉にみられる症状	・歯根破折
a．粘膜皮膚疾患	B．歯肉歯槽粘膜の形態異常
b．アレルギー反応	C．欠損歯部位の歯肉歯槽粘膜形態異常
6．外傷性病変	D．咬合性外傷
	1．一次性咬合外傷
	2．二次性咬合外傷

(The American Academy of Periodontology, 1999)

学的検査がルーティーンになるとはとても思えない．

だからといって，GCFの検査をまったく無駄なものと捉えてはいけない．それはあまりにも短絡的な思考だ．GCFは私たちの体の血清成分とよく似ており，GCF中のたとえばプロスタグランジンE_2（Prostaglandin E_2）の濃度を検索し，これらの濃度とたとえばリウマチ関節炎の患者さんから採取される関節液中のPGE_2濃度を比較することができる．もし，他の硬組織破壊性疾患で認められるPGE_2の濃度がどの疾患でも同じ濃度であれば，PGE_2濃度がある値を示せば破骨細胞が賦活化されることを意味し，たいへん興味深い．すなわち，他の同様の疾患と比較することで，私たちの体で起こっている現象の真理を知りうるのだ．従来，医科領域で発見された知見を参考にして歯科の研究領域にフィードバックすることが多かった．しかし，硬組織を得意とする歯科領域で得られた知見を，逆に医科領域へフィードバックできることを期待したい．

また近年，歯肉の一部を採取（biopsy）し，歯肉組織に発現しているさまざまな因子を遺伝子レベルで同時にかつ複数因子解析することが可能となった．これらの詳細は次章で述べることとするが，このような遺伝子レベルでの解析結果も，従来行われてきたGCFの生化学的解析結果と比較することが大切である．

先にも述べたように，近々歯槽骨の吸収が発生する部位を科学的に検索するのは，日本のどこで近々地震が発生するかを予知するくらい難しい課題である．また，これらの検査方法は歯周病の治療効率を上げてくれるという予測を立てる者もいれば，それほどの歯周病の治療革命をもたらさないという者もいる．しかし，従来の歯周ポケットの深さを測定し，BOPのあるなしで疾病活動度を予想する（詳細は第4章参照）だけの検査方法だけでは，もの足らないことはわれわれ開業医すべてが感じていることであろう．今後も，この目的のためにペリオの免疫学が進展していくことは間違いない．

[歯周病体質診断]

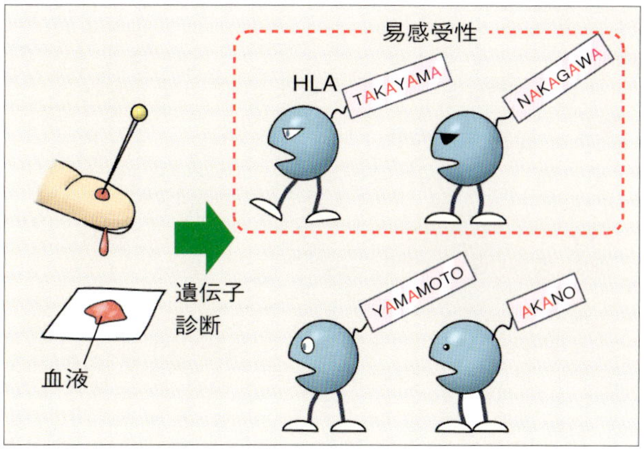

図 7-15 歯周病体質の検査.
指先から血液を1滴採取し，ある種の遺伝子を解析することによって，ペリオの易罹患性を知りうることができれば，ペリオの予防医療が大きく変わる可能性が期待される.

> **ちょっとコンセンサス㉒**
> ＊歯周組織の破壊は，すべての部位で同時に起こるのではなく，ランダムな部位において，活動期と静止期とを不定期に繰り返しながら進行する.
> ＊歯肉溝滲出液（GCF）中の種々の因子を測定し，近い将来に起こるかもしれない歯周組織の破壊を予測できないかどうかの研究がなされてきた．しかしながら，GCFを回収するのに莫大な時間を要することと，GCF中のたった一つの因子を測定するだけでは，歯周組織破壊が生じるかどうかは判定できないことが明らかにされた．
> ＊歯肉組織を微量に採取し検体とし，遺伝子レベルでの種々の因子を同時に測定することが可能となった．今後，このようなバイオプシーの手法を応用しての疾病活動度を探る研究が展開されるものと思われる．

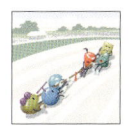

歯周病の種々の病型を把握するために

歯周病の疾患タイプにはさまざまなものが存在する．1999年米国歯周病学会はInternational Workshopを開催し，歯周病の分類を変えた（表 7-3）．従来，若年性歯周炎とよばれていた病型を侵襲性歯周炎，成人性歯周炎を慢性歯周炎とよび改めたのである．また，全身疾患を反映した歯周炎などさまざまな病型が細かに分類された．ペリオの免疫学の世界では，A. aやP. gの抗体価を測定することで，若年性歯周炎に分類される病型と確定診断をつけることができないか検討が行われた[81-126]．確かに若年性歯周炎に罹患した患者さんでは，A. a菌に対する抗体価の上昇が観察されたが，早期に発症する歯周炎の患者さんですべてA. a菌に対する抗体価が上昇しているわけではない．P. g菌の関与が疑われる早期発症型歯周炎も見受けられるのである．

また，口腔内のプラークの沈着量にほとんど差がない患者さんのなかでも，歯周病に罹患しやすい（易罹患性；susceptible）患者さんもいれば，逆に歯周病に罹患しにくい（抵抗性；resistant）患者さんもいることに気がつく．そこで歯周病に罹患しやすい患者さん，歯周組織の破壊・歯槽骨の吸収が大きく生じるハイリスク患者さんをP. g菌の抗体価を測定することで，スクリーニングできないかを検討した論文も見受けられる．

歯周病のさまざまな病型を免疫学を使って得られる情報からスクリーニングできるようになれば，歯周病に罹患する前に，たとえば20歳の定期健康診断で，"あなたは歯周病に罹患しやすい体質ですよ"，"易感受性ですよ"と注意を促すことができるかもしれない．病気に対する感受性（これをDisease susceptibilityという）を知りたいと思うのは，歯周病という病気だけが対象になるのではない．近年，遺伝子診断によりある種の病気の罹りやすさを診断する流れが加速しているのである．

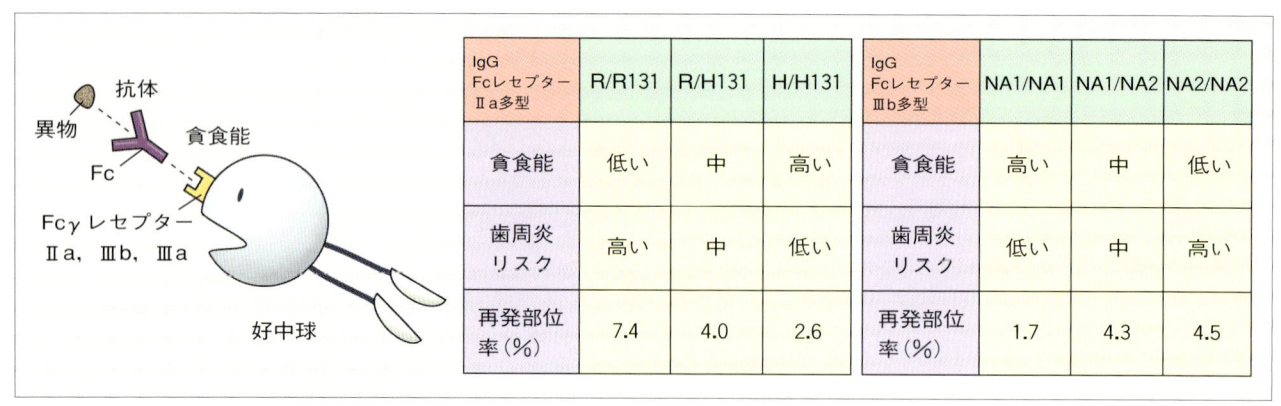

IgG Fcレセプター IIa多型	R/R131	R/H131	H/H131
貪食能	低い	中	高い
歯周炎リスク	高い	中	低い
再発部位率(%)	7.4	4.0	2.6

IgG Fcレセプター IIIb多型	NA1/NA1	NA1/NA2	NA2/NA2
貪食能	高い	中	低い
歯周炎リスク	低い	中	高い
再発部位率(%)	1.7	4.3	4.5

図 7-16 FcγRによる歯周病体質診断．Fcγレセプター遺伝子型の違いによって，メインテナンス中に2mm以上のアタッチメントロスが年間に発生する再発部位率が異なっている．好中球の貪食・殺菌能が低い遺伝子型で，再発部位率が上がっている点に注目したい．早期発症型歯周炎患者では，IgG2オプソニン化 A. actinomycetemcomitans に対する好中球の貪食・殺菌能がFcγIIa-R/R131遺伝子型ドナーで低下しているとの報告もある．

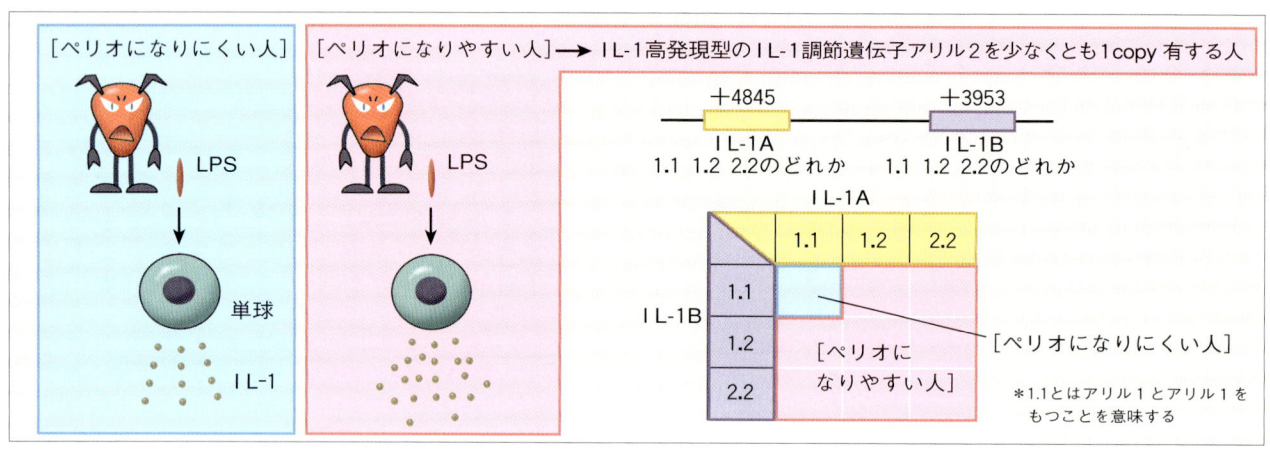

図 7-17 IL-1による歯周病体質診断．IL-1の遺伝子多型を調べることにより，ペリオの易感受性患者を選択できないかどうかが検討されてきたが，なかなかクリアーカットにこれらの患者群を選択することは難しいようである．

たとえば，慢性関節リウマチや糖尿病に罹りやすいかどうかを，ヒト白血球抗原（HLA抗原）とよばれる細胞表面についている「私の印」のようなものを調べることで明らかにしようとする研究がある[127-134]．それぞれHLA-DR3あるいはHLA-DR4が関連しているとの報告がある．ペリオの研究分野でも，早期発症型歯周炎の患者さんではHLA-DQB1が関連しているとの報告[135-140]もある（図 7-15）．

好中球などの免疫系の細胞に発現しているFcγレセプターとよばれるレセプターは，抗体のFc部分（抗体の尾っぽにあたる部分）のレセプターとして恒常的に発現しており，好中球の貪食能に関与している．抗体と結合した細菌は，抗体のFcγ部分を目印にして集まってきた好中球により効率よく貪食されるのだ．このFcγレセプターの遺伝子型を解析したところ，難治性歯周炎がある特定のFcγレセプター遺伝子型と関連性があるとの報告[141-146]もある（図 7-16）．

また，破骨細胞の分化誘導因子として注目されているインターロイキン-1（IL-1）とよばれる液性因子は，マクロファージや歯周組織を構成する細胞から分泌され，GCF中からも検出される．そのため，疾病活動度（disease activity）を示すマーカーとして，プロスタグランジンE_2（PGE_2）とともに，多くの歯周病研究者からも注目を浴びてきた[147-161]（図 7-17）．歯周病とIL-1関連遺伝子との関係は白人アメリカ人（コーカサス人種）を対象に1997年に初めて解析された[147]．コーカサス人種におけるIL-1遺伝子型陽

性者は，IL-1遺伝子型陰性者に比べてオッズ比6.8で重篤な成人性歯周炎に罹患しやすいことが明らかにされたのである．また，IL-1遺伝子型陽性者は，IL-1遺伝子型陰性者に比べてメインテナンス療法中に7.7倍のオッズ比で歯を喪失するとの報告[151]もある．

しかし，最近になってIL-1遺伝子型では歯周病の易罹患性を判定することは困難であるという報告も見受けられる．とりわけ日本人や中国人の間では，IL-1遺伝子型が陽性である集団の数が少ないことが認められており，西洋人と東洋人での人種差のほうが顕著な差として検定されてしまい，正確な歯周病の易罹患性を判定することは難しいとの知見も明らかにされたのである[155,160]．さらに，IL-1遺伝子型は，歯周病のリスクファクターである喫煙と比較しても重大なリスクファクターとはならないとの報告[158,161]もなされた．

歯周病になりやすい患者層のなかには，確かにある遺伝的な因子の関連が疑われることも，日常臨床を行っていると強く感じることがある．そもそも，ある種の一つの遺伝的因子だけで歯周病の易感染性を論じるには，あまりにも短絡的すぎるかもしれない．しかし今後，複数の遺伝的因子やその他の局所因子を組み合わせることにより，ある程度の確率で歯周病易感染性の患者群を選択できるようになるだろう．遺伝子診断により，難治性の歯周炎が歯周病の発症以前にスクリーニングできるようになれば，ハイリスクの患者さんだけを効率よくメインテナンスでき，歯の喪失を有効に防ぎとめることができるだろう．そして，難治性である原因がはっきりし，新たな治療法（予防法）が確立される可能性も考えられる．

> **ちょっとコンセンサス㉓**
> * ペリオに罹患しやすい人を見極めるために，ヒト白血球抗原のある部分の違いに注目したり，好中球に発現するFcγレセプターの遺伝子型の違いに注目したり，インターロイキン-1（IL-1）の遺伝子多型に着目したりした研究が近年巻き起こったが，これらの単一因子のみの解析によっては，ペリオの易罹患性を判定することは難しそうである．
> * ペリオの発症，進行には，宿主の免疫力が，あるいは遺伝的素因が関与していると容易に想像できるが，これまでの免疫学的な研究成果を直接ペリオの診断や治療法に生かす段階には今のところ至っていない．

以上，ペリオの免疫学の総論を述べてきた．正直なところ，ペリオの免疫学が直接的にわれわれの診療室にもたらした福音はまだない．しかし，これからもペリオと免疫学は切っても切れない関係が続いていくだろう．そして，いつの日か，診療室のなかにも，その研究成果がもたらされることだろう．どうやら，歯科医師も免疫学とは切っても切れない関係が続きそうである．

第 8 章
ペリオの免疫学
歯周組織での現場検証

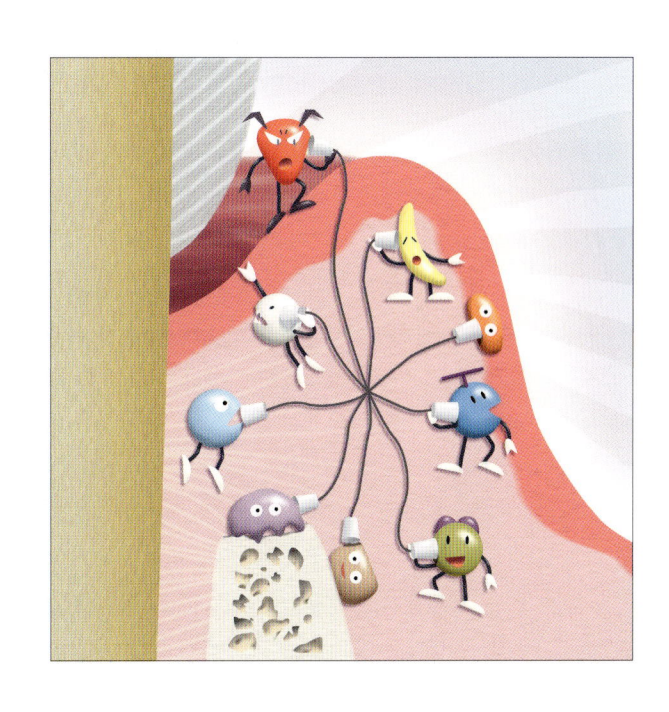

タイトルイメージイラスト
　歯周組織におけるさまざまな細胞が織りなすネットワーク社会のベールを明かそう！

ペリオの免疫学
歯周組織での現場検証

　ペリオと免疫学は，きってもきれない関係にある．この章では，歯周組織局所で生じているさまざまな細胞間のコミュニケーションを解読していく．さながらミクロの戦士になって，歯肉溝のなかから体の内部に侵入し，各地点で生じている現象を検証していこう(図8-1)！

　いったい，私たちの体を守る細胞は，どのようなはたらきをしているのだろうか？

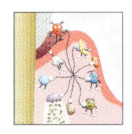

0地点　歯肉溝滲出液の科学
ケミカルメディエータで疾病活動
Disease activityを測定できるか？

[過去形の診査と現在進行形の診査]

　実際の臨床の場で，これから起こるかもしれない歯周組織の破壊を予測することはたいへん難しい問題である．われわれ歯科医師は，活動期の病変部位を探索するために，プローブを用いて臨床的アタッチメントレベル(clinical attachment level：CAL)を経時的に測定し，その変化量を計算してアタッチメントロス(attachment loss：A-LOSS)を求めて，実際にどの程度の量の歯周組織が破壊されたかを知ることができるにすぎない．

　すなわち，A-LOSSからは，その部位が活動期病変であったという過去形の情報しか得られないのである．ポケット深さ，プロービング時の出血の有無(BOP)，CALのデータを測定できても，これらのデータからではこれから起こりうる未来の予測はできないのである(図8-2)．まさにこれから歯周組織が破壊されるかどうかを診断するのは，これから地震が起こるかどうかを予知するように容易ではないのである．しかし，歯肉溝滲出液(gingival crevicular fluid：GCF，以下GCF)を利用すれば，これから起こりうる歯槽骨の破壊を予測できる可能性があることが多くの研究者たちによって，これまでに示されてきた．

　ご存知のようにGCFは，辺縁歯肉で起こっている炎症反応の進展に伴って毛細血管から湧き出してきた血清成分と，好中球を主体とする血球成分とから成り立っている．しかし，残念ながら私たちは，歯肉組織内部で起こっている炎症反応や免疫応答を実際に目で見ることはできない．だからこそ，GCFを科学的に分析して，歯肉組織内部で起こっている炎症反応や免疫応答を把握し，これから起こりうる歯周組織の破壊の程度を知ろうというのだ(図8-3)．それはちょうど，地下から湧き出してくる地下水を採取して，その土壌汚染の深刻さを検討する方法とまったくよく似ている．土壌汚染を調べるために，クロムや水銀，砒素などの汚染物質を計測するが，

第8章 ペリオの免疫学 歯周組織での現場検証

[炎症による骨破壊の現場検証]

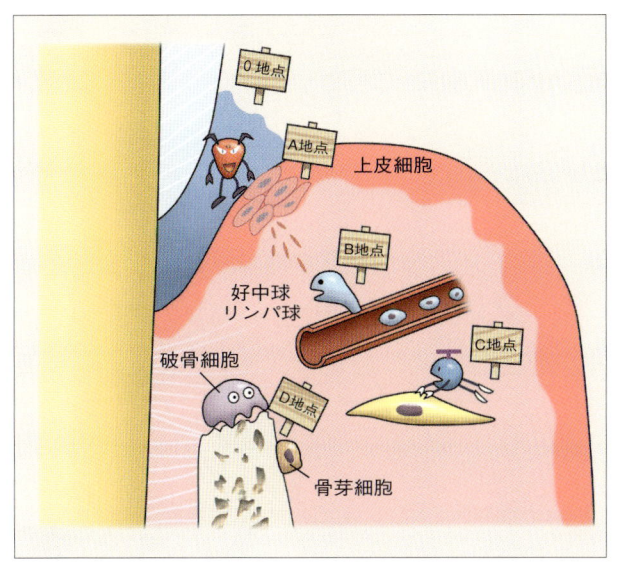

図 8-1 歯肉溝滲出液からの破骨細胞までの長い道程.

[歯肉溝滲出液から歯槽骨の破壊を予測する]

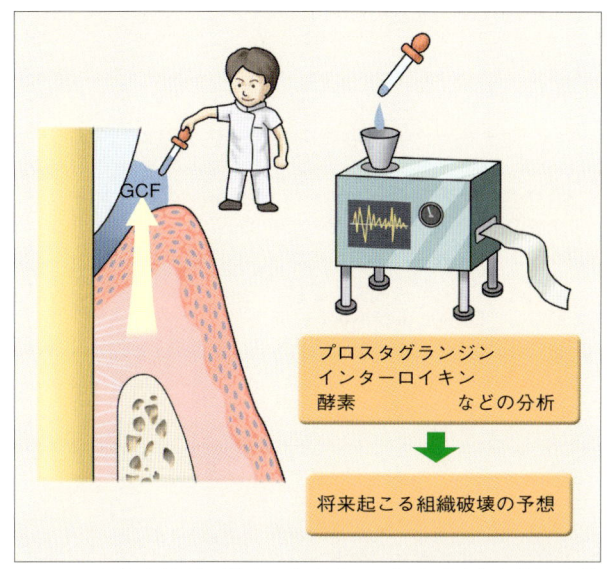

図 8-3 現在進行形の検査. 歯肉溝への湧き水(歯肉溝滲出液 GCF)を分析し, 歯周組織で生じている現時点での炎症反応を解析し, 将来の組織破壊量を予測する.

[付着の喪失量]

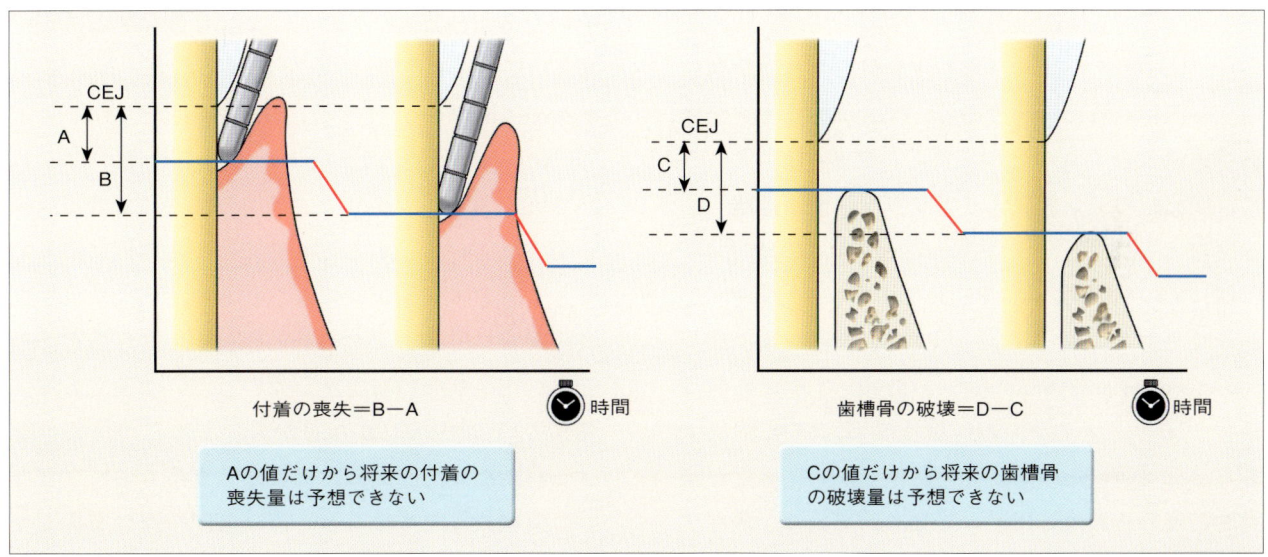

図 8-2 過去形の検査による付着の喪失量. 歯槽骨の破壊量の求め方. ある時間間隔で付着レベルや骨レベルをこまめに測定してゆく方法では, 気づいたときには活動期を過ぎてしまっている.

歯周病の進行によって組織破壊が起こるかどうかを調べるために, プロスタグランジン(prostaglandin: PG)やインターロイキン(interleukin: IL)などのケミカルメディエータ(化学伝達物質)を測定しようというのである.

表 8-1 に, これまでに disease activity(疾病活動度)を知りうるかどうか検討されてきた GCF 中のさまざまな因子を示した[1-65]. ご覧のように, 種々の酵素, 抗体, 補体, サイトカイン, プロスタノイド, グリコサミノグリカンが検出され, 歯周病の病態との関連性が調べられてきた.

[PGE$_2$ と COX との関係]

とりわけこれらのなかでも, プロスタグランジン

表 8-1 歯肉溝滲出液に含まれるもの.

① 好中球
② 抗体
③ 補体
④ 酵素
　コラゲナーゼ，βグルクロニダーゼ，リゾチーム，アルカリフォスファターゼ，アリルスルファターゼ，ミエロペルオキシダーゼ，カテプシン，エラスターゼ，マトリックスメタロプロテナーゼ
⑤ サイトカイン
　インターロイキン1α，β(IL-1α，β)
　TNFα (Tumor necrosis factor-α)
　インターロイキン6 (IL-6)
　インターロイキン8 (IL-8)
⑥ 炎症性メディエータ
　プロスタグランジン E_2 (PGE_2)
　ロイコトリエン B_4 (LTB_4)
⑦ 組織の分解産物
　コラーゲンのピリジノリン架橋物質
　アスパラギン酸アミノトランスフェラーゼ
　グリコサミノグリカン
⑧ その他
　ICAM-1 (intercellular adhesion molecule-1)
　可溶性 CD14 (solubleCD14)

【細胞膜のリン脂質から種々の PG が産生】

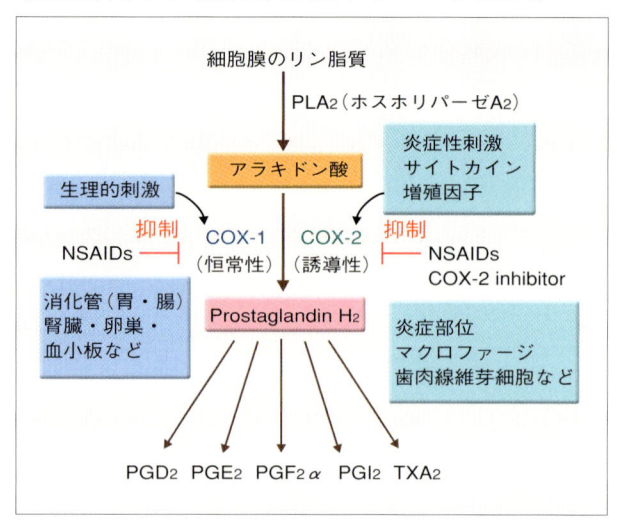

図 8-4 プロスタノイド合成経路. 非ステロイド性抗炎症薬 (NSAIDs) は COX-1 と COX-2 の両方を阻害し，プロスタグランジンの合成を抑制する.

E_2 (PGE_2) は骨吸収との関連性も報告され，早期に研究が開始された因子である．PGE_2 は，発熱，発痛，血管透過性の亢進の作用を有し，図8-4 に示すように，細胞膜のリン脂質よりアラキドン酸が遊離し，シクロオキシゲナーゼ (cyclooxygenase：COX，以下 COX) により処理された PGH_2 をもとに，種々の PG が産生される．非ステロイド性抗炎症薬 (NSAID：non steroidal anti inflammatory drug) であるアスピリンやインドメタシンの作用機序が，COX 阻害であることが明らかになり，近年 COX の研究が精力的に進められたのは，よく知られている．現在，COX には4つの型 (アイソザイム) が存在しており，それぞれ COX-1 から COX-4 と命名されている．

COX-1 は，血小板，胃，腎臓において恒常的に PG を産生し，血小板凝集，胃酸分泌，利尿作用に関与している．一方，COX-2 は，炎症反応やがんの病態に関与していることが明らかにされた．したがって，アスピリンやインドメタシンの非ステロイド性抗炎症薬は，COX-1 と COX-2 の両方を阻害するため，COX-1 による生理的な作用をもつ PG の産生をも抑制してしまうことになり，副作用とし

て出血傾向，胃潰瘍，腎障害が認められるわけだ．そのため，COX-2 特異的阻害作用を有する抗炎症薬 (COX-2 inhibitor) の開発が進められ，NS-398，meloxicam (モービック®)，celecoxib (セレブレックス®)，rofecoxib (バイオックス®) などの薬がつくり出されており，関節リウマチ炎の治療にすでに臨床応用されている．もちろんのこと，歯周病に関しても，インドメタシンに代表される非ステロイド性抗炎症薬をはじめ，これらの COX-2 特異的阻害作用をもつ抗炎症薬の有用性を報告している論文も報告されている[66-83]．しかしながら，これらの抗炎症薬は一時的な炎症所見の改善にとどまるものにすぎない．薬剤投与をやめると，再び歯周組織に炎症が生じてくるのである．原因の除去が重要であるのはいうまでもない．さらに，最近，これらの COX-2 阻害薬の長期服用により，心筋梗塞などの虚血性心疾患のリスク向上が認められたとの報告があり，簡単に薬の服用でペリオを克服するのは無理があるようである．

さて，1981年，Offenbacher, et al は，いち早く GCF 中の PGE_2 の測定を試み，その測定に成功した[3]．12名の歯周病患者から GCF を採取して PGE_2 濃度を測定したところ，歯肉炎患者から得られた

【歯周病の病因論】

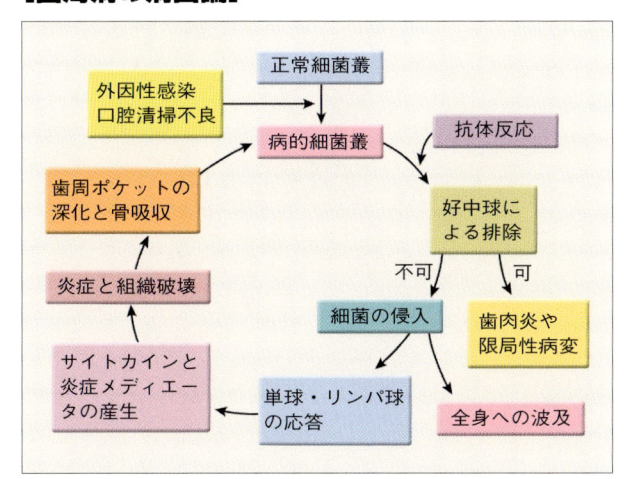

図 8-5 歯周病の病因を示す環（Offenbacher S：Annals of Periodontology. AAP, 1996[85]．より）．

【Disease Activity の測定法】

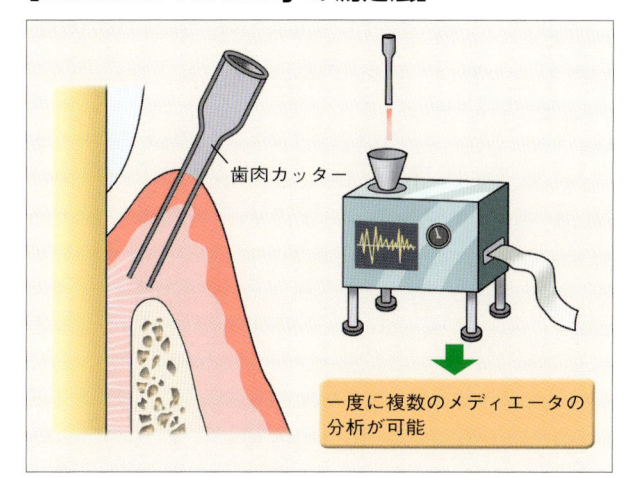

図 8-6 GCF 採取に代わる新しい分析方法．歯肉組織を微量採取し，mRNA レベルで種々の因子の量を測定し，将来の組織破壊量を予測する．

GCF 中の PGE_2 濃度よりも高い濃度であったことを報告したのである．また成人性歯周炎患者を3か月ごとにリコールし，GCF を採取し PGE_2 濃度を測定したところ，A-LOSS の生じた部位で有意に PGE_2 濃度が上昇していたことも明らかにした[7]．すなわち，GCF 中の PGE_2 濃度を経時的に測定することで，A-LOSS が生じるであろうことをあらかじめ予見可能であると報告したのである．彼の報告を発端に，GCF 中におけるさまざまな因子の測定が試みられ，歯周病の disease activity を知りうるかどうかの試みが多々進められた．しかしながら，どの因子をとってみても，単独の因子の測定でもって，歯周組織破壊が将来起こるかどうかを判定することは困難であること，また複数の因子のデータを利用することで，disease activity を予見できる可能性があることが示されたにすぎない[84]．土壌汚染の深刻さを調べるために，汚染物質であるクロムだけを計測しても，その実態が反映されないのと同じである．

ちょっと話がそれるが，Offenbacher といえばノースカロライナ大学の教授であり，ペリオと全身疾患のテーマをいち早く展開し，とりわけ心臓疾患と歯周病のリスクの関係を報告したことで知られている．また，1996年に彼が報告した歯周病の病因論を示す図（*図 8-5*）は有名な図であり，一度は見たことがある読者も多いであろう．この先でもこの図が登場する．

【GCF 採取に代わる新しい測定方法】

さて，前章でも示したように，GCF を採取するだけでも膨大な時間が必要となる．しかも，採取した GCF 中の因子を一つだけ測定するだけでは disease activity を測定できないのならば，すなわち複数の因子の測定が必要なら，GCF 中の因子の測定にも莫大な時間と費用がかかるわけだ．このように考えてみると，いっそのこと disease activity の測定はあきらめて，従来どおりの SPT（supportive periodontal therapy）を主体としたメインテナンスセラピーを行ったほうが手っ取り早いかもしれない．

しかしながら，最近になって，歯肉組織を極微量採取（biopsy）し，組織中から採取された遺伝子を効率よく増幅させることで，一度に複数の因子の解析が短時間に可能になってきたのである（*図 8-6*）．土壌汚染の深刻さを調べるために，地下から湧き出る地下水を分析するのではなく，土そのものをボーリングして採取し一挙に複数の汚染物質を分析しようとするのだ．この方法を用いれば，disease activity を予見するのみならず，歯周組織局所で生じてい

る炎症反応の分類が可能になるとの報告[86-88]もあり，歯周炎という病気は，いろいろな病型のいろいろな病態が合わさったものであるため，それらが詳細に分類できるようになるときが近い将来やってくるかもしれない．幸いにして，われわれの扱う口腔内は，biopsyを簡単に行える場所である．今後，歯肉組織を構成するタンパク質を解析することで，新しい歯周病の分類を行っていく方向で研究が進められることは間違いないであろうと思われる．

ちょっとコンセンサス㉔

＊アタッチメントロスからは，その測定部位が活動期病変であったという過去形の情報しか得られない．

＊歯肉溝滲出液中の種々の因子（酵素，抗体，補体，サイトカイン，プロスタノイド，グリコサミノグリカンなど）を測定することにより，将来起こりうるアタッチメントロスを予測することは，微量な歯肉溝滲出液を採取するうえでも，その中の因子を測定するうえでも制限があり，困難である．

＊歯肉組織を微量に採取（biopsy）し，組織中の種々の因子のmRNA発現量を計測し，複数の因子の発現量を組み合わせて解析することにより，近い将来生じるであろうアタッチメントロスを予知できるようになるかもしれない．

＊歯肉組織を微量に採取し，さまざまな遺伝子解析を行うことは，そのヒトの歯周病易罹患性のみならず，薬剤耐性，他の疾患のリスク因子なども容易に知り得，テーラーメイドの医療を実践する一助となる可能性がある．

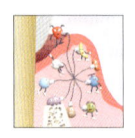

A地点　歯肉溝上皮の大切な役割
歯肉上皮は体を守る単なるバリアではない！

［上皮細胞が免疫系の細胞をよびつける？］

　歯周病原性細菌がたくさんいる歯肉溝に直接面しているのは，歯肉溝の上皮細胞である．したがって，私たちの体のなかでいちばん初めに種々の歯周病原性細菌と接する細胞が上皮細胞ということになる．しかし，上皮細胞を分離，培養することは以前

［上皮細胞が免疫系をよぶ］

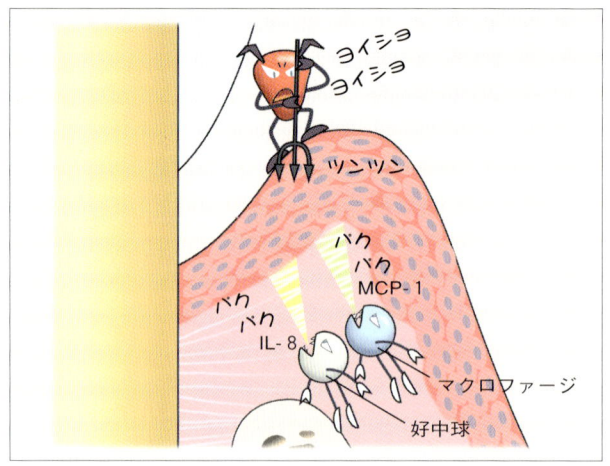

図8-7　歯肉上皮細胞が分泌するシグナル物質．歯肉上皮細胞が歯周病原性細菌のLPS刺激を受けるとIL-8やMCP-1を積極的に産生し，好中球やマクロファージを局所へよび寄せている可能性がある．

まではたいへん困難であったため，歯肉溝の上皮細胞が歯周病原性細菌と触れ合ったときに何が生じるのか，なかなか明らかにされてこなかった．それが，ようやく最近になって，歯肉上皮細胞の培養が可能になった．すると，歯肉上皮細胞は，単なる体を守るバリアとしてのはたらきだけでなく，さまざまな液性因子を産生し，何らかの信号を体のなかに送り込んで，上皮下直下で次に起こってくる免疫応答に積極的に関与しているのではないかと考えられるようになってきたのである．

　というのも，培養歯肉上皮を*Porphyromonas gingivalis*（*P. g*）で刺激するとインターロイキン-8（IL-8）やMCP-1（macrophage chemoattractant peptide-1）といった因子が産生されることが判明したのである[89-93]（図8-7）．IL-8やMCP-1はケモカイン（chemokine）と称されるペプチドの仲間であり，好中球やマクロファージを寄せ集める作用のあるペプチドなのである．そう，ちょっと汚いたとえだが，ゴキブリホイホイの真ん中に置くエサのような因子を称してケモカインというのである．現在までに，何と40種類ものケモカインが発見されており，いずれも4つのシステイン残基の位置が保存され，よく似た構造となっている．なぜ，40もの種類があるの

表8-2 ケモカインとそのレセプターの分類.

ケモカイン	ケモカインレセプター
① CC ケモカイン	
MIP-1α, RANTES, MCP-3	CCR 1
MCP-1, MCP-3, MCP-5	CCR 2 A, B
Eotaxin, RANTES, MCP-3	CCR 3
MIP-1α, RANTES	CCR 4
MIP-1α, RANTES, MIP-1β, HIV	CCR 5
LARC	CCR 6
	など
② CXC ケモカイン	
IL-8	CXCR 1
IL-8, Gro-α	CXCR 2
	など
③ CX₃C ケモカイン	
Fractalkine	CX₃CR 1
④ C ケモカイン	
Lymphotactin, SCM-1β	XCR 1

MIP : macrophage inflammatory protein
RANTES : regulated on activation, normal T cell expressed and secreted
MCP : monocyte chemoattractant protein
LARC : liver and activation-regulated chemokine

【上皮細胞が抗菌物質を産生し細菌侵入を阻止】

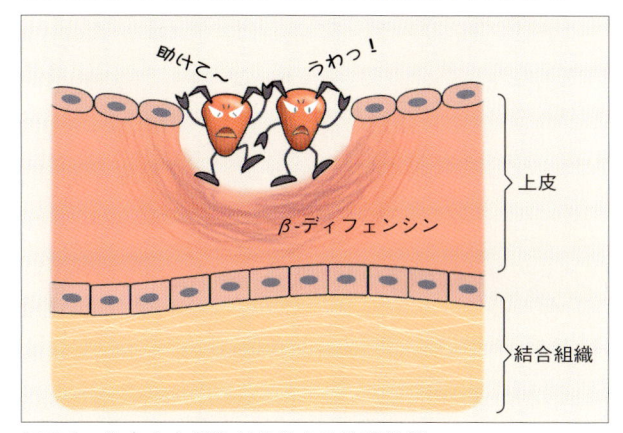

図8-8 歯肉上皮細胞が分泌する抗菌物質.

かはわかっていないが，何とAIDS感染にもこのケモカインあるいはケモカインレセプター(受容体)が関与していることが近年明らかとなり，多くの研究者の注目を浴びている．ケモカインは，N末端の4つのシステインのうち最初の2つのシステインの並び方によって，大きく4つの群に分類されている(表8-2)．最初のシステインの間にアミノ酸が存在しないCCケモカイン(Cはシステインを示す)，2つのシステインの間に一つのアミノ酸が介在するCXCケモカインが代表格である．他に2つのシステインの間に3つのアミノ酸が介在するCX₃Cケモカイン，最初のシステインがなくなったCケモカインがある．さらに興味深いことには，一般的にCXCケモカインは好中球をよび寄せる作用を有し，CCケモカインは単球，リンパ球をよび寄せる作用があり，それぞれ役割分担されている．

さて若年性歯周炎患者から，先に述べたように歯肉組織をbiopsyし，IL-8やMCP-1のmRNA発現を解析してみると，健常者に比べて低い患者が認められるとの報告がある[94-96]．このことは，ケモカインの産生低下が歯周病を引き起こしている要因となっている患者さんがおられることを示唆している．上皮細胞は創傷治癒の場で第1に活躍する細胞でもあり，歯周病の進行によって破壊された歯周組織を再生するために，わざと上皮細胞の増殖をメンブレンで遮断する方法を，すでにわれわれ歯科医師は実際の臨床の場で行っている．たとえば今度は，若年性歯周炎の患者さんにおいて，上皮細胞の生物学的活性を促進して，いち早く上皮下直下にわれわれの体を守る免疫系の細胞を集積させて，炎症応答をコントロールするような新たな治療法も開発されてくるかもしれない．

【上皮細胞は抗菌スリッパ？】

最近，歯周病原性細菌である*P. g. Actinobacillus actinomycetemcomitans*(*A. a*)や*Toleponema denticola*が，歯周ポケット内に生息するだけでなく，上皮細胞を積極的に破壊し上皮細胞内に侵入できることが判明した[97]．どのように上皮細胞の細胞膜をこれらの歯周病原性細菌が破壊していくのか今後詳細に解析されるとともに，これら細菌の上皮細胞への侵入が歯周病の発症にとってどのような意味をもつのか，あるいはもたないのか明らかにされていく

[ランゲルハンス細胞は異物認識するパトロール隊]

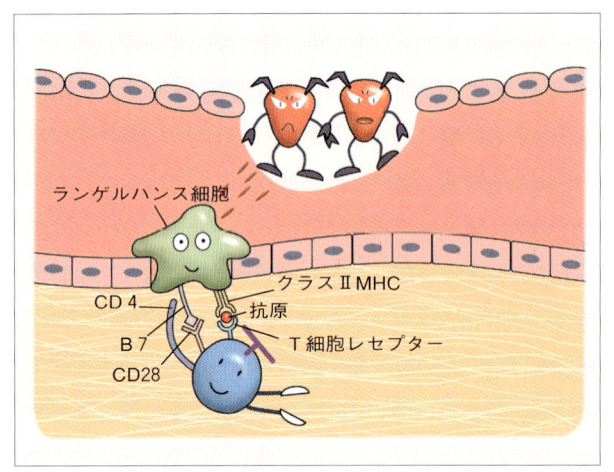

図 *8-9* ランゲルハンス細胞による抗原提示．歯肉上皮組織中のランゲルハンス細胞の数はきわめて少ないが，外来抗原（敵）の情報をT細胞へ知らせるという重大な任務を担っている．

[上皮細胞がつくるβ-ディフェンシンが樹状細胞をよぶ]

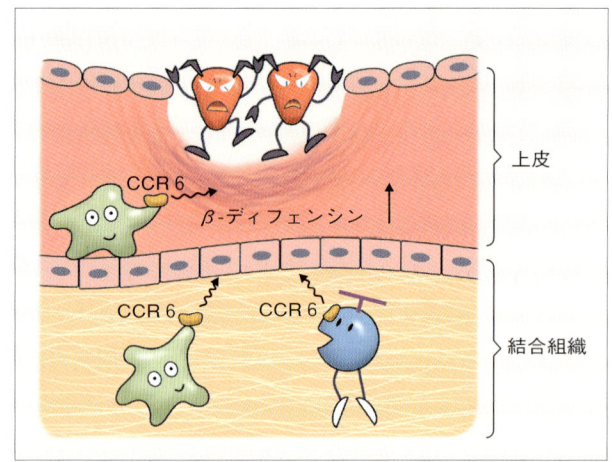

図 *8-10* 歯肉上皮細胞の産生する抗菌ペプチドの思わぬ効果．β-ディフェンシンには樹状細胞やT細胞をよび寄せる作用もある．

だろう．

さらに，興味深いことに近年，歯肉上皮細胞がβ-ディフェンシン（β-defensin）とよばれる抗菌ペプチドを産生することが明らかとなった[98-100]（図 *8-8*）．この抗菌作用は，嫌気性細菌に対して有効であることが明らかとなっており，人為的に歯肉上皮細胞のβ-ディフェンシンの産生を活性化させると，先に述べた上皮侵入性歯周病原性細菌の細胞内への侵入が抑制されるようである．上皮細胞が，はやりの抗菌グッズのように自ら抗菌作用をもつ因子を放出するなんて，おもしろい話である．今後，β-ディフェンシンを新たな歯周治療薬として応用する試みがなされるものと考えられる．

[ランゲルハンス細胞の重要な役割]

さらに，最近，歯肉上皮組織に存在しているマイナーな細胞であるランゲルハンス細胞（Langerhans cell）にも注目がそそがれている[101-110]．ランゲルハンス細胞は，木の枝のように手足を伸ばした格好をした細胞であるところから樹状細胞（dendritic cell）とよばれている．

ランゲルハンス細胞は，骨髄由来の細胞であり，上皮のなかで私たちの体に侵入してきた敵（異物）を認識するパトロール役を担う細胞であることがわかってきた（図 *8-9*）．すなわち，ランゲルハンス細胞は体の外から侵入した細菌や異物を捕らえて処理した後，それをリンパ節に運んで行ってTリンパ球に報告する（これを抗原提示；antigen presentingとよんでいる）．そして，その後，敵を効果的に駆除するリンパ球の数を増大させ，効率よく敵をやっつけることになるのである．

もちろん，第5章でもすでに述べているように，私たちの体に侵入してきた細菌や異物を貪食し，Tリンパ球に抗原提示するのは，ご存知マクロファージであるが，上皮組織内ではランゲルハンス細胞がその代わりを担っているのである．しかも，樹状細胞の抗原提示の能力はきわめて高く，樹状細胞1個で数百から数千個のキラーT細胞が刺激できるといわれている．このような抗原提示のプロといわれる樹状細胞の性質を利用して，がんに対するワクチン療法も開発され注目されている．すなわち，がん組織から採取したがん特異的抗原と，同患者さんの末梢血から分離した樹状細胞とを試験管内で一緒に培養し，樹状細胞をがん患者さんに戻すのである．つまり試験管の中で樹状細胞に敵を覚え込ませて，戦地に向かわせるようにするのである．現在，悪性黒

第8章 ペリオの免疫学 歯周組織での現場検証

> **ちょっとコンセンサス㉕**
> * 歯肉上皮細胞は，歯周病原性細菌のLPS刺激を受けると，好中球をよび寄せるIL-8，マクロファージをよび寄せるMCP-1を分泌することが明らかとなった．従来，歯肉上皮は外界と体の中とを仕切るバリアとしての機能しか注目されてこなかったが，積極的に免疫担当細胞と情報交換している可能性が示唆された．
> * 歯肉上皮細胞は，嫌気性細菌に対して有効な抗菌作用を示すβ-ディフェンシンを産生する．
> * 歯肉上皮に存在する樹状細胞（ランゲルハンス細胞）は，歯周ポケット内の歯周病原性細菌の外来抗原部分を認識し，T細胞に抗原提示を行う役割を果たしているかもしれない．
> * β-ディフェンシンにも，樹状細胞やT細胞をよび寄せる作用があり，歯周組織で惹起される免疫応答に関与している可能性がある．

［細菌をやっつける好中球への応援要請］

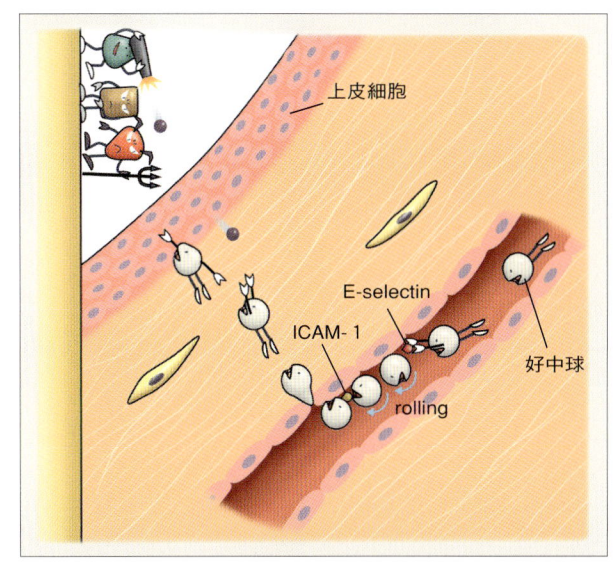

図8-11 好中球への応援要請．細菌バイオフィルムから放出された物質は，血管内皮細胞にはたらきかけて好中球が血管から外へ出てくるよう要請をだす．

色腫，悪性リンパ腫，前立腺がんなどに対して，このような樹状細胞ワクチン療法が試みられている．

確かに，歯肉上皮内に存在しているランゲルハンス細胞の数はたいへん少ないかもしれないが，その抗原提示能が高いので，歯周病の発症の段階で何らかの役割を果たしていることも十分想定されるし，どのような敵の部分を抗原提示しているのか興味深い問題だ．つまり，歯周病原性細菌の候補として挙がっている細菌のなかで，樹状細胞に容易に認識されやすい細菌がいるのならば，歯周ポケット内に少量しかいない細菌であっても，歯周病の発症，進行には大きくかかわっていることになり，このあたりの解明が待たれるところである．

最近，先に述べた上皮細胞の産生する抗菌ペプチドであるβ-ディフェンシンがCCR6というケモカインレセプターをもった樹状細胞をよび寄せる作用を有することが判明した[111]（図8-10）．β-ディフェンシンとCCR6との親和性は，本来の結合相手であるケモカインLARCの数十分の一にすぎないが，細菌の上皮内への侵入に伴って多量のβ-ディフェンシンが産生されることから，私たちの体の中でも大きな意義をもっていると考えられている．上皮細胞の培養が可能になったことで，今後ますます，上皮細胞の機能が次々と明らかにされてくるだろう．上皮を取り巻く研究分野には，当分目が離せなくなりそうである．

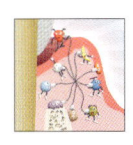

B地点 免疫系の細胞の集積と敵を認識するメカニズム

［免疫系の細胞の出撃］

先に示したOffenbacher先生の歯周病の病因論図（図8-5）をいま一度見てみよう．正常細菌叢が病的細菌叢に変化すると，まず初めに好中球による病原因子の駆除が始まるわけである．LPSなどの細菌由来物質が体の中に侵入してくると，血管壁を構成する血管内皮細胞が，血流にのってパトロールしている好中球に応援の要請をだすことがわかっている．図8-11に示したように，E-セレクチン（E-selectin）という赤信号を認識し，血管内を流れるスピードを減速し，血管壁に沿って転がっていく[112]（rolling）．その後，ICAM-1（Inter Cellular Adhesion Molecule）とよばれる分子により，しっかりと血管内皮細胞と

[好中球の出撃]

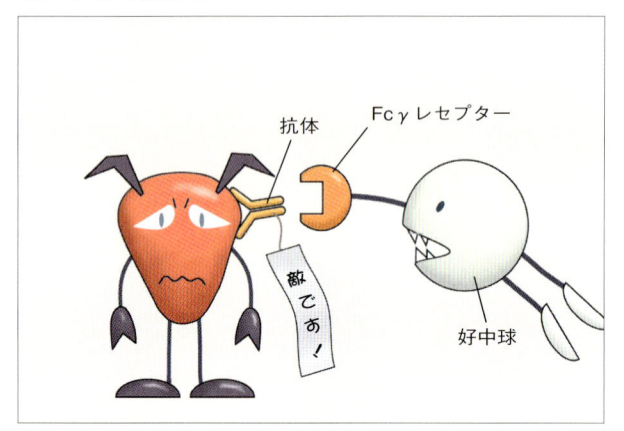

図8-12 敵に抗体や補体が結合していると,好中球は戦いを挑んでいく／オプソニン効果.

[マクロファージがTリンパ球に敵の情報を伝える]

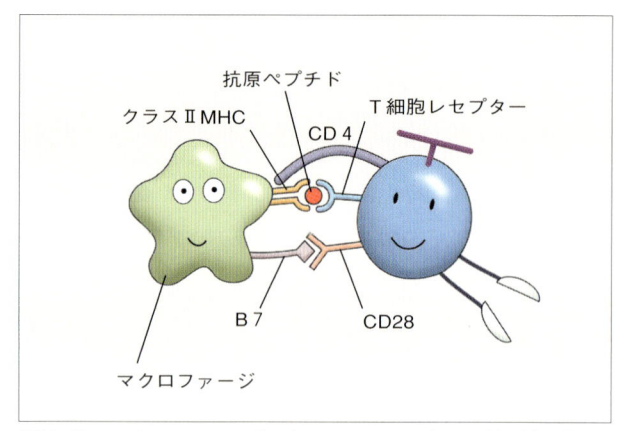

図8-13 マクロファージによるTリンパ球への抗原提示.

結合し血管外へ出ていき,先に述べたように歯周病原性細菌の刺激を受けて上皮細胞が産生したIL-8に向かって遊走し始めるのである.当然,ICAM-1とよばれる接着分子の発現に異常があれば,戦いの場に兵隊を送り込むことができないので重大な問題となる.ある早期発症型歯周炎患者のなかにICAM-1の発現の異常が認められたとの報告もある[113].

さて,好中球はリンパ球のようにやっつける敵が決まっているのではなく,なりふり構わず敵を攻撃する.ただ,敵に抗体や補体が結合していると,それに向かって一目散に好中球は戦いを挑む(これをオプソニン効果という).前章でもすでに述べたように,好中球は抗体のFc部分を求めて走りだす.このとき,好中球がどれだけ強力に抗体のFc部分めがけて突進していくかの強さの違いによって,歯周病の罹患のしやすさに違いが生じるのではないかという考えがなされたわけである(図8-12).好中球で敵をやっつけることができれば,炎症反応は歯肉に限局し,歯槽骨の吸収は生じない.話は簡単である.

しかし,好中球のはたらきだけで手に負えないときは,特殊な機能をもったリンパ球が敵の処理にあたる必要がでてくるのだ.異物(敵)を貪食する作用のあるマクロファージは,貪食した敵の断片(敵を区別するマーカーとなる)をTリンパ球に伝える(抗原提示作用)ことは先にお話ししたとおりである.図8-13に示すように,マクロファージが敵を貪食しマクロファージの細胞内で分解され,主要組織適合抗原であるMHC分子(major histocompatibility complex)と結合する.このMHC分子-抗原ペプチド複合体をT細胞レセプターが読み取るわけである.ヒトの場合,このMHC分子はHLA(human leukocyte antigen)とよばれている.前章で登場したように,HLAの型の違いによってHLA分子-抗原ペプチド複合体をT細胞が読み取るわけであるが,それが読み取りやすいのか読み取りにくいのかで,歯周病の易罹患性を判定しようとしていたのである.

[T細胞の種類分けと炎症性疾患]

前章の復習はこれまでとして,話を先に進めよう.Tリンパ球はリンパ球の70%をも占め,いろいろな免疫反応に参加し,免疫システムの主役を務めている.このTリンパ球は機能的に3つに分類される.外から侵入してきた異物を認識し,Bリンパ球に抗体をつくらせるヘルパーT細胞,ウイルスやがん細胞に取り付いて破壊するキラーT細胞,そして免疫反応を必要に応じて終了に導くサプレッサーT細胞である.さらに,ヘルパーT細胞は2つに分類される.すなわち,細菌やウイルスなどの異物に反応し,インターフェロンγやIL-2を産生するTh1細胞,それに対してカビやダニに反応しB細胞に抗体産生を指示し,IL-4,5,6,10を産生するTh2細胞と

[Tリンパ球の種類]

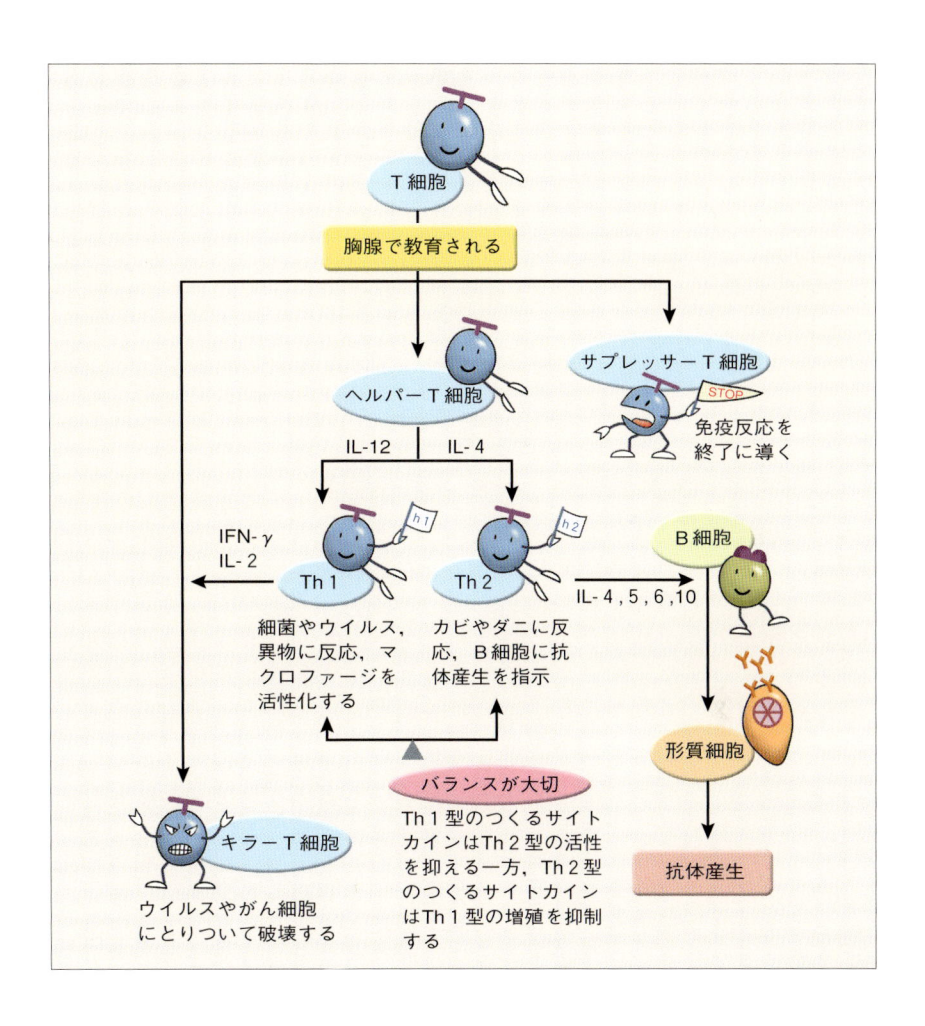

図 8-14 Tリンパ球の分類.

に分類されることがわかってきた(図 8-14).

近年，さまざまな疾患で，このTh1細胞とTh2細胞の平衡関係(バランス)がクローズアップされてきている．Th2がつくるサイトカインはTh1の増殖を抑制し，Th1のつくるサイトカインはTh2の活性を抑制するはたらきがあることが明らかにされたのである．衛生観念の変化や有効な抗生剤の登場で，Th1細胞が細菌と戦う頻度が下がるとTh2細胞の活動にブレーキが利かず，IgE抗体の産生が過剰になって，アレルギー(たとえば花粉症)を発症するヒトが近年増えてきたと考えることもできるというのである．

このTh1細胞，Th2細胞の分類分けをさまざまな炎症性疾患でみてみると，おもしろいことがわかってきた．慢性関節リウマチ患者の関節液にはTh1細胞が優位に細胞浸潤している[114,115]のに対し，アトピー性皮膚炎では選択的にTh2細胞が浸潤してくるというのである[116,117]．なぜ疾患の違いにより現場に誘導されるT細胞の種類が異なるのか，長い間不明であったが，先にも登場したケモカインレセプター発現の違いにより，現場に誘導されるT細胞が異なってくることが明らかとなったのである．

さて，図 8-15 にも示したように，Th1細胞に特異的に発現しているケモカイン受容体としてCXCR3，CCR5が，Th2細胞の同受容体としてCCR4，CCR3が考えられている．たとえば，Th2疾患である気管支喘息では，CCR4の結合相手(リガンド)であるTARCとよばれるケモカインの産生誘導が気道上皮細胞で起こり好酸球の浸潤が生じることがわかってきた．しかも抗TARC抗体を投与すると，肺胞洗浄液中の好酸球の数が減少したという．このことは炎症疾患において，Th1／

[ケモカイン受容体発現の違いでT細胞が異なる]

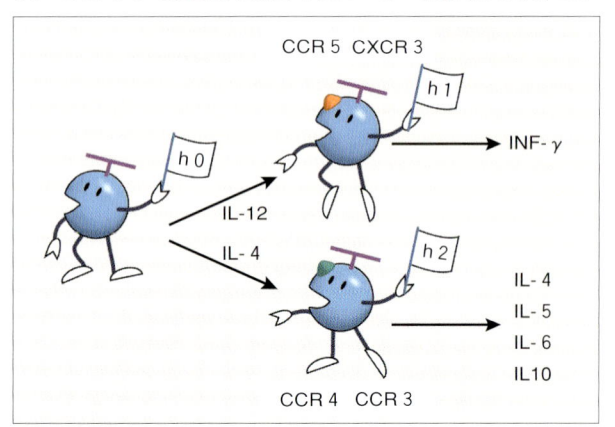

図 8-15　Th1, Th2 とケモカインレセプター．Th1 は CCR5, CXCR3, Th2 は CCR4, CCR3 のケモカインレセプターを有している．

[歯周病の発症・進行とTリンパ球]

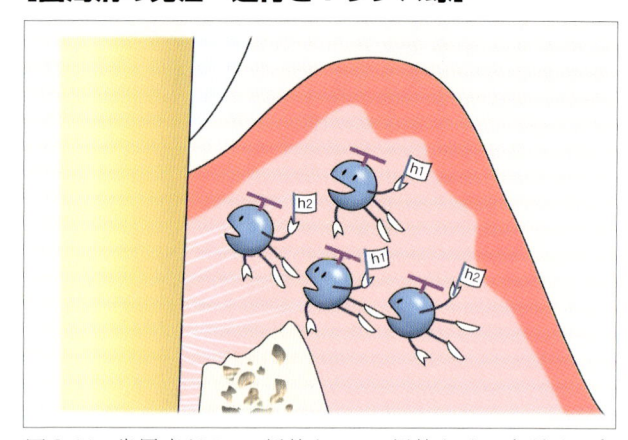

図 8-16　歯周病が Th1 優勢か Th2 優勢かはいまだはっきりしていないが, Th2 優勢との報告もある．

Th2のバランスを解読し，有用な抗ケモカイン抗体を応用することで，炎症細胞浸潤を抑えることが可能であることを示しているといえるだろう．

　歯周病の発症，進行を考えるうえでも，Tリンパ球が重要な役割を担っていることはいうまでもない．前章で述べたように，歯肉炎の歯周病病巣局所にはTリンパ球が多く集積しているものの，歯槽骨の破壊を伴う歯周炎病巣局所には，Bリンパ球が多く集積している B cell rich lesion となっている．このとき歯周組織に浸潤しているTリンパ球を解析したところ，Th1細胞, Th2細胞両方の存在が確認されたが[118-126]，一部の歯周炎患者で Th2 が優勢であったとの報告がある[118,119,122]（図 8-16）．先に述べたように，Th2 は B 細胞に抗体産生を指示するはたらきがあり，それによって歯周炎の病巣局所ではBリンパ球が数多く集積している病態を示しているのもうなずける．また，このような Th2 優位の歯周炎患者で，抗ケモカイン抗体による治療が有効になるかもしれない．

　さらに興味深いことに，歯周病病巣局所に浸潤しているTリンパ球のT細胞レセプターの遺伝子発現パターンを調べた結果，病巣局所に浸潤しているTリンパ球が認識している敵のパーツはそれほど多くなく，数種類のTリンパ球が病巣部に浸潤しているにすぎないとの報告もなされた[127-130]．そして最近，この数種類の抗原のうちの一つとして HSP 60（heat shock protein 60）とよばれるタンパク質があてはまるのではないかとの報告がある[131]．

　HSP 60は，リウマチ性関節炎，多発性硬化症，インスリン依存性糖尿病，全身性エリテマトーデスなどの自己免疫疾患における自己抗原とよく似た形をしており（相同性をもち），自己免疫応答を生じさせる一因として注目されている．歯周組織に炎症が生じている患者さんの一部に，このような自己免疫疾患としての炎症反応が混在している可能性があるわけで，今後，通常の歯周治療によっても炎症が消退しにくい難治性歯周炎（refractory periodontitis）の患者層に，このような自己免疫応答が関連した歯周炎患者さんがどれくらい存在するのかも調査されることだろう．

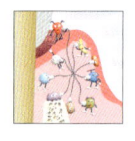

C地点　歯肉線維芽細胞とリンパ球が出会って，さあ大変

[接着分子とは？]

　毛細血管から飛び出してきたリンパ球は，勢いよく敵に向かって戦いを挑むことになる．活性化したリンパ球は，血管から飛び出すと，まず歯肉組織を

ちょっとコンセンサス㉖

* 好中球は，歯周病原性細菌の刺激を受けて上皮細胞が産生したIL-8に向かって遊走していく．
* 血管内から好中球が遊走していく際には，E-selectinやICAM-1とよばれる接着分子が関与している．
* ヘルパーT細胞には2種類ある．細菌やウイルスに反応し，マクロファージを活性化するTh1細胞とカビやダニに反応し，B細胞を活性化し抗体産生細胞に分化させるTh2細胞であり，これら2種のヘルパーT細胞はお互いにバランスを保っている．
* Th1細胞が優勢になると，インスリン依存性糖尿病や関節リウマチ炎などの自己免疫疾患が，Th2細胞が優勢になると，気管支喘息やアトピー性皮膚炎などのアレルギー疾患が生じるとされている．
* 歯周炎で歯周組織に浸潤しているT細胞を解析した結果，Th1細胞，Th2細胞の両方が確認されているが，どちらが優勢か今のところ判定されていない．
* 歯周組織にTh2細胞が優勢であったとする報告は，Th2細胞が形質細胞を抗体産生細胞へと分化させ，B cell richな歯周炎に特徴的な像の形成に関与しているのではないかと考察している．
* 歯周病病巣局所に浸潤しているT細胞は，さまざまな抗原を認識しているのではなく，数種類の抗原を認識しているT細胞の集まりであるとの報告がある．
* HSP 60とよばれる，自己免疫疾患との関連性があるタンパク質を抗原と認識しているT細胞が歯周組織に浸潤している歯周炎が認められる．

構成する歯肉線維芽細胞と出会うことになる．いつもなら血管の狭い管の中を流れているのに，急に砂漠のような広々とした地に解放され，いざ戦地へと向かうわけである．この砂漠には数多くの民間人である線維芽細胞が日常生活を営んでいる．

これまでは兵隊であるリンパ球は，民間人である線維芽細胞をスルリスルリとよけながら戦場に向かうものと思われていた．しかし，活性化されたTリンパ球は，積極的に線維芽細胞と歯肉組織中で接着していることがわかってきた．あたかも，戦地の情報を民間人である線維芽細胞に尋ねながら，兵隊であるリンパ球は敵地に向かうようである．リンパ球には，線維芽細胞からどのような情報が入り込むのだろうか？

近年，異なる種類の細胞が接するときに積極的に関与する，ちょうど手のような分子が明らかにされ，総称して接着分子とよばれている．先に登場した，ICAM-1も接着分子の一つである．そして，ここ最近，歯肉線維芽細胞とTリンパ球の間でどのような接着分子が関与しているのかの解析がなされた．その結果，図 *8-17* に示すように，少なくとも歯肉線維芽細胞とTリンパ球は3種類の腕を使って手と手をつないでいることが明らかとなった．βインテグリン，CD44／ヒアルロン酸，LFA-1／ICAM-1とよばれる腕を使って歯肉線維芽細胞とTリンパ球は接着しているのである[132-139]．そして，歯肉線維芽細胞とTリンパ球が接着すると，歯肉線維芽細胞から炎症性サイトカインであるIL-1βの産生がなされることが明らかにされた[137]．民間人は兵隊と接すると，ざわめき炎症反応を助長するようになるというのである．

また，逆に，歯肉線維芽細胞と接したTリンパ球は，細胞膜表面にCD13分子を発現することも明らかにされた．CD13分子は，サイトカインや細胞外基質の分解に関与しているメタロプロテアーゼの一つであり，慢性炎症性疾患の一つであるリウマチ関節炎の滑液中にもCD13を発現しているTリンパ球が認められることがわかっており[140]，同じく慢性炎症像を呈する歯周炎の病巣局所においても何らかのはたらきをしているものと予想されている．民間人から情報を得たTリンパ球は，CD13という新たな武器を持って戦地へ進むようである(図 *8-18*)．

[接着分子]

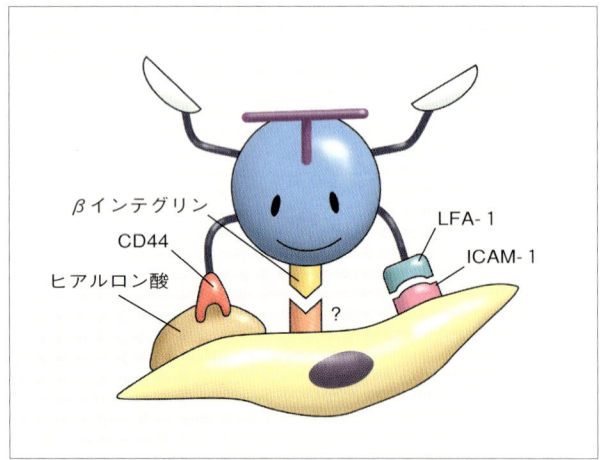

図 8-17 Tリンパ球と歯肉線維芽細胞との接着.
LFA-1 : lymphocyte function associated antigen-1
ICAM-1 : Intercellular adhesion molecule-1
βインテグリンと手をつなぐ相手はいまだ同定できていない.

[Tリンパ球と線維芽細胞が接着すると炎症反応を増強させる]

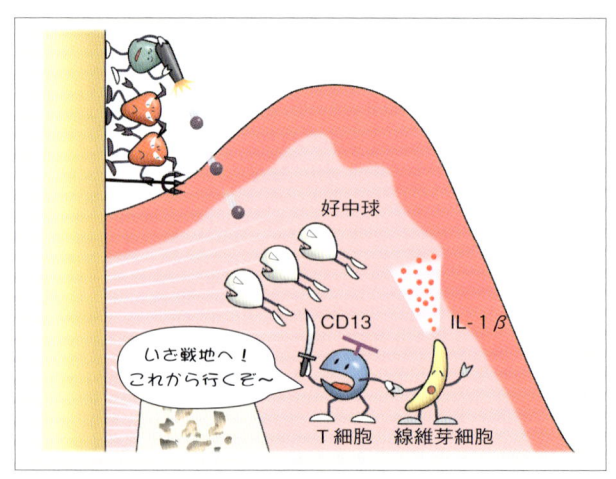

図 8-18 リンパ球と線維芽細胞との接着によって炎症反応が助長される.

> **ちょっとコンセンサス㉗**
> ＊線維芽細胞とT細胞が接触する際には，ICAM-1やCD44などの，接着分子とよばれるタンパク質が関与している．
> ＊線維芽細胞とT細胞が接着すると，IL-1βが線維芽細胞から産生放出され，より炎症反応を増強させている可能性がある．
> ＊線維芽細胞とT細胞が接着すると，T細胞はCD13とよばれるメタロプロテアーゼを産生し，細胞外基質タンパクを分解し，歯周組織破壊の一端を担う．

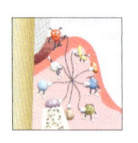

D地点　骨破壊の元凶　破骨細胞の活性化の機構

[破骨細胞と骨芽細胞のきってもきれない関係]

歯周病の特徴は，①歯周ポケットに生息する嫌気性細菌が原因であることと，②炎症によって硬組織である骨が溶かされてしまうという2点である．硬組織である骨はいかにして溶解されるのだろうか．いよいよ最終現場となる，骨破壊の現場を検証していこう．

骨吸収の担い手は，多核の破骨細胞である．これまでに，単球・マクロファージ系の前駆細胞どうしが細胞融合し，多核になって破骨細胞へと変身(分化)することが明らかにされてきた．歯槽骨の骨表面で細胞が融合するのには，何らかの因子が必要だと想定され，その因子の解析が進められた．そして，この因子の正体は，破骨細胞が遺伝的に形成されずに骨硬化症を呈する，いわゆる大理石病のマウスを解析することによって明らかとなり，骨芽細胞の産生する M-CSF(macrophage colony stimulating factor：マクロファージコロニー刺激因子)であることが判明したのである．

近年では飛躍的に研究が進み，骨芽細胞が発現する破骨細胞分化因子 RANKL(receptor activator of NF-κB ligand)，別名 ODF(osteoclast differentiation factor)によって，骨吸収機能をもった破骨細胞に成熟することが明らかにされたのである[141-149](図 8-19)．破骨細胞の形成と，骨芽細胞とは，きってもきれない関係にあるのである．

さて，歯周病の疾病活動度の高い部位から得られた，すなわち近い将来歯槽骨の吸収が起こるのではないかと予想される部位から得られた歯肉溝滲出液中には，IL-1やIL-6，TNFαといったケミカル

[破骨細胞と骨芽細胞のきってもきれない関係]

図 *8-19* 破骨細胞のできるまで．単球が細胞融合を起こし破骨細胞へと変身(分化)するためには，2つのシグナルが必要不可欠となる．一つは分泌性のシグナルでM-CSFによる刺激．一つは骨芽細胞との接触によるシグナルで，これには骨芽細胞上に発現するRANKLという分子と，単球上に発現するRANKとが関与している．

[歯周病の組織破壊メカニズム]

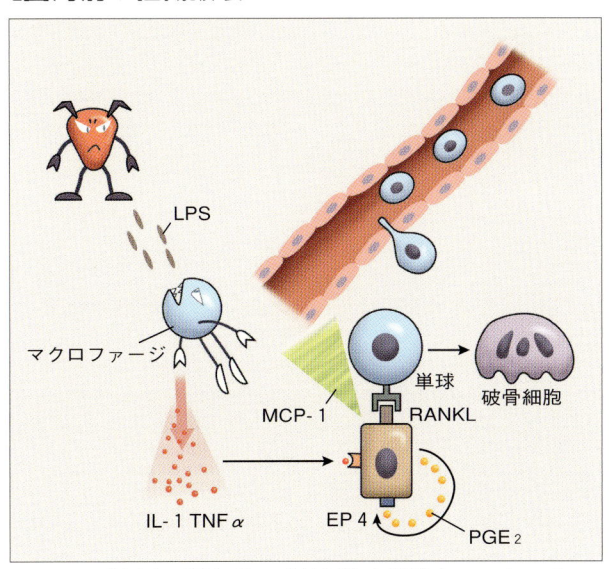

図 *8-20* 歯周病原性細菌が破骨細胞を誘導するメカニズム．

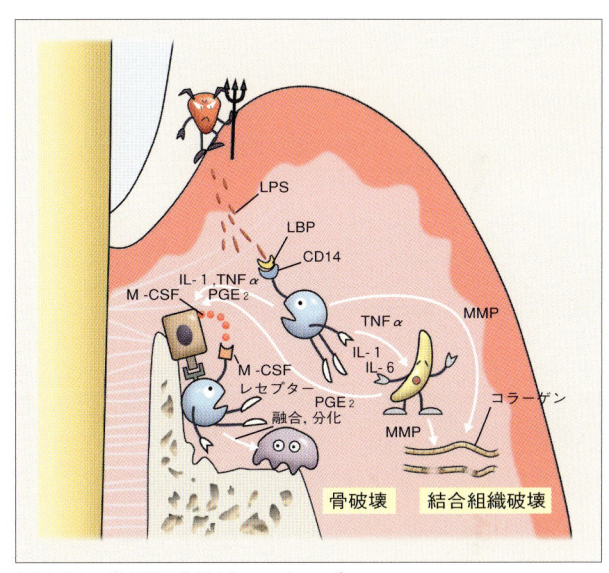

図 *8-21* 歯周組織破壊のメカニズム．

メディエータが高濃度に検出されることが知られている．IL-1やIL-6，TNFαは，単球・マクロファージがその産生の主要細胞であることが知られており，P. g菌の刺激を受けるとその産生が亢進されることもわかっている．このようにして，歯周病病巣局所で産生されたIL-1やTNFαは，骨芽細胞に作用すると，PGE₂が産生され，同細胞に発現しているPGE₂レセプターのEP4を介して(IL-6は，gp130を介して)，骨芽細胞のRANKL発現が亢進する(図 *8-20*)．

一方，歯槽骨表面にMCP-1などのケモカインによってよび寄せられた単球・マクロファージ系の前駆細胞どうしは，骨芽細胞上に発現されたRANKLを認識し，細胞融合を行って多核になって破骨細胞へと分化するものと考えられている(図 *8-20, 21*)．

このように述べると，非常に単純な系によって，破骨細胞の分化が調節されているようにみえる．しかし，このような破骨細胞の変身(分化)の過程が判明したのは，ここ数年のことである．実験仮説を立てて実証するには，多くの時間と莫大な労力が必要であったことはいうまでもない．破骨細胞の分化過程の解明には，歯学に関係する多くの研究者が貢献した．多くの研究者に敬意を表したい．

【破骨細胞とTリンパ球のあやしい関係】

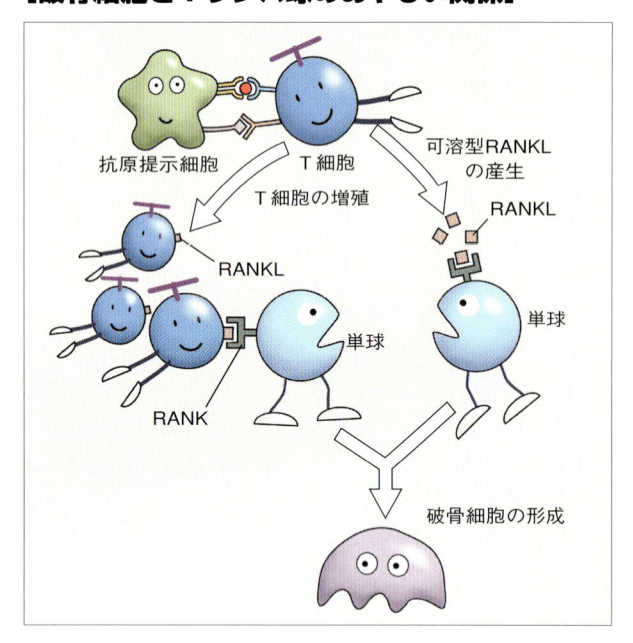

図 8-23 ビスフォスフォネートの構造と骨吸収抑制能.

	R₁	R₂	骨吸収抑制能
エチドロネート	CH₃	OH	1
クロドロネート	Cl	Cl	～10
パミドロネート	(CH₂)₂NH₂	OH	～100
アレンドロネート	(CH₂)₃NH₂	OH	～700
リゼドロネート	CH₂-(N環)	OH	1,000～10,000

◀図 8-22　リンパ球と破骨細胞とのあやしい関係．骨芽細胞との接触シグナルを介さなくても，活性化T細胞との接触で単球が破骨細胞に変身（分化）してゆくルートもある

【破骨細胞とT細胞のあやしい関係】

　また，先に述べた系による破骨細胞の活性化機構のほかにも，破骨細胞が活性化される系があることがわかってきた．炎症反応や免疫応答の中心を担うTリンパ球が，破骨細胞の形成にも積極的に関与しているのだ．図 8-22 に示したように，Tリンパ球の細胞膜上にRANKLが発現し，それによって単球・マクロファージが細胞融合し多核の破骨細胞が形成される[150-155]．また，Tリンパ球が直接可溶型RANKLを放出し，それによって破骨細胞が形成される系も存在する．

　いずれにしても，炎症反応に関係するTリンパ球が破骨細胞を誘導することが明らかとなり，歯周病のような炎症疾患でも，このような系により破骨細胞が活性化されていると考えられる．

【骨代謝に視点をおいた歯周病治療薬】

　破骨細胞の形成の抑制にターゲットを絞った薬剤による歯周病治療が試されている．ポケット内に存在する原因の除去が必要になるのはいうまでもないが，補助的な療法として破骨細胞形成を抑制する薬剤や骨新生を促進する薬の服用が今後検討されるかもしれない．骨代謝に視点をおいた歯周治療薬として，①ビスフォスフォネート，②スタチン，③マトリックスメタロプロテアーゼ(MMP)阻害剤が挙げられる．

①ビスフォスフォネート

　ビスフォスフォネートは，破骨細胞の機能抑制による骨吸収抑制作用をもつピロリン酸の類似化合物であり，ペリオの分野でもその応用が試みられている[156-163]（図 8-23）．ラットやイヌに惹起させた実験的歯周炎モデルにおいて，ビスフォスフォネートが骨吸収を抑制したとの報告がある．ビスフォスフォネートは，体内に入ると骨組織に蓄積するといわれている．破骨細胞が蓄積したビスフォスフォネートを貪食すると，アポトーシス（自己細胞死）が起こって死んでしまうことにより，骨吸収抑制が起こるものと考えられている．破骨細胞がゴキブリホイホイに引っかかったようなものだ（図 8-24）．

②スタチン

　スタチンは，抗高脂血症薬である 3-hydroxy-3 methylgulutaryl coenzyme A (HMG-CoA) 還元酵素阻害物質の総称をいい，主な作用は，肝臓におけるコレステロール合成阻害である．すでに抗高脂血症

[ビスフォスフォネートの骨吸収抑制作用]

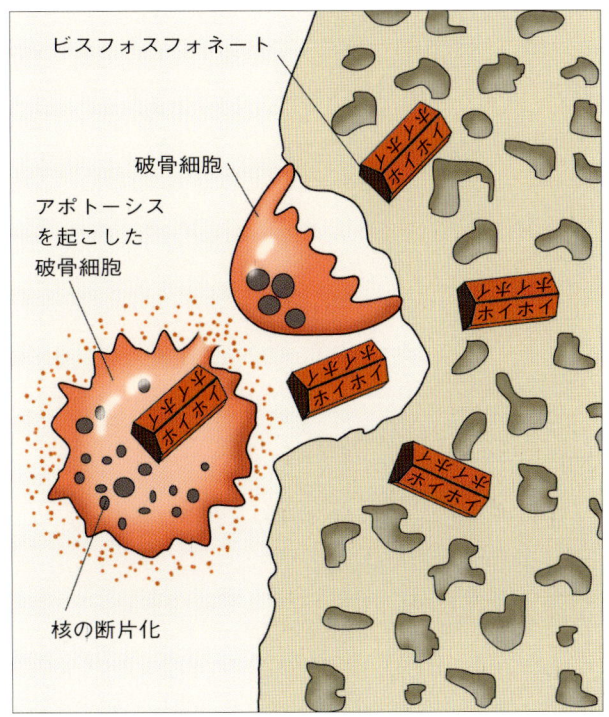

図8-24 骨中に蓄積したビスフォスフォネートは骨細胞内に取り込まれ，アポトーシスを誘導することにより骨吸収を抑制すると考えられている．

> **ちょっとコンセンサス㉘**
> * 骨芽細胞の産生するM-CSF刺激を単球が受けるとRANKを発現する．RANKにRANKLが結合すると単球が細胞融合し多核の破骨細胞へと分化する
> * 歯周病原性細菌のLPSの刺激をマクロファージが受けるとIL-1やTNF-αを放出する．放出されたIL-1やTNF-αの刺激を骨芽細胞が受けると，PGE_2が産生され，同細胞に発現しているPGE_2レセプターに結合する．そうすると，RANKLが発現し，単球上のRANKと結合し，破骨細胞へと分化する
> * 上記のような骨芽細胞を介さないで，T細胞がRANKLを産生，発現し，直接的に単球を破骨細胞に分化させる系も存在している
> * 破骨細胞の形成抑制により歯周炎を治療していく薬剤として，ビスファスフォネート，スタチン，MMP阻害剤が研究されているが，実用化には至っていない

薬として使われているが，コレステロールの低下作用のほかにさまざまな作用もあることがわかってきたのである[164-171]．骨塩量の増加作用，抗炎症作用，血管内皮機能の改善，免疫抑制などの新たな効用が明らかにされた．スタチンの投与により骨形成が促進され，それがBMP-2の発現促進によるものとの報告もある[167]．また，スタチンにより接着分子の発現やIL-1，IL-6の発現が抑制されるとの報告もある[172-174]．

③ MMP阻害剤

マトリックスメタロプロテアーゼ（MMP）は，細胞外基質の代謝をつかさどるコラゲナーゼ，ゼラチナーゼなどのZn^{2+}依存性のタンパク分解酵素をいう．免疫系の細胞や線維芽細胞，上皮細胞，骨芽細胞，破骨細胞など実にさまざまな細胞から産生される．IL-1などの炎症性サイトカインによって，その活性が亢進することも明らかにされており，ペリオの進行においてもGCF中のMMP活性の上昇が認められる．このようなMMP活性を抑制する薬として，抗生剤のドキシサイクリン，メタロプロテアーゼ組織インヒビター（TIMP），天然物由来化合物であるデヒドロアビエチン酸（DAA）の検討が進められている．

以上，0地点からD地点までの現場検証を行ってきた．個々のサイトで本当に興味深い細胞間のやりとりが巧妙に行われているのには，あらためて驚きを感じるばかりである．また，ペリオの治療に免疫学の発展によってもたらされた福音はいまだ残念ながら存在しないが，今後も，新たな知見が増大し，実際の臨床の場にその福音がもたらされる日がやってくるのを待ちたい．

第9章
ペリオって治るの？
Part I

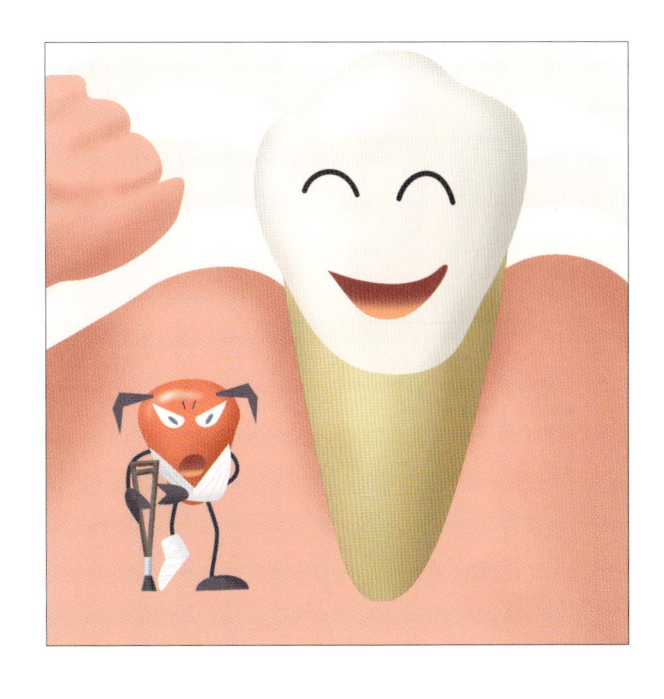

タイトルイメージイラスト
　にっくき悪玉菌に被害を受けた歯周組織も，ただだまって耐え忍んでいるだけではない．創傷治癒こそ基本！　ミクロの世界にご招待しましょう！

ペリオって治るの？
Part I

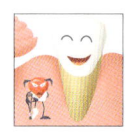

ペリオは治るの？治せるの？

　歯周病における最大の関心事は"ペリオは治るの？　治せるの？"に尽きると考えられる．現実に目の前にあるポケットに対して，スケーリング・ルートプレーニング，歯周外科など"あの手この手"を駆使すれば，健康な歯肉溝が得られることは本書でも明らかにされている．

　しかしながら，歯周病の分野で"治癒の定義"がないため，この手の話題はいささか混乱している．仮に"最小限の歯肉溝を伴った付着器官の完全な再生"が治癒の定義になるとすれば，残念ながらほとんどの症例では治癒は望めないであろう．歯周病が多様性疾患であることはご承知のことと思われるが，その多様性ゆえに，患者固有の治癒が得られているにすぎないとも考えられる．

　そこでこの章では，個体差は別として，歯周治療による歯周組織の反応という非常に難解な部分を掘り下げてみることにする．さて結末はいかに？

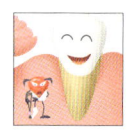

まずは前菜 創傷治癒の基礎

【創傷治癒＝瘢痕のない治癒】

　創傷治癒の基礎と書きだせば，読者の皆様の気をそぐことになりそうだが，根本的に外科医であるわれわれ歯科医師は，歯周治療に限らず生体の有する組織損傷に対する創傷治癒のメカニズムを理解すべきである．医科の領域，とくに皮膚科や形成外科ではすでに創傷治癒学という学問が確立され，瘢痕のない治癒を日々目指しているようである．一方，口腔内においても，審美形成外科が脚光を浴びている現状では，"口の中は見えないから治ればいい！"では済まされない時代がやってくるかもしれない（もう来ている？）．

　一言で創傷治癒といっても，軟組織と硬組織では共通する部分と特異的な部分がある．この章では話の進めやすさから軟組織にフォーカスを合わせることにする．

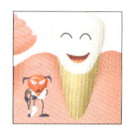

創傷治癒の過程

　創傷治癒とは，生体に生じた損傷が修復される過程である[1]．この過程は①生活反応期（vascular

[創傷治癒の基礎]

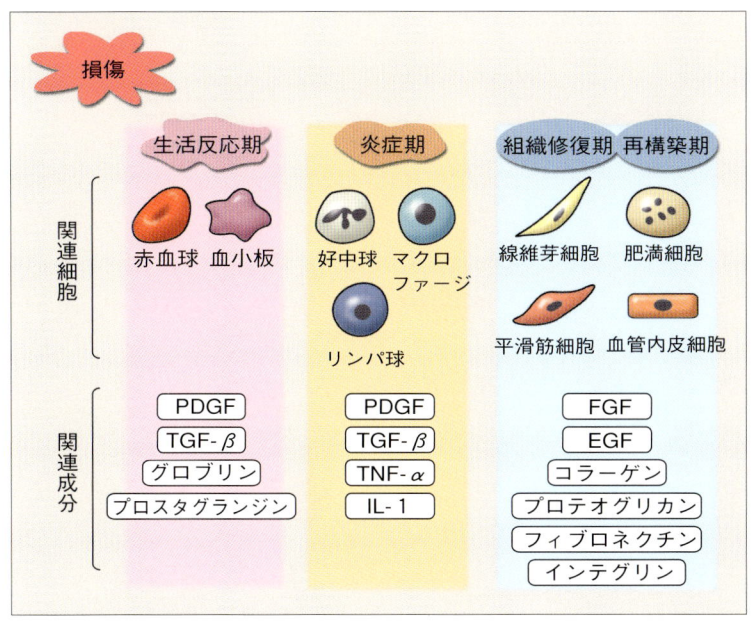

図 9-1　創傷治癒過程と登場人（？）物．

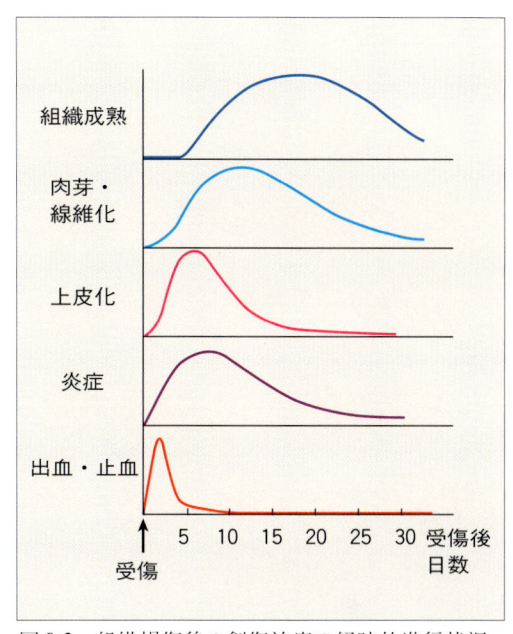

図 9-2　組織損傷後の創傷治癒の経時的進行状況．

[生活反応期]

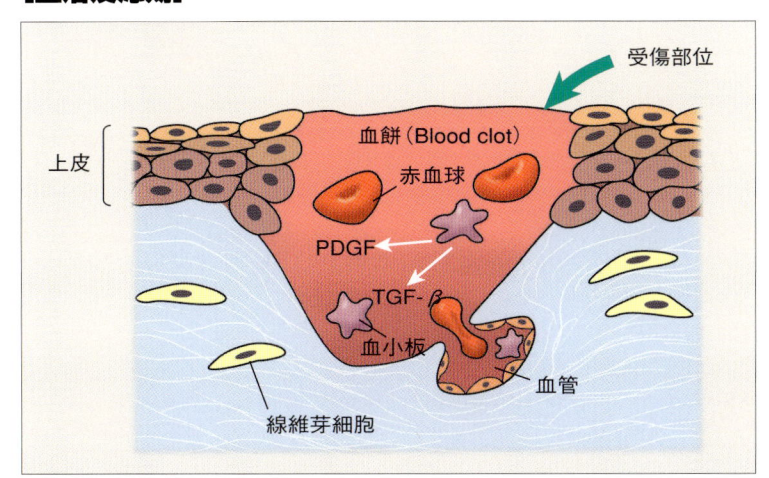

図 9-3　生活反応期．受傷直後．血管拡張，透過性亢進により赤血球や血小板が創部に登場する．

stage），②炎症期（inflammatory stage），③組織修復（増殖）期（fibroplastic stage），④組織再構築（瘢痕）期（remodeling stage）の4つに大別される[2-4]（図 9-1）．さらにこれらの段階は多少オーバーラップするが，細かく分類＊され，生体内での詳細なバイオロジーが明らかにされている（図 9-2）[5,6]．ここまでですでにアレルギー反応がでてきそうであるが，これからはできるだけエッセンスを噛み砕いて，消化不良を起こさないように解説してみたい．

[生活反応期]

生体が損傷や異常刺激を受ければその直後より数時間，ほとんどの組織において出血が認められ，その後に止血作用が生体によって営まれる．このとき

＊注：分類によっては，生活反応期（vascular phase）と創内浄化期（cellular phase）を合わせて炎症期（inflammatory stage）としている場合がある．

[炎症期]

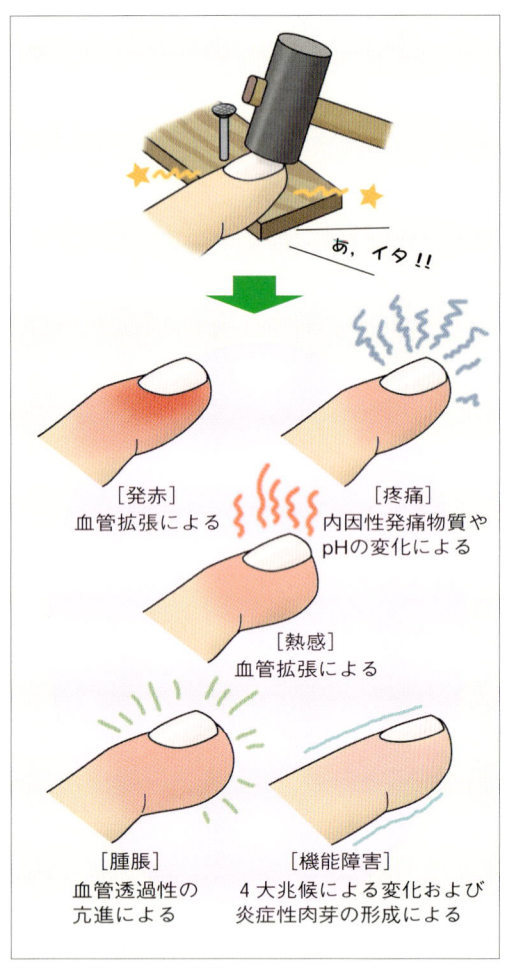

図9-4 炎症の5兆候.

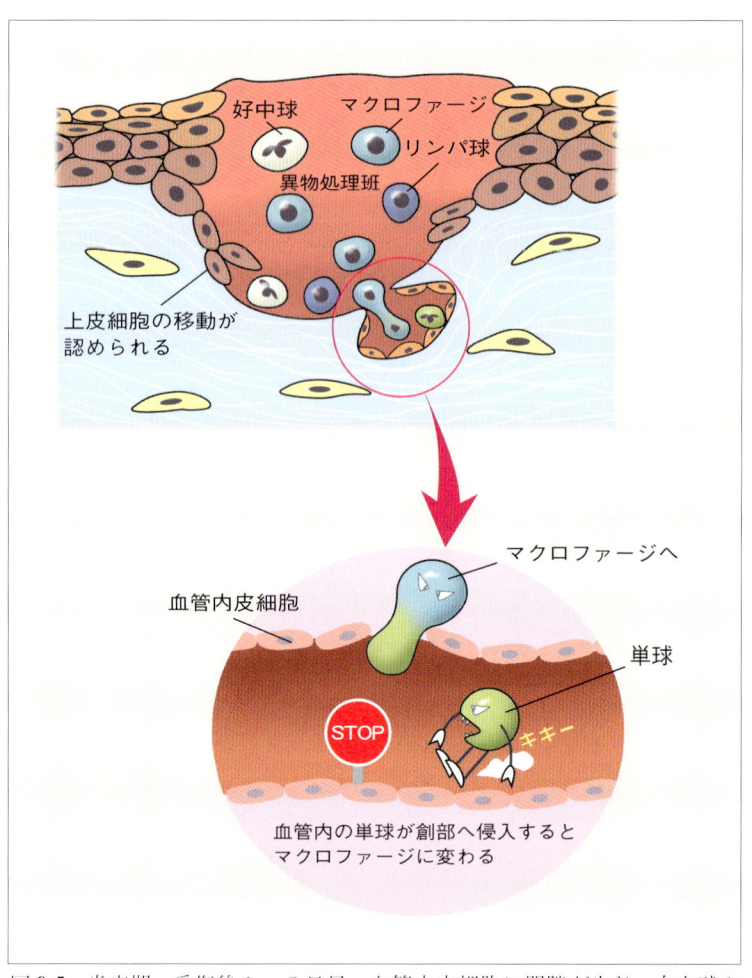

図9-5 炎症期.受傷後1〜2日目.血管内皮細胞に間隙が生じ,白血球やリンパ球が遊走してくる.

の主役は赤血球と血小板である(生活反応期／図9-3).

[炎症期]

受傷5〜6時間後,腫れて,痛んで,出血して,という炎症の5兆候(図9-4)が認められる段階が炎症期である.この炎症期は通常3〜5日,遅くとも約1週間で完了する[7,9].「親知らずを抜いた後,腫れは1週間で退きますよ」と堂々と言ってもよいことになる.

さらに細かく見れば,血管相(vascular phase)と細胞相(cellular phase)なるものに分けられる.

血管相では,その名のとおり,出血と凝固から始まり,血管内皮細胞に間隙が生じて透過性が亢進することにより,白血球などの遊走が起こる.この結果,炎症性細胞がほぼ全員集合し,浮腫が生じる(生活反応期の一部).

細胞相では,白血球が指揮をとり,T細胞が主役を演じる細胞性免疫や補体の活性化に伴い,B細胞が産生する抗体による体液性免疫が営まれ,免疫という名の戦闘が激しくなる(創内浄化期／図9-5).外敵に対して国境警備隊が奮戦して本隊の到着を待っているという状況である.この時期には創面は血餅で満たされ,幼弱なフィブリンが創の閉鎖を担っているのだが,引っ張り強度は小さく,創面の裂開が起こりやすい.外科処置後の1週間は何かと不安があるが,その不安をよそに傷つけられた組織内ではさまざまな細胞がけなげに活動を始め,一様に治癒が進んでいくのである.

[創傷治癒の基礎]

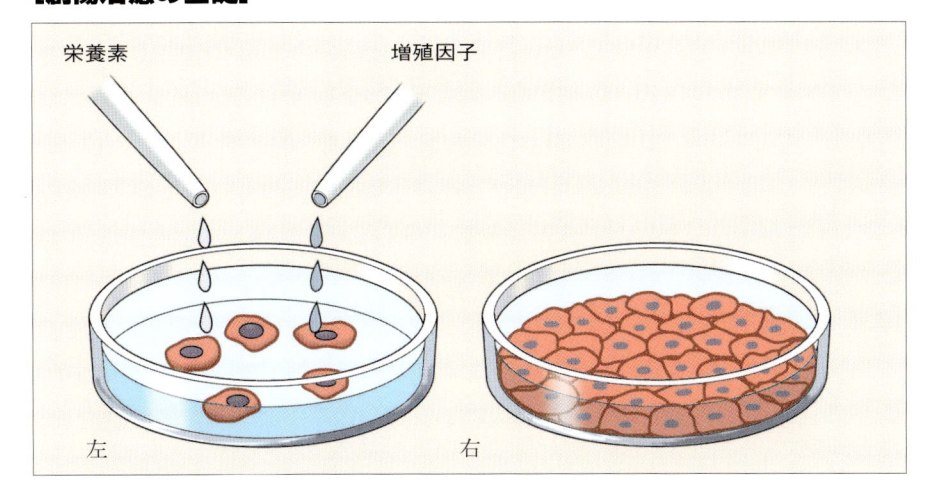

図 9-6a　上皮の接触抑制(contact inhibition). 細胞は適度な環境(温度, CO_2濃度, pHなど)の下で, 栄養素と増殖因子により, 分裂・増殖する(左). そして, 細胞どうしが触れ合う密度になると, 増殖をストップする(右). これは単に接触により分裂のスイッチが切れたのではなく, 増殖因子を奪い合った結果, 均等に分け合える密度に落ち着いたからではないかと考えられる.

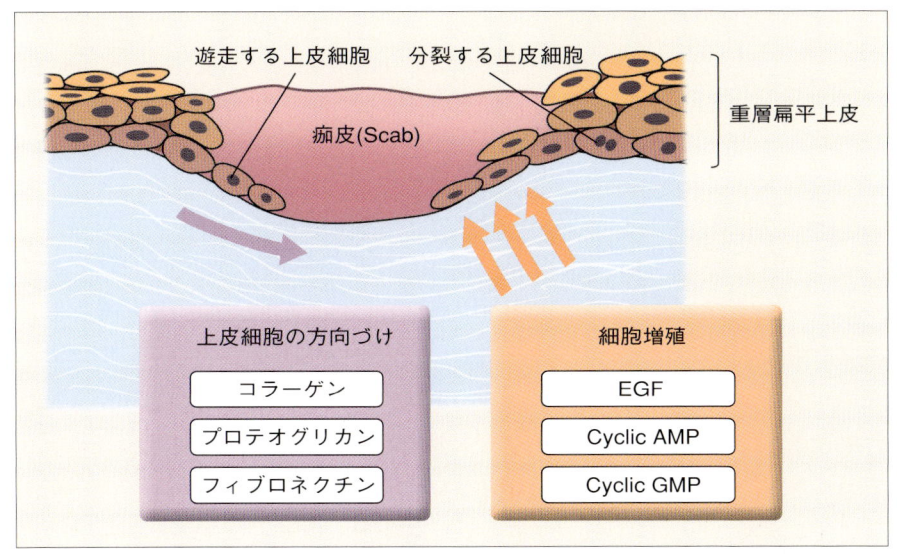

図 9-6b　上皮の方向づけと増殖には別々の物質が関与している.

[組織修復期]

戦闘が終了し, 後方支援部隊による戦後復興が始まるのがこの時期であり, 炎症期終了後2～3週間続く(どうもこの手の話になると中近東っぽくなる).

創面の表舞台は血餅が乾燥した皮(scab)により機械的刺激や新たな感染から保護されている[10].

一方, 舞台裏では, 創収縮(wound contraction)と上皮化により創面縮小が営まれている. 創収縮は創縁の粘膜全層の求心的移動に基づいており, 生体にとって有利に作用する現象であるが, 治癒後の瘢痕形成の大きな原因ともなる. 一方の上皮化は, 上皮細胞が一日に約0.5mmという猛スピード[11]で遊走し, 切断された組織の連続性を回復するために活動する現象である.

上皮の遊走は移動と接触抑制(contact inhibition)により起こる(図9-6a, b)[12-14]. 損傷を受けた一方の断端から遊走した上皮細胞が, 反対側からの細胞と接触すると遊走がストップし, その後上皮の成熟が起こり重層扁平上皮が再生する(図9-7). 余談ではあるが, この原理は付着歯肉の増大を目的とした歯肉弁根尖側移動術(apically positioned flap)に応用されている[15].

しかしながら, この上皮細胞の増殖と遊走は創縁から3cmが限界と考えられている[1]. またまた余談ではあるが, 遊離歯肉移植を行う場合の移植片の採取にあたってはサイズを3cm以下に設定するほ

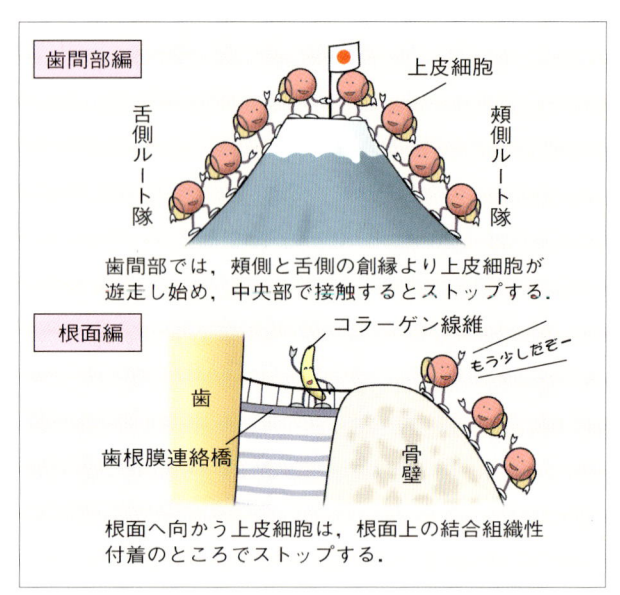

図 9-7 上皮の遊走.

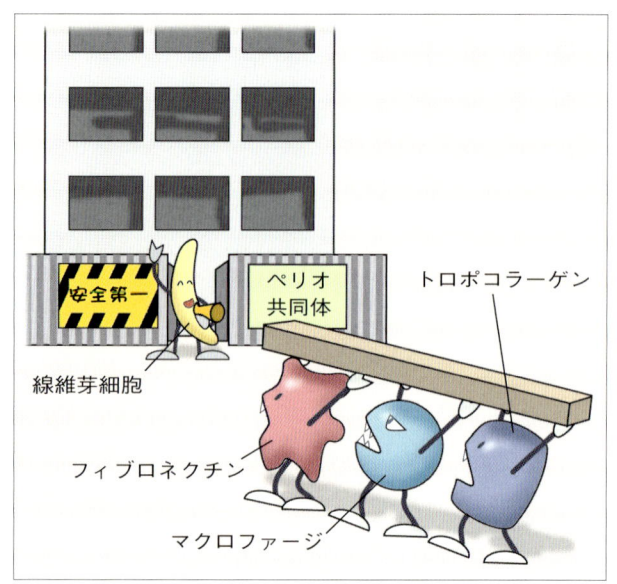

図 9-8 組織修復期に線維芽細胞は現場で指揮する重要な任務を果たしている.

うが創傷治癒的には推奨される.

　さらにその深部では，活性化されたマクロファージなどの指令によって線維芽細胞が増殖し肉芽組織および毛細血管の新生が活発に行われている．このあたりを注意深く観察すると，線維芽細胞の活躍が注目に値する[10,16,17].

　線維芽細胞は新生組織再生において重要なフィブリン索を形成するために必要不可欠であるフィブロネクチンを分泌する[18,19]．このフィブロネクチンは細胞の接着に関与し，その機能は発生，分化，創傷治癒，血栓形成などきわめて多彩である．眼科では，眼球乾燥症候群で角膜の創傷の治療効果を促進させるフィブロネクチン点眼薬まであり，フィブロネクチンだけでも一論文書けそうであるが，この章では割愛する．

　フィブロネクチンによって形成されたフィブリン索は工事現場の足場に相当し，現場職人である白血球が異物や壊死組織を処理した後，毛細血管がこの足場に沿って既存血管から新生するといった手はずである[20,21]．それにマクロファージが異物を処理する際にはフィブリン索が案内役を仰せつかっている[22,23]ため，その元締めの線維芽細胞は，走化性因子の供給源としても貢献していると考えられる[24,25].

　線維芽細胞が未分化間葉系細胞を分化させる機能を有することはご承知と思われるが，創傷治癒においては，コラーゲン線維を構成するトロポコラーゲンを分泌し創深部の組織修復を担っている[26,27]．このトロポコラーゲンは唯一皮膚細胞の増殖を促し，創傷治癒においても非常に重要なのだが，実はわれわれより世の奥様がたのほうがよくご存知かもしれない．そう，お肌の若返りのための天然コラーゲン配合"基礎化粧品"，実はトロポコラーゲンなのである．これ何かに使えない？　と考えたのは著者だけだろうか？

　またまた話が脱線したが，つまり組織修復期は線維芽細胞が現場監督としてイニシアティブをとり，復興への地ならしをして，足場を固めていくのである（図 9-8）．近年 FGF（Fibroblast Growth Factor：線維芽細胞増殖因子）を再生療法に応用しようとする試み[28-30]は，このようなことも背景にあるようだ．

　この時期の創部の引っ張り強さは，炎症期に比べ増加し，コラーゲン線維の増加にも助けられ，本来の70〜80％にまで回復する[31]．通常，外科処置の7〜10日後（一部の再生療法では2週間後）に抜糸するのも納得である．

[組織再構築期]

　さて足場が固まりライフラインが確保できたら，

[組織再構築期]

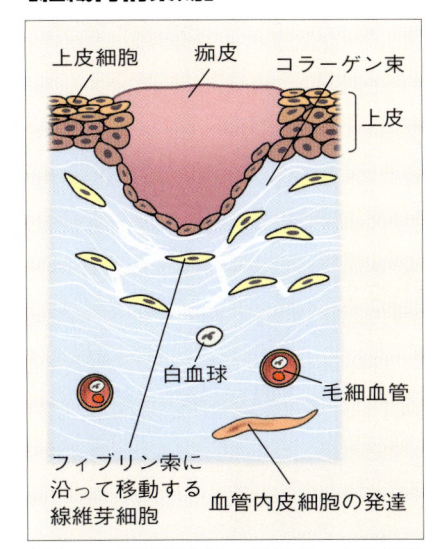

図 **9-9a** 組織修復期の移動相．上皮細胞の移動が生じ，白血球が異物や壊死組織を処理，毛細血管が創内に侵入増殖され，線維芽細胞がフィブリン索に沿って創内に移動する．

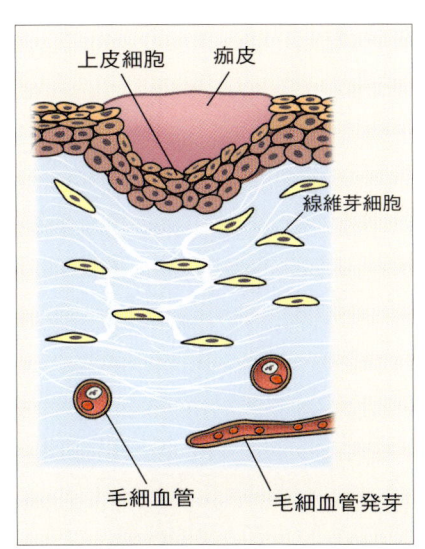

図 **9-9b** 組織修復期の増殖相．細胞増殖により上皮細胞の厚みが増して，コラーゲン線維が線維芽細胞に沿って増殖する．毛細血管が創の反対側からのものと吻合する．

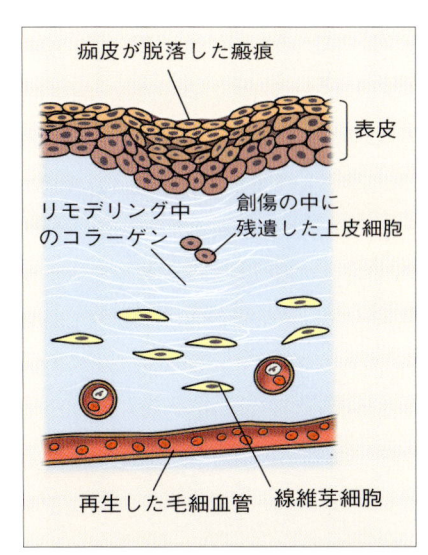

図 **9-9c** 組織再構築期．血管新生が終了し，組織が成熟する時期（*図* **9-9a〜c** はBryant[5]，1997．より改変引用）．

いよいよマンションの竣工である．

　具体的には，血管の再生が終了し，組織修復期に新生されたコラーゲン線維が成熟して，より強靭なコラーゲン線維に置換される．また筋線維芽細胞が関与して創部全体の収縮が起こり，結果として幼弱ではあるが，損傷を受けた組織の連続性が回復されるのである[1,5,32,33]．この時期ですら，創部の強度はコラーゲン線維の配列が受傷前と比較してまだ劣っているため，約85％にまでしか回復はしていない[31,34,35]．一連の治癒機序が完了するまでは，年齢や受傷程度にもよるが，数か月間継続することもある[2]（*図* **9-9a〜c**）．

　創傷治癒における一連のメカニズムについて，かいつまんで（？）解説してきた（*図* **9-10**）．本来，創傷は生体自身がもつ生物学的な機能により，さまざまな細胞が関与しながら前述した複雑な過程を経て自然に治癒するのが理想である．しかしながら，実際には治癒を司る種々の細胞の活動を高めたり阻害する因子の存在[4,36]により，そうそうこっちの思いどおりに事は運ばない．ただ自然の成り行きを見守っているだけでなく，創傷治癒を促進させる因子を増大し，阻害する因子を減少できれば，理想的な治癒への一助になると考えられる（*図* **9-11**）．堅苦しいついでに，もう少しこのあたりをつっこんでみることにする．

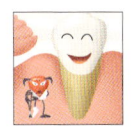

まだまだ続く 創傷治癒に影響を与える因子

　創傷治癒に影響を与える因子は，全身的因子と局所的因子および年齢などの素因とに区別される[37,38]．これら一つひとつを解説すると創傷治癒の本ができあがってしまうため，図説を主にご覧いただきたい（*図* **9-12**）．

[増殖因子＝サイトカイン]

　創傷治癒促進作用としては，やはり最近の流行である細胞工学の進歩による増殖因子の応用なくしては語れないだろう．以前より，EGF[39,40]，TGF-β[41,42]，TGF-α[43,44]，IL-1[41,45]などが創傷治癒に関与していることも認められている．現在では，再生療法でも脚光を浴びている PDGF（Platelet-Derived Growth Factor：血小板由来増殖因子）[41,42,46]，bFGF（basic Fibroblast Growth Factor：ヒト塩基性線維芽細胞増殖

[創傷治癒のメカニズム]

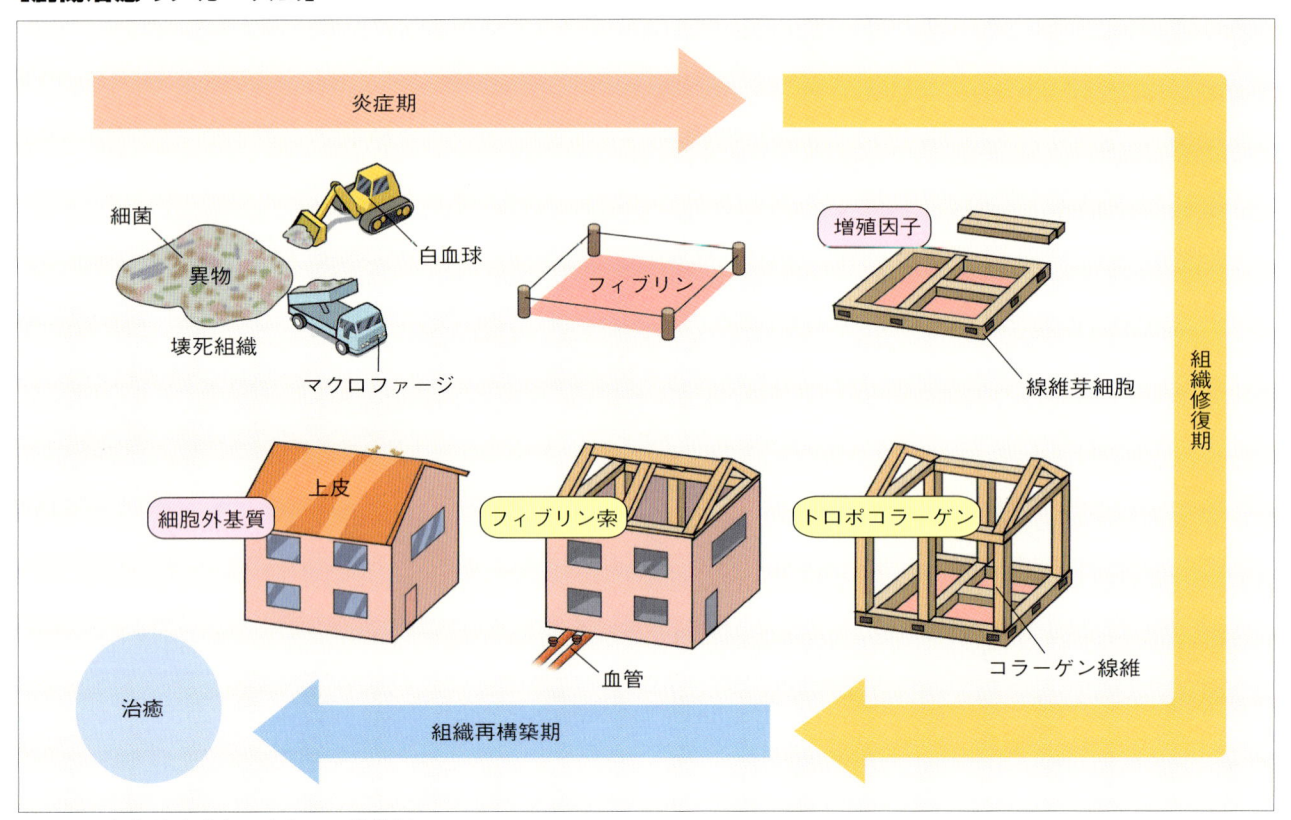

図 9-10 創傷治癒過程のまとめ．建築編．

[創傷治癒に影響を与える因子]

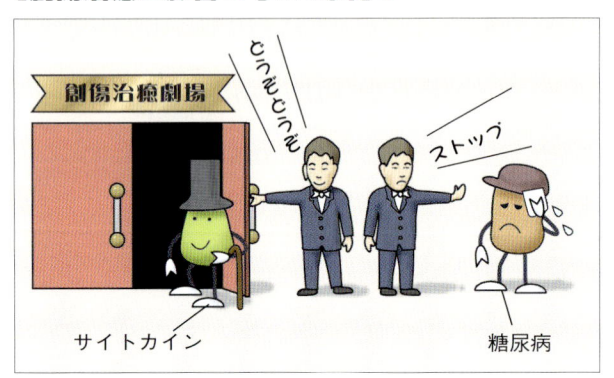

図 9-11 創傷治癒に影響する因子をうまく利用，もしくは除外することで理想的な治癒物語を効率的に完結できる．

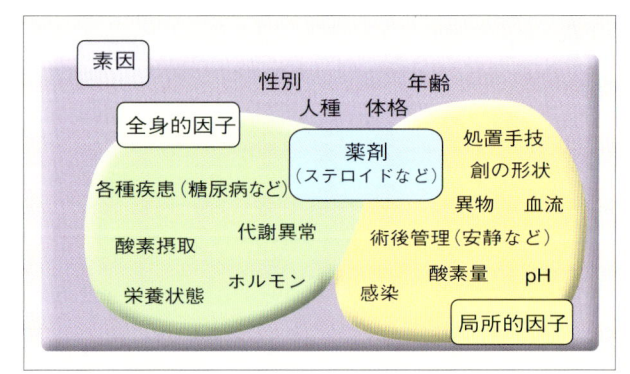

図 9-12 創傷治癒を左右する因子．

因子)[47,49]，IGF（Insulin-like Growth Factor：インスリン様増殖因子)[44,45,50]，BMP（Bone Morphogenetic Protein：骨誘導タンパク)[45,51,52]などが有望視されている．

創傷治癒に関与している細胞は，お互いに情報を出し合って一連の修復作業を営むが，これは一種の連鎖反応であり，その鎖をつなぐいわば細胞間の橋渡しをする物質がこれら増殖因子，サイトカインである．さながら密書を運ぶ飛脚である．

具体的にはサイトカインが細胞に到達すると，細胞膜にある受容体とよばれる分子に作用する．これはちょうど鍵と鍵穴のような関係であり，受容体は鍵穴になる．サイトカインのように鍵としてはたらく物質はほかにも多数存在し，リガンドとよばれる．リガンドが鍵穴でぴったりとはまると，受容体から

[サイトカイン作用機序とネットワーク]

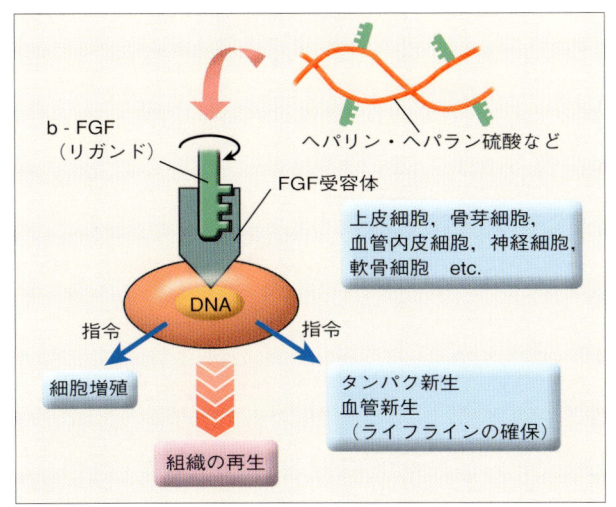

図9-13 b-FGFモデル．サイトカイン（鍵，リガンド）が，細胞に到達すると，細胞膜にある受容体（鍵穴）に作用する．サイトカインが鍵穴で回ると受容体にDNAにメッセージが送られ，標的遺伝子の転写が起こる．その結果，メッセンジャーRNAを介して，リボゾームでタンパクをつくらせたり，分裂増殖を開始したりする．

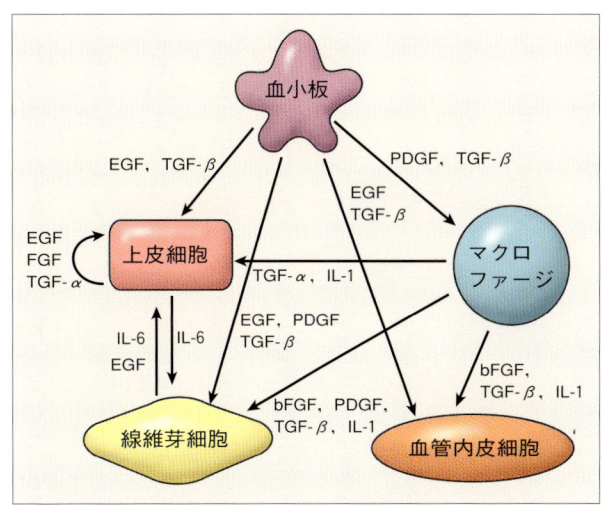

図9-14 1つの増殖因子は複数の種類の細胞で産生され，複数の種類の細胞に作用するとともに，他の増殖因子の作用にも影響を及ぼす．さらに，同じサイトカインが時期の違いにより一見相反する反応を起こすなどという複雑なネットワークを形成している．

DNAに情報が伝達され，リボゾーム上でタンパクをつくらせたり，細胞自身が分裂増殖を開始したりする[53,54]（図9-13）．このようにしてどんどん細胞が活性化していく．

創傷治癒にかかわるサイトカインは主に血小板とマクロファージに貯蔵され，そこから放出されることによって線維芽細胞や上皮細胞を活性化するのだが，線維芽細胞や上皮細胞自身もサイトカインを産生して自らを活性化させるという"メビウスの輪"状態に陥る．いわゆる創傷治癒におけるネットワークができあがる[55]（図9-14）．現在わが国で実用化にこぎつけたのはbFGF，PDGFであり，治癒の悪いところに振りかけ，早く治れと祈っている次第である．ちなみに，bFGF（フィブラストスプレー®）は難治性皮膚潰瘍に対する有効性が認められている[56]．

サイトカインなどを利用し，治癒が早くなれば，われわれはもとより患者においても大いなる利得となるが，現実の臨床で手軽に使用できる代物でもない．がん化の危険性も今なお否定できないのである[57-60]．しかしながら，これから先が楽しみな治療法であることは間違いない．

[創傷治癒を阻害する因子を減少させる]

では，基本に立ち戻り創傷治癒を阻害する因子を減少させるよう努力してみよう！

そのためには，まずそれらの因子の本態と特性を理解しなければならない．年齢，人種などの素因は別として，これまた全身的因子と局所的因子に分けて考える必要がある．

全身的因子（内因性）としては低酸素血症，低栄養状態，糖尿病，ステロイド服用などが挙げられる[37,38]（図9-15）．低酸素血症では通常の3～4倍の酸素が必要とされる創傷治癒の現場が虚血に見舞われるため，おのずと治癒が遅延する．微小血管の閉鎖から血流の低下をきたし，低酸素状態をきたす糖尿病では，その病態そのものが阻害因子としてはたらいてしまうのである[61-63]．

これらの全身的因子は，われわれ歯科医師が直接関与できないところもあり，創傷治癒が遅延する可能性がある場合は，関係医療機関の協力を仰ぐことが肝要である．

目を局所に向ければ，日常臨床のなかで些細なことが創傷治癒を阻害していることに気づく．

[創傷治癒を阻害する因子]

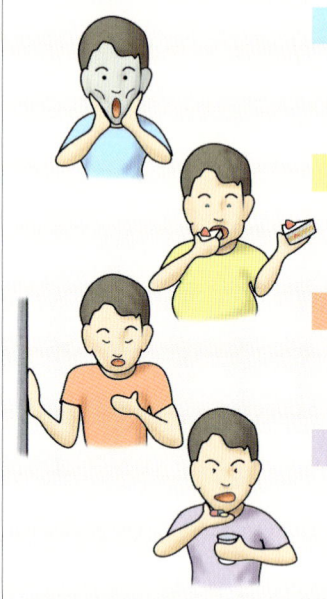

a. 低栄養状態

創傷治癒過程，とくに組織増殖期には，肉芽組織を増殖させ，血管を新生するためのエネルギーが必要となる．低栄養，ある種の栄養素の不足・欠乏は直接・間接的に治癒を遅延させる．ビタミンCのほか，A，E，Kの欠乏，また，微量金属・亜鉛の欠乏がよく知られている．

b. 糖尿病

糖尿病の問題としては，感染しやすい・肉芽組織が合成されにくい・血流障害が起きやすい，などが考えられる．創部への栄養の補給や生体の活動の支障となり，結果として創感染の可能性が増加し，惹起された感染のコントロールも困難なことから，創治療を遷延させる．

c. 低酸素血症（肺・心臓疾患を含む）

血液は，創傷治癒に必要な血球成分・酸素・栄養を運搬するため，血液の組成や局所の循環状態は，治癒に大きく関与する．とくに，多血症のように血液の粘度が上昇したり，糖尿病性の血管性血液循環を障害する血管病変は，創の治癒を障害する因子となる．

d. ステロイド服用，免疫能低下

ステロイドを長期投与していると，炎症細胞のはたらきが抑制されて易感染性となり，増殖因子の産生が抑制され，新生肉芽組織の産生も抑制される．ステロイドによる治癒抑制には，ビタミンAの服用で改善が見込まれる．抗がん剤や免疫抑制剤の投与で免疫能が低下している場合も，同様に注意が必要．

図 **9-15** 創傷治癒を阻害する全身的因子．

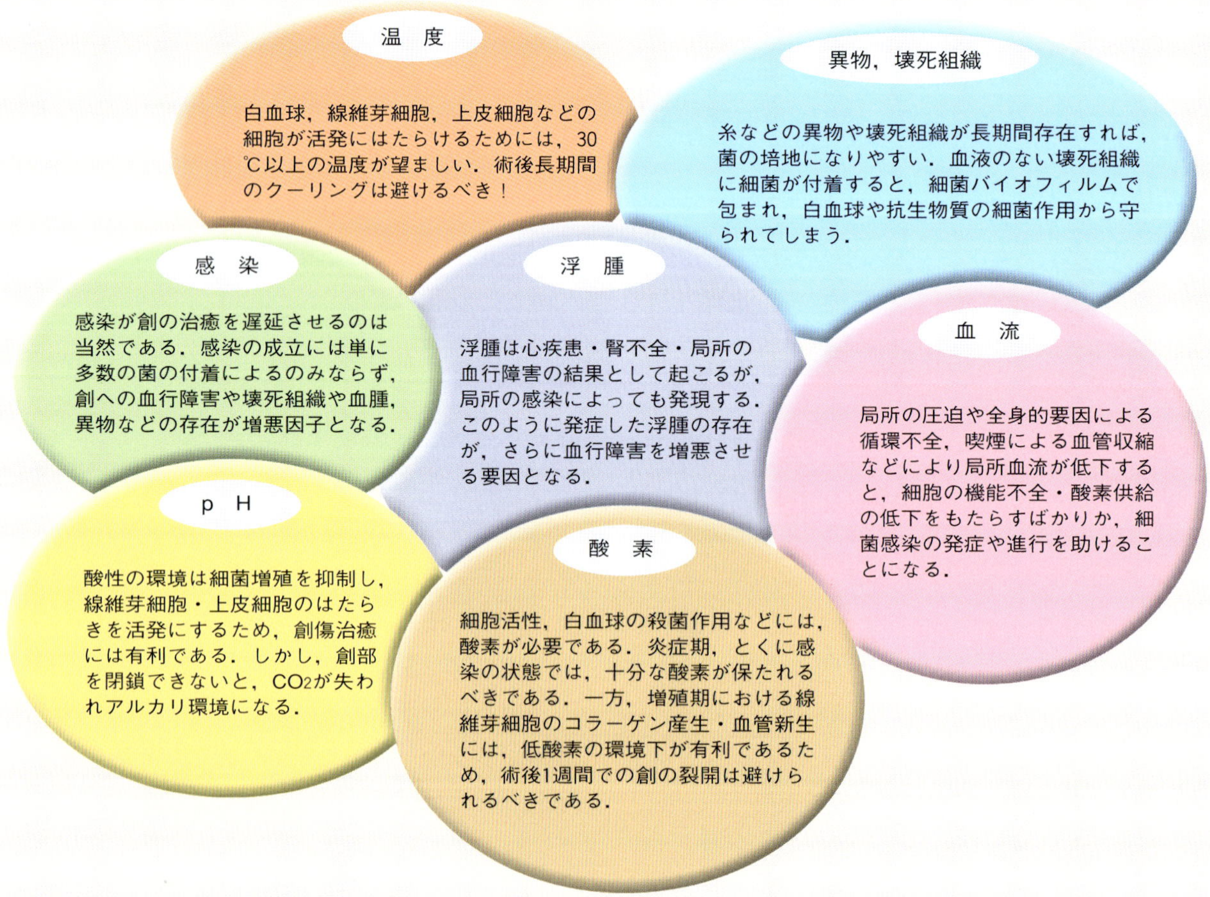

温度
白血球，線維芽細胞，上皮細胞などの細胞が活発にはたらけるためには，30℃以上の温度が望ましい．術後長期間のクーリングは避けるべき！

異物，壊死組織
糸などの異物や壊死組織が長期間存在すれば，菌の培地になりやすい．血液のない壊死組織に細菌が付着すると，細菌バイオフィルムで包まれ，白血球や抗生物質の細菌作用から守られてしまう．

感染
感染が創の治癒を遅延させるのは当然である．感染の成立には単に多数の菌の付着によるのみならず，創への血行障害や壊死組織や血腫，異物などの存在が増悪因子となる．

浮腫
浮腫は心疾患・腎不全・局所の血行障害の結果として起こるが，局所の感染によっても発現する．このように発症した浮腫の存在が，さらに血行障害を増悪させる要因となる．

血流
局所の圧迫や全身的要因による循環不全，喫煙による血管収縮などにより局所血流が低下すると，細胞の機能不全・酸素供給の低下をもたらすばかりか，細菌感染の発症や進行を助けることになる．

pH
酸性の環境は細菌増殖を抑制し，線維芽細胞・上皮細胞のはたらきを活発にするため，創傷治癒には有利である．しかし，創部を閉鎖できないと，CO_2が失われアルカリ環境になる．

酸素
細胞活性，白血球の殺菌作用などには，酸素が必要である．炎症期，とくに感染の状態では，十分な酸素が保たれるべきである．一方，増殖期における線維芽細胞のコラーゲン産生・血管新生には，低酸素の環境下が有利であるため，術後1週間での創の裂開は避けられるべきである．

図 **9-16** 創傷治癒を阻害する局所的因子．

[上皮細胞は潤いがお好き]

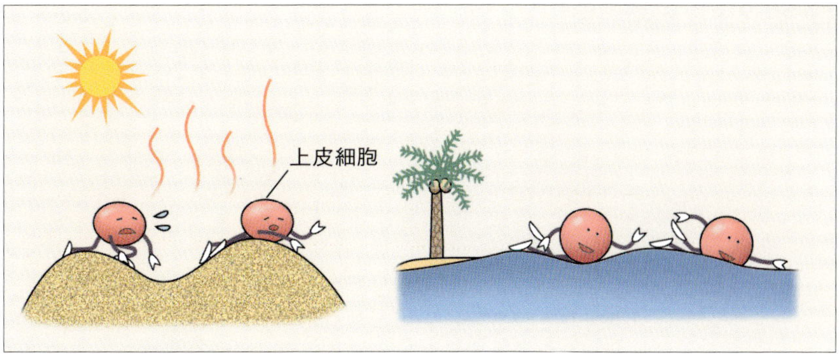

図9-17 口腔内では，あまりない環境ではあるが，口腔内乾燥症の原因となるシェーグレン症候群などでは，上皮の再生に影響を及ぼす．

　局所的因子(外因性)としては壊死組織の存在，機械的圧迫，乾燥，感染，異物，血流不全，浮腫，血腫などが考えられお互いがリンクしている[37,38]（図9-16）．

　口腔内で乾燥は考えにくいが，創部が乾燥すれば感染に対するバリアーが欠落してしまうばかりか，上皮細胞の遊走までも阻害されてしまう．上皮細胞はみずみずしい湿潤環境がお好みである[64,65]．お肌はいつの時代も潤っているほうが美しい（図9-17）！

　皮膚の怪我の治療ではあまり湿気が多く"ジュクジュク"状態はいけないと考えられてきたが，現在は患部に閉塞性ドレッシングを施し，ある程度湿潤環境を保ったほうが上皮細胞の遊走を補助し，瘢痕の少ない治癒が得られることが明らかにされている[1,66,67]．口腔内の傷は治りやすいと盲目的に信じられていたこともまんざら嘘ではない．

　過度に動く部位や張力のかかりすぎる部位では，血流不全や血腫が生じやすいため，歯肉移植や歯の再植などでは，術直後の確実な固定が創傷治癒に有利にはたらく[68-72]（ただし歯の再植，移植では2か月以上にわたる長期の固定はかえって創傷治癒の妨げになることも事実である[73,74]）．小帯付着部位や口腔前庭が浅い部位では，とくに安静に注意を要する．また，創部に対する慢性的刺激や感染も脅威である．歯周パックという選択肢がわれわれにはあるが，その効果のほどは患者の不快感もあって賛否両論である[75-78]．このほかにも局所の血流不全により，組織が壊死組織として創内または創面に存在すれば，単なる異物としてのみならず，時には細菌の培地にもなりやすく，創傷治癒を遅延させる重要な因子となる．遊離歯肉移植などでは，死腔をつくらないように縫合などを工夫しなければならない[68,69]．

[生体がもつ本来の力を引き出す]

　このように創傷治癒を阻害する局所的因子は必然的に存在するわけでないため，原因を逆手にとって予防することが可能である．そうすれば結果的に生体がもつ本来の治癒能力がいかんなく発揮でき，無駄な時間や労力を費やす必要がなくなる．そう，難しく考えずできることからやってみよう！

ちょっとコンセンサス㉙

* 歯周炎は基本的に炎症性病変である．一連の創傷治癒過程が歯周組織という舞台で起こっていることを理解する必要がある．
* 臨床家としてミクロ的な治癒過程を垣間見ることはできないが，患者の臨床所見は創傷治癒を理解することで説明がつく．
* 創傷治癒では免疫担当細胞や，増殖因子（サイトカイン）が密に連携し合い，けなげに働いている．
* 術後の治癒様式は創傷治癒により決定される．再生療法はこの創傷治癒を人為的にコントロールするように立案されている．
* 創傷治癒を積極的に促進させる方法は現在のところ限られており，臨床に即応用できる確実な療法を今後に期待する状況にある．実際になすべきことは創傷治癒を阻害する因子をできるだけ臨床的に排除することである．

[さまざまな治癒形態]

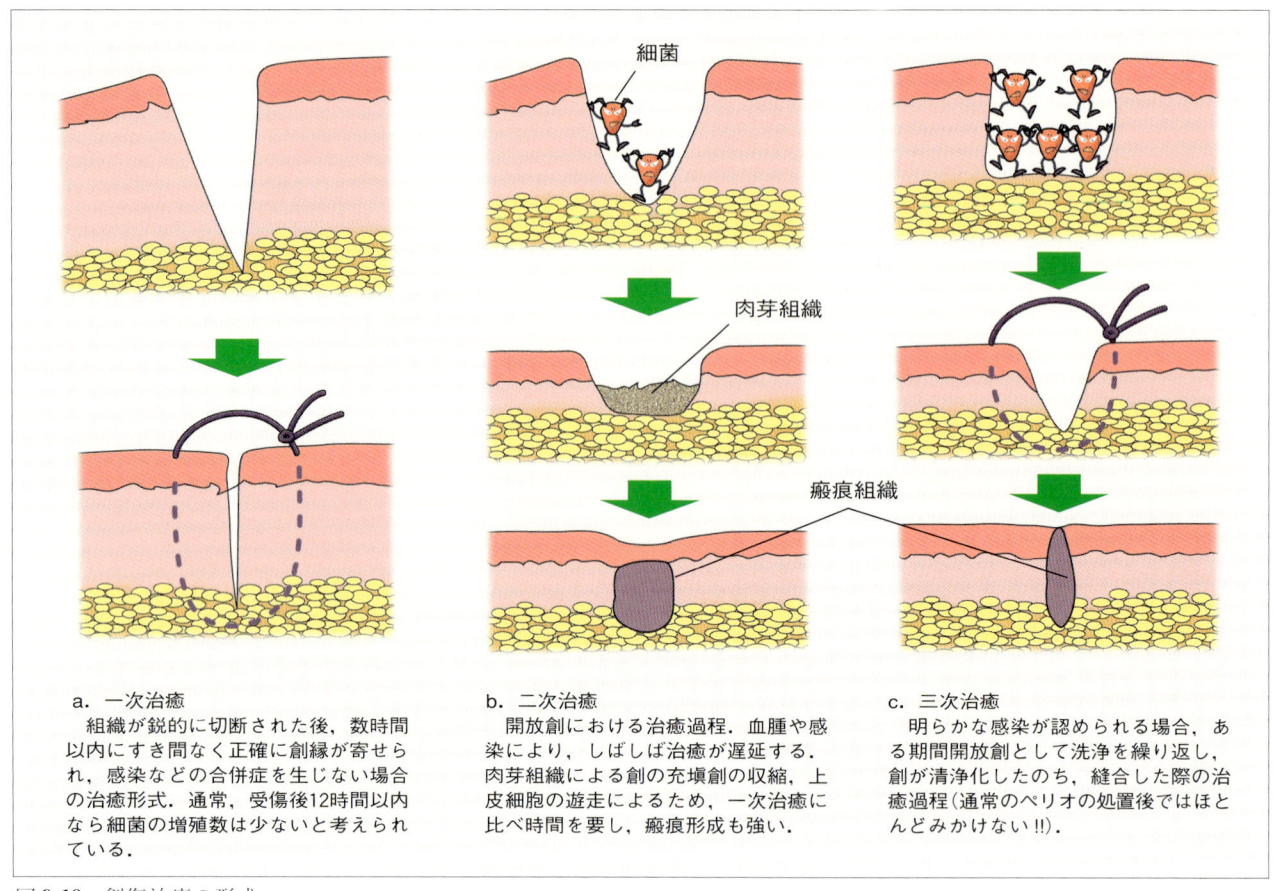

図 9-18 創傷治癒の形式.

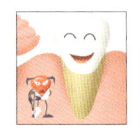

a. 一次治癒
　組織が鋭的に切断された後，数時間以内にすき間なく正確に創縁が寄せられ，感染などの合併症を生じない場合の治癒形式．通常，受傷後12時間以内なら細菌の増殖数は少ないと考えられている．

b. 二次治癒
　開放創における治癒過程．血腫や感染により，しばしば治癒が遅延する．肉芽組織による創の充填創の収縮，上皮細胞の遊走によるため，一次治癒に比べ時間を要し，瘢痕形成も強い．

c. 三次治癒
　明らかな感染が認められる場合，ある期間開放創として洗浄を繰り返し，創が清浄化したのち，縫合した際の治癒過程（通常のペリオの処置後ではほとんどみかけない!!）．

もういいかげんに 治癒の形態

　厄介なことに，もし仮に治癒を阻害する因子をうまくコントロールできたとしても，すべての創部が同じような治癒形態をたどるとは限らない．開放創と閉鎖創では本質的には差はないが，若干違った経過をたどるのである．いわゆる一次治癒（primary intension）と二次治癒（secondary intension）である[37,38,79]．形成外科の領域では三次治癒（tertiary intension）なるものがあるが，これは感染の危険性が高い創部に対して一定期間，開放創にしておき，感染の兆候が認められなくなってから滅菌テープなどで閉鎖した場合の治癒形態であり，通常の歯周治療ではめったにお目にかからない（図 9-18）．

[一次治癒]

　理想的には①受傷後短時間に，②汚染が少ない状態で，③正確に創縁が寄せられ，④感染などの合併症が生じなければ一次治癒の形態をたどり，瘢痕や変形はほとんどなく機能障害も生じない．しかし，これには創縁が正確に相接することが大前提であり，組織がメスなどでスパッと鋭的に切断された場合に限る．"座頭市"並みの切れ味が要求される？

[二次治癒]

　しかし，われわれが日常行っている SRP では程度の差はあれキュレタージによりポケット上皮を除去するため，創縁は挫滅しているだろうし[80,81]，ポケットを除去することを目的とした歯肉弁根尖側移動術（apically positioned flap）ではいくら切開に気をつけても，わざと一部を開放創にするため通常は二

次治癒の経過をたどる．二次治癒は肉芽組織による創部の充填，創の収縮および創縁からの上皮細胞遊走による治癒形式で，一次治癒に比べて時間を要し瘢痕形成も強い．また，治癒に要するエネルギーは一次治癒に比べてはるかに多いため，エネルギー供給すなわち血液供給の少ない場合は予想外に治癒の遅延を招き，最悪治癒しないなんてことも起こりうるのである．

Apically positioned flapなどでは，フラップの厚みをコントロールする際には注意が必要である．フラップを薄くしすぎると，フラップ断端が壊死するだけでなく，骨までも予想外に吸収し，悲惨な結果を招くことがある．このほかにも遊離歯肉移植を行う際の供給側である口蓋部も二次治癒になる[82]．これは結構痛いらしい！　ここまで読んでいただいた我慢強い読者なら，患者に不快な思いをさせないためにも，シーネを使うことをためらわないだろう．

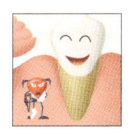

やっとこさ　創傷治癒
臨床編

ほとんどの読者に嫌われた感があるので，そろそろマクロ的に歯周組織をみてみよう．ここからは軟組織に硬組織が絡んでくるため，またちょっとややこしいが本質的には皮膚における創傷治癒と同様である[83]．手始めはSRP後の反応を考えよう．

SRP後の根面の状態は，第5章に詳細が述べられているが，創傷治癒部隊にとっては，根面に異物や汚染物質のないほうが当然はたらきやすいのである．とはいっても，歯周病に罹患する前のピカピカの状態に戻すことは不可能であるため，生物学的に許容される根面ということで，上皮細胞はじめ隊員たちは多少は我慢をしなくてはならない．

根面にも創傷治癒の特殊部隊がいて，自主性をもって回復してくれればありがたい．しかし根面上に血管がない[83]ため，これは叶わぬ夢である．愚痴をいっても仕方がないので，あるがままを受け入れよう．ここでいう治癒とは，主に軟組織による付着の回復であり，骨の回復はほとんど期待できない．

軟組織の付着とは，いわずと知れた上皮性付着と結合組織性付着である（図9-19）．

【上皮性付着(Epithelial attachment)】

上皮性付着では上皮細胞自身が直接付着することが最大の特徴である[84-87]（図9-20）．直接とはいっても，実際には上皮細胞が分泌した内側基底板という膜状の物質に，ヘミデスモゾームという構造体を介してひっついているのである[88-92]．

ヘミデスモゾーム結合に関しては，最新の分子生物学でその詳細なメカニズムが解明されている．簡単にいえば，ヘミデスモゾームとは上皮細胞どうしをくっつけているデスモゾーム[93]の半分である（図9-21）．デスモゾームがお互いの手を握り合ってラブラブで固く結ばれているのに対して，ヘミデスモゾームでは，一方通行の片思いで強引に寄り添っている．まるでストーカー？　たとえが悪いが，上皮性付着とはビルをいとも簡単に登ってしまうスパイダーマンのように平べったくつるつるしたところ（ガラス練板など）であれば，どこでも接着する（図9-22）．ただし，この上皮性付着，ただ単に'ひっついている'だけなので，接着を担当している分子の機嫌ひとつで簡単にさよならしてしまう[94,95]．

【結合組織性付着(Connective tissue attachment)】

結合組織性付着はセメント質にコラーゲン線維が埋め込まれることにより成り立っている．つまりクリーニングされた根面上にセメント芽細胞が新たにセメント質をつくるかたわら，線維芽細胞がコラーゲン線維をつくるため，結果的にコラーゲン線維がセメント質に埋め込まれていき，付着ができあがる（図9-23a, b）．この結合組織性付着は，岩肌にハーケンを打ち込んでいるようなもので，付着が破壊されるには，酵素などによる化学的な分解が必要で，上皮細胞の機嫌に左右される上皮性付着とは比べものにならないくらい剥がれにくく頼りになる[96,97]．

しかしながら，線維芽細胞とセメント芽細胞は歯根膜由来の未分化な細胞から供給されるため，多少仕事にかかるのが遅い．創傷治癒において真っ先に

[上皮性付着と結合組織性付着]

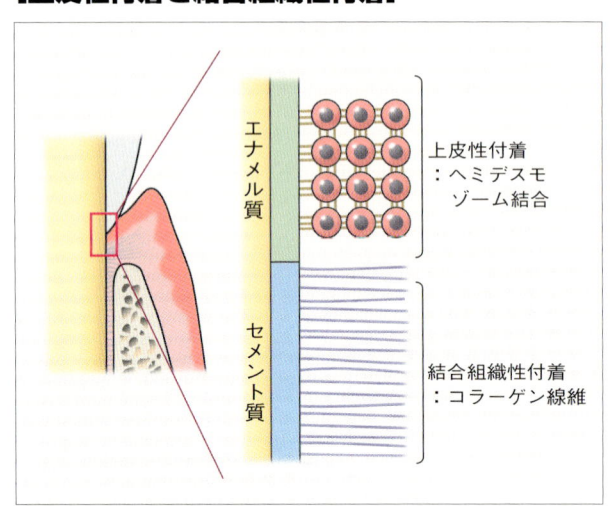

図 9-19 上皮性付着と結合組織性付着．

[上皮性付着]

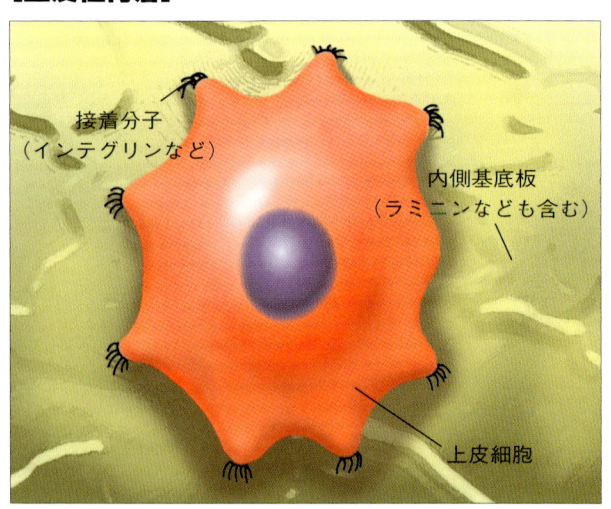

図 9-20 上皮性付着．

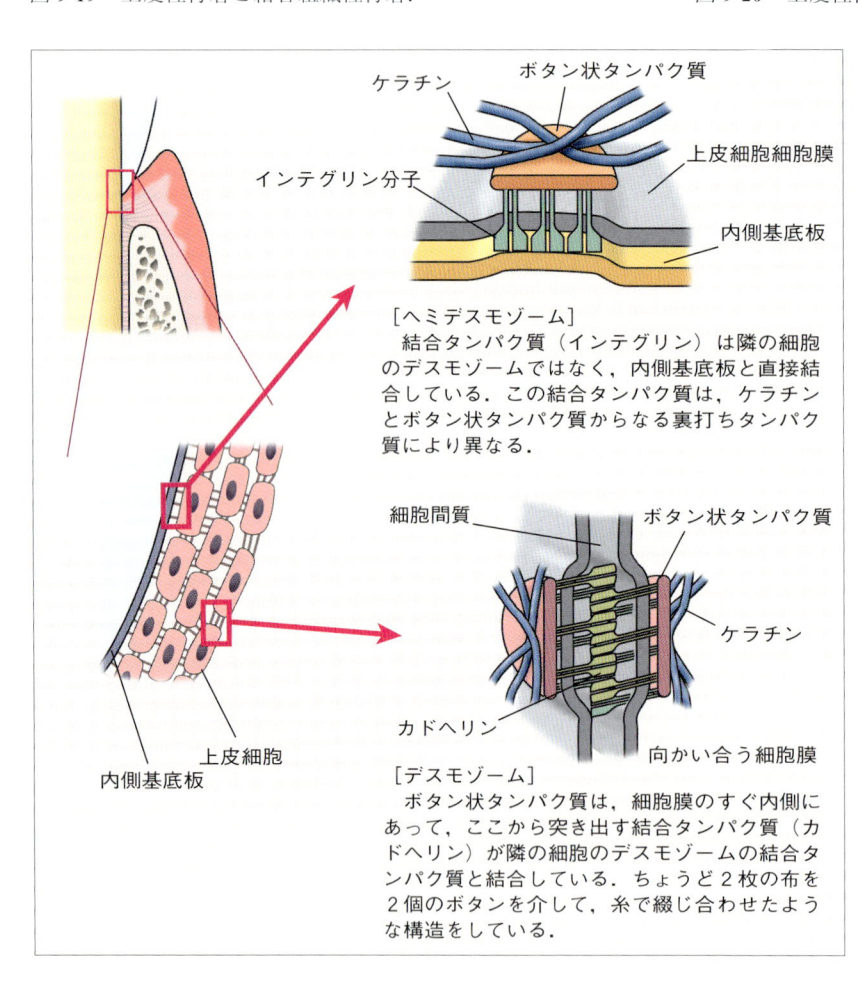

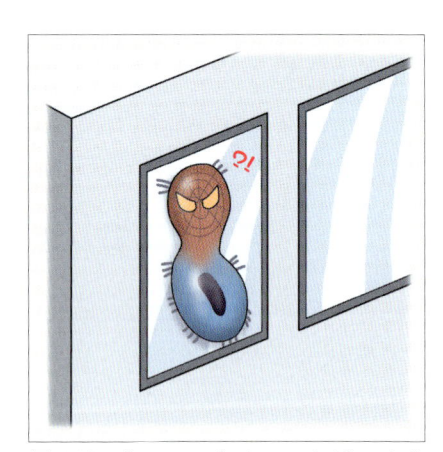

[ヘミデスモゾーム]
結合タンパク質（インテグリン）は隣の細胞のデスモゾームではなく，内側基底板と直接結合している．この結合タンパク質は，ケラチンとボタン状タンパク質からなる裏打ちタンパク質により異なる．

[デスモゾーム]
ボタン状タンパク質は，細胞膜のすぐ内側にあって，ここから突き出す結合タンパク質（カドヘリン）が隣の細胞のデスモゾームの結合タンパク質と結合している．ちょうど2枚の布を2個のボタンを介して，糸で綴じ合わせたような構造をしている．

図 9-22 どこにでもひっつく?! 上皮細胞?!

◀図 9-21 ヘミデスモゾーム結合とデスモゾーム結合．

やってくるのは上皮細胞である[83,98,99]．彼らはいったん成熟した細胞が組織の連続性を維持しながら分裂，増殖しているため，未分化な細胞がいくつも寄り合って増殖，分化して成り立つ結合組織性付着に時間的勝ち目はなく，上皮性付着に押されぎみである．古くからの研究[100-104]でも，外科的に排除した上皮性付着がわずか10～14日で完全に再構築することが示されている．これらの研究では主に動物が

［結合組織性付着］

▶図9-23a　コラーゲン線維とセメント質という細胞の産物が機械的に嵌合しているのが結合組織性付着の最大の特徴である．

▼図9-23b　細胞の由来はどうあれ，最終的にセメント芽細胞がセメントをつくりながら，同時に線維芽細胞がコラーゲン線維をつくるため，コラーゲン線維がセメント質に埋め込まれていき，結合組織性付着ができあがっていく．

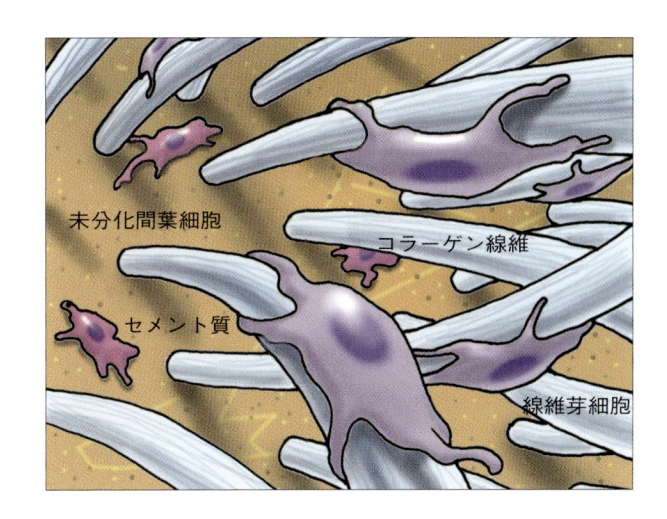

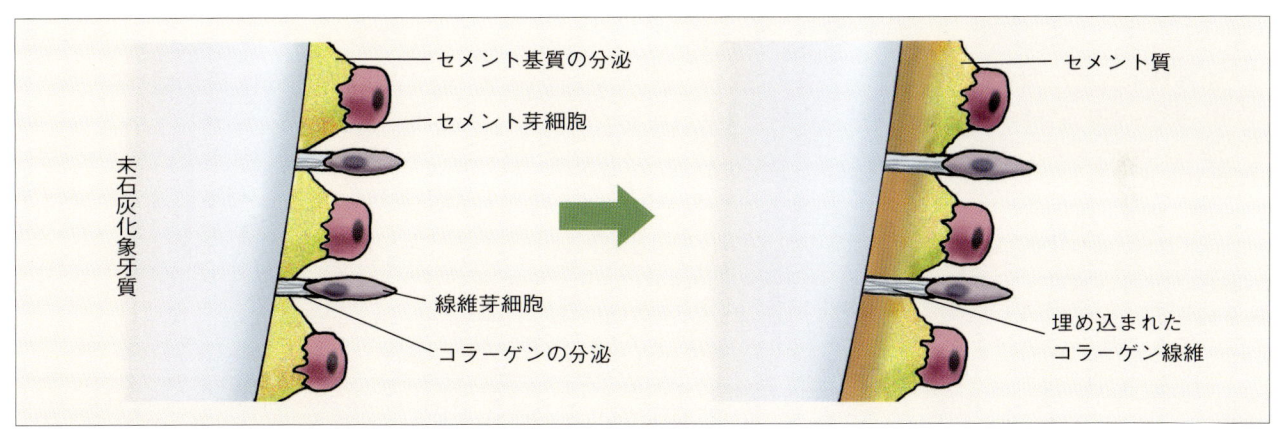

［結合組織性付着の位置と幅］

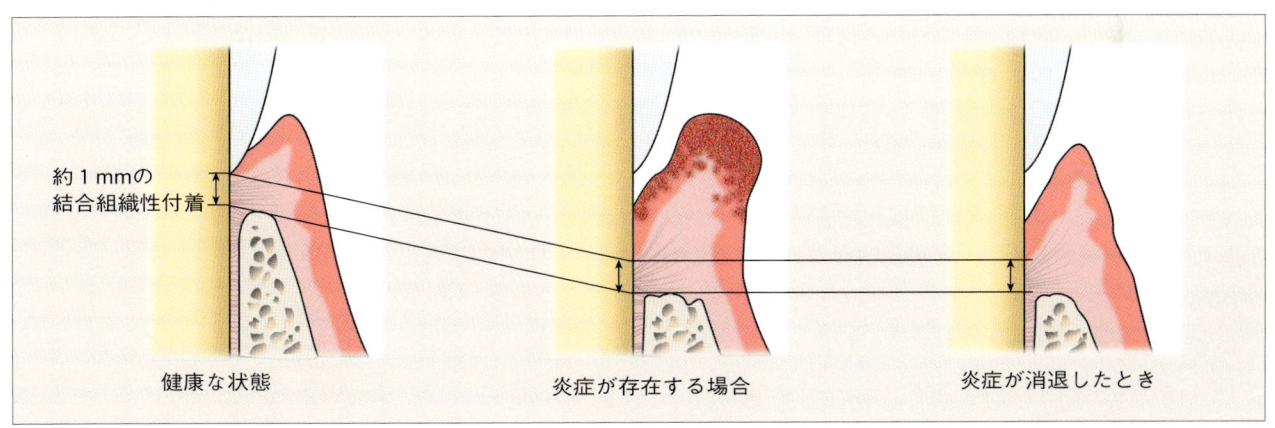

図9-24　結合組織性付着の幅は，常に約1 mmに保たれている．健康なときはもちろん，炎症を起こしているときもである．炎症があり，コラーゲン線維が破壊され，骨が吸収すると，結合組織性の位置も根尖性に移動するが，約1 mmという幅は維持される．

モデルであるため，われわれ人間とは多少時間的なギャップがあろうが参考にはなる．これに対して，同じ動物実験において，線維芽細胞がセメント芽細胞に出会ってコラボレーションを始めだすには，最低でも14日を要したとされている[105]．

さらに，時間的にだけでなく，結合組織性付着そのものの性格にも問題がある．というのも，炎症のあるなしにかかわらず，結合組織性付着の幅は常に

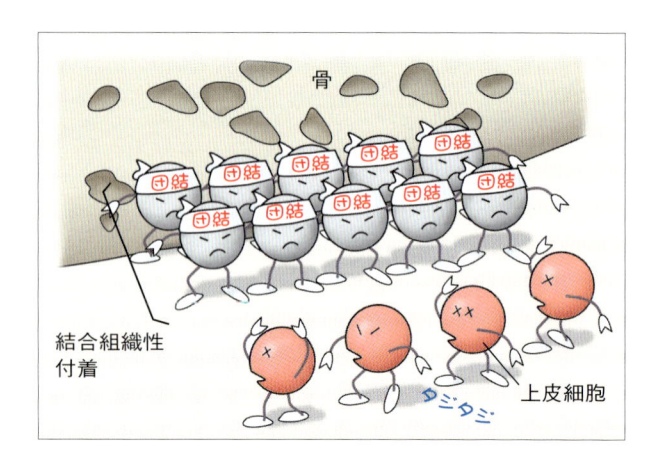

【結合組織性付着の役割？】

図 9-25　どういった因子が制御しているかわからないが，結合組織性付着は骨頂より約 1 mm である．さながら骨と上皮をひき離しておかなければならないように…

> **ちょっとコンセンサス㉚**
> * スケーリング・ルートプレーニング後，歯肉軟組織は本質的に開放創となり二次治癒の経過をたどる．非外科的療法とはいえ感染に対する配慮も必要である．
> * 歯周外科では，選択する方法により期待できる創傷治癒の形態も当然違ってくる．
> * 歯肉上皮の創傷治癒では，①残った上皮を壊死させない，②細菌や異物を創面に残さない，③創面をきれいに切開する，の 3 点は臨床上必要不可欠である．
> * 上皮性付着では"細胞自体が付着"している．上皮細胞の機嫌に左右され，付着の獲得や喪失は比較的容易に起こる．
> * 結合組織性付着は"細胞の産物による付着"である．未石灰化象牙質上に形成されたセメント質とコラーゲン線維が物理的に結合した付着であり，容易に破壊されない反面，簡単にはできない．
> * 上皮性付着が 10〜14 日でほぼ構築されるのに対して，結合組織性付着は最低 6 週間を要すると考えられている．
> * 歯周治療後に獲得できる上皮性付着の幅にはバリエーションがあるが，結合組織性付着についてはおおよそ 1 mm である．

約 1 mm である．また，幅だけでなく，その存在する位置も歯槽骨頂より歯冠側約 1 mm の位置を保持している(図 9-24)[106]．その理由は現在のところ解明はされていないが，ストーカー規制法さながら，上皮が歯槽骨の周囲 1 mm 以内に近づかないように守っているかのようだ(図 9-25)．というわけで残念ながら'長い結合組織性付着'は期待できないのである．

　ここまでの見解では，上皮性付着は招かざるものの感があるが，上皮細胞はその職務(生体を外界から守る)を忠実にこなしているわけで，彼らの仕事ぶりを非難しているわけではない．しかし，歯周疾患により生じた深いポケットを SRP のみで治療した場合，結果的には，強靭な結合組織性付着による新付着は望めず，辺縁歯肉の退縮と長い上皮性付着によりポケットが浅くなり治癒するのである．繰り返すが，上皮性付着はその付着のメカニズムからしても動的要素が強く，とくに長い上皮性付着を臨床的に維持するには，頻繁なメインテナンスも必要となる[100,102,107,108]．

　以上，この章では歯周組織の治り方に関して総論的な視点より解説してきたが，多少退屈な文章が続いた．しかし日常診療において，患者の口腔内がわれわれの施した処置によって，どのような反応を起こしているのかをミクロ的に診てみるのも，普段とは違った楽しさ(？)がある．次章では，切除療法を中心に，歯周外科後の創傷治癒をできるだけ臨床的に考察してみたい．

第10章
ペリオって治るの？
Part Ⅱ

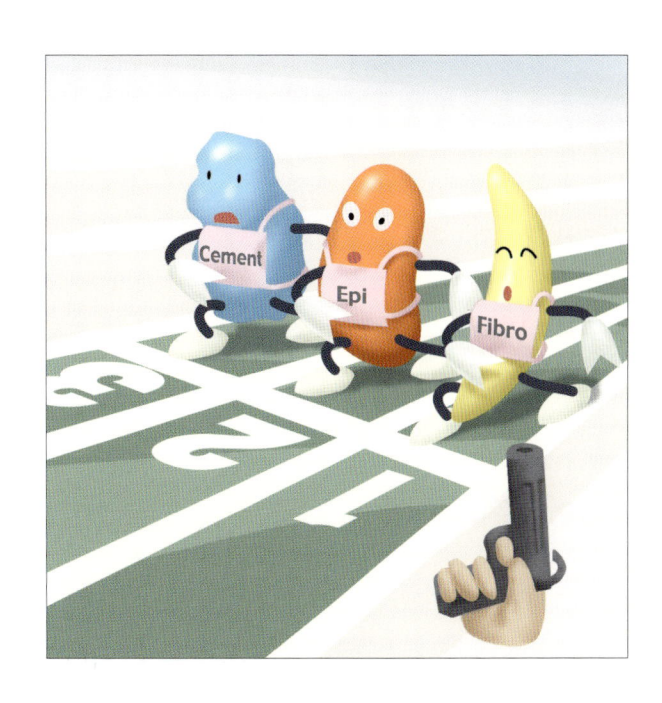

タイトルイメージイラスト
　スタートラインに立つ創傷治癒精鋭の戦士たち．彼らの今後の活躍は術者の力量次第？

ペリオって治るの？
Part II

　前章ではダイナミックで複雑な生体の創傷治癒について，できるだけ噛み砕いて（？）解説した．普段はあまり口にしないものを食べ，多少消化不良ぎみであるため，この章では切除療法を中心に歯周外科後の創傷治癒を臨床的に展開してみたい．

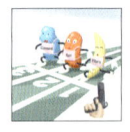

新付着は獲得できるか？

　ペリオに対して真剣に取り組んでおられる皆様の最大の関心事は，ペリオによって破壊された付着器官である歯槽骨，歯根膜，セメント質の完全なる再生であろう（図 **10-1**）．もし簡単に，しかも誰が行っても確実である再生療法が存在すれば，患者もわれわれもすこぶるハッピーである．しかしながら，再生療法全盛期である現在においても，100％確実に付着器官を再生できる材料や方法はいまだなく[1-3]，この分野は発展途上といえる（再生療法に関しての詳細は第13章参照）．では再生療法以外の歯周外科療法で100％は無理としても，どのような付着の回復が得られるのであろうか？

　前章で，非外科処置後の付着の様式を創傷治癒の観点から解説したが，非外科的処置では，やはり長い上皮性付着しか期待できない[4,5]．とはいえポケットが浅くなることには変わりはないので，付着の獲得には違いないが，信頼のおける状態ではない[6]．再生が期待できない状況下ではせめて結合組織性の新付着の獲得を目指したいものである．

　再付着，新付着といえば学生時代をつい思い出してしまうが，現在では，これらに加えて修復と再生を合わせて治癒反応様式と考える．再付着（reattachment）とは歯根表面と接合上皮，または結合組織の再結合を意味する．これはもともとあった付着を何らかの理由でメスなどにより鋭利に切断した後に，再びもともとの付着が回復するものである[7]．

　これに対し，付着が失われた部分に新たな付着が獲得されることが新付着（new attachment）である．この新付着には，接合上皮による接着（epithelial adhesion）や結合組織線維の密着（connective tissue adaptation）を含むもの[7]から，厳密に新生セメント質が形成され結合組織線維が嵌入することを指すもの[8-10]まで，さまざまな解釈がある．

　この章では結合組織線維の嵌入により新しく得られた付着を新付着とする解釈を選択する．再生（regeneration）は，細菌によりいったん汚染された根面上に機能的な付着器官が得られるように，骨，セメント質，歯根膜が新生されることであり[7]，仮にエックス線写真上で骨の再生が確認されたとしても，組織学的に完全な付着器官が新生されていない場合

第10章 ペリオって治るの？ Part Ⅱ

【付着器官】

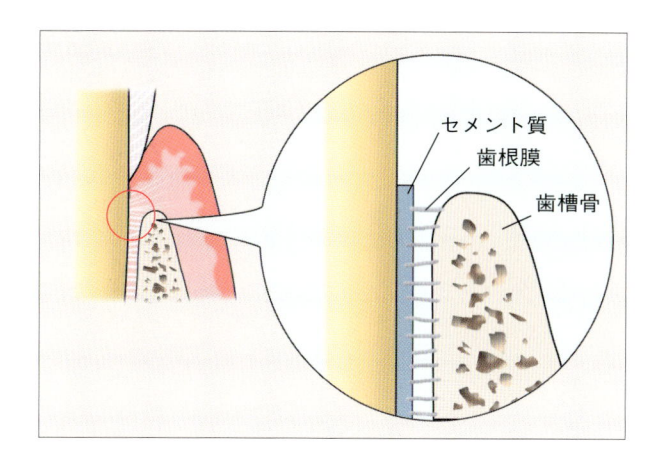

図 10-1 付着器官とは，歯槽骨，歯根膜，セメント質を指す．

【付着器官の治癒様式】

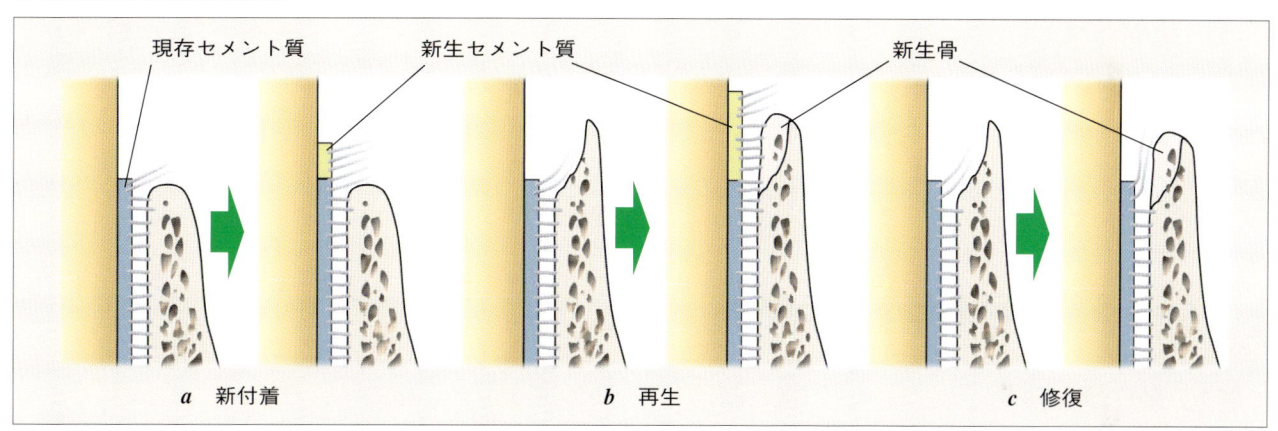

a 新付着　　*b* 再生　　*c* 修復

図 10-2a 新付着：セメント質が新生され，歯肉結合組織との間に新たに付着が得られた状態．
図 10-2b 再生：すべての付着器官が元の状態に復元されたもの．
図 10-2c 修復：本来あった形態とは異なる組織による復元．エックス線写真上では再生と見分けがつかない．

【治癒様式の違い】

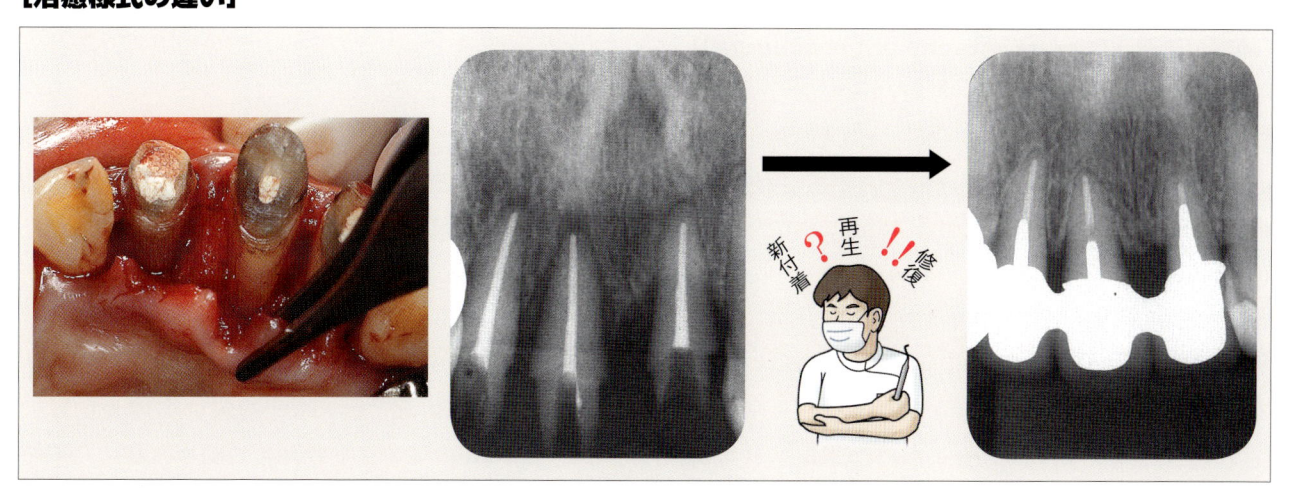

図 10-3 臨床的評価だけでは，本当の治癒様式を確実には判断できない．

[歯肉掻爬術]

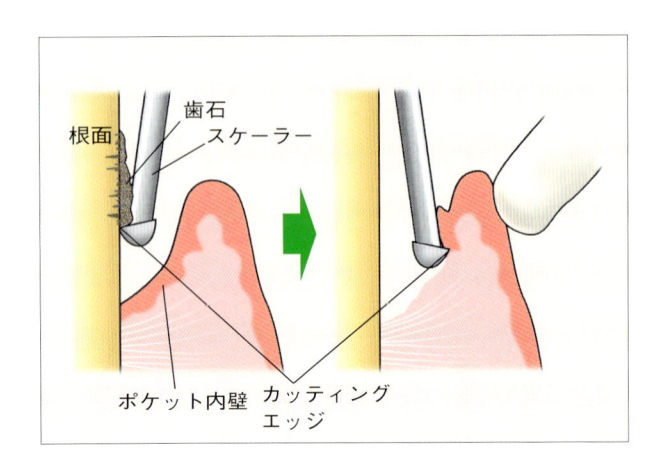

図10-4 スケーリング・ルートプレーニングを行った後，キュレットの刃を裏返して，ポケット内壁の組織を掻爬する．この際，歯肉の外側を指で押さえながら行うと効果的であるというのだが….

（たとえば付着とは関係のない歯槽骨の新生など）は，修復（repair）と定義されている（図10-2）[7]．

創傷治癒的には大きな違いがあっても，臨床的には新付着と再付着，再生と修復は見分けがつかないのが事実である（図10-3）．しかし，そういっては身も蓋もないので先人たちの研究を参考にして話を進めていくことにする．

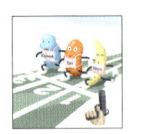

歯周外科後どうなるの？

多少いにしえの感があるが，1989年米国歯周病学会（The American Academy of Periodontology：AAP，以下AAP）により，歯周外科は組織付着療法，切除療法，再生療法，および歯肉増大，歯肉歯槽粘膜形成術に分類されている．歯周外科といえど術式により得られる治癒形態には当然違いがある．

[組織付着療法（tissue attachment procedure）]

あまり聞き慣れないが，組織付着療法とは歯肉掻爬術（closed gingival curettage），ENAP（excisional new attachment procedure），歯肉弁剝離掻爬術（open flap curettage：OFC），改良型Widmanフラップ（modified Widman flap）を指している．

① 歯肉掻爬術

第6章でも触れているが，歯肉掻爬術はいわゆるキュレタージである．キュレットなどを用いてポケット内上皮を除去することで，根面に新付着を獲得しようと考案された（図10-4）[11-13]．現在では，SRPとの併用[14,15]や，使用道具（レーザー，薬剤など）[16,17]による効果もSRP単独と比較して臨床的にはメリットが認められないため，重箱の隅に追いやられた格好だ．

肝心の創傷治癒であるが，ヒト（human study）および動物（animal study）における組織学的研究では，再付着[18-21]もしくは長い上皮性付着（long epithelial attachment）[22-24]が得られているとする結果が大勢を占めている．結合組織性新付着を獲得するには，現存の上皮付着より歯冠側に新生セメント質やコラーゲンを産生する細胞が集合しなくてはならない．この際にポケット上皮が妨げになる．このためポケット内壁の軟組織を除去しようという試みであったが，キュレタージでポケット上皮を完全に除去することは不可能である[25-29]．

② ENAP

ENAPが発表された当初は，新付着が得られてポケットが浅くなると考えられていたため，新付着術と命名された．発想としては，やはりポケット内上皮をキュレットよりは確実にメスで除去しようとしたものである（図10-5）．適応症は，歯肉掻爬術と同様，骨縁下欠損を伴わない4mm程度のポケットとされている．歯肉弁を剝離しないため，骨欠損があったとしても対処はできない．

ENAPに対する評価は1976年にまでさかのぼる．ヒトにおける研究[30]で，臨床的には術後6か月で2.0～4.7mmのポケットの減少が認められ，この結果の77%が新付着によるものであると結論づけら

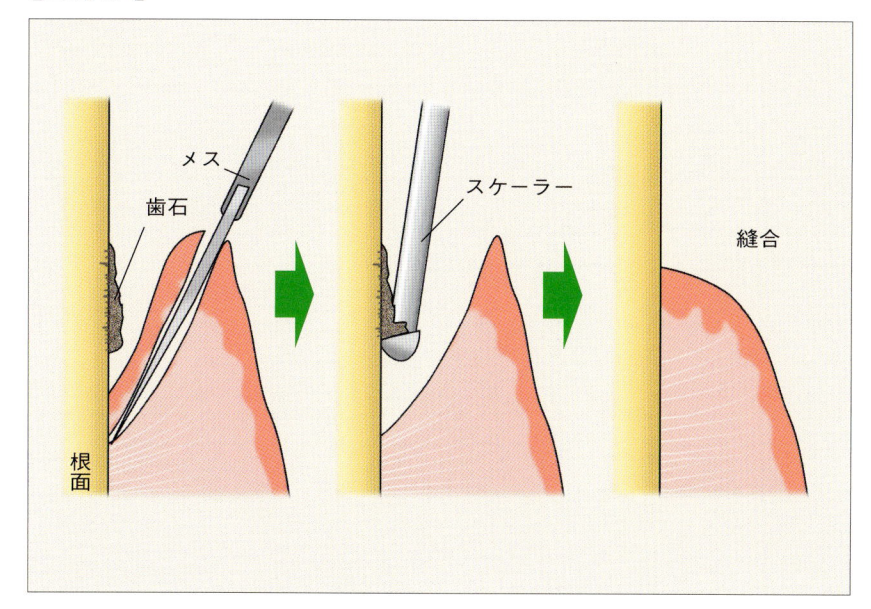

[ENAP]　　　　　　　　　　　　　　　　　　　　　　　　**[レファレンスノッチ]**

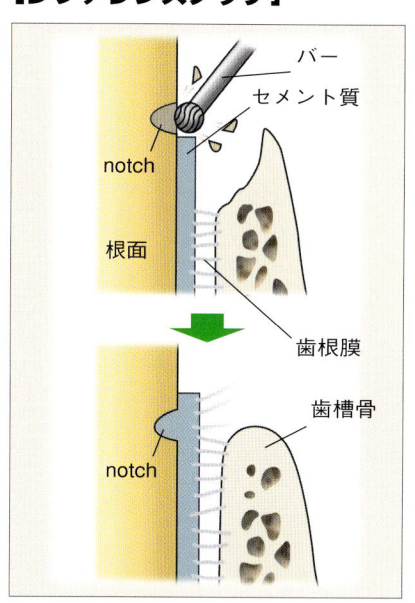

[骨外科の歴史　20世紀初頭編]

図 10-5 ｜ 図 10-6
　　　　　｜ 図 10-7

図10-5　ENAP：excisional new attachment procedure. ポケットマーカーなどでポケット底を印記し，辺縁歯肉頂よりポケットの内壁をメスにて切除し，スケーリング・ルートプレーニング後，縫合する．
図10-6　レファレンスノッチ（reference notch）．組織学的評価では，術前・術後を比較する場合，レファレンスノッチをバーなどで術中に付与することが非常に重要になる．
図10-7　歯周病により吸収した骨はう蝕と同様，細菌感染によるものと考えられ，どういうわけか，真っ平らになるまで削除されていた．

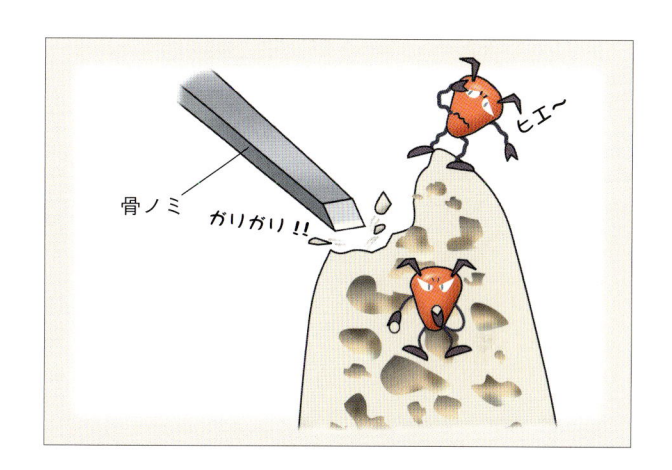

れた（あとの23％は辺縁歯肉の退縮）．また，動物実験[31]でも同様の結果が得られている．

　しかしながら，組織学的評価では歯肉掻爬術同様長い上皮性付着が観察され，結合組織性付着が認められた部位においても，それが新付着なのか再付着なのかの判断はつかなかったのである（これらの研究ではレファレンスノッチがなかったことが問題：*図10-6*）[31,32]．確かに根面に対するアクセスという点では，非外科的なスケーリングやルートプレーニング（以下SRP）に比べればENAPに利があるが[33]，肝心のポケット上皮の完全な除去に関しては，たとえメスであろうと難しい[34]．組織付着術とされていた

ENAPは，現在では歯肉溝内斜歯肉切除術とも考えられ[35]，切除療法的な扱いを受けているのも自然な潮流であろうか？

③歯肉弁剥離掻爬術，Modified Widman Flap

　近年，修復治療ではMinimal Intervention（以下MI）の考え方が主流となってきている．MIを歯周外科にあてはめれば，「手術侵襲が軽微で組織除去も少なく，アタッチメントロスが最小限に抑えられる」となろう．しかしながら，「偉大な外科医ほど大きな切開を入れる」という概念により，WidmanやNeumanが提唱した20世紀初頭（1910年代）のフラップ手術では，外科的侵襲が強く，術後に疼痛や著し

【MWF : Modified Widman Flap】

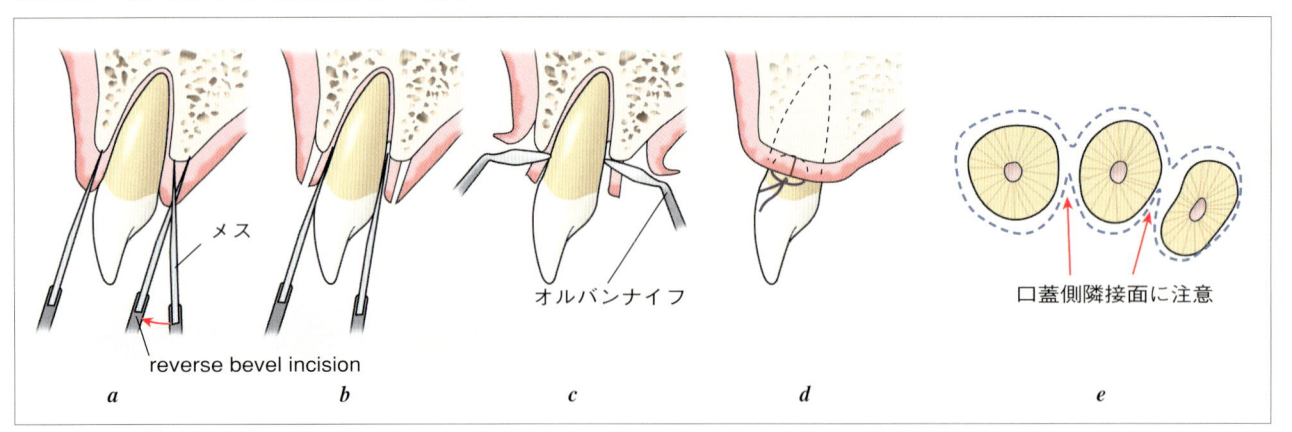

図10-8a 一次切開．唇側では，ポケットが浅い場合や歯肉が薄いときには，歯肉溝内切開を骨頂部まで行う．口蓋側では，フラップの適合性の向上および，術後の歯肉のカントゥアを良好に仕上げるために，reverse bevel を付与することがある．

図10-8b 二次切開．ほとんどの場合が歯肉溝内切開となる．これにより歯肉線維の切断を行う．

図10-8c 三次切開．オルバンナイフなどを用い，骨頂部を水平に切開する．二次切開と合わせてポケット内組織を一塊として，容易に除去できる．

図10-8d 縫合．キュレットで肉芽組織を除去し，根面に対し，スケーリング・ルートプレーニングを施した後，フラップの適合を確認する．適合が不十分な場合は，再度フラップをトリミングするか，骨状態の若干の修正を行い，できるだけ元の位置に近い部位に戻す．その後，歯間部で断続縫合(interproximal suture)し，一次治癒を目的とした縫合を行う．パックは必要に応じ使用する．

図10-8e 咬合面観．とくに重要なのが口蓋側のスキャロップ状態である．歯間部組織を余分に除去しないように注意し，術後の退縮が最小限になるように配慮する．

(Ramfjord[36]より引用改変)

【フラップオペの利点】

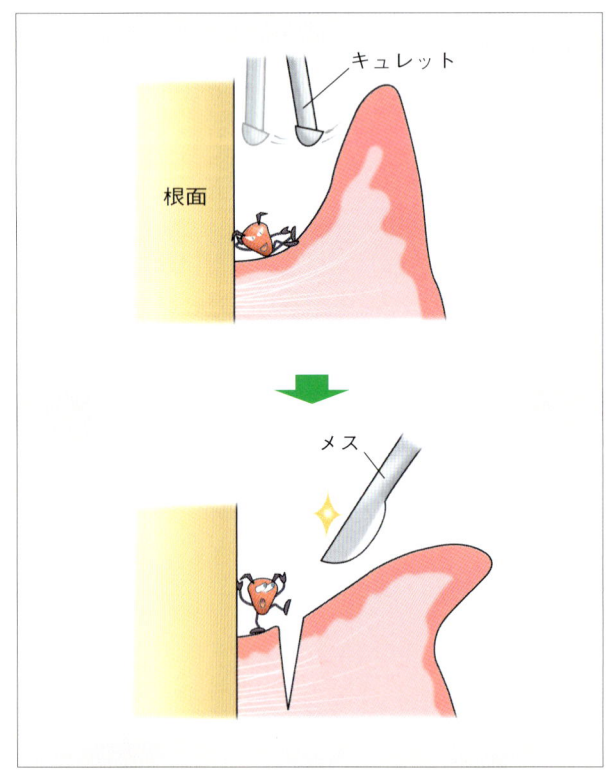

図10-9 フラップオペの利点は，何といっても根面への確実な器具の到達性である．百聞は一見にしかず!!

【MWF の術後退縮】

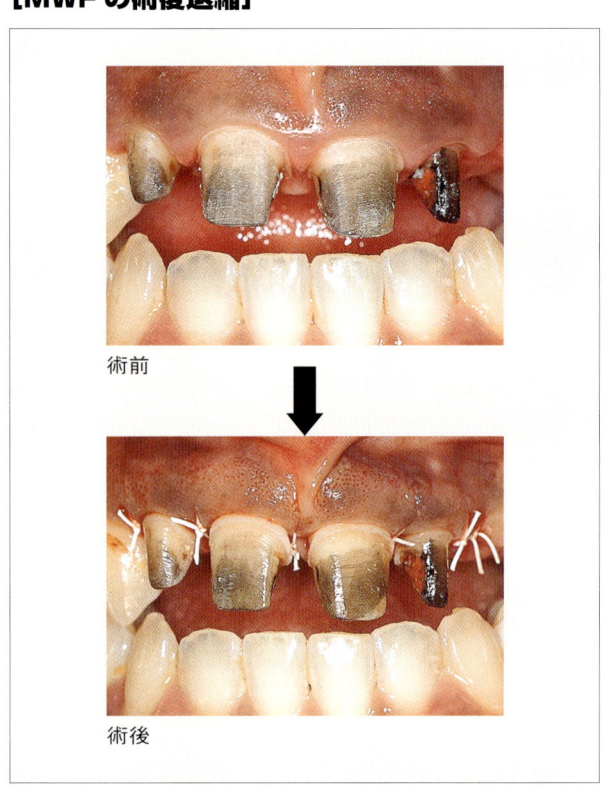

図10-10 とくに前歯部では，外科処置後の歯肉退縮は少ないに限る．しかし，この状態を長期間維持できるであろうか？

[創傷治癒はスーパー陸上？！]

図 10-11　歯周治療後の治癒形式は，生体内細胞の熱い戦いに左右される．

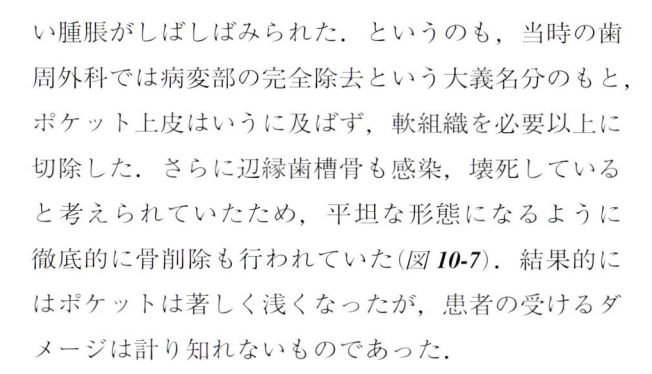

い腫脹がしばしばみられた．というのも，当時の歯周外科では病変部の完全除去という大義名分のもと，ポケット上皮はいうに及ばず，軟組織を必要以上に切除した．さらに辺縁歯槽骨も感染，壊死していると考えられていたため，平坦な形態になるように徹底的に骨削除も行われていた（図10-7）．結果的にはポケットは著しく浅くなったが，患者の受けるダメージは計り知れないものであった．

歯槽骨の感染に関しては，その後 Kronfeld や Orban によって組織学的に否定され，積極的な骨削除はしばらく行われなくなった．これらの反省から術式自体にも改良が加えられ，MI らしき概念に基づいた方法が1974年に Ramfjord and Nissle によって紹介された[36]．いわずと知れた modified Widman flap（以下 MWF）である（図 10-8a〜e）．

歯肉弁剝離搔爬術（open flap curretage：OFC，以下 OFC）と MWF は軟組織の除去を最小限に抑え，根面に付着している病原性物質（細菌バイオフィルム）をより確実に除去できる[37-40]という点で共通している．いわゆるアクセスフラップである（図 10-9）．

臨床的結果もほぼ同等であり[41,42]，切開，剝離，縫合法に若干違い（MWF は縦切開あり）があるものの，目的が同じであるため現在では分類するほどの相違点はないと考えられている．

臨床的評価ではいずれの術式でもポケットの減少が認められ[43-49]，プロービング時の出血（BOP）も有意に減少する[45]．また軟組織に対するダメージを極力抑えることで一次治癒が期待できるため，術後21日でほぼ完全に創傷治癒が完了している[50,51]．審美性が重要視される前歯部などでは，とくに歯周外科後の治癒が早いに越したことはないし，術後の歯肉退縮も少ないほうがよりハッピーである（図 10-10）．実際に OFC や MWF における歯肉退縮量は術後1年で1.6〜1.8mm であり[52-54]，後述する切除療法に比べても軽症である[55-57]．ポケットが4mm（文献によっては5mm）以上の中等度から7mm 以上の重度の歯周疾患に対して効果的にポケットが減少し，歯肉退縮も最小限で済むなら「言うことなし！」．やっと新付着の獲得であろうか？

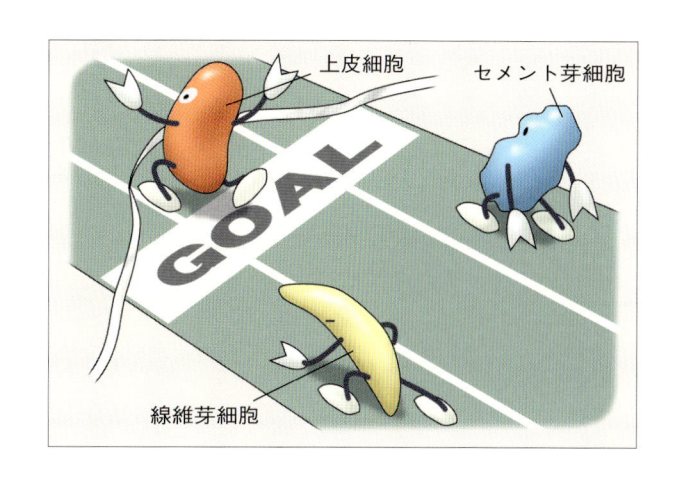

残念ながら話はそうはうまく続かないようである．OFC や MWF に対する多くの臨床的な研究では，ポケットの顕著な減少が認められているが[30,58-89]，その実，ヒトの組織学的な評価[46,50,90-95]では，残念ながら，これまた長い上皮性付着で治癒していることが判明している．上皮細胞と歯根膜由来のセメント芽細胞や線維芽細胞との競争はまたもや上皮細胞に軍配が上がる（図 10-11）[96-99]．結合組織性の新付着が認められた動物実験[100,101]もあるのだが，これには歯根膜由来の細胞が必須である[102]．これらの細胞の活躍がなければ，歯根吸収[100]や上皮性の付着に取って代わられる[103]ことがわかった．

読者のため息をよそに，もう少しミクロ的に治癒過程をみると，歯肉弁を元に戻した48時間後には，上皮および歯肉結合組織と根面の間は血餅で満たされ，その周囲は活発な炎症性細胞の浸潤が認められる．1週間後に炎症期は収束し，創傷部の歯冠側は

すでに上皮細胞の増殖により創縁が被覆されている．術後3週間程度で上皮性および結合組織性再付着は完了し，以後リモデリングが継続される[51]．再評価の時期に対する1つの目安となろう．

　組織付着法における創傷治癒に関しては，少し分の悪いストーリー展開でWidmanやRamfjordらにお叱りを受けそうである．しかしながら，当のRamfjord自身，6mm以下のポケットに対しては，SRPが術後のアタッチメントレベルが最も安定しており，7mm以上のポケットに対してもMWFがわずかに有利か，もしくは同等という結果を示している[63,64]．「どういうこっちゃ！」とつっこみたいところをぐっとこらえて，MWFの予後を垣間みてみよう．

　言いだしっぺは別として，圧倒的に多くの研究者たちが中等度から重度の歯周疾患に対してOFCやMWFが中長期的に有効であることを示唆している[74,80,84,88,104-107]．最長6年半[80]に及ぶこれらの研究では，OFCやMWFで得られた結果がたとえ上皮性付着であろうと，安定した状態が維持できることを示唆している．ただし，ここで忘れてはいけないのが定期的な（これらの研究では3か月ごと）のリコールメインテナンスである．メインテナンスにきちんと応じた患者では，臨床的アタッチメントレベルの安定はもとより，プロービング時の出血（BOP／これに関しては第4章参照）も有意に減少していた[87,108]．逆にメインテナンスを怠った患者では，そのほとんどでポケットの再発や排膿などの炎症所見が認められたのである[68,71,73,77]．歯周治療におけるリコールメインテナンスの必要性に異論はないだろうし（メインテナンスについては第17章参照），3か月ごとのメインテナンスも非現実的な間隔ではない．であれば，これらの結果をわれわれの臨床に反映できるのではないだろうか．

　いうまでもなく，OFCやMWFは広く普及しており，多くの臨床家がこの確実な術式を選択している．現在では審美上の問題に対処するためだけでなく，各種骨移植材[109-111]や最近流行のEmdogain®[112-114]を併用した再生療法においてもMWFを推奨している．やはりRamfjordはすごい！

> **ちょっとコンセンサス㉛**
> *歯周治療後に得られる付着器官の治癒様式は基本的には①新付着，②再生，③修復のいずれかである．
> *組織付着療法によりセメント質が新生され，歯肉結合組織との間に新たな付着ができるタイプの新付着を獲得することは難しいと考えられる．
> *組織付着療法は明視下における歯石や細菌バイオフィルムの除去を第1の目的に行うべきであろう．
> *組織付着療法ではそのほとんどが長い上皮性付着で治癒すると考えたほうが妥当である．
> *OFCやMWFでは術後の歯肉退縮が軽度なため，審美性が優先される部位や再生療法を行う部位には効果的である．

【切除療法（resective therapy）】

　組織付着療法は，組織を可能なかぎり温存し，外科的な侵襲を最小限に抑える方法で，どちらかといえばポケット減少法と考えられる．これに対し，切除療法ではポケットを浅い歯肉溝に変えることができる．結果として，患者，術者双方にとってプラークコントロールしやすい環境が得られる[115]．そう，歯肉溝は浅いほうが何かと都合がよい（第3章参照）．

　ポケットの除去を目的に選択されるのが歯肉切除術（gingivectomy）および歯肉弁根尖側移動術（apically positioned flap）である．切除療法に関しては長年にわたり骨をさわるべきかどうかが論争の的であった．このあたりも踏まえて解説していきたい．

①歯肉切除

ⓐ歯肉切除術とは

　「歯周ポケットを構成する軟組織の切除」と定義され[7]，全世界で最もポピュラーな歯周外科処置である歯肉切除術，その歴史は実にローマ時代にまでさかのぼるらしい．当時は病変部組織を焼き取っていたようで，局所麻酔などあるはずもなく，相当痛かったであろう．近代になり1742年，Fauchardがそれらしき術式を初めて世に示した[116]．

　以後改良が加えられ，1884年，Robicsekにより

[骨は感染していない!!]

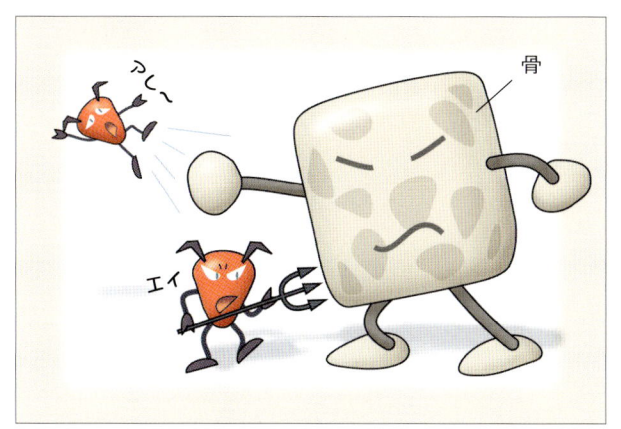

図 10-12 Kronfeld[119]やOrban[120]により，歯槽骨は歯周病菌による直接的な感染を受けていないことが証明され，骨外科の流行が急速にすたれていった．

[歯肉切除後の上皮の断端]

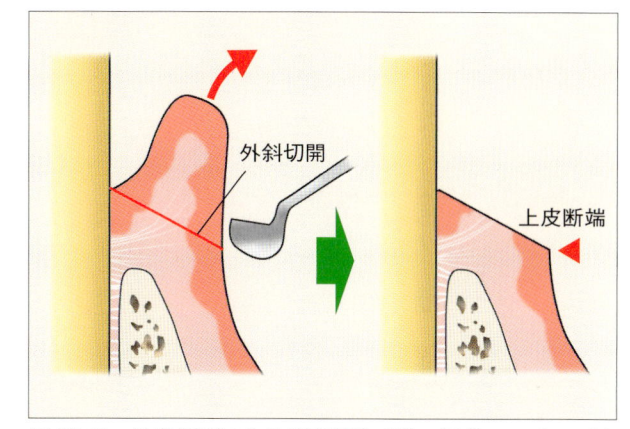

図 10-13 外斜切開による歯肉切除では，通常のフラップオペとは反対方向に歯肉を切り落とすため，上皮に関しては根尖側移動を行ったことになる．

後に歯肉切除術とよばれるものが紹介された[117]．このころは軟組織を除去した後，前述したように，まだ感染，壊死していると考えられていた辺縁歯槽骨をキュレットもしくはファイル（やすり？）で掻き取っていた[118]．そのためか術後に患者が訴える痛みは強かったようだ．

1928年にWardが患者の苦痛を少しでも減らすように，歯肉切除後の創面を酸化亜鉛ユージノールで保護することを最初に推奨した[118]．現在のペリオドンタルパックである．後にKronfeld[119]やOrban[120]の骨削除不要説（図 10-12）によって，歯肉切除術はより保存的（conservative）な術式に変貌していった．外科的なダメージが軽減されたおかげで世界中にすさまじい勢いで広まったのである．

「切りっぱなし」の歯肉切除術は，当然ながら開放創であるため，二次治癒（secondary intension）の経過をたどり，組織付着療法と比較して治癒が遅くなる．具体的には，創縁の血餅に保護されるかたちで，上皮化と結合組織線維の再配列が営まれるわけであるが（第9章参照），創縁断端から根面にまで上皮細胞が到達するのに約1週間必要である[121]．その後1週間ほどで上皮の下方増殖（down growth）が起こる．約35日で上皮性付着が完成するが，結合組織線維が成熟して完全に治癒するには2，3か月を要する[121-130]．

電子顕微鏡における所見[130-132]でもノーマルなヘミデスモゾーム結合と基底膜層（lamina densa）が認められ，最小単位の歯肉溝（シャローサルカス）が得られていることが確認された．術式をみれば，シャローサルカスが得られる理由もおのずと理解できる．歯肉切除術では外斜切開により通常のフラップオペとは反対方向に辺縁部歯肉を切り取る（reverse bevel）[133,134]．このため，開放創における上皮の断端は根尖側に位置づけられるのである（図 10-13）．つまり，上皮細胞がスタートで出遅れてしまうという願ってもない？　状況がつくりだされる．

ⓑ落とし穴

術式が比較的簡単であり，病変部および歯石の除去効果が抜群で[135,136]，そのうえポケットも除去できることから非常に重宝され，「とりあえず切ろう」が合言葉のようになった時代がしばらく続いた．しかし，そこに落とし穴があった．術後にポケットの再発がしばしば見受けられると指摘されだしたのである．これは歯肉縁下に存在する骨の形態異常に，歯肉切除では対応できないためと考えられた[137]．骨削除論の再燃か（詳細は後述する）？

「歯肉は半流動体」とよくいわれる．隣在歯との骨レベルにギャップがあれば，短期的にはその骨の形態に沿って治るが，長期的にみれば歯肉は平坦化し，結果的に骨レベルの低い部位ではディープサルカス

[歯肉は半流動体]

[歯肉切除術の適応症と禁忌症]

図 **10-14** 骨レベルの低いところが歯肉で埋まっていき，長期的には歯肉ラインは平坦化していく．

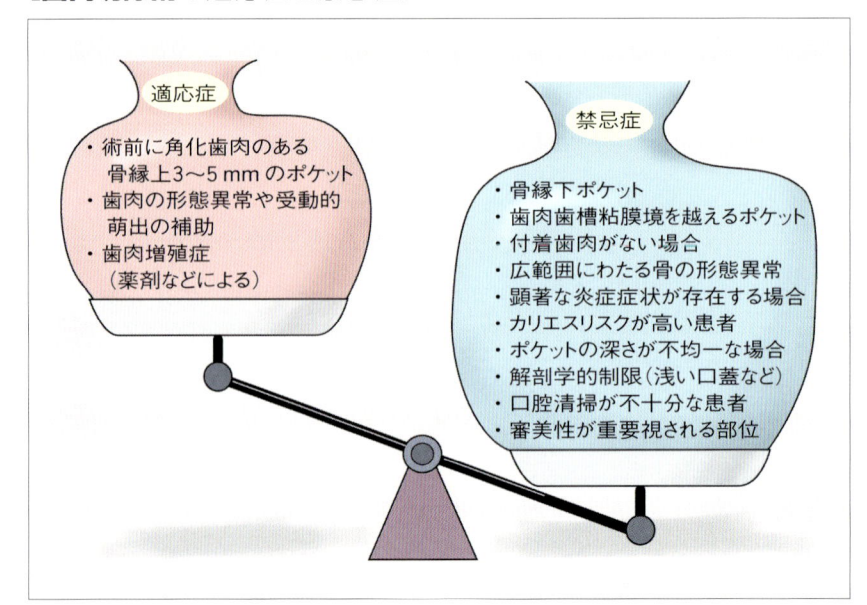

図 **10-15** 歯肉除去術の適応症と禁忌症．

やポケットが形成される（図 **10-14**）．つまり，より保存的な処置方法となったことが「あだ」になってしまった．おまけに角化歯肉が少なくなることなどから，得るものより失うものが多いと考えられるようになってきた．一世を風靡した歯肉切除術であるが，現在では適応症もかなり限定され，禁忌症のほうが多いくらいである[135,138-142]（図 **10-15**）．

ⓒ レーザーで歯肉切除？

とはいえ適応症の選択を間違わなければ，歯肉切除術はまだまだ現役選手である．とくに薬剤性の歯肉増殖では術前の SRP が必ずしも必要ではなく，しかも良好な結果が得られる[143-145]．いきなりやっても OK である．術式に関して1950年に Goldman[146] が紹介した方法（図 **10-16**）が今でも主流であろう．クレンとカプラン（Crane and Kaplan）[147]によると，ピンセットなどでポケット底を印記し，カークランドメスなどで組織を除去するとある．実はこのクレンとカプランのピンセットをご覧になればわかるが結構太い．少々ポケットに挿入しづらいのである．それに，カークランドメスもよく手入れしてシャープニングしないと，すぐに切れ味が悪くなる（図 **10-17a, b**）．皆様がいつもお使いのプローブとメスで十分に代用できる．

近年開発されたレーザーを使用すれば，歯肉切除術の欠点の1つである痛みをコントロールすることが可能になる[148-152]．組織学的にメスのほうが創傷治癒に関して優れていたという報告[153]もあるが，術後の出血および疼痛が少ないことはメリットになる．

レーザーを使用しての歯肉切除で気をつけなければならないのが，歯槽骨に対するダメージであろう．もちろんメスを使った方法でも，軟組織を過度に除去することにより露出した辺縁歯槽骨が吸収することが証明されている[154-156]．電気メス[157]ほどではないものの，CO_2 レーザーや Nd：YAG（ネオジウムヤグ）レーザーでは，骨に直接照射していないにもかかわらず，骨の溶解が認められた（図 **10-18**）[158-161]．これが後にどのように影響するかの詳細は，現在解明されていない（イレギュラーな骨形態がレーザーで平坦化すればいいのに）．Er：YAG（エルビウムヤグ）レーザーでは，照射出力を調整することで骨の破壊（ablation）を防ぐことができる[162-165]といわれているが，いまだ議論の余地がある．いずれにせよ，不必

[歯肉切除術の一般的形式]

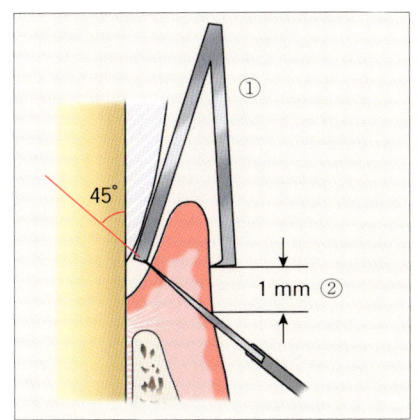

図10-16　歯肉切除術の一般的形式．①クレンとカプランのピンセットなどでポケット底をマークする．②マーカーより1mm根尖側もしくは歯軸に対して45°の角度をつけて，外斜切開を加えて，辺縁部組織を除去する．

[歯肉切除術に使用する器具]

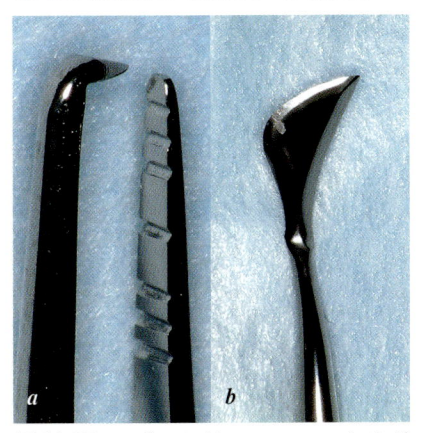

図10-17a　ゴールドマンフォックスポケット底マーカー．
図10-17b　カークランドメス．

[レーザーを使うと]

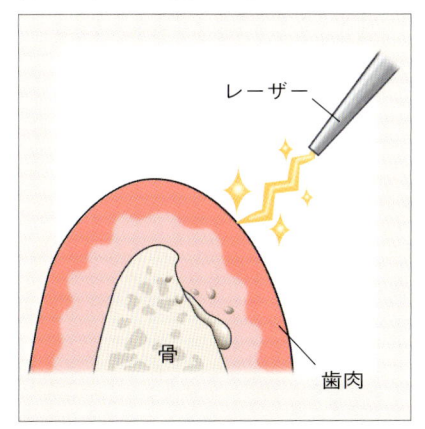

図10-18　レーザーを用いて歯肉切除すると，直接骨に照射しなくても骨が溶解する可能性がある．

[APFは切って下げる]

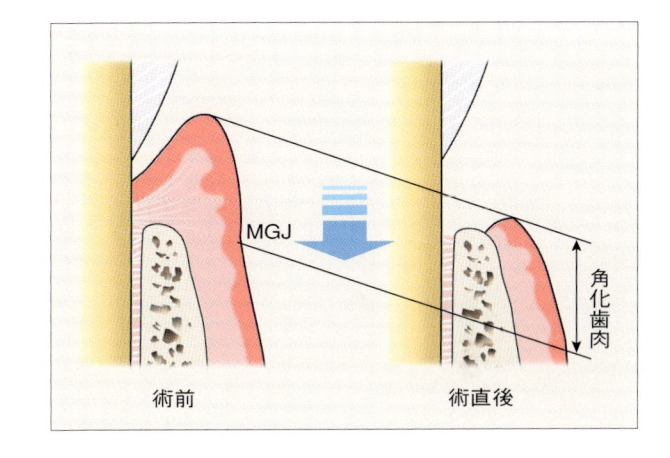

図10-19　APFでは，現存する角化歯肉を最大限利用するため，歯肉切除術のように術後に角化歯肉を失うことはない．

要な骨吸収は極力避けたいものである．

②歯肉弁根尖側移動術

　歯肉切除術の最大の欠点は角化歯肉の損失であり，これにより口腔前庭が浅くなれば，プラークコントロールも困難になる[166]．しかし偉大な先人たちは，この欠点を克服するために熟考を重ねた．哲学者であるパスカルが「人間は考える葦である」といったが，人間の考えるという行為には本当に敬服する（本書の執筆で反省しきりである）．

　話を元に戻そう．1954年，Nabersによりポケット除去に対する新しい概念と方法が紹介された．当時この方法は歯肉弁根尖側移動術（apically positioned flap：APF，以下APF）ではなく"repositioning of the attached gingiva"とよんでいた[167]．無理やり訳せば「付着歯肉整復術」となろう．術式自体も現在応用されているものと相当違っている．縦切開を近心部にのみ入れ，そこを起点として粘膜骨膜弁を剝離していくのである．根面の郭清後，歯肉弁を歯槽骨頂に合わせるように根尖部に移動させるのだが，その際にフラップ辺縁から約2mmにわたり内面をキュレットで薄くトリミングしたという．

　そして術後の骨吸収を防ぐために辺縁歯槽骨を完全に被覆した位置でルーズに縫合して完了した．フラップのトリミングはキュレットではやりづらかったようで，後に（1957年）メスで行うように改良された[168]．

　さらに，術野の確実な明示とフラップの自由度

を増す目的で，近遠心に2本の縦切開を入れる改良型Nabers法がAriaudoとTyrrellによって考案され[169]，Friedmanがこれを"apically repositioned flap"と命名した[170]．実に40年以上前の話である．現在ではrepositioned（整復）ではなくpositioned（位置づけ）と改められたネーミングが一般的である．

古典的研究[171-178]における臨床的評価では，ほぼ同量（約1mm）の付着歯肉の増加が認められ，術後の辺縁歯槽骨の吸収は最小限であったとされる．これまた二次治癒の経過をたどり，歯肉切除術と同様，ポケットは臨床的に除去できたのだが，歯肉の状態によりフラップの扱いが異なる．角化歯肉が十分ある場合は，外斜切開にてフラップを形成して根尖側に移動させることで，歯肉切除と同様の治癒機転が得られると考えられた．歯肉切除術が「切りっぱなし」なのに対し，APFでは「切って下げる」となり，結果的に角化歯肉を温存することもできる（図 *10-19*）．

これに対し，付着歯肉が少ない場合は，歯肉溝内切開を用いてフラップ断端を薄くすることで，血流量が減少し，いったんフラップの断端の上皮組織を壊死させることで，理想的な歯肉のカントゥアが再構築されると当時は考えられていた[179]．

> **ちょっとコンセンサス㉜**
> * ポケットを除去することに主眼を置けば，切除療法が最も有効である．
> * 切除療法の適応症を正しく選択しなければ審美障害や歯肉歯槽粘膜異常などの合併症を引き起こす．
> * 歯肉切除術は一般的な歯周病では適応症が少ないことに注意するべきである．
> * 切除療法では二次治癒の経過をたどるため，組織付着法に比較して治癒が遅くなり感染などの機会が増える．

本章ではエンジン全開のフルスロットルで突っ走り，ブレーキの効きが甘くなってしまった．歯周外科の変遷についてはご理解いただけたと思うのだが，ペリオについてまわる歯槽骨の形態異常についての切除的なアプローチは次章でレビューすることにする．

第11章
ペリオって治るの？
Part III

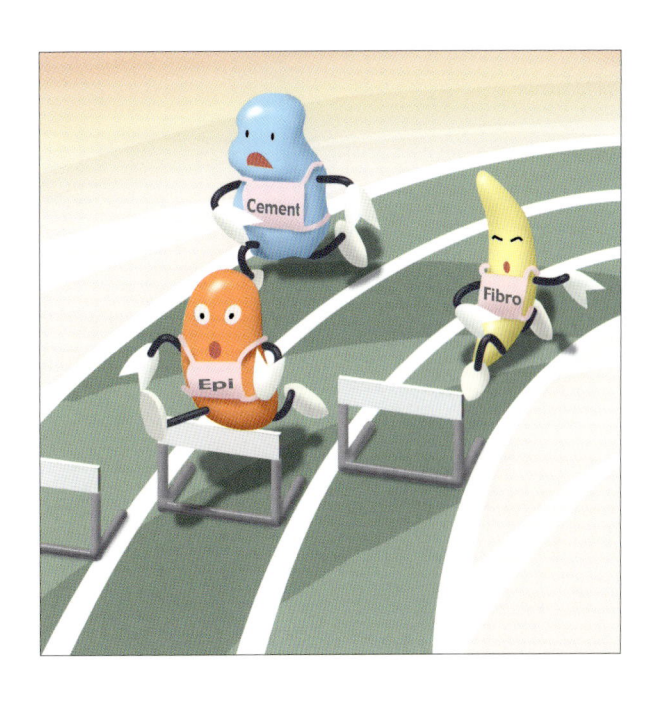

タイトルイメージイラスト
　第4コーナーをまわってレースも終盤．ペリオは何といっても骨の形態異常ぬきには語れない．

ペリオって治るの？
Part Ⅲ

　前章の切除療法に対するレビューが"しり切れトンボ"になってしまったので，この章では，その治癒様式を歯槽骨の形態修正と根分岐部病変における歯根切除にまで足を伸ばして解説していきたい．どこまで遠出するかはお楽しみ．

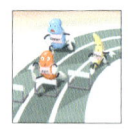

本当にポケットは浅くなるの？

　組織付着療法と切除療法を顧みると，フラップを戻す位置と種類がその後の治癒に大きく影響すると考えられる．ここでいうフラップの種類とは，骨膜を含む全層弁（full thickness flap），骨膜を含まない部分層弁（partial thickness flap）である[1,2]（図 11-1）．血管は骨膜上にあるため，全層弁のほうが血液供給の面で恩恵を受けやすく壊死しにくい．とはいうものの，骨面上では部分層弁であっても，骨面に残っている骨膜から血液供給を受けることができる[1]ため，臨床上は差がない．

　問題は根面に接しているフラップの断端部分である．血液供給のまったくない根面上にフラップを戻した場合，根面上のフラップの生死はフラップ自身にかかっているため，全層弁であれば何とか壊死せずにすむ．改良型 Widman フラップ術（modified Widman flap：MWF，以下 MWF）が全層弁で行われる理由がここにある．こうして生存競争に勝ち残ったフラップ断端から，上皮細胞は遠距離恋愛中の結合組織性付着に再会するため，根面上をひた走って遥かな旅に出る．結果としてでき上がるのが長い上皮性付着である[3-5]．

　しかしながら，通常は歯肉溝内切開をすることが多いため，全層弁であっても厳密には断端部に骨膜はない．このため，断端の一部は壊死することもあり，MWF の術後に認められるわずかな歯肉退縮も納得である．では，部分層弁を根面上にもってくればどうであろう？　お察しのとおりフラップの断端はほとんどが壊死してしまう．仮に，MWF を部分層弁で行ったとすれば，結果的にシャローサルカスが得られるだろうが，その代償として角化歯肉は失われてしまう（図 11-2）．

　では，骨頂にフラップの断端をもってくる場合を考えてみよう．全層弁を骨頂に正確に位置づけることは至難の業である．縦切開の部分でうまく調整して縫合するか，角化歯肉が十分にあるときには，歯槽骨頂を予測した切開後に，歯肉-歯槽粘膜境（mucogingival junction：MGJ，以下 MGJ）を超えない範囲で剥離するなどの工夫が必要になる．その点，部分層弁では骨面上に残っている骨膜と縫合できるため，確実な位置づけが可能である[6-8]．現在では

[全層弁と部分層弁]

図 11-1　フラップ内面に骨膜を含むものを全層弁，含まないものを部分層弁という．フラップ自身のもつ血液供給は全層弁のほうが優れている．部分層弁は骨面上に骨膜が残っているため，フラップを移動したいときには所定の位置に骨膜縫合により固定できる利点がある．

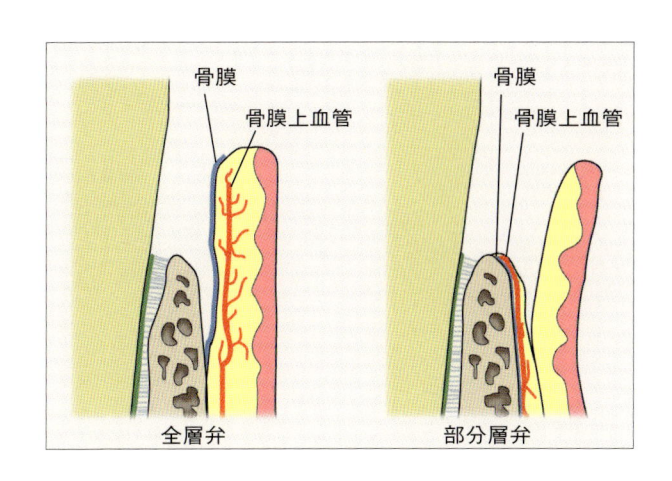

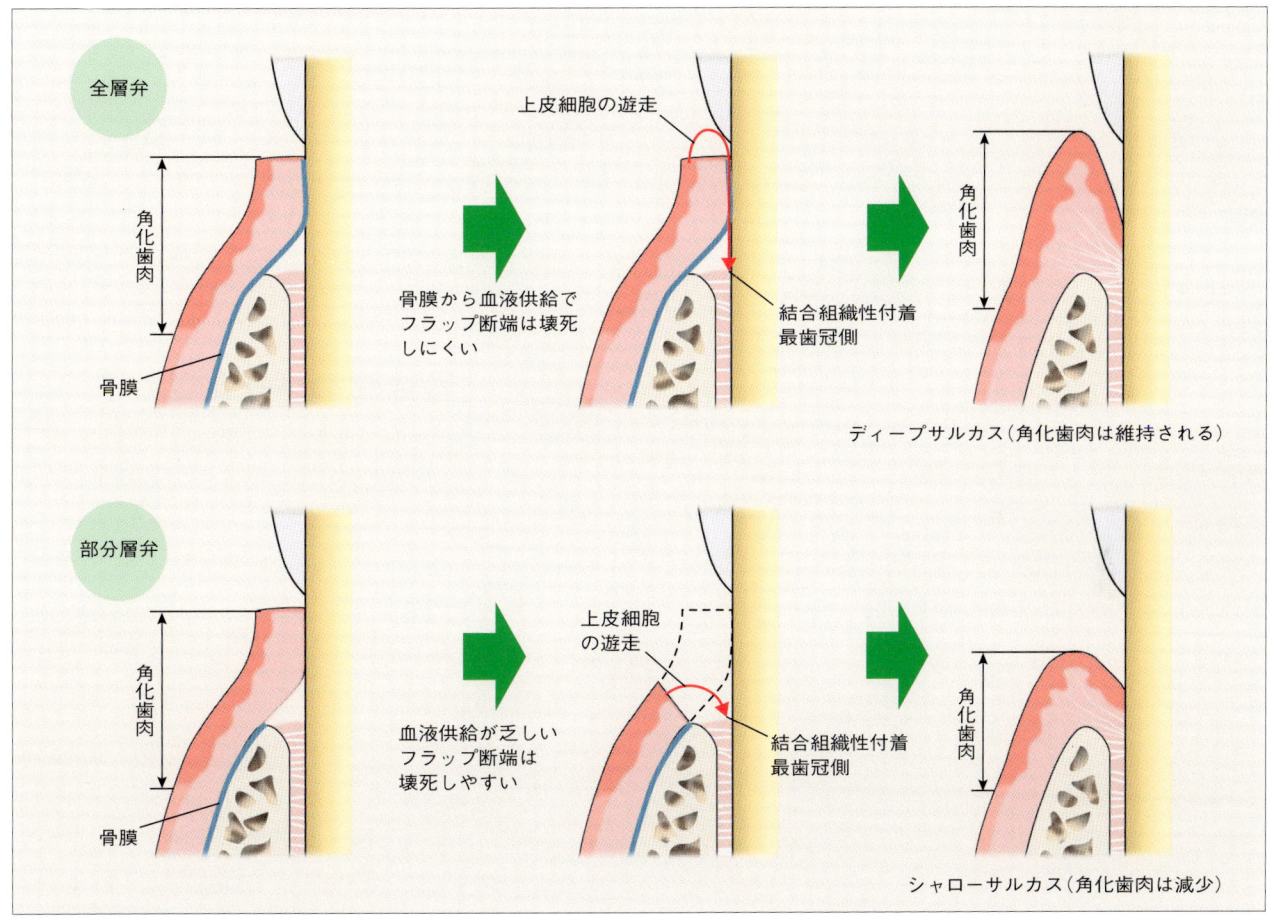

図 11-2　根面上にフラップ断端をもってくる場合．

この術式が歯肉弁根尖側移動術（apically positioned flap：APF，以下 APF）として世に知られている．

さて，転勤を命じられた上皮細胞のお相手は，この場合ご近所に住んでいるため，上皮性付着の幅は最低限になる．おまけに，骨頂部の軟組織も薄いため，骨形態に異常がなければ，シャローサルカスができ上がる[9-11]（図 11-3）．

それでは思い切ってもっと根尖側，つまり骨面上にフラップを下げればどうであろう？　結果的にはシャローサルカスで治癒するのだが，骨面が露出する分，術後の骨吸収や疼痛も大きくなり，治癒に要する時間もかかる[12-15]（図 11-4）．骨の露出量によって

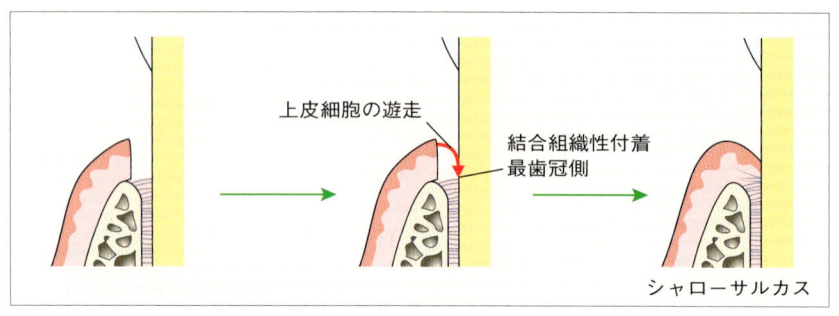

図 11-3 骨頂にフラップ断端をもってくる場合．

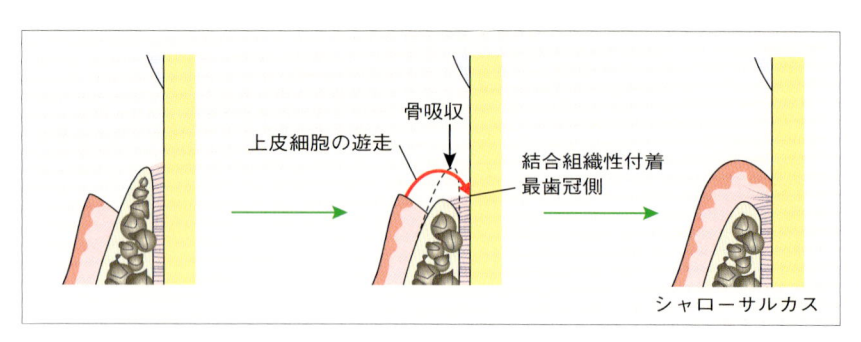

図 11-4 骨面上にフラップ断端をもってくる場合．

左右されるが，2mm以下の露出であれば創面は血餅で保護され，明らかな付着の喪失は起こらないといわれている[16]．逆に，露出量が大きくなればなるほど，術後に重大な骨吸収が生じることも明らかにされている[17]．骨頂部にフラップの断端をもってくる場合に比べ，角化歯肉の量が増えるという意見もあるが，患者の苦痛を無視できるほどの効果が期待できるとは思われない．

ちょっとコンセンサス㉝

* 歯周外科においては歯肉弁の扱い方によって，その後に獲得される付着様式が決まる．
* 逆に目標とする治癒形態に対して，歯肉弁の扱い方など術式を的確に選択しなければならない．
* 骨膜を含む全層弁では血液供給の点から歯肉弁断端は壊死しにくく，術後の歯肉辺縁の位置は変化しにくいが，ディープサルカスで治癒する傾向にある．
* 骨膜を含まない部分層弁では，骨膜縫合により歯肉弁の位置づけが容易である．骨頂上に歯肉弁の断端を確実に位置づけることができれば，シャローサルカスが獲得できると考えられる．

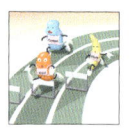

骨は削るべきか否か？

またまたこの問題にぶち当たるのであるが，ここでの焦点は約70年前に否定された感染・壊死しているとされた罹患骨の除去の必要性を蒸し返すのではなく，生理的な骨形態への修正がポケットの除去に必要かどうかである．

前述した骨外科大河ドラマ（？）（図11-5）で骨外科の変遷をおおよそご理解いただけたと思うが，ここ30年間でも論争が絶えなかった．骨外科反対派[18-20]は，MWFによって臨床的アタッチメントレベルを大きく改善することができ，骨切除がこの結果をさらに良好にするものでないと主張した．

一方の骨外科支持派[11,21-23]は，骨切除を併用したAPFでは長期間にわたりプロービングデプスが減少し，アタッチメントレベルも安定するだけでなく歯周病菌の再集落化が少ないという結果を示し，一歩も引かない構えであった（図11-6）．時代の潮流，流行というものはおもしろいものである．RoslingやLindheのグループ[18,22]は8年の間に反対・支持の両派を行ったり来たりしている．臨床的評価はそ

第11章 ペリオって治るの？ Part III

[骨外科処置にまつわる歴史]

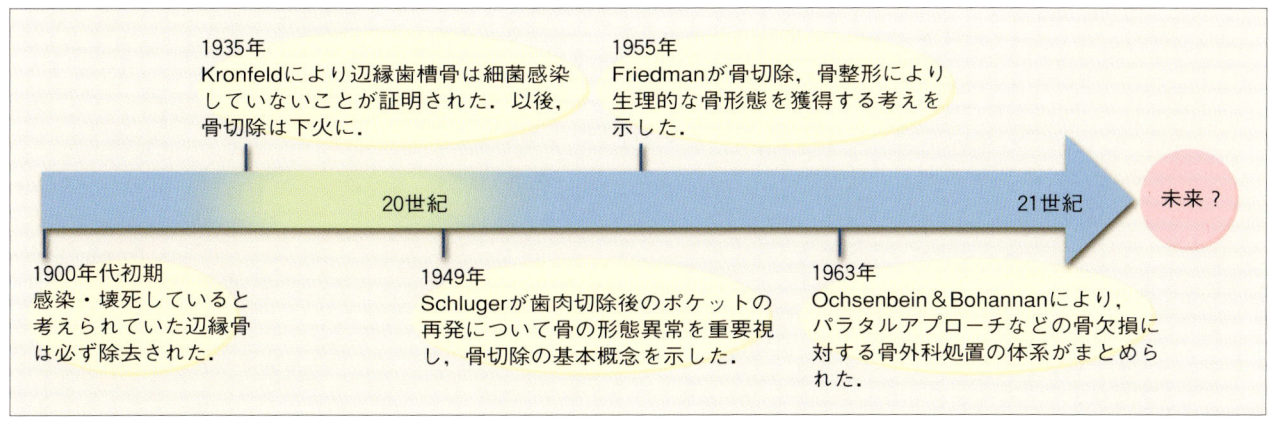

1900年代初期 感染・壊死していると考えられていた辺縁骨は必ず除去された.

1935年 Kronfeldにより辺縁歯槽骨は細菌感染していないことが証明された. 以後, 骨切除は下火に.

1949年 Schlugerが歯肉切除後のポケットの再発について骨の形態異常を重要視し, 骨切除の基本概念を示した.

1955年 Friedmanが骨切除, 骨整形により生理的な骨形態を獲得する考えを示した.

1963年 Ochsenbein & Bohannanにより, パラタルアプローチなどの骨欠損に対する骨外科処置の体系がまとめられた.

20世紀 → 21世紀 → 未来？

図 11-5 骨外科処置にまつわる歴史.

[削るべきか否か？]

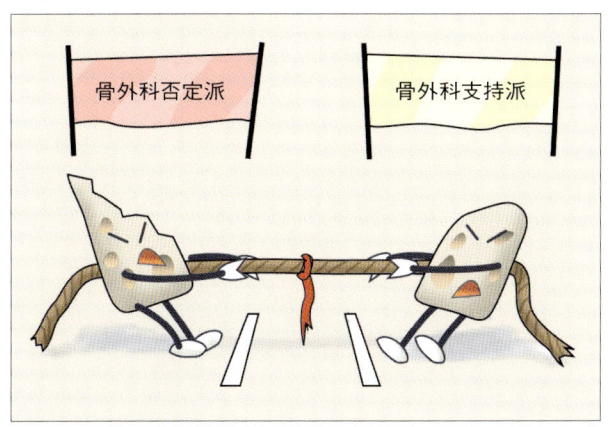

図 11-6 骨の形態異常を切除的に解決することに対しては, 今なお最終決着はついていない.

[APF の治癒形態]

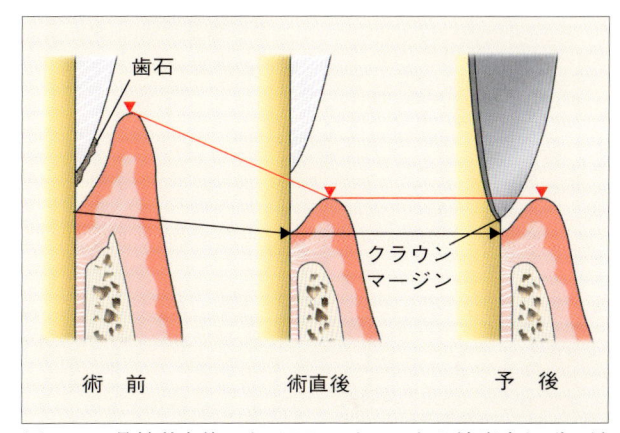

術前 / 術直後 / 予後　歯石　クラウンマージン

図 11-7 骨外科を伴った APF ではいったん治癒すれば, 長期にわたり歯肉辺縁の位置は安定しているため, 歯肉縁下にマージンを設定する補綴治療においても, 審美的な問題が起こりにくいと考えられる.

[骨整形と骨切除]

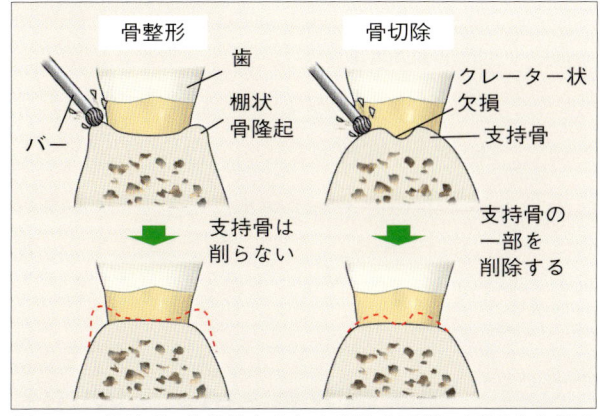

骨整形　歯　棚状骨隆起　バー
骨切除　クレーター状欠損　支持骨
→支持骨は削らない
→支持骨の一部を削除する

図 11-8 骨整形：歯槽骨をより生理的な形態に再形成を行うこと. 支持骨は削除しない. 骨切除：歯周病によって引き起こされた辺縁および歯間部歯槽骨の形態異常を修正する目的で行う. 支持骨の除去も含まれる.

の切り口によって, 実にさまざまな結論が引き出される. 情報の氾濫が結果にいくばくかの影響を与えるのかもしれない.

　話を元に戻そう. 双方の主張は別として, シャローサルカスが獲得され, おまけに biologic width[24,25]（生物学的幅径：歯槽骨頂から歯肉辺縁までの最小の幅）が確立されれば, 鬼に金棒であろう. 最小限の歯肉溝であれば, 歯周病菌は住みづらくなるし[11,26], プラークコントロールも容易になる[27]（第3章参照）. また, 骨頂から歯肉辺縁までの距離も最低限であるため, 骨さえ維持できれば, 歯肉退縮は起こらないと考えられる[28-30]. 補綴物のマージンを歯肉縁下に設定する場合にこれは心強い[31,32]（図 11-7）.

　Biologic width が理想郷であるならば, 歯周疾患

【APFの結合組織性付着(仮説)】

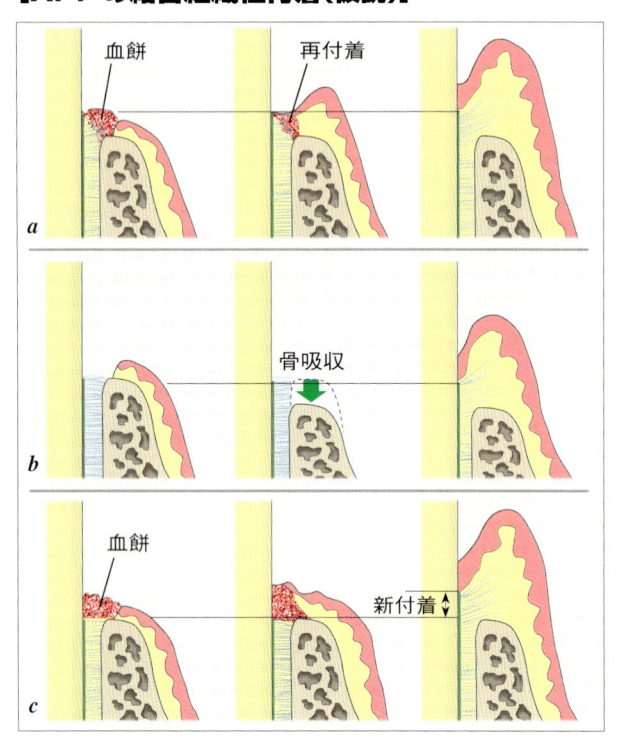

【結合組織性付着の再生】

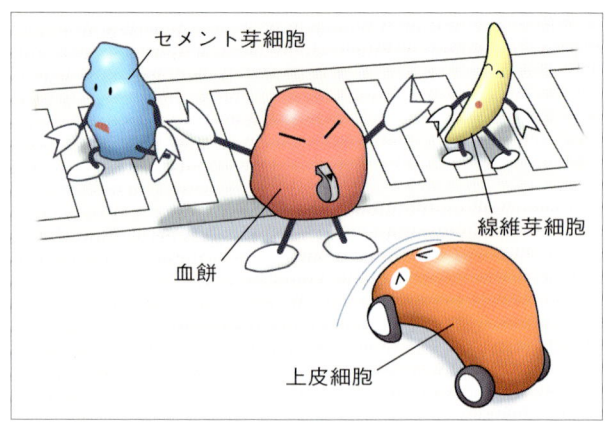

図 11-10 結合組織性付着の再生では，血餅が上皮をブロックする重要な役割を演じている．

◀図 11-9a 仮説1．骨縁上の結合組織性付着が生き残れば，MWFと同じように再付着の起こる可能性がある．
◀図 11-9b 仮説2．APF後には骨縁上の結合組織性付着は除去されていることが多い．術後に骨吸収が起こり，歯根膜線維が約1mm歯肉結合組織線維と結合することにより，Biologic Widthが確保される．
◀図 11-9c 仮説3．骨縁上の結合組織性付着を除去しても，血餅により再生の場が確保されていれば，歯根膜や骨由来の細胞により新しく結合組織性付着ができる可能性がある（新付着）．

によって生じた骨の形態異常は，生理的形態へと修正されるべきである．実際の形態修正は，骨切除と骨整形を組み合わせ，rotary bur[33,34]やチゼル[35,36]を用いて行う．おのおののもつ意味合いは違うため，注意していただきたい(図 11-8)．もちろん骨を犠牲にするわけで，アタッチメントレベルは下がる[37-39]．付随的に歯肉退縮も起こるために，審美障害や発音障害，知覚過敏や根面う蝕などの問題が懸念される[23,39,40]．また，患者の苦痛も若干は増えるだろう．しかし，実際に骨外科の有無がAPFの予後に与える影響を長期的に観察した結果[22,23,39,41]をみても，骨外科を否定するに足りる理由は見つからない．骨外科を伴わないAPFなど，大根の入っていないおでんみたいなもの？

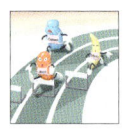

骨外科で Biologic Width が獲得できる？

では，骨外科を併用したAPFでシャローサルカスが獲得できたとしても，根面における付着の再編成はどのようなメカニズムで構築されるのだろう？

いちばんの関心事は約1mmの幅の結合組織性付着の成り立ちである．外科処置終了時に，根面に結合組織性付着が残っていれば問題はないのだが[42-44]（図 11-9a），辺縁骨の形態修正の最中に，まったく無傷ですますなど神業に等しい．仮に残せたとしても，付着が壊死しないという保証もない．考えられるのは，骨外科処置後，さらに骨が約1mm吸収するか（図 11-9b），もしくは新しく結合組織性付着が再生されるかである（図 11-9c）．

前者の場合，骨が約1mm吸収して歯根膜線維が結合組織性付着になっていくことが，動物実験で認められている[45]．ここで不思議なのは，骨の吸収が約1mmでなぜ止まるのか？であるが，現在のところ，その詳細は解明されていない．生体のもつさまざまなシグナルが複雑に関与しているのであろうか？

【Biologic Width 獲得への道】

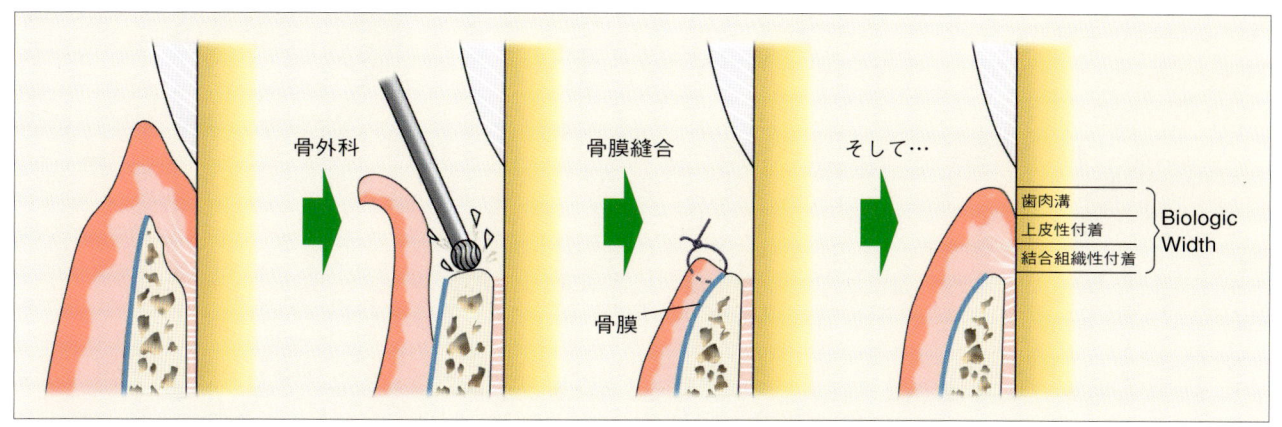

図 **11-11** 骨縁下欠損などを骨外科を併用した APF で処置すれば、Biologic Width は獲得される。もちろん、もともとの健全な場合に比べ、低い位置（reduced）になるが……。

【骨壁数による骨欠損の分類】

図 **11-12** 骨欠損のある歯の表面に背中を当てて周りを見渡したとき、骨壁がいくつみえるかによって、骨欠損を分類する。これらのコンビネーションが存在することにも注意すべきである。

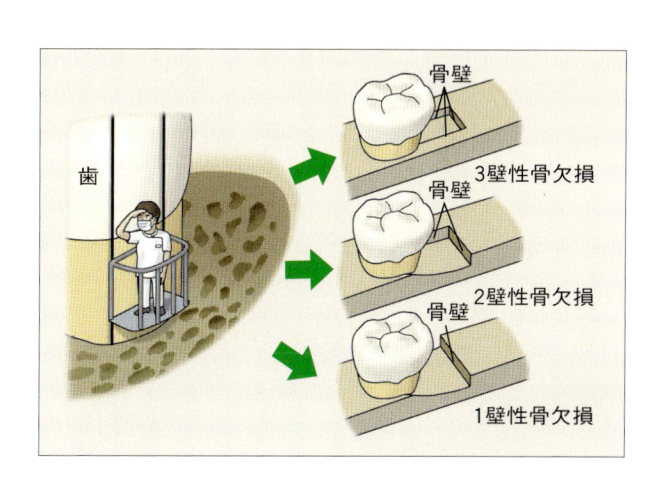

　後者の結合組織性付着の再生は、創面の血餅が上皮細胞の遊走を阻止している間に、歯根膜由来の細胞が新たな結合組織性付着をつくりだすという段取りだ[46-49]（図 **11-10**）。

　これらの発現は、骨の質によって決まっているのかもしれない。皮質骨がほとんどである前歯部唇側では、前者が起こりやすく、海綿骨に富み再生力が高い歯間部では、後者が起こりやすいとも考えられる。これらはまだ仮説の域を脱していない感もあるが、歯槽骨を生理的な形態に修正し、フラップを骨頂上に位置づけることにより、biologic width を得ようとする考え方[50-52]は、創傷治癒の観点からも、肯定的にみることができる（図 **11-11**）。生理的でない biologic width なんてない（？）のである。

　実際の骨外科のテクニックについては、紙数の都合上割愛するが、Ochsenbein, et al[53-56]の術式が詳しく記載されている成書[57]をご覧いただきたい。

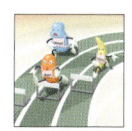

骨外科の限界

　歯周病により引き起こされた歯槽骨の異常形態を、骨外科により生理的な形態に修正することの意義は、ご理解いただけたと思う。しかし、物事には限度がある。骨切除を行った場合は、当然ではあるが、臨床歯根は短くなる。術後の固定が必要になることもあり、天然歯を切削しなければならない可能性もでてくる[58-60]。

　骨欠損の分類方法では、残存する骨壁の数を基準

[歯間部クレーター]

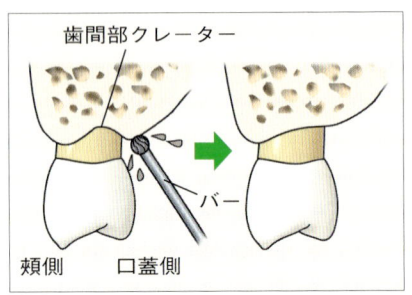

図11-13 歯間部クレーター状骨欠損では，パラタルアプローチにより，口蓋部の骨を切除する．骨に対する最小限のダメージで，生理的形態に近い形態を得ることができる．

[ルートトランク]

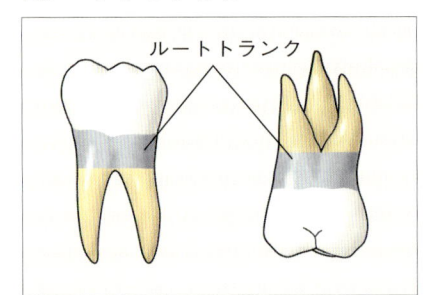

図11-14 ルートトランクとは，セメント-エナメル境（cemento-enamel junction：CEJ）から，根分岐部あるいは，根の分離しているところまでの部分をいう．

[骨切除の限界？!]

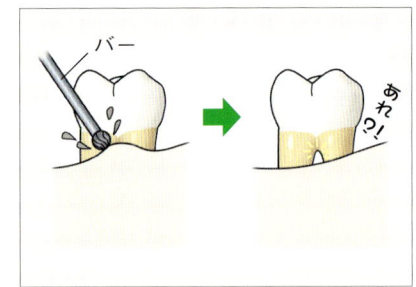

図11-15 大臼歯，とくに，ルートトランクの短い歯では，骨切除を行うことにより，根分岐部が露出してしまう可能性が高いために，注意が必要である．

ちょっとコンセンサス㉞

* 歯周病に罹患した辺縁歯槽骨は細菌に感染していないことが証明されている．病変の除去を目的に，むやみに骨を削り取る必要はない．
* 歯周病によって引き起こされた歯槽骨の形態異常は，骨整形や骨切除を応用することによって生理的形態に修正することができる．しかしながら，骨整形と骨切除のもつ意味合いには十分に留意しなければならない．
* Biologic width（生物学的幅径）を確立させるためには，辺縁歯槽骨を生理的な形態に修正する必要があると考えられる．
* Biologic widthの成り立ちは創傷治癒的にも完全に解明されていないが，シャローサルカスの源であることは間違いない．
* 骨整形，骨切除は残存骨量や歯の解剖学的形態などを考慮に入れて，慎重に行わなければならない．

にするものが広く使われている[61]（図11-12）．これとは別に頬側壁と舌側壁が残っており，歯間部が陥凹形態を呈している骨欠損を，一般的に歯間部クレーター，あるいは骨クレーターとよんでいる[62]．前述のOchsenbein, et al[53-55]のパラタルアプローチなどを，この歯間部クレーターに対して応用すれば，最小限の骨切除により，効果的に骨欠損を解消できる（図11-13）．この際，臼歯部で注意しなければならないのが分岐部の開口位置である．とくに，ルートトランク（図11-14）の短い歯では，骨切除により容易に分岐部が露出してしまう[56,63]．ポケットを浅くしたつもりが，分岐部病変をつくるはめになったのでは，笑うに笑えない（図11-15）．このように，残存する骨量や骨欠損形態，歯の解剖学的な制約により骨外科だけでは対応できないケースも実際にはある．

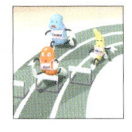

骨がだめなら歯根を切除してみる？

臼歯部の骨縁下欠損は，根分岐部病変という新たな問題が絡んでくるため，本当に厄介である．分岐部を有する臼歯のほうが，単根歯に比べて付着の喪失が起こりやすく，抜歯の運命をたどる確率が高いという報告を数多く目にする[64-70]．根分岐部病変に対して，再生療法は有効なオプションであると考えられている[71,72]．詳細は再生療法編（第13章）に譲るが，根分岐部病変の程度[73,74]（図11-16）により，その適応症の選択には注意を要する[75,76]．

根分岐部病変に関連した臼歯部の骨縁下欠損に対する切除的なアプローチとして，歯根分割（root separation, bicuspidization／図11-17）や歯根切除術

[根分岐部病変の水平的・垂直的分類]

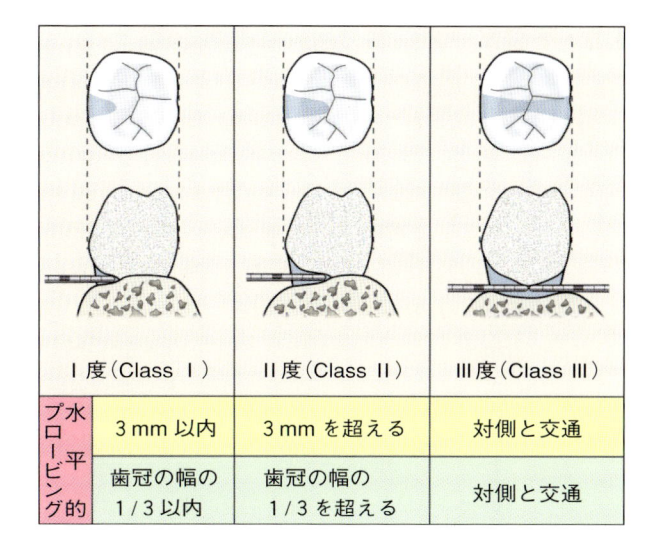

図 **11-16a** 根分岐部病変の水平的分類[73].

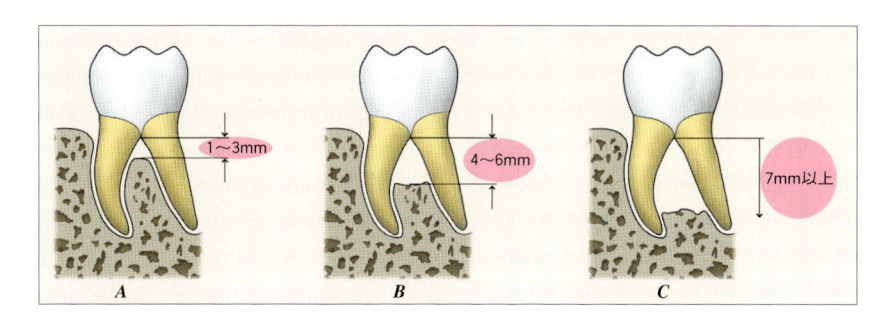

図 **11-16b** 根分岐部病変の垂直的分類[74].

[歯根分割・切除]

図 **11-17**（左） 下顎大臼歯では，歯根分割することにより，小臼歯化（bicuspidization）を図り，根分岐部病変を解消することができる．

図 **11-18**（右） 上顎大臼歯では，歯根分割よりは，歯根切除によって対応することが多い．

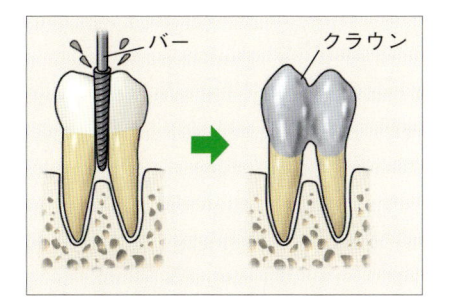

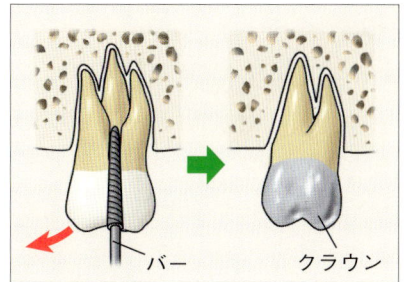

[歯根分割後のポケット形成]

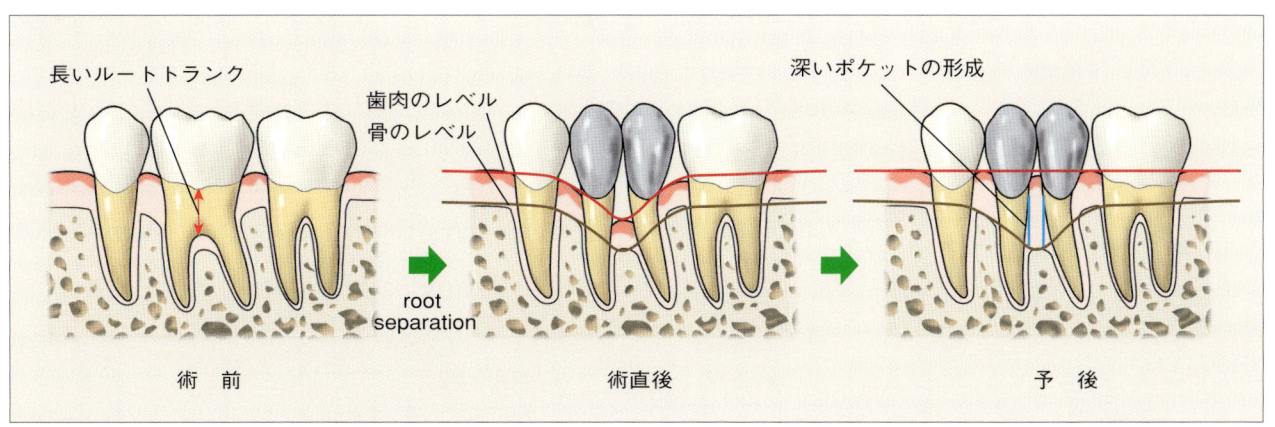

図 **11-19** ルートトランクが長い場合，根分岐部の骨のレベルが隣接する骨のレベルと極端に差があれば，歯根分割後に歯肉のレベルはフラットになるため，分割面のポケットは深くなる．

[上・下顎第一大臼歯の根分岐部開口部]

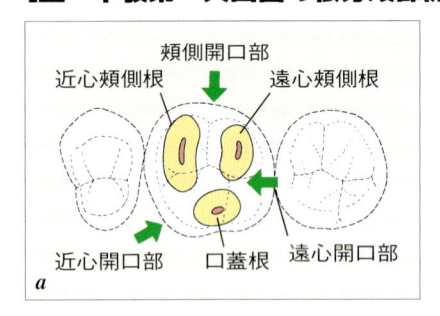

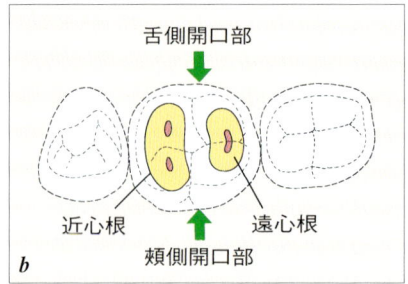

図11-20a 上顎第一大臼歯の根分岐部開口部．各歯根の解剖学的形態から近心開口部は口蓋側寄りに，頬側と遠心の開口部は中央部に存在する．

図11-20b 下顎第一大臼歯の根分岐部開口部．頬側，舌側ともに中央部に根分岐部開口部が存在する．また遠心根が2根に分岐していることもあるので要注意である．

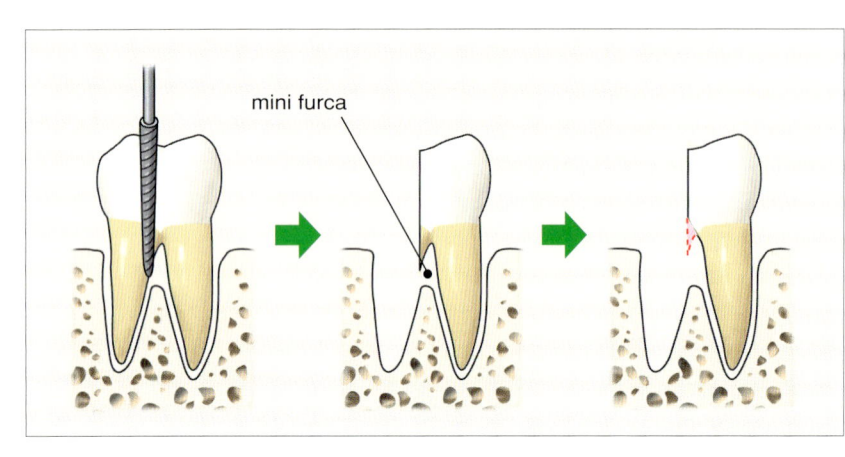

[mini furca]

図11-21 歯根分割やヘミセクションでは，分割直後に根分岐部の天井の一部が残っていることがある．これは，mini furcaとよばれ，根分岐部が半分残っているのと同じことになる．エキスプローラーやエックス線写真で綿密にチェックし，除去すべきである．

(root resection, root amputation／*図11-18*)が1世紀以上前より行われており，いまだ現役選手である．最長10年に及ぶ歯根切除後の経過観察を行った古典的研究[73,77,78]では，ポケットが減少するうえ，骨縁下欠損に付随する根分岐部病変を改善した結果，プラークコントロールしやすい環境が得られたと結論づけている．

しかし，これらの報告のなかで術後の成績を左右する因子として，ケースセレクションのための診断を重要項目に挙げていることに，注目しなければならない．たとえば，ルートトランクが長く，近遠心歯間部と分岐部の骨縁に大きな段差がある場合などでは，適応にならないことがある[79,80]（*図11-19*）．

また，これらの術式を確実にこなすのはテクニックセンシティビティが高い，つまり難しいのである．分割する歯根が，ルートトランクから完全に分離されていることを確認することはもちろんであるが，とくに，上顎では解剖学的形態，そのなかでも分岐部の開口部位を頭に叩き込んでおかないと，とんでもないところを切断するはめになる[81-83]（*図11-20*）．歯の切断時にはmini furca[84,85]とよばれるルートトランクのオーバーハングにも注意しなければならない．分岐部の天井の一部が出っ張って残ってしまうものだが，"分岐部もどき"が残っていては意味がない（*図11-21*）．

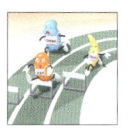

まだまだ油断できません

さて，仮にテクニック的にもうまく事が運んだとしよう．しかし，まだまだ油断できない．歯を歯髄腔まで削るのだから当然，根管治療が必要になるし，補綴修復処置も絡んでくる．歯根破折，う蝕などのリスクも上がる．近年の代表的な研究[86,87]によれば，歯根分割や歯根切除後の失敗の原因は，歯周病の再発よりも，歯根破折などの他の要因にあることが示された（*表11-1*）．

ルートトランクや歯根の長さについて民族による違いを調査した報告が存在するのかはわからないが

表 11-1　歯根切除後に起こった失敗の原因.

著者	症例数	失敗例	期間	歯周病	歯根破折	歯内病変	う蝕
Langer, et al[86]（1981年）	100（本）	38	10年間	10（本）	18	7	3
Carnevale, et al[87]（1991年）	488（本）	28	最長11年間	3（本）	12	4	9

[下顎大臼歯の補綴処理]

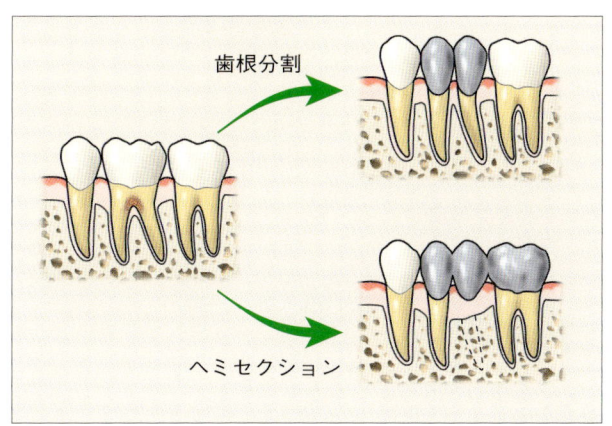

図 11-22　下顎大臼歯の歯根分割やヘミセクション後の補綴処置.

[歯根分割後の形態修正]

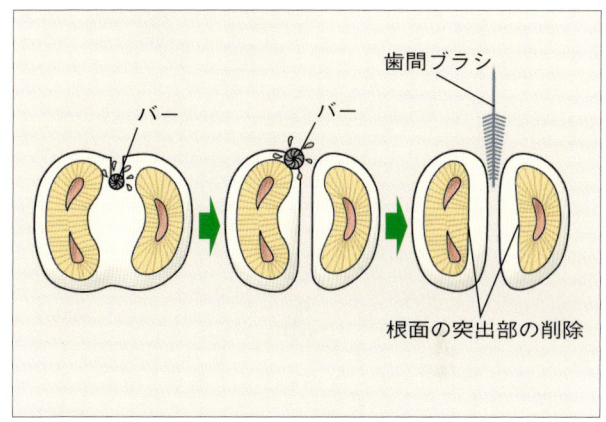

図 11-23　下顎大臼歯では，分岐部方向（中央方向）に根面の陥凹部が存在している．根面の突出部を削除し，形態修正を施せば，プラークコントロールは容易になる．

[上顎大臼歯の分割抜去オプション]

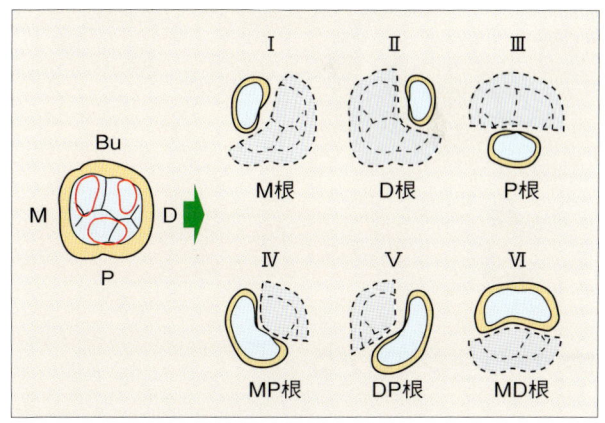

図 11-24　上顎大臼歯の分割抜去オプション.

（筆者は知らない），日本人は一般的に歯根は短いようである（足が長くすらっとした最近の若者でも，歯根はずんぐり短かったりする．余談，余談！）．歯根分割と歯根切除の適応は，歯根破折[88]の点から考えても，西洋人に比較して多くないかもしれない．

少し視点を変えて術後の歯冠（補綴物）の形態に着目してみよう．まず下顎の大臼歯であるが，歯根分割[89-91]やヘミセクション[92-95]により小臼歯に近い形態が付与できる（図 11-22）．ただし，近心根の遠心面と遠心根の近心面に陥凹があることに注意が必要である[82]．この出っ張っている部分を削除して凹を少なくしておこう．そうすれば，歯間ブラシなどによるプラークコントロールが容易になる[96]（図 11-23）．

次に上顎大臼歯であるが，こちらは少々話がややこしい．歯根分割については，残る歯根の形態と位置が複雑怪奇になるため，かえってプラークコントロールは困難になる[81,82]．したがって，適応とされることはまれである．歯根切除に関してはどうか？3根あるわけだから，組み合わせ的に6通りのオプ

ションが考えられる（図 11-24）．これらは分岐部病変や残存する骨欠損の形態や程度によって，適宜選択されるため，どの選択がベストチョイスかなんて答えはない．ところが，どの歯根を抜去するのかにより，術後のプラークコントロールの難易度に差がでてくる．ここまで理解できた方は，解剖学免許皆伝．もう少し丁寧に解説しよう．

[上顎第一大臼歯歯根の横断面]

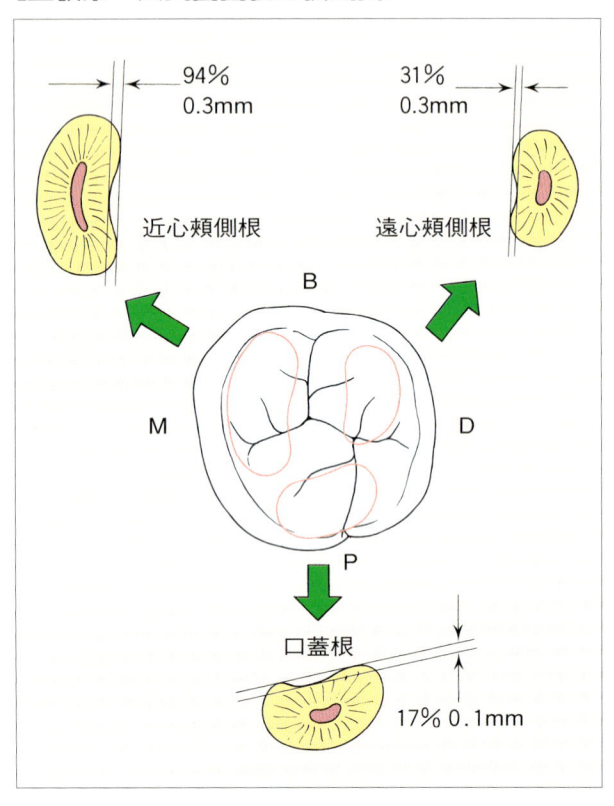

[MP 根の形態的特徴]

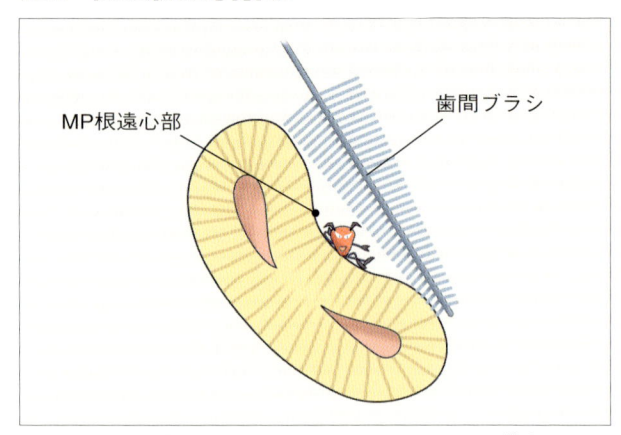

図 *11-26* MP 根は L 字型をしている．さらに，遠心に深い陥凹があると歯間ブラシによる清掃も難しい．

◀図 *11-25* 各歯根の根分岐部に面した部分には，多かれ少なかれ陥凹のある部分がある可能性がある．とくに，近心頬側根遠心面ではほぼ確実に存在する[82]．

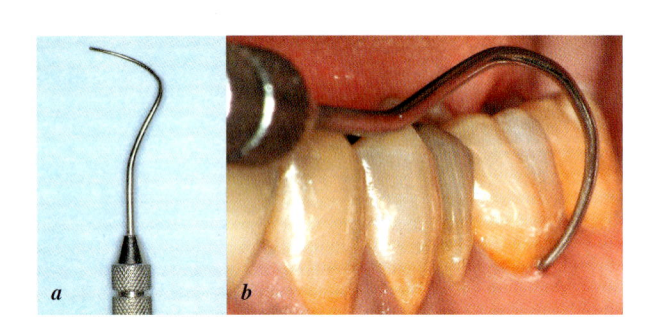

[ファーケーションプローブ]

図 *11-27* ファーケーションプローブ．

[ファーケーションアロー]

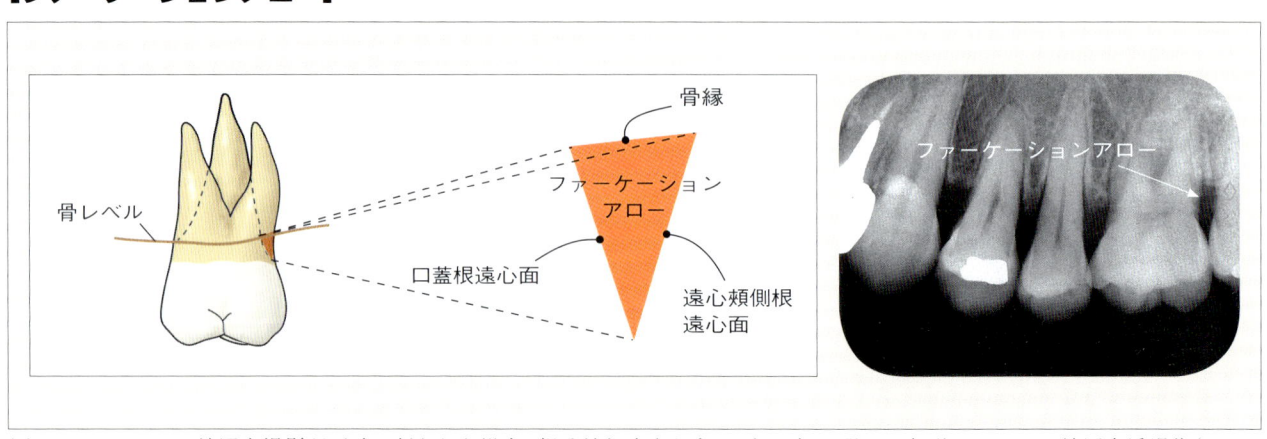

図 *11-28* エックス線写真撮影が正確に行われた場合，根分岐部病変があれば，2 根の間に三角形のエックス線写真透過像（ファーケーションアロー）として，骨欠損が確認できる．

[根分岐部開口部の大きさ]

図11-29　手用のキュレットでは、まっさらな状態では、開口部より太く、分岐部への挿入はしづらい。超音波スケーラーやエアースケーラーによる除石の効果のほうが優れていると考えられる（左：キュレット、右：エアースケーラー）。

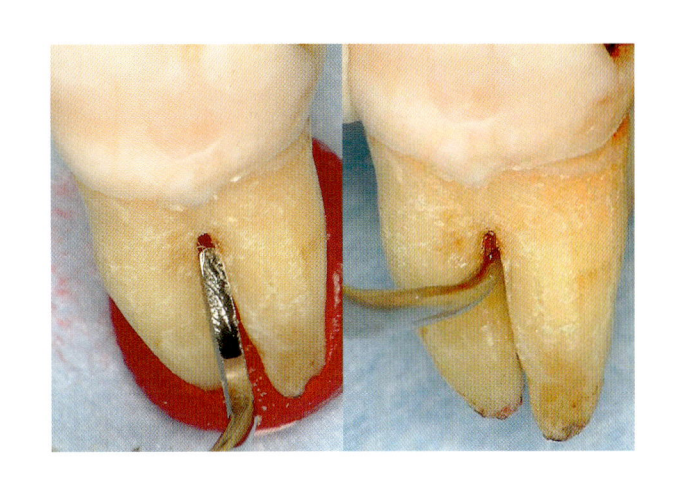

　前述のように上顎大臼歯の根分岐部開口部の位置は、下顎大臼歯のように単純ではない[81]（図11-20）。切り方によっては理解に苦しむような形態になる。一例として、頬側遠心根を抜去したと考えよう。咬合面方向から見れば、L字型の形態になるはずである[84,97]。近心根と口蓋根の間には清掃が困難な陥凹が結果的に残ってしまう。それだけではなく、根形態そのものにも凹みがあるため[82]（図11-25）、そのままにしておくと、リアス式海岸のように入り組んでしまう。プラークコントロールが困難になることはお察しがつくだろう（図11-26）。歯の形態修正（odontoplasty）を行って、少しでも平坦にする工夫が必要になる[96]。テクニック的にはトレーニングを要する。

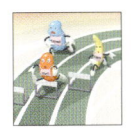

根分岐部病変の診断は？

　では、肝心の診断についてはどうだろう？　分岐部病変が確認されても、ペリオ由来なのか、エンド由来[97-100]なのか、または咬合性外傷[101,102]、パーフォレーション[103]なのかなど、他の原因との鑑別診断が必要となることはいうまでもない。この章ではペリオ以外は割愛するが、ご容赦いただきたい。

　歯根切除などの外科的適応症の選択に対する診断は、通常、プロービング[73,74,104]やエックス線写真撮影[105-107]により行う。プロービングは、垂直的だけでなく、水平的な計測も必要になるため、ファーケーションプローブという特別な器具を使用する[108-110]（図11-27）。とはいっても、遠心部（下顎でも遠心根が2根に分岐している場合がある）では、隣在歯の存在が診査の妨げとなる。これまた、エックス線写真との併用で総合的に判断しなければならない。

　上顎の分岐部病変は、下顎に比べてエックス線写真上、早期に発見できるといわれている[105]。エックス線写真撮影が正確に行われると、骨欠損は2根の間にファーケーションアロー[111]とよばれる三角形の透過像として現れるので、注意深く観察していただきたい（図11-28）。CTを利用すれば根分岐部病変の診断は、より確実なものになるだろうが[112]、患者の経済的負担と被曝量を考えれば、得策とは思えない。ここは日常利用できるアイテムをフルに活用しよう。

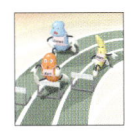

いっそ見て見ぬふり！？

　診査、診断から処置に至るまで、根分岐部が絡んでくると、頭がいささか混乱してくる。いっそ見て見ぬふりをしてみてはどうであろう？　分岐部病変を有する歯を8〜25年間経過観察した結果、スケーリング・ルートプレーニングのみによる非外科的療法だけでも、長期間保存することが可能だという意見も確かにある[113-116]。西欧人の歯はルートトランクが短く、歯根が長い傾向にある。そのため根分岐部病変が存在しても臨床歯根が長いので保存的療法でも成績がよいのかもしれない。プラークコントロー

ルがしっかりできれば，このような結果も得られるのだろう．

しかしながら，根分岐部における歯石の除去に対しては，器具の到達性の面から疑問を投げかける研究も多く見受けられる[81, 117-119]．すなわち，外科的，非外科的アプローチにかかわらず，根分岐部での完全な歯石の除去は達成できない，という見解なのである[116, 120-123]．

世界中で愛用されているグレーシーキュレット，読者の皆様も重宝しておられるだろう．ところが，このキュレット，まっさらの状態（ブレード幅0.75mm）では，上下顎第一大臼歯の分岐部には，大きすぎて挿入できないことが多いのである[81, 124]．その確率は何と58％にまで及んでいたというからびっくりである．

第二大臼歯になれば，もっと挿入しづらくなる．刃先が細くなったキュレットを使うという手も考えられるが，破折してしまう危険性がついてまわる．現在では，超音波スケーラーやエアースケーラーのほうがハンドインストゥルメントより根分岐部における歯石除去の効果は勝っていると考えられている[125]．刃先（チップ）の形状にもバリエーションがあり，機械ものに頼るのが得策であろう（図**11-29**）．

保存的療法，切除療法のいずれを選択するかは患者の希望，術者の技術，知識など複数の要素にゆだねられる．一概に答えがでないのは当然であるが，プラークを除去するために，何をなせばよいのかをよく考えるべきであろう[126, 127]．

ちょっとコンセンサス㉟

＊根分岐部などの解剖学的制限により骨切除や骨整形が困難な場合に，歯根分割や歯根切除は有効なオプションの一つである．

＊歯根分割や歯根切除に対しては解剖学的な知識と適応症に関する術前，術中の診断，さらには正確な操作が成功の鍵を握る．戦略的抜歯が適切な場合もあることを念頭におくべきである．

＊歯根分割や歯根切除後の失敗は歯周病の再発よりむしろ，歯根破折など他の原因によるもののほうが多い．

＊歯根分割や歯根切除後の歯の形態は天然歯のそれに比べて複雑になる．当然プラークコントロールが十二分に良好な患者に適応すべきである．

＊根分岐部病変を保存的に処置することは，病因（プラークなど）を除去するという点からみても不利である．

胃薬のつもりで始めた創傷治癒の切除療法編だが，かえって食べ過ぎでゲップ（失礼！）がでてしまったかもしれない．お付き合いいただいた読者には感謝に堪えない思いである．前章と本章のレビューは，数ある術式の優劣を比較検討するものではない．生体のもつ治癒様式（創傷治癒）を理解すれば，適応症などに振り回されずとも，おのずと目的にかなった方法が選択できると考えられる．次章は，歯槽粘膜の問題に着目して再生療法への橋渡しとしてみたい．

第12章
ペリオって治るの？
もしかして Part Ⅳ

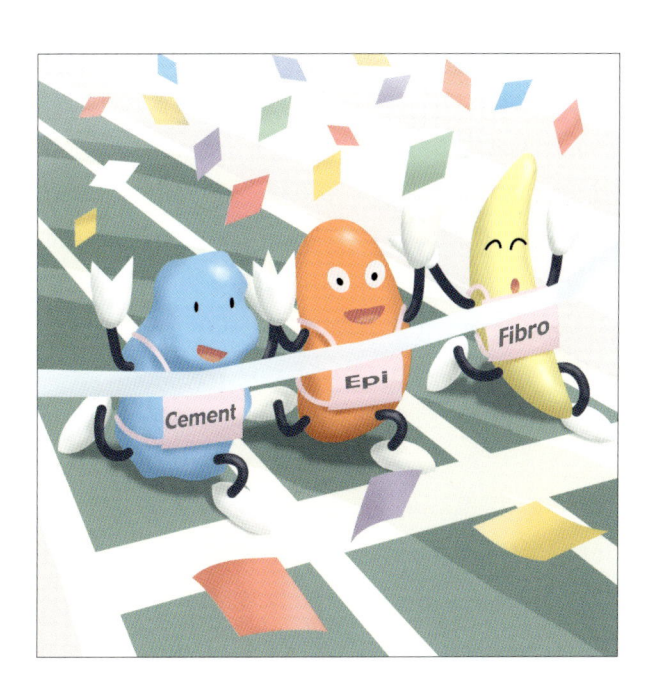

タイトルイメージイラスト
　創傷治癒選手権も今回をもってめでたく閉会．ここまでたどり着ければ，もうオペ上手？

ペリオって治るの？
もしかして Part Ⅳ

　前章で食べすぎを通り越して胃拡張になってしまった読者を尻目に，この章では歯肉歯槽粘膜の問題をクローズアップしていきたい．ポケットという"穴ぐら"ばかりみてきたので，そろそろアウトドアに視点を移してみよう．「もう堪忍して」の声も聞こえてきそうであるが，このまま少し突っ走ってみることにする．

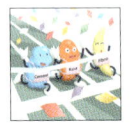

ポケットの外側の話

　ペリオに関連して，従来より浅い口腔前庭(図12-1)や，小帯の高位付着(図12-2)，付着歯肉不足(図12-3)が歯肉歯槽粘膜の問題と考えられてきた[1-3]．実のところ，これらそのものは形態的特徴であって，続発する歯間離開や歯肉退縮こそが患者のもつ機能的，審美的な本来の問題であると捉えられる(図12-4)．

　ものごとすべてに共通するが，「起こった問題に対処するのと同等もしくはそれ以上」に「起こりうる問題を事前に予防する」ことが重要であろう．ポケットの形成に関しては，直接的でないにしろ，歯肉歯槽粘膜の問題がある程度かかわっていると考えられてきた[4, 5]．たとえば，口腔前庭が浅いために十分なブラッシングができない環境にあれば，プラークの蓄積により歯周炎が発症するリスクも増えると

いった具合である．つまり歯肉歯槽粘膜の問題は結果的にはペリオの誘発因子と考えられるわけで，これらを解決することは「ペリオを予防する」ということにつながるのではないだろうか？

　口腔前庭が浅いことや小帯の付着異常も，臨床的には付着歯肉が少ないことになる．そこでこの先は付着歯肉に照準を合わせる．

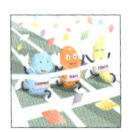

歯肉に鎧は必要か？

　付着歯肉の要，不要論に関しては，ほとんどの成書ですでに触れられている．二番煎じになるのを承知のうえで話を進めてみる．本題に入る前に，まず歯肉歯槽粘膜の性格を分析する必要がある．歯肉と歯槽粘膜とは口腔粘膜の一部であるが，そのスタイルと性格はずいぶんと違う[6-10](図12-5)．ひと言でいえば，歯肉の上皮は角化しているが，歯槽粘膜は角化していない[11]．角化している歯肉は，非常にシンプルに角化歯肉という名を拝命しているが，細菌やブラッシングなどによる機械的刺激に対して，高い抵抗性をもっているといわれている[12-15]．なぜだろうか？

　人間の皮膚組織の表部分を形成している上皮(表皮)は，通常4種類(手掌，足底では5種類)の細胞層

[歯肉歯槽粘膜の問題]

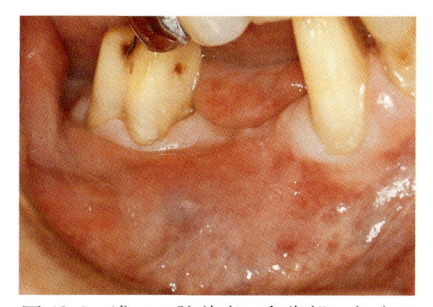

図 12-1　浅い口腔前庭．臼歯部，とくに下顎大臼歯部によくみられる．

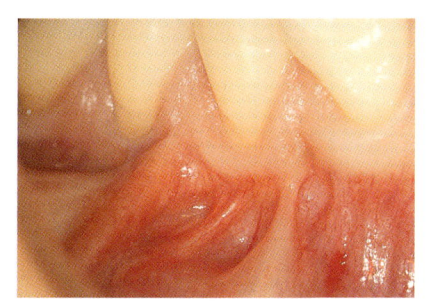

図 12-2　小帯の高位付着．

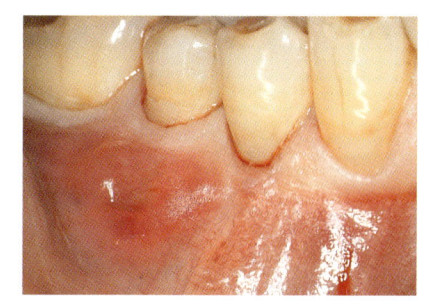

図 12-3　付着歯肉不足．

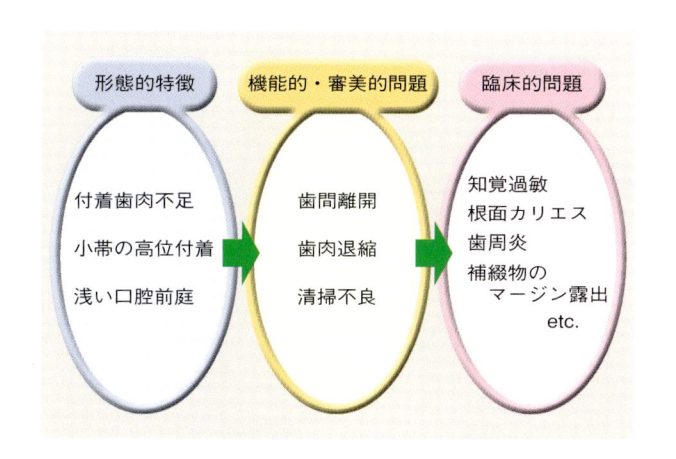

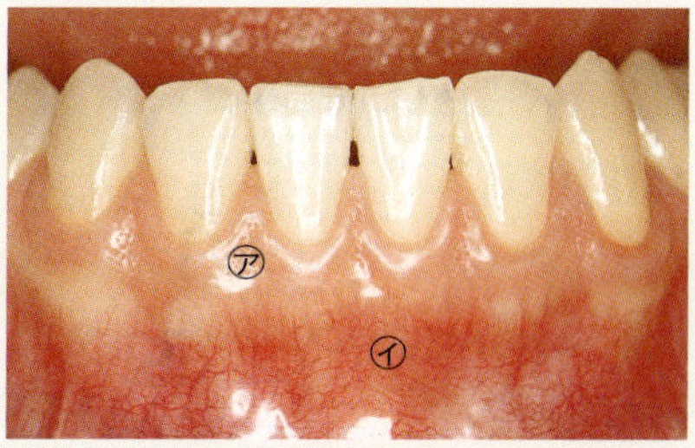

	上皮	結合組織
㋐ 付着歯肉	(錯)角化	緻密なコラーゲン線維　血管少ない
㋑ 歯槽粘膜	非角化	弾性線維を含む疎性結合組織　血管多い

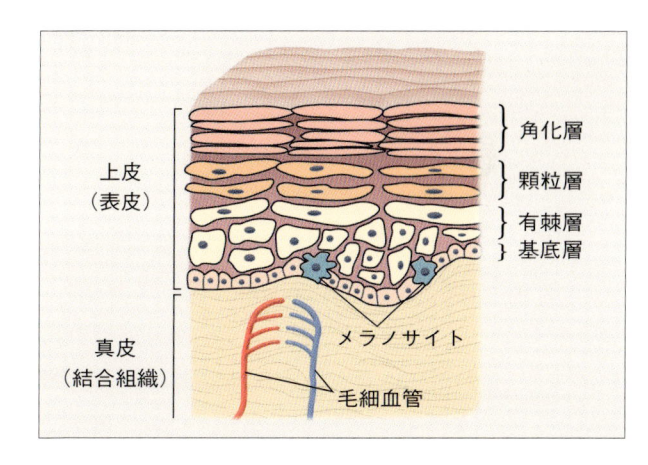

図 12-4	図 12-5
	図 12-6

図 12-4　歯肉歯槽粘膜の異常に関連した問題．
図 12-5　付着歯肉と歯槽粘膜の組織学的比較．
図 12-6　上皮（表皮）の構造．角化層：無核，扁平．ターンオーバー機能によって押し上げられ，有棘細胞，顆粒細胞へと形を変え，最後に角質細胞となる．顆粒層：扁平または横に長い紡錘形細胞．紫外線を反射させる作用を有する．有棘層：表皮のなかで最も厚い層．細胞間にはリンパ液が流れ，細胞への栄養を送る役割をしている．基底層：立方体から円柱状細胞の単層構造からなり，メラニン色素を生成する．メラノサイトが数個おきに点在する．真皮内の毛細血管より栄養補給され，常に分裂し，細胞の新生・増殖を繰り返す．

からなる[16,17]（図 12-6）．表層から角化層，顆粒層，有棘層，基底層であり，まとめて重層扁平上皮とよんでいる．歯肉組織も例外ではない．このなかで"みそ"になるのが角化層（世間一般では角質層のよび名で通っている）である．角化層は細胞が死滅し，鱗状の層が形成されているところで，その厚みは上皮の約25％を占めている[18]．細胞内の核は失われている場合もあるが，細胞膜にはケラチンというタンパク質が多量に含まれており，化学物質に対してきわめて抵抗性が強い[19]．つまり，角化層が外来物質や刺激に対するバリアの役割を果たしているといっても過言ではない．ちなみに角化層の細胞は，もともとは上皮の最も奥の基底層の細胞に由来し，約28日経つと落屑し，新しい細胞に入れ替わるのである[16]（垢みたい）．これはこれからの話の展開上非常に重要になるので，お心得おきいただきたい．

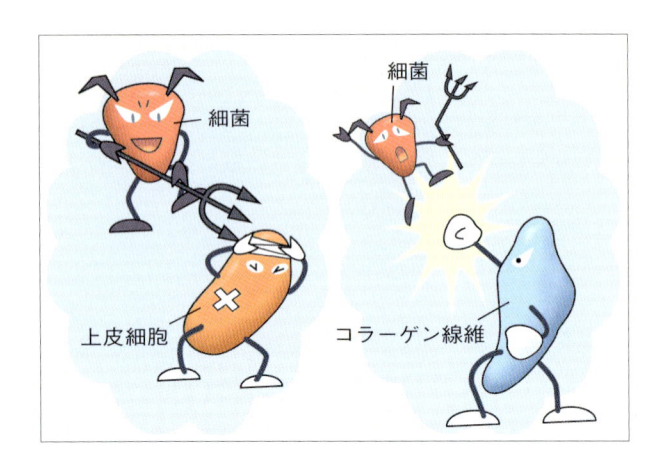

【SWATみたいな結合組織】

図12-7 細菌や異物が上皮を突破しても、屈強な結合組織に阻まれ、炎症は広がりにくい。

【喫煙と角化歯肉】

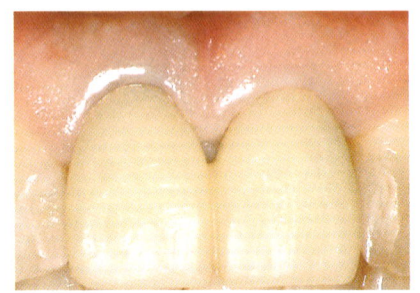

図12-8a 患者は1日約20本のタバコを20年間吸っていた。角化歯肉が十分にある。

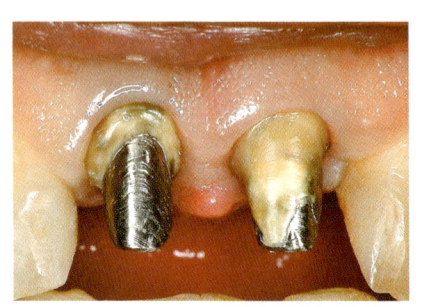

図12-8b みかけ上、歯肉の炎症はほとんどみられない。

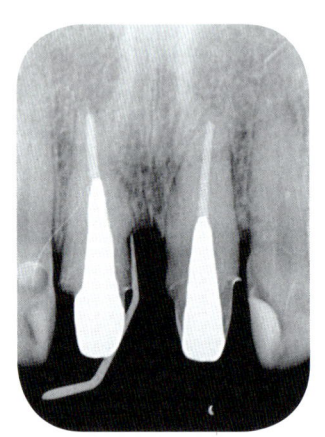

図12-8c アクセサリーポイントを挿入すると、付着はほとんど破壊されている。

さて、仮に細菌や異物が上皮という国境をうまく潜り抜けた場合であるが、角化歯肉の粘膜固有層（真皮）にはコラーゲン線維がびっしり詰まっており[11]、血管も少ないため、炎症の始まりと広がりには抵抗を示す[20,21]（図12-7）。でも、これって逆にいえば敵を早期に退治できないことにもなり、自陣の奥深くまで攻め込まれる可能性もあるわけで…。タバコを吸ってて分厚い歯肉の人が、見かけはそうでもないのに、ペリオが進行しているのはこういった理由かもしれない。諸刃の剣とも考えられる（図12-8a〜c）。

ちょっと脱線してしまったが、角化歯肉がおおよそ鎧の役目を果たしていることがご理解いただけたであろうか？　角化層があるから角化歯肉とよばれるのは当然であるが、不思議と角化皮膚とはいわない。単に歯肉とよんではいけない理由がそこにある。角化歯肉はスタイルはまったく一緒でも、性格がちょっと違う付着歯肉と遊離歯肉の双子に分けられるのである。

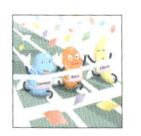

がんこな付着歯肉と気ままな遊離歯肉

組織学的には同じ角化歯肉でありながら、付着歯肉は歯や骨に結構しっかりひっついているのに対して、遊離歯肉は誰にひっつくわけでもなく、わりと気ままに存在している[6,8]。付着歯肉は歯に対しては上皮性付着や結合組織性付着を介して、骨に対しては骨膜への結合組織性付着を介して、付着しており、ブラッシングやほっぺたを引っ張ったりする行為にも頑固に抵抗する[11]（図12-9）。一方、歯肉溝に裏打ちされているだけの遊離歯肉は、しっかり者の付着歯肉がいなければ歯槽粘膜の動きがもろに伝わり、ポケットが開くなんてことも考えられる（図

第12章 ペリオってなおるの？ もしかして Part IV

【付着歯肉とその裏打ちになる付着】

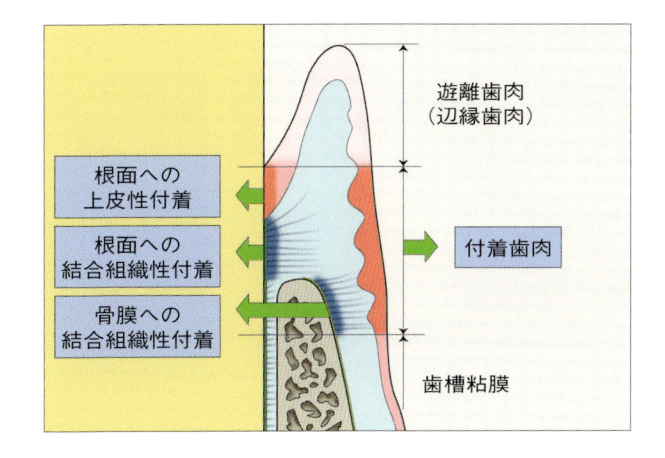

図 12-9 付着歯肉は，上皮性付着や結合組織性付着を介して，根面や骨膜に付着している角化歯肉の一部である．

【遊離歯肉溝と歯肉歯槽粘膜境】

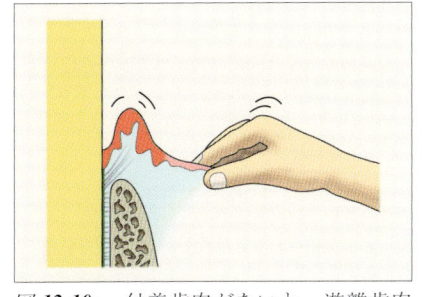

図 12-10a 付着歯肉がないと，遊離歯肉や根面の付着部に粘膜の動きが伝わる．

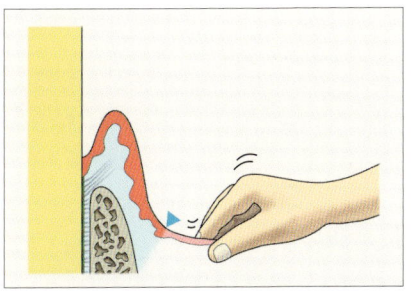

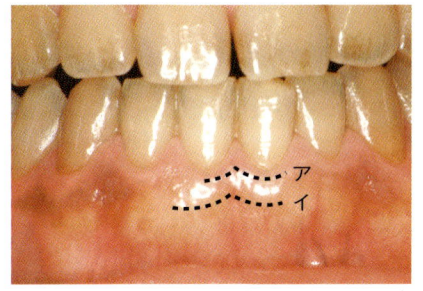

図 12-10b 付着歯肉があると，粘膜の動きは歯肉歯槽粘膜境◀で食い止められる．

図 12-11 遊離歯肉溝（ア）と歯肉歯槽粘膜境（イ）．遊離歯肉溝はすべての患者でみつけることができるわけではない．

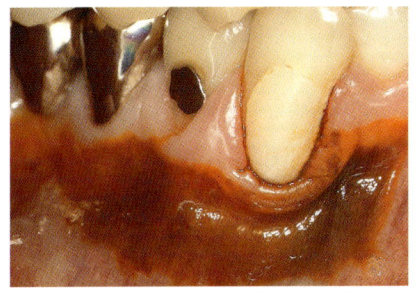

図 12-12a ヨードによる染め出し法．

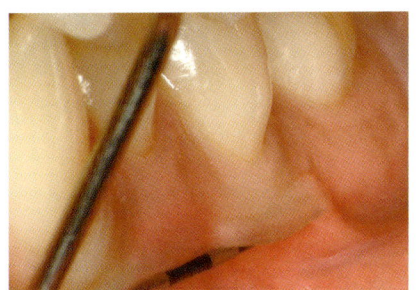

図 12-12b プローブによるロール法．

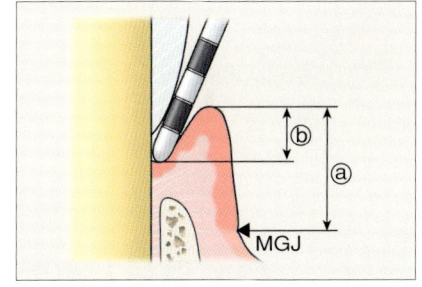

図 12-13 臨床的付着歯肉量の計測方法．付着歯肉量＝角化歯肉量（ⓐ）－プロービングデプス（ⓑ）

12-10a, b)[22,23]．どうやらペリオ的には付着歯肉が好まれそうだ．角化歯肉が豊富でも，そのほとんどが遊離歯肉という場合もあるので，注意されたい．

　両者を見極めるには，まずは解剖学的な位置関係を頭に入れよう（図 12-11）．ところが，歯肉と歯槽粘膜の境界である歯肉歯槽粘膜境（mucogingival junction：MGJ，以下 MGJ）は，そのような目で毎日患者の口をみていれば何となくわかるようにもなるが，遊離歯肉と付着歯肉の境界とみなされる遊離歯肉溝（free gingival groove）は，実際にはあまりみつけられない[24,25]．臨床的には，ヨードによる染め出し（図 12-12a）やプローブによるロール法（図 12-12b）で MGJ を明示し[26,27]，プロービングデプスを計測すれば，おのずと遊離歯肉と付着歯肉を識別でき，その量（幅）も記録できる（図 12-13）．もちろん，厳密にはこれらの測定は炎症のない状態で行うべきである．炎症が強ければプロービングデプスは深くなる傾向にあるし（第4章参照），遊離歯肉縁は腫脹で位置が

[遊離歯肉移植（FGG）その1]

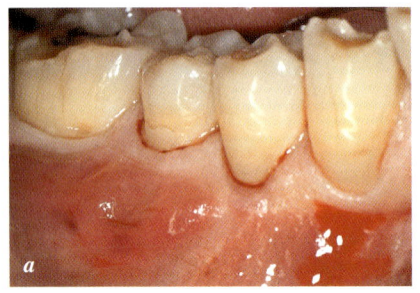

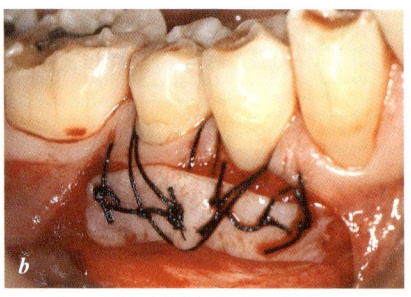

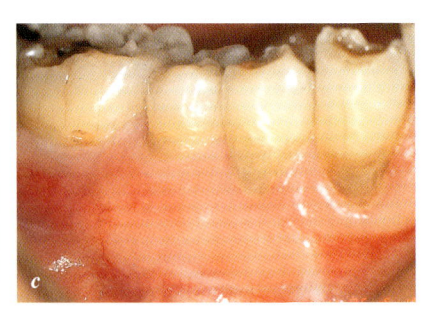

図 **12-14a〜c**　付着歯肉の幅を増やす目的としては，FGGが最も確実である．

不安定になりやすい[28-30]．

では，そろそろ解剖学の時間は終わりにして，付着歯肉の是非にスポットを当てていこう．

ちょっとコンセンサス㊱

＊付着歯肉不足などの歯肉歯槽粘膜の問題は歯周病の誘発因子と考えられる．

＊一つの歯肉歯槽粘膜の問題が，他の歯肉歯槽粘膜の問題を引き起こす可能性を秘めている．

＊重層扁平上皮より成る角化歯肉はブラッシングなどの機械的刺激や薬品などによる化学的刺激に対して高い抵抗性を示す．

＊角化歯肉は遊離歯肉と付着歯肉に分けられるが，歯もしくは骨に付着している付着歯肉の存在がとくに重要である．

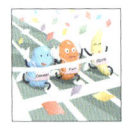

付着歯肉とのお付き合い

Goldman and Cohen[4]がポケット形成のメカニズムを付着歯肉と関連づけた興味深い報告をしている．彼らは付着歯肉の幅が狭く十分な付着が得られない部位では，生体の防御機構である歯肉線維も脆弱なため破壊されやすく，結果的に上皮が根面に沿って根尖側に移動すると考えた．この理論を信じれば付着歯肉不足は解決しなければならない．ではどうやって？　養毛剤のように養付着歯肉剤なるものがあれば，さぞかし患者も楽であろう．しかしながら，付着歯肉を増やすには歯肉弁根尖側移動術[31-34]や歯肉弁側方移動術[35-37]，遊離歯肉移植術[38-40]などの外科的処置に頼るのが確実であり，その代表格が遊離歯肉移植（free gingival graft：FGG，以下FGG）（図 **12-14a〜c**）である．

付着歯肉の重要性が認識されていたかどうかは別として，1900年代初頭（やれやれ，またも歴史！）より遊離歯肉移植は行われていた[41,42]（当時は主に露出根面に対して行っていたようである）．とはいっても当時，世間の反応はいまいちであった．そして1957年 Friedman[1]により，後世に最も影響を及ぼすことになる概念が提唱された．彼は現在の歯周形成外科（periodontal plastic surgery）の基本的概念となる，歯肉歯槽粘膜外科手術（mucogingival surgery）の対象として，前述の浅い口腔前庭，小帯の付着異常，付着歯肉の欠如や，不足の3項目を挙げた．その後 Sullivan and Atkins など[39,43,44]によってFGGが確立され，"歯肉移植氾濫の時代"が幕開けしたのである．FGGなどにより確実に付着歯肉は増え，大きな成果は得られたが，付着歯肉が2mm以下の部位に手当たりしだい外科処置が施されるようになった．結果的には歯科医師サイドの理想的環境は得られたものの，FGGでは二次治癒となる供給側（第9章参照）を含め外科的ダメージが2か所に及ぶ[45-48]．このため患者の受ける苦痛は決して少なくない．当然ながら警鐘を鳴らす者もでてきた．賛否両論を一つひとつ検証するのは紙数の都合上割愛するが，Lang and Löe による報告[22]がこの論争に火をつけたようだ（図 **12-15**）．"gold standard"への長く険しい道の始まりである．

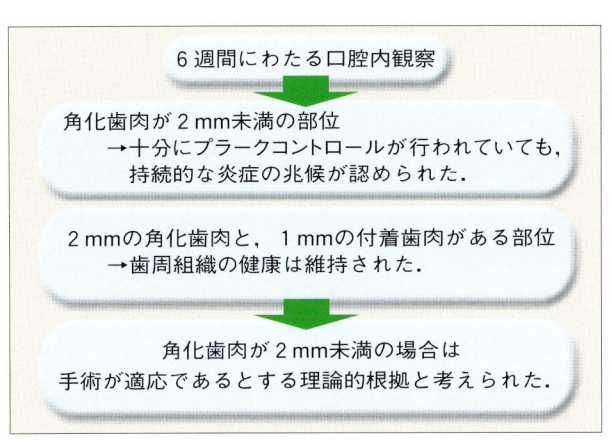

図 12-15　Lang and Löe[22]による角化歯肉に対する考察.

【付着歯肉の不足はプラークコントロールに影響を与える？】

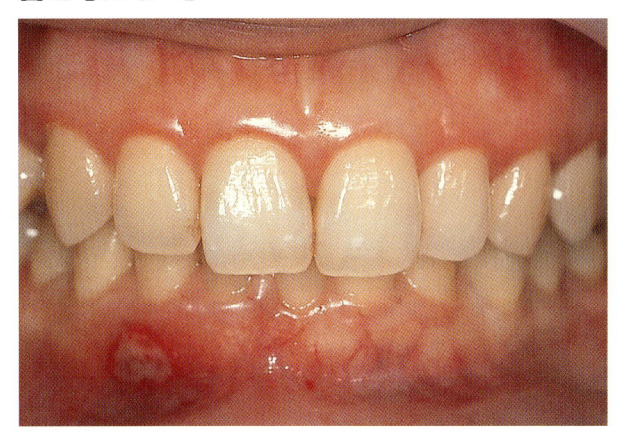

図 12-16　この患者は，毎日熱心にブラッシングをしていた．ブラッシングの方法を変えることだけで，この状況が改善できるのだろうか？

付着歯肉とプラークコントロール

　付着歯肉は必要ないと主張している研究は，実に多く存在する[49-60]．ここでの着目点は，付着歯肉のあるなしが歯肉軟組織の炎症に影響を及ぼすかどうかに絞られている．研究のプロトコルも的外れなわけでなく，それ相応の評価を得ており，納得できる．

　ただ，これらの報告の多くは，条件付きであることに注目すべきであろう．文献により多少は条件が異なるが，プラークコントロールが完璧であるとか，小帯や歯肉辺縁に補綴物のマージンがない，または2週間に1度のプロフェッショナルクリーニングを受ける，などである．つまり，プラークのない環境においては，付着歯肉の存在は大きな意味をもたないというのである．

　また，これらの研究では，その対象を歯学部の学生や職員に限定しているものも少なくない[49,59,61]．われわれの患者が学生のように単位ほしさ（まじめな学生さん，ごめんなさい！）に術者の指示を貫徹するようにはとても思えない．完璧なプラークコントロールをすべての患者に期待することができるのだろうか？　プラークコントロールは患者の家庭環境，仕事，経済性，習慣などのさまざまな影響を受ける[62,63]．これらの因子は患者主体の問題であるが，われわれとしては，最低でも局所的な環境の改善に努力すべきではないだろうか（図 12-16）．

　もちろん，付着歯肉がなくてもプラークコントロールが適切にでき，炎症がコントロールされ，持続的な歯肉退縮も認められなければ，あえて外科的に付着歯肉を増やすことを考える必要はない．しかしながら，付着歯肉がなく，痛くてブラッシングができない患者や歯肉退縮が徐々に進行している患者がいることも事実であり，「付着歯肉は必要ない」のではなく，「付着歯肉がなくても健康を維持できる場合がある」と解釈するほうが，臨床におけるわれわれの感覚と一致すると思われる．

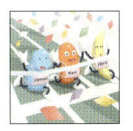

付着歯肉と歯肉退縮

　プラークコントロールが良くて歯肉に肉眼的な炎症の兆候がないとしても，付着歯肉のない患者には，歯肉退縮がみられることがある（図 12-17a～c）．歯肉退縮のメカニズム自体もまだよくわかってはいない[64-66]が，付着歯肉と何らかの因果関係があると感じている方も多いと思われる．

　実際に動物実験[13,67,68]，ヒトの臨床評価[69-71]において，付着歯肉の幅が不十分な部位では，歯肉退縮

[歯肉退縮エトセトラ]

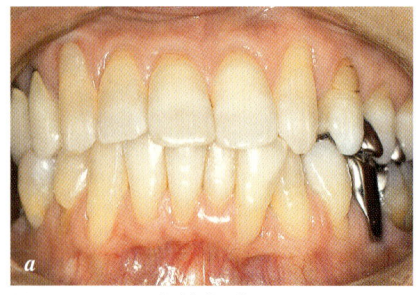

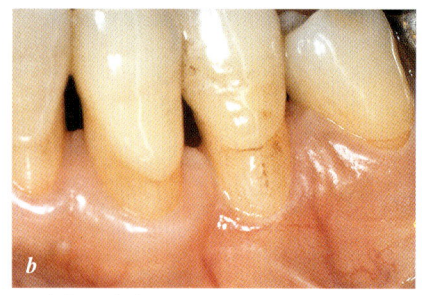

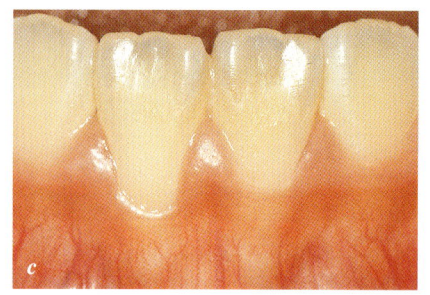

図12-17a〜c　比較的プラークコントロールの良好な患者では，認められる歯肉退縮にも，全顎的(**a**)なものから，部分的(**b**)，また1歯(**c**)までさまざまなバリエーションがある．

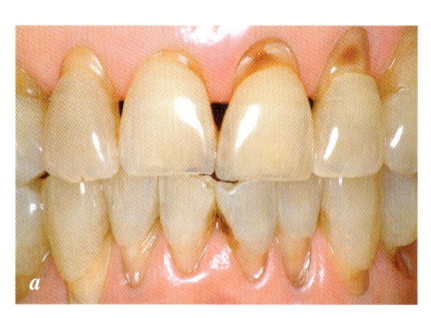

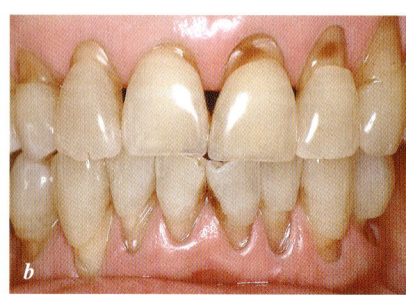

[ブラッシングによる？　歯肉退縮]

図12-18a, b　このような患者に遭遇することがある．プラークはまったく認められない．ブラッシングのしすぎなのだろうか？　それとも他に原因が？

が起こりやすいことが示されている．もっとも付着歯肉不足だけで歯肉退縮が起こるのではなく，不適切なブラッシング[72, 75](図12-18a, b)，炎症，医原性要因[76-79]（クラウンマージン，レジン充塡など：図12-19a〜c）が重なることが，よりリスクを増やすことになる．また，プラークコントロールが良好でも，退縮部位にはさらなる歯肉退縮が認められることも示唆され[63, 80-82]，歯肉退縮そのものが原因ともなる（図12-20）．

歯肉退縮が抱える問題点は審美性[83-86]，知覚過敏[87-90]，カリエス[91-93]など多岐にわたる．これだけでも歯肉歯槽粘膜の問題を解決することの理論的根拠になろう．とくに，歯肉縁下に補綴物のマージンを設定した場合には，歯肉縁下プラークの存在が歯肉退縮を引き起こしやすいと考えられている[13, 68, 76-79]．いくら適合性，清掃性の高い補綴物を製作しても，やはり天然歯と比べれば，プラークコントロールは困難になる[94-97]．最長7年間に及ぶ観察を行ったKennedy, et alの研究[57]では，歯肉移植を行ったグループとそうでないグループとを比較した結果，メインテナンスに応じた患者ではどちらのグループでも，付着の喪失や歯肉退縮は認められなかった．一方で，メインテナンスプログラムから脱落した患者では，非移植部位では天然歯でさえ，有意に歯肉退縮が認められた．われわれが扱っている患者も，いつ何時メインテナンスを中断するかわからない[98]．だからといって，予防的にすべての患者に手術を行うことを推奨もできない．要はわれわれがどの部位に退縮が起こるのかを予測できればよいのだが…．

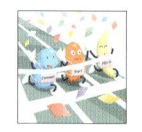

Maynardな話

将来を予測するのは難しい（筆者がこの原稿を書くなどと誰が予想しただろう？）．絶対的でないにしろ，指標となるものがほしいものである．付着歯肉に関しては，ついついその幅が話題の中心になるが，付着歯肉量の観点からみればその厚みも重要である[12, 68, 99, 100]．またペリオの本質を考えれば，内面に控えた歯槽骨の厚みにも注意を払うべきである．これら3点をまとめて歯肉退縮のリスク度との関係を

【これって医原性？】

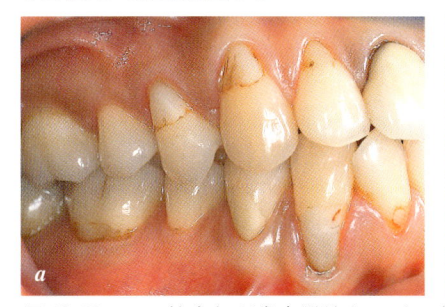

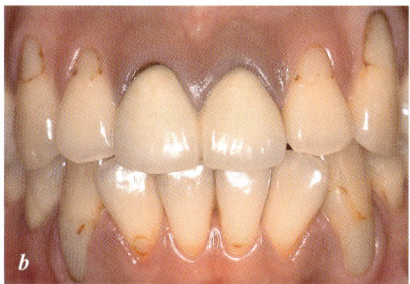

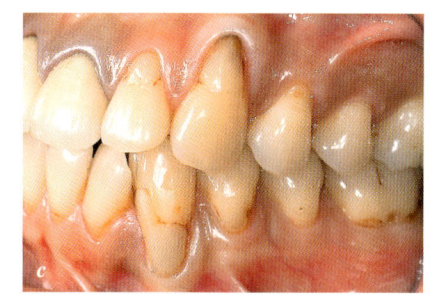

図 *12-19a〜c* 始まりが歯肉退縮かレジン充塡かは定かではない．しかし，充塡物の脱離などにより繰り返し充塡処置を受けた結果として，歯冠長はどんどん長くなってしまった．

【歯肉退縮が歯肉退縮をよび起こす？】

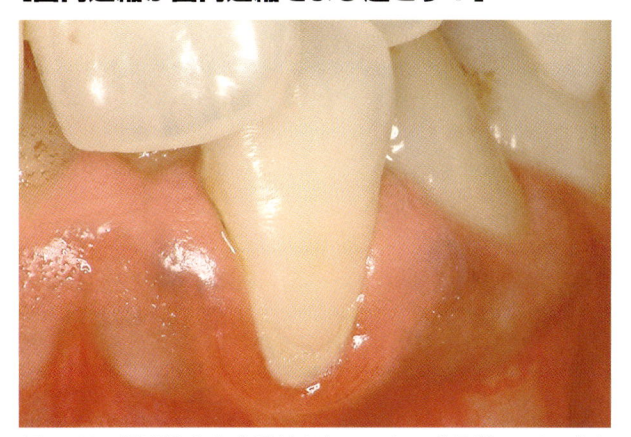

図 *12-20* 局所的な歯肉退縮が起こると，歯頸線の不一致からプラークコントロールが困難となる．その結果としてプラークによる炎症が持続し，さらなる歯肉退縮も起こりやすいと考えられる．

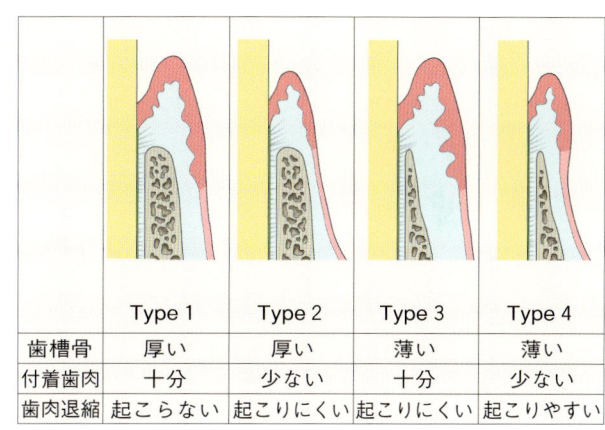

	Type 1	Type 2	Type 3	Type 4
歯槽骨	厚い	厚い	薄い	薄い
付着歯肉	十分	少ない	十分	少ない
歯肉退縮	起こらない	起こりにくい	起こりにくい	起こりやすい

図 *12-21* Maynard の分類．

分類したのが，有名な Maynard の分類である[11, 101]（図 *12-21*）．今さらながらではあるが，おさらいしておこう．Type 1 であれば文句なし！ ではあるが，Type 3 との見分けはどうするの？ インプラントが市民権を得てきた現在では CT による骨量の画像診断もそう珍しくはないが，歯肉退縮のリスク評価で CT をお使いの方はおられるのだろうか？ 実際には，歯根の豊隆を触診により診査するか，口腔内をじっとみつめてその解剖学的形態（歯槽内の歯の位置，歯肉歯槽粘膜のふくらみなど）からおおよその診断をつけるしかない．

しかしながら，確実に診断できたとしても，Type 3 を Type 1 に変える手段は骨のベニアグラフトなどに限定され，そのような高度で外科的侵襲の強い処置をわざわざ選択する人はいないだろう．

Type 2 では歯肉退縮が起こりにくいとされているが，これまた骨の厚みを正確には評価しにくい．そのうえ骨の厚みに関しては絶対的な数値の記載はないため，少々曖昧な部分もある．Type 2 だと思っていたものが進行性の歯肉退縮を起こし，結果的に Type 4 だったなんてこともありうる．付着歯肉の量を歯周外科により増やすことは，骨の厚みを改善するよりは容易であると考えられる．であれば Type 2 を Type 1 に，Type 4 を Type 3 におのおのグレードアップすることは可能であり，付着歯肉の量を増やすことで歯肉退縮のリスクが軽減できるなら，患者の苦労も報われるだろう．でも十分な量の付着歯肉っていったいどれくらい？

[天然歯と補綴修復歯における付着歯肉の違い]

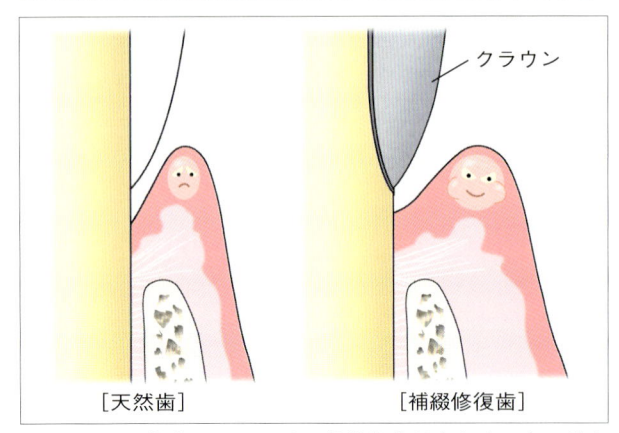

図 12-22　天然歯においては，付着歯肉が少なくても，健康は維持できるかもしれないが，補綴修復，とくに歯肉縁下にマージンを設定する場合には，その環境の違いから，付着歯肉が十分に存在するほうが望ましいと考えられる．

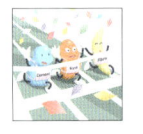

[付着歯肉に関する Nevins の説 [5, 114]]

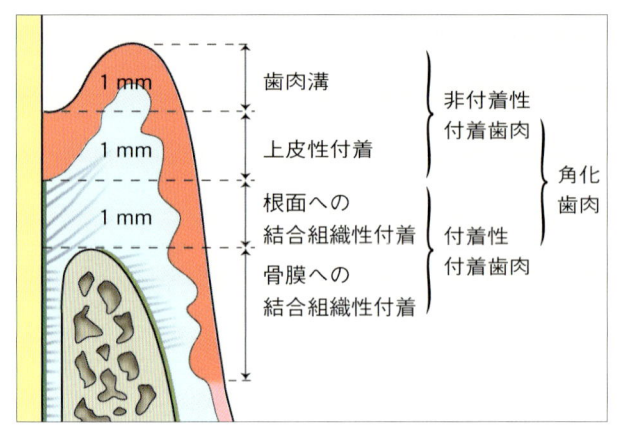

図 12-23　Nevins は，付着していない遊離歯肉（歯肉溝に裏打ちされている）や，付着の変化しやすい上皮性付着に裏打ちされた歯肉を"非付着性付着歯肉"とよび，根面や骨膜への結合組織性付着に裏打ちされた歯肉である"付着性付着歯肉"と区別している．十分な幅の付着歯肉を考える際には，この付着性付着歯肉の確保が重要であると述べている．

Minimal Width と Biologic Width

どれくらいの付着歯肉があれば安心か？　残念ながら明確な答えは今のところない．付着歯肉の必要性に結論がでていない現在，必要最小限の付着歯肉量についてのコンセンサスがないのも当然である．生体という"ナマモノ"だけに基準を統一するのには無理がある．しかし，これで話が終わっては少々寂しいので，これまでの見解をみてみよう．とはいっても，この手の報告は実に少ない．天然歯においては付着歯肉がほとんどない，もしくは，完全になくても炎症のコントロールさえできれば，経時的にみても，歯肉退縮やアタッチメントロスは起こらない，とする研究結果のほうがどちらかといえば多い．それらの報告では，ほとんどが 1 mm の付着歯肉を境界として考えている[49, 60, 70]．1 mm なら minimal（最小限）width で，2 mm 以上なら appresiable（十分）width であるとしている．

どうしてであろう？　ここでも Lang, Löe の研究[22]が大きく影響しているようだ（図 12-15）．彼らの考察をまとめてみよう．彼らによれば，角化歯肉が 2 mm 未満の部位では，臨床的な炎症像が持続的に観察され，角化歯肉が 2 mm（そのうち 1 mm が付着歯肉）であれば，その 80％ で健康が維持されていた．「十分にある」と「十分である」とではニュアンスが異なるが，天然歯においては 2 mm が 1 つの指標になるのかもしれない[102]．補綴修復歯の場合はどうであろうか？　歯肉縁下にマージンを設定する場合，その行為そのものが歯周組織にダメージを与えることと，プラークの蓄積の可能性が増すことを理由に，角化歯肉の重要性を示す報告が多い[5, 103-105]．修復治療時の侵襲に耐え，炎症の波及に抵抗するには，最低でも 3 mm の付着歯肉が必要であるという意見もある[12, 62, 106, 107]（図 12-22）．インプラント周囲の環境も話題の 1 つである．付着機構の違いから咀嚼粘膜（attached masticatory mucosa）とよばれるインプラント周囲の角化歯肉の必要性に対しても賛否両論あり，決着がついていない[108-113]．詳細については割愛するが，長期成功例における角化歯肉の役割自体も現在のところ解明されておらず，今後の研究に期待したい．

ここまでは付着歯肉の幅に関しての理論的武装も決定打に欠ける．そこで，歯に対する付着様式と付着歯肉の幅とを関連づけた Dr. Nevins の説を紹介しよう[5, 114]（図 12-23）．ひと言でいえば，根面へ

[薄い付着歯肉]

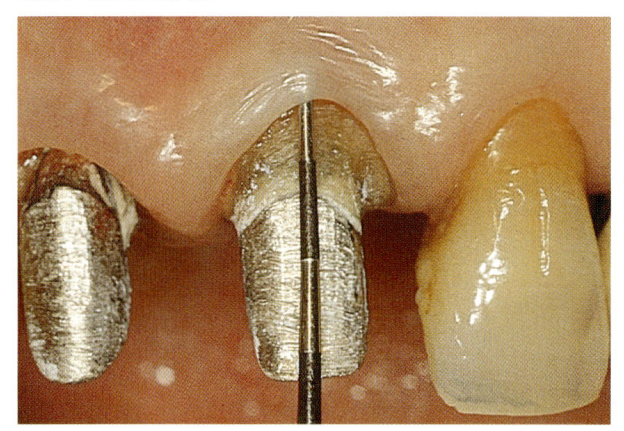

図 **12-24** 付着歯肉の幅はあるが，厚みがないため，歯肉退縮を起こしている．プローブが透けて見えるところに注意．

[矯正移動による歯周組織の変化]

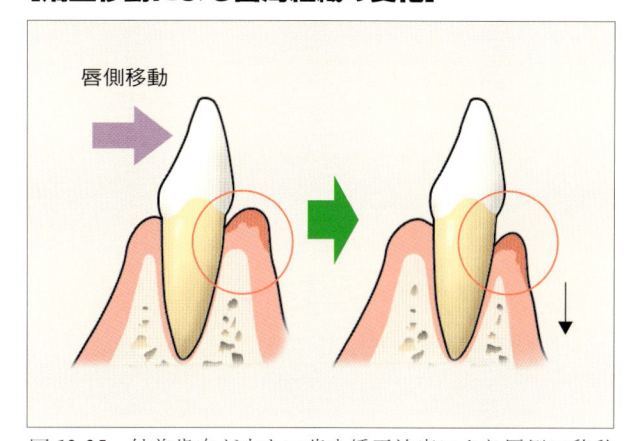

図 **12-25** 付着歯肉が少ない歯を矯正治療により唇側に移動させれば，唇側の歯槽骨が薄くなるため歯肉退縮のリスクは増加すると考えられる．

の結合組織性付着や骨膜への結合組織性付着が裏打ちとなっているような付着歯肉が本来必要である，という考え方である．ここでは生物学的に流動性のある上皮性付着に裏付けられた付着歯肉を非付着性付着歯肉（ちょっとややこしい！）として区別している．仮に biologic width が獲得されているとしよう．3〜4 mm の角化歯肉があれば，その結果として 1〜2 mm の付着性付着歯肉（またまたややこしい！）が確保できるというのである．ご理解いただけたであろうか？

付着歯肉の幅ばかりでなく，厚みに対する考察も重要である．定量的な報告は筆者の知るかぎりないが，プロービング時にプローブが遊離歯肉からすけてみえるようでは，幅があったとしても，少々心もとない（図 **12-24**）．頬舌的に付着歯肉が薄い歯を唇側に矯正移動した場合に，容易に歯肉退縮が起こることも示唆されている[115-118]（図 **12-25**）．

必要最小限の鎧をおぼろげながらイメージしていただけただろうか？

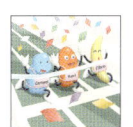

やっと本題
歯肉移植の創傷治癒

付着歯肉不足を解決する外科的な手段としての有茎弁移植および遊離組織移植について，そのおのおのの術式に関する詳細は，すでに検討されている（図

ちょっとコンセンサス㊲
＊付着歯肉を獲得するには，現時点では外科的処置に頼らなければならない．
＊付着歯肉の必要性は今なお論争中であるが，プラークコントロールの点からは，ないよりあったほうが有利である．
＊後天的要因は別として，付着歯肉が不足している部位には歯肉退縮が起こる危険性がある．
＊付着歯肉が必要だと考えた場合，biologic width の観点から最低 2 mm は必要であろう．
＊付着歯肉の存在自体やその量については，補綴処置や矯正処置の必要性を考慮して個々のケースに応じて検討されるべきである．

12-26）．しかしながら，解剖学的な形態は人種間により多少違うため，これらの術式すべてをわれわれの患者に応用するのは難しいと考えられる．足の長いコーカソイドと，われわれのように"ちびっ子"のモンゴロイドでは，口の中もやはり違っているのである．そこでこの章では「費用対効果の最も高い？」FGG と，付着歯肉を増やすのが第 1 の目的ではないが，歯肉退縮の解決策として根面被覆に応用される結合組織移植[119-121]（connective tissue graft）を取り上げ，メスを入れてみる．

```
I  有茎移植 (Pedicle Grafts)
   A  回転弁 (Rotational flaps)
       a  側方移動弁 (laterally positioned flap)
       b  斜方回転弁 (obliquely rotated flap)
       c  両側乳頭弁 (double papilla flap)
   B  伸展弁 (Advanced flaps)
       a  歯冠側移動弁 (coronally positioned flap)
       b  半月弁 (semilunar flap)

II  遊離軟組織移植 (Free Soft Tissue Grafts)
   A  遊離歯肉移植 (上皮由来) (Free gingival graft)
   B  結合組織移植 (非上皮由来) (Free connective tissue graft)

III  コンビネーショングラフト
    I, II の併用，または，2回法，および遮断膜
      (GTR膜など) の併用
```

図 *12-26*　歯肉歯槽粘膜の問題に対処するための術式．

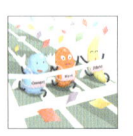

言葉の寄り道 Terminology

歯周形成外科 (periodontal plastic surgery : PPS, 以下 PPS) は，一昔前まで歯肉歯槽粘膜外科手術 (mucogingival surgery : MGS, 以下 MGS) とよばれていた．現在でも専門家は別にして一般には混同して使われているようである．

MGS の概念は1950年代に Nabers[31] や Friedman[1] により提唱され，当初は前述したように浅い口腔前庭，小帯の付着異常，付着歯肉の欠如や不足の3項目が対象とされていた．従来からの歯周外科はどちらかといえば切除的な性格が強く，術後に歯肉退縮や歯間乳頭の喪失による審美性の低下や発音障害などを引き起こすことは皆様もご存知だと思われる．

このような背景のなか，歯周組織の再生療法が注目されるようになり，歯周外科手術に対する焦点もしだいに切除的なものから再生的なものに移り変わってきた．この波は MGS にも押し寄せ，より広い適応をもった処置法として1988年に Miller により新たに定義づけられたのが PPS である[122]．

「骨，歯槽粘膜および歯肉の解剖学的，あるいは発生学的な形態異常や外傷またはプラークを原因とした欠損を除去，修正するための外科的手法」と定義づけられた PPS は MGS の適応を含め機能的，および審美的回復を主目的として幅広く応用されるようになった．

1989年の，米国歯周病学会ワールドワークショップ[123]でも MGS を PPS に置き換えることが提唱されているため注意されたい．

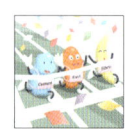

やっぱり痛いの？　FGG

FGG がこの世に紹介され，はや30年以上経つ．基本に忠実に行えば，口腔前庭を広げ，付着歯肉を確実に増やすことができる最適な方法であることは間違いない[124] (図 *12-14a〜c*)．とはいえ，外科処置が受容側，供給側の2か所にわたるため，患者の受ける苦痛も当然増える[125-127]．「効果があるから仕方がない」と辛抱してもらっているのは筆者だけであろうか？　海外ではティッシュバンクなるものが存在し，角化組織の同種移植片を入手することができるようだ．これを使用すれば，供給側は必要なくなる．また，実際の臨床的評価でも通法の FGG に遜色ない結果が得られている[128,129]．願ったり叶ったりであるが，いくら安全性が確立されているとはいえ，昨今の感染症の問題もあり，現実に愛用されている先生は，わが国ではおそらくいらっしゃらないだろう．

話を元に戻そう．術後疼痛の原因は手術部位の多さだけからくるものではないと考えられる．創傷治癒の基本を思い出していただきたい (第9章参照)．供給側は当然ながら開放創となり，二次治癒の経過

[供給側の保護]

[歯肉上皮の創傷治癒]

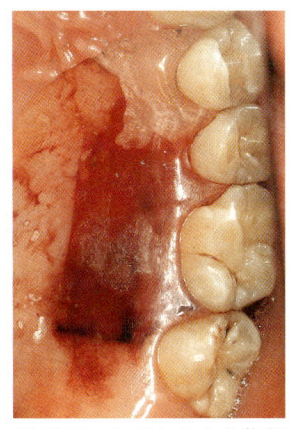

図 *12-27* レジンにより作製したシーネを装着してもらえれば，多少の異物感はあるものの，ペリオドンタルパックより安定しており，食事中の接触痛も回避できると考えられる．

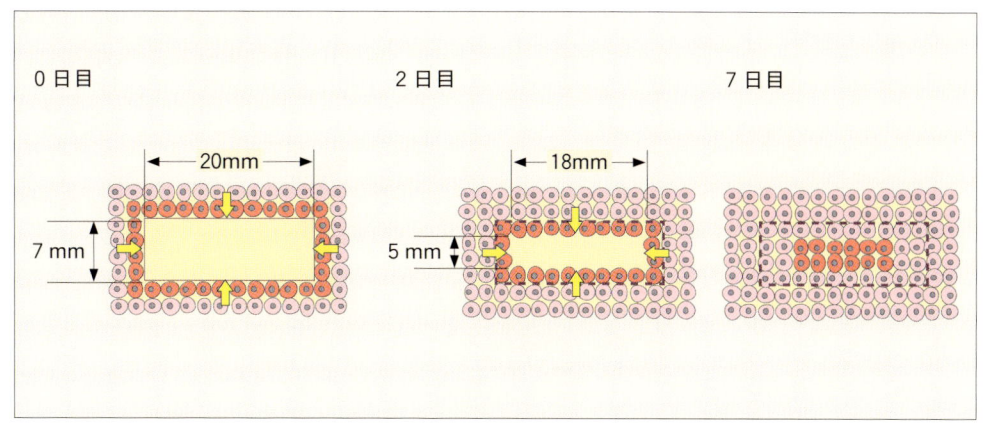

図 *12-28* 口蓋歯肉から 7 mm × 20 mm の遊走歯肉移植片を採取する場合を想定してみよう．すべての創傷部断端から歯肉上皮細胞は約0.5mm／日のスピードで中央に向かって遊走する．計算では，7 日目に上皮細胞どうしがぶつかり，遊走がストップすることになる．その後，上皮の成熟が起こり，重層扁平上皮が再生されていく．

をたどる[45, 130]．そのうえ，食欲という人間の本能があるために，異物や刺激に対する完全な防御は不可能である．一般的には，移植片を上顎口蓋側より採取する．口蓋の形態にもよるが，創部の保護のためのペリオドンタルパックは安定しにくく（縫合糸にやっとこさひっついているようなもの），嘔吐反射の強い患者では，よけいに不快感が増すと考えられる[131-133]．レジンなどで薄く作製したシーネを装着してもらう（図 *12-27*）ほうが得策かもしれない（筆者は患者のご主人から怒られたことがある．奥さんが味見すると痛いので，満足に食事を作ってくれないと…）．

開放創を治すには，やはり上皮細胞の仕事ぶりにかかっている．上皮細胞の遊走スピードについては，第 9 章を参照してもらおう．仮に 7 mm × 20mm の移植片を採取したとすれば，理論上は 1 週間で上皮細胞により創面は被覆されることになる（図 *12-28*）．とはいっても薄皮を貼っただけなので，成熟して重層扁平上皮が再生するには，移植片の厚みにもよるが，もう少し時間がかかる[134, 135]．臨床的には 2 週間ぐらいでシーネははずせるようだ[45]．適切な移植片の厚みとなれば，参考になる研究には限りがある．人種間，また同一人種でも個体によって口蓋粘膜の厚みは違うため，統一見解がでるわけがない．移植片の厚みが薄ければ供給側の治癒は速くなるだろうが，受容側での生着にはどう影響するのだろう？

歯肉弁では，本来の血液供給が維持されているのに対して，遊離歯肉移植片では，移植後48時間は血液循環が断たれ，かろうじて組織液にて循環が保たれているにすぎない[136, 137]．その後，1 週間以内に移植片内の小血管と受容床の小血管が連絡するが，栄養供給はすべて受容側の血管に委ねられる[138-140]．生着の成否はこの時期にあるといっても過言ではない．移植片そのものは採取された時点から収縮が始まり（primary shrinkage）[141]，この収縮は受容側に設置されてからも，微小血管が吻合するまで持続する（secondary shrinkage）[142]（図 *12-29*）．

思ったほどの成果が得られなかった場合には，移植片の厚みが原因かもしれない．移植片の厚みと収縮（shrinkage）との関係を調べた古典的な研究[143-147]では，厚みが増すと収縮率も増加していた．Ward[144]によれば，厚い移植片（実際のデータは記載なし）では，約45％の収縮が認められた．また厚さ0.5mm 程度の移植片であっても，平均25〜30％の収縮が予想されるとの報告もある[147]．分厚い移植片では，脂肪組織が多く含まれている可能性があり，血管の吻合に対してマイナスにはたらき，結果

[移植片の収縮（Shrinkage）]

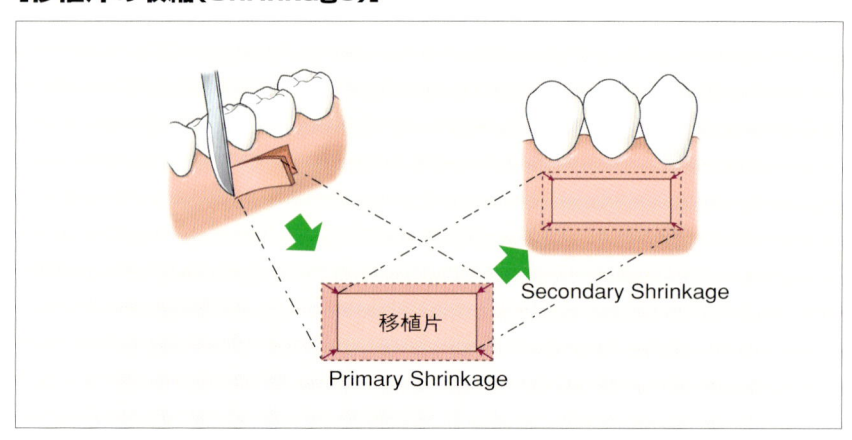

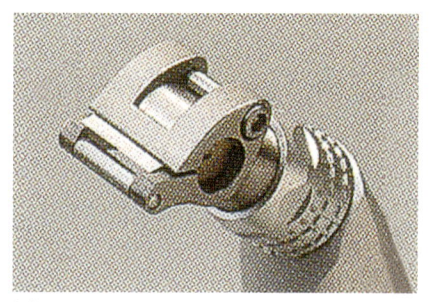

図12-30　ムコトーム．

◀図12-29　移植片の収縮は採取直後から始まり，受容側で生着するまで続く．

として収縮が大きくなると考えられる．もちろん薄すぎると，今度は移植片が壊死する危険性が高くなる[148,149]．一般的には0.9〜1.0mmの厚みが推奨されている[40,143,147]．ムコトーム[150]などの器具（図12-30）を使用すれば，希望サイズの採取は簡単であろうが，メスしかないという方は，移植片採取後に魚を3枚におろすテクニックを駆使して厚みをコントロールしなければならない．

厚みだけでなく，移植片の形態や移植片の設置状態なども治癒に影響を与える．移植片の内面は受容側との適合の点から，できるだけ平滑であることが望ましい．受容側と移植片の間に死腔が存在すれば，血餅が形成され，血液供給が阻害されるからである[40,138,147]．また，移植片の適合がよくても，動いてしまっては元も子もない．通常は受容床に骨膜を残す．骨膜を残すことで，受容側からの血液供給が確保できることはもちろんであるが[151]，骨膜と移植片を縫合することで，移植片を確実に固定できる[148,152,153]．実際の縫合方法は紙数の都合上割愛するので，しかるべき成書を参考にされたい．

少し話が横道にそれるが，抜糸時にパックをはずすと，「何やら白いものが剥がれてきた」と気づくはず．実はこれ移植片の上皮のなれの果てで，壊死した組織が落葉したものである．上皮がなくなってしまって大丈夫？　ご心配なく！　移植した組織の上皮が角化するかどうかは，その下の結合組織に依存しているのである[45,154-156]．

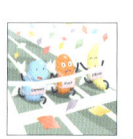

根面被覆とFGG

FGGは移植片の取り扱いに細心の注意を払えば，その成功率は格段に上がり，付着歯肉を増やすには最適な方法であることがご理解いただけたであろう（図12-31a〜c）．ひいては歯肉退縮の予防にもなりそうだが，歯肉退縮の解決，つまり根面被覆には使えないのかと考えたくなるのが人情である．偉大なる先人たちもFGGによる根面被覆を試みたようだが，当時は残念ながら付着歯肉の幅を増やすほどの高い成功率ではなかった[44,146]．FGGを行ってから数年後に根面が少しずつ被覆されてくる現象，いわゆるクリーピングアタッチメント（creeping attachment）[157-159]が認められることもあるが，すべてのケースで期待はできないと考えられる．

血液供給のまったくない根面上という環境では，創傷治癒的に考えれば，狭い範囲の歯肉退縮にはFGGも有効であることは察しがつく．Garguilo and Arrocha[152]は"Bridging"という血液循環の重要性を説いた概念で適応症を"幅が狭く浅い歯肉退縮"に限定していた[153,154]（図12-32）．2回法による根面被覆も試みられた．それはまずFGGを行い，角化歯肉を増やした後，歯肉弁歯冠側移動術（coronally positioned flap）により根面を被覆するというもので，良い結果が得られたとの報告もある[160,161]．

ところが近年（といってもひと昔前であるが），患

[遊離歯肉移植(FGG)その2]

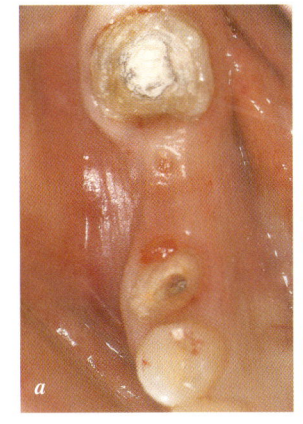

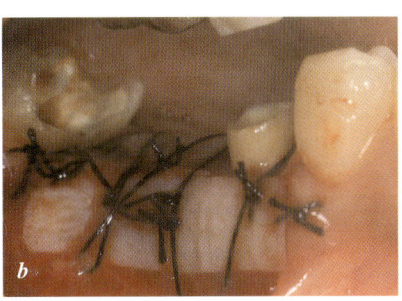

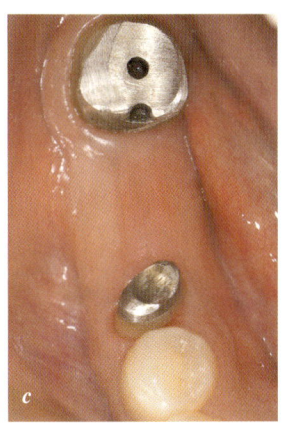

図 12-31a～c　FGGは付着歯肉を獲得できることで，顎堤の改善も期待できる．a：術前．b：術直後．c：術後約4か月．

[露出根面の形態と血液供給]

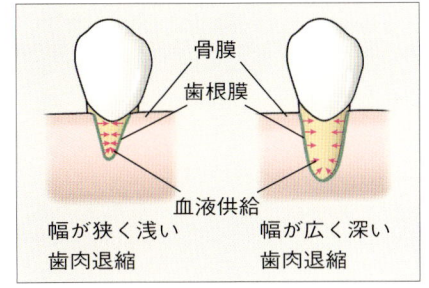

図 12-32　骨膜や歯根膜からの血液供給を考えれば，幅が狭く，浅い形態のほうが根面被覆に対する予知性は高い．

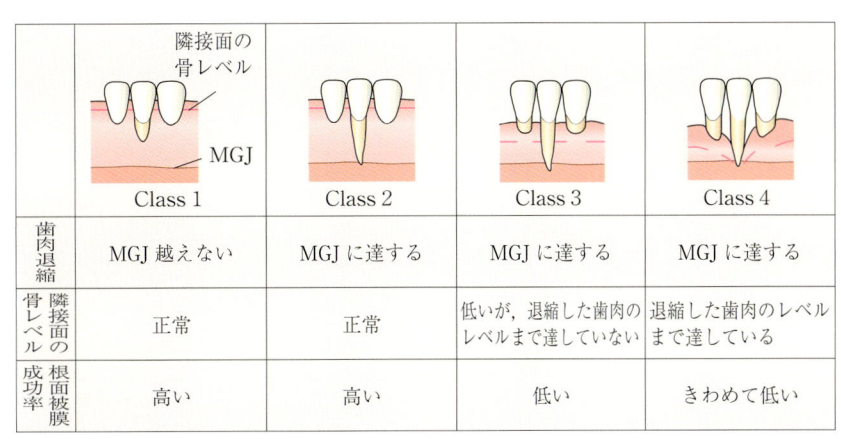

	Class 1	Class 2	Class 3	Class 4
歯肉退縮	MGJ越えない	MGJに達する	MGJに達する	MGJに達する
隣接面の骨レベル	正常	正常	低いが，退縮した歯肉のレベルまで達していない	退縮した歯肉のレベルまで達している
根面被覆成功率	高い	高い	低い	きわめて低い

図 12-33　Millerの歯肉退縮の分類．

[グラフトアイランド]

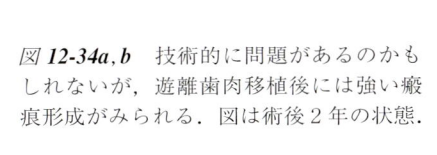

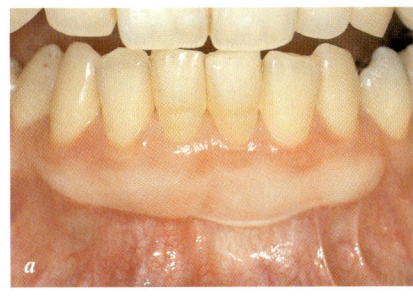

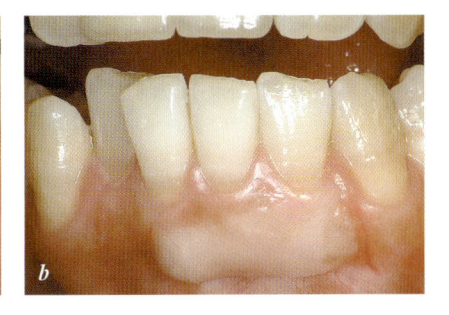

図 12-34a, b　技術的に問題があるのかもしれないが，遊離歯肉移植後には強い瘢痕形成がみられる．図は術後2年の状態．

者に2回も痛い思いをさせずに，より確実性をもって根面被覆できることをMiller[162-164]やHolbrook and Ochsenbein[165]が示した．彼らの卓越した技術があってこそすばらしい結果が得られるのは当然であるが，歯肉退縮を形態的に分類したことが最も評価される点である（Millerの歯肉退縮の分類）．それによると歯肉退縮に対してどのような術式を選択しようとも，被覆できる量は隣接する歯間乳頭の高さによって決まることがMiller[166]により示された（図 12-33）．移植片の生死は歯根膜，骨膜および歯間乳頭からの血液供給に依存しているが，そのなかで歯間乳頭がとくに重要な因子であると考えられたわけである．以後FGGによる根面被覆の成功率は飛躍的に向上したが，いかにも移植しました（グラフトアイランドとよばれている）という術後の形態や色調の不一致から，審美面での要求の高い部位にはし

[根面被覆におけるCTGへの血液供給ルート]

図 12-35 根面被覆におけるCTGへの血液供給ルート.

[露出面積と移植片の大きさ]

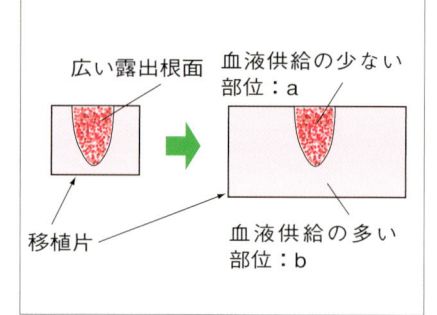

図 12-36 露出根面が広い場合，移植片を大きくしないと壊死しやすい．最低 a/b＞1/3〜1/4になるようにしたい．

ちょっとコンセンサス㊳

＊上皮が角化するかどうかは深部の結合組織に依存しているため，角化歯肉を獲得するためには外科的に歯肉移植を施すことが最も効果的である．

＊遊離歯肉移植は有茎弁移植に比較して血液供給の点で不利であり，移植片の厚みや形状，また設置方法など創傷治癒に有利にはたらくように原理原則に忠実に従う必要がある．

＊遊離歯肉移植や遊離結合組織移植は付着歯肉が獲得できるだけでなく，歯肉退縮の改善や歯槽堤増大に対しても有用な術式である．

＊各術式には利点，欠点があり技術的難易度にも差がある．おのおのの特性を生かすように技術の向上を目指すことも必要であるが，細胞レベルで起こっていることにも目を向けることが良好な結果を得るための源である．

だいに敬遠されるようになってきた[167-170]（図 12-34a, b）.

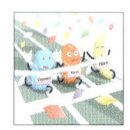

結合組織はオールマイティ？

前述のごとくFGGではいったん移植片の上皮は壊死してしまうため，上皮組織を含まない結合組織を移植（connective tissue graft：CTG，以下CTG）することでも付着歯肉は獲得できる．そのうえ供給側に開放創ができないため，創傷治癒の点からも患者の不快感は軽減すると考えられる[45,171]．CTGはこのほかにも歯槽堤の凹みを改善したり（歯槽堤増大術）[119,172]，GTR膜やGBR膜の代わりとなる生物学的な膜[173]としても使用され，非常に重宝されている．これらについての詳細は割愛するが，とりわけ根面被覆においてCTGが受容側とのブレンドの点でFGGより優れているだけでなく[174,175]，歯肉弁歯冠側移動術などの方法に比べても根面被覆の成功率（被覆率）は勝っているとの報告が多く見受けられる[176-179]．

Langer and Calagna[119-121]によって紹介された方法が現在，臨床で最も広く応用されている根面被覆のモデルになっている．この術式は，厚さ1〜2mmの結合組織からなる移植片（当時約1mm幅の上皮のカラーをつけていた）を受容側に固定した後に，歯肉弁により被覆することが最大の特徴である．根面上のCTGが生き残るための鍵がそこにある．FGGへの血液供給が骨膜，歯根膜，歯間乳頭からの3方向からであるのに対して，CTGでは，移植片をカバーする歯肉弁（フラップ）からのものを加え，4方向からの血液供給も受けることができ，移植片の生存率と色調のマッチングが向上した（図 12-35）．とはいえ物事には何事にも限界がある．血液供給が最重要課題ならば，受容側の状態にも大いに左右される．ここでまたまたMillerの分類の出番である．

【露出歯根形態と移植片の適合】

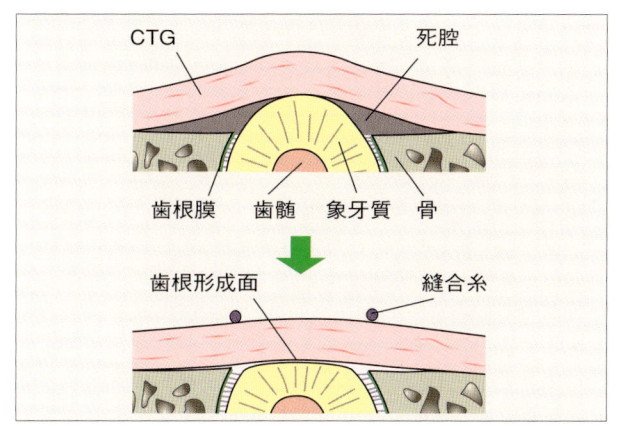

図 12-37 露出根面の突出が強いと，死腔ができて壊死しやすい．このとき移植片を厚くして対応しようとすると，ますます死腔が大きくなる．そこで根面を少し形成して突出を少なくするとともに，縫合糸で押さえることで改善できる．

【根面を化学的に処理すると…】

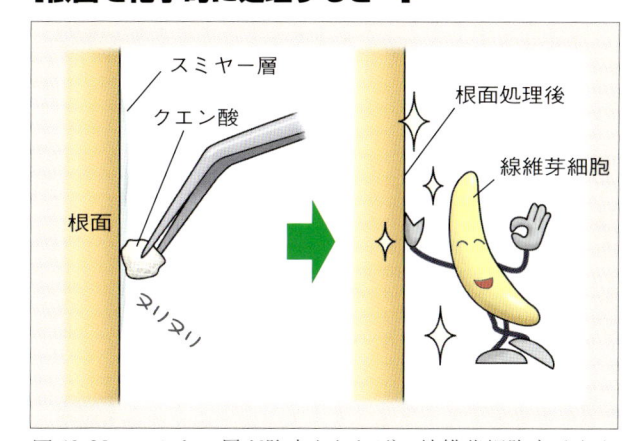

図 12-38 スミヤー層が除去されれば，線維芽細胞もはたらきやすくなると考えられる．

　Class 3 や Class 4 では隣接面の骨レベルが低くなっているために，移植片の断端は骨膜や歯根膜から遠く離れてしまい，血液供給を受けにくくなってしまう．その結果，予想をはるかに下回った部分的な根面被覆しか得られない．注意しよう！　また，根面の露出面積や歯根の形態によっても影響を受ける．ここまでお付き合いいただいた賢明な読者の皆様はもうおわかりだと思う．露出面積が大きい場合には当然，移植片も大きくしなければならない(図12-36)．

　歯根の突出が大きければ，移植片と骨膜の間に死腔ができやすく，血餅の形成によりこれまた血液供給が阻害される(図12-37)．可能なかぎり根面を平坦に修正するか移植片の縫合を工夫しなければならない．

　CTG の創傷治癒に１人"のけもの"の根面であるが，よく考えれば主役である．移植片がひっついてくれるのをじっと何もせずに待っているのも芸がない．そこで考えだされたのが，薬剤による根面処理である．"言いだしっぺ"は定かではないが，クエン酸やテトラサイクリンが今のところ一般的に使用されている[164,180-182]．これらの効果としては，根面からのスミヤー層の除去，象牙細管の開放，コラーゲン線維の分解酵素の不活性化が考えられており，in vitro の研究[183,184]や動物実験[185,186]ですでに確認されている．しかし，コントロールのある信頼できる研究(CTG に限定しない)による臨床的評価では，根面処理の有用性を支持するものはごく少数派[187]で，大多数は根面処理の有無が結果を左右することはない，と報告している[188-193]．

　やれやれ根面処理も"おまじない"程度なのであろうか？　根面のスミヤー層が除去され，象牙細管が開放されれば，創傷治癒的には結合組織性付着を担う線維芽細胞などがはたらきやすくなるような環境が整うはずである(図12-38)．まったく意味がないともいえない．現にクエン酸と Fibronectin を併用することで，治癒のスピードが上がったという研究もある[194]．まだまだこれから何が出てくるかわからない！　今後に期待しよう！

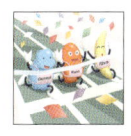

根面被覆は張子の虎？

　ここで CTG の治癒様式を考察してみよう．理論的には CTG が壊死しなければ，移植片を被覆するフラップの断端より上皮が移植片を包み込むように遊走してくる．移植片の厚みの分だけ上皮の遊走には時間がかかるうえ，移植片の端に残した上皮(移植片の上皮のあるなしについては割愛する)はいったん壊死するため，その処理にも時間をとられ，上皮

【CTG後の治癒様式】

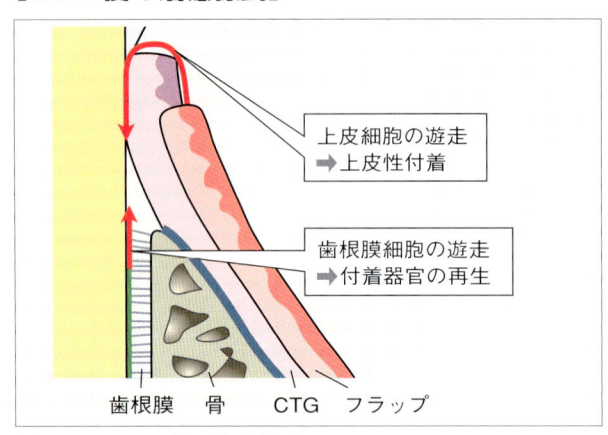

図12-39 CTG後の治癒様式.

- 上皮細胞の遊走 ➡ 上皮性付着
- 歯根膜細胞の遊走 ➡ 付着器官の再生

歯根膜　骨　CTG　フラップ

【結合組織移植片の採取方法】

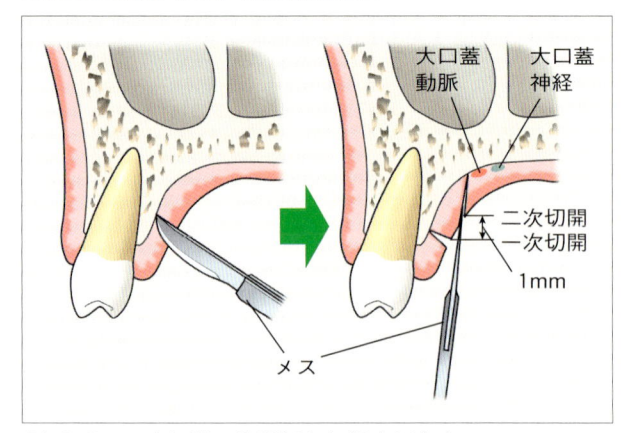

図12-40　一次切開：歯頸部より根尖側方向に2〜3mmのところに，骨面に対して垂直に切開を入れる．二次切開：1mmほどの上皮を残すように，さらに1mm根尖側に歯軸に平行となるよう行う．切開を終了する位置は，口蓋の高さにより決まるが，大口蓋動脈および神経に注意すべきである（Reiser GM, et al[202]より改変）．

【CTGによる根面被覆】

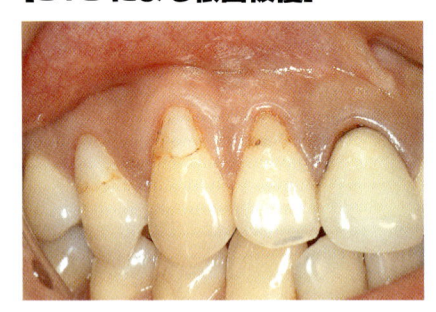

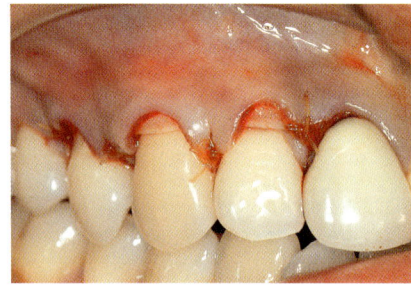

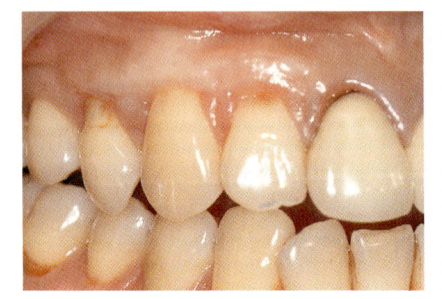

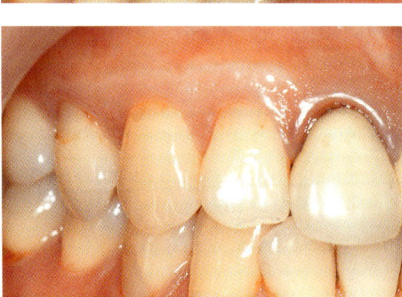

図12-41a	図12-41b
図12-41c	図12-41d

図12-41a　術前．
図12-41b　術直後．
図12-41c　術後5か月．
図12-41d　術後4年．

の仕事が手間取る．これ幸いと裂開状骨欠損のとくに根尖部では，一部付着器官の再生が起きると考えられる．骨欠損の形態が深くて狭い場合は，なおさら再生が起こりやすい．なぜなら，欠損が深ければ上皮の到達に時間がかかるし，狭い裂開では，付着器官再生を担う細胞，すなわち歯根膜由来の細胞が集合しやすいからである．したがって，根面の露出面積や骨欠損の形態により左右されるが，基本的にはディープサルカスで治癒するものの，長い上皮性付着と根尖側での一部付着器官の再生が混在すると考えられる[195-201]（図12-39）．

この手の証明には，良好な結果が得られた部位をわざわざバイオプシーしなければならない．ヒトの組織学的評価がまだまだ少ないため今後も議論されるだろう．実際の組織標本[196,198,199,201]は一見の価値あり！

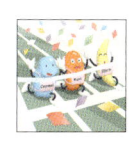

これが最後のCTG

　CTGに関して，その治癒形態などまだ完全に解明されていない点は確かに残っている．されど，患者自身の組織でもあり，拒否反応がないことも考えれば，このように有用性の高い術式をマスターしないのはもったいない．ただし，口蓋部からの移植片採取法は解剖学的な制約を受け，技術的にはトレーニングが必要である[202]（図**12-40**）．また，報告によれば，日本人の口蓋歯肉の厚みは平均3.5mmであり，歯肉の厚みが薄い場合（3mm以下）には口蓋からの移植片採取は難しいことも示唆されている[203]．組織誘導再生療法（guided tissue regeneration：GTR，以下GTR法）による根面被覆も数多く紹介され，CTGと同様，もしくは審美的には優れているとの報告[204-208]もあるが，適応範囲は多数歯同時に行えるCTGに軍配が上がる．またGTR法による治癒様式にも疑問が投げかけられ，結論はでていないのも事実である[209, 210]．

　Langer and Calagna[119-121]が当初紹介した方法でみられた治癒後の瘢痕形成も，Bruno[211]による改良法（縦切開を入れない／図**12-41a〜d**）やRaetzke[212]が紹介したエンベロープテクニックによりかなり改善され，そのうえ外科的侵襲も軽減されてきた．これから先CTGの臨床応用がますます広がっていくと考えられる．

　この章ではポケットの外側にフォーカスを当て，そこにある問題と対処法について解説してきた．もちろん，この章ですべてが網羅できているとは思わない．とくに後半部分の内容は再生療法との絡みもあって不完全燃焼ぎみである．次章からの再生療法編にそこのところは預けたいと思う．それはともかく，皆様アウトドアライフを満喫していただけただろうか？　かなり心配である．

第13章
歯周組織再生の原則

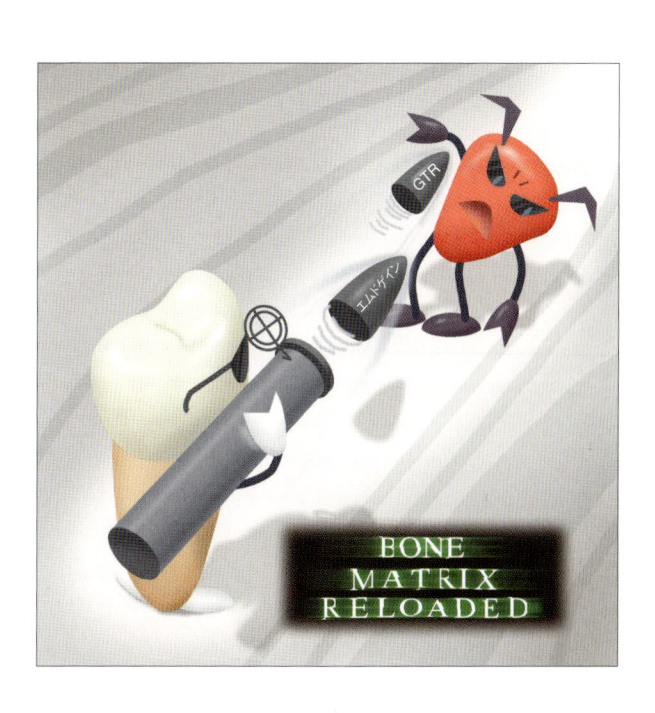

タイトルイメージイラスト
　今日，歯周病と戦うために出現するいろいろな手法は，治療のための魔法の弾丸となるのか検証を行っていく．

歯周組織再生の原則

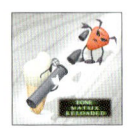

再生療法をめざして

　歯周病は，実にやっかいな相手である．多種多様な細菌（bacteria）と宿主（host）の間で繰り広げられる激しい攻防の結果を臨床像として，毎日のように目にする．そのときの患者の訴えも実にさまざまで，噛むと痛い，歯ぐきから出血する，歯がグラグラする，口臭が気になる…などなど．実は，これらの歯の症状として患者から捉えられている歯周病罹患歯も，その下に控えている見えざる組織たちの破壊による悲鳴なのである．

　歯という屋台舟は付着器官（セメント質，歯根膜，歯槽骨：attachment aparatus ともいう）とよばれる数種のデリケートな組織によって支えられているが，それらの組織を現状維持というかたちではなく，再生という元と同じ新築状態にリフォームするということが，歯周病医の長年の夢である[1,2]．これが夢ではなく，少しでも現実のものにできるよう発生のメカニズムを理解し，創傷の治癒に応用していきたい．

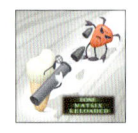

再生は完璧な家のリフォームと同じ？

　歯周組織の再生を目的とした再生療法を行う前に，ぜひ，再生にかかわる用語の定義を確認しておきたい．とくに次の4つについては，その違いを明確に認識しておく必要がある．

修復：Repair
　創傷部の機能および形態が完全なかたちで回復せずに治癒が終了すること

　一般的な歯周治療（SC, RP, Flap Operation など）の結果起こる長い上皮性付着，歯根吸収，部分的なアンキローシス，部分的な骨・歯根膜・セメント質の回復などによる治癒は修復である．

再生：Regeneration
　喪失したり損傷した組織が元の状態に回復する治癒を意味する．つまり，歯周治療においては歯周組織（セメント質，歯根膜，（固有）歯槽骨）がその形態と機能を完全に（？）回復することである．

再付着：Reattachment
　切開（incision）や創傷（injury）によって，分断された歯根表面と歯肉結合組織の間で生じる再結合

新付着：New Attachment
　歯周病などによって，病的に（付着が喪失した）露出した歯根表面に，付着器官を再度形成し，歯根と周囲組織との間に生じる再結合

　歯周病治療は，さしずめ家の建築と似ている．基礎工事がしっかりしていない家は，どんなに豪華

【修復 vs. 再生】

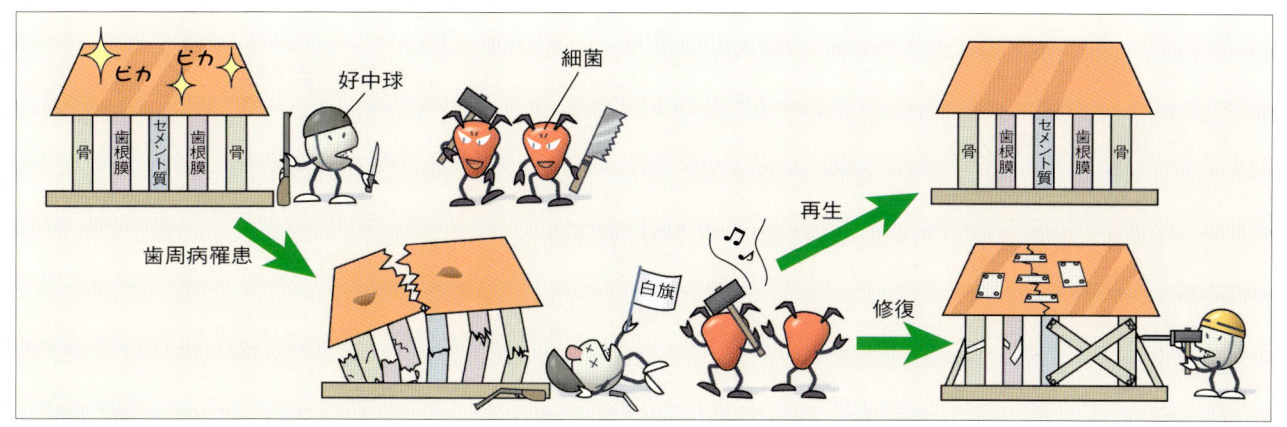

図 13-1 修復と再生．臨床的所見からは，その内容の違いを正確にうかがい知ることができないことのほうが多い．しかし，組織学的には，このようなイメージである．どちらの家に住みたいか？

な材料を使って建築しても，すぐに倒壊してしまう．歯周治療には，一般的に日々行っているように，ボロボロになった家の壊れた柱や崩壊した基礎（歯石，壊死セメント質，炎症性肉芽組織）を取り除き（scaling／root planing：SRP，flap operation など），残った柱をきれいにしたり，つっかい棒を足して現状を維持できるように修繕を終わらせる（修復：Repair）[3,4]方法と，壊れた部分を取り除くだけでなく，取り除いた柱を新しいものに取り替えて元の状態にリフォームする（再生：regeneration）方法がある[5]．住人としては，やはり元の新築のような家に住みたいと思うが，ボロボロのものを元に戻すには，いろいろなハードルがある（*図 13-1*）．使える材料，職人の技術，崩壊の程度，元の構造体の複雑性，費用の問題など，これらのすべての条件をクリアしてはじめて，再生が達成される．何と大変なことだろうか！

しかも，われわれが臨床において行っている再生療法は，口腔内という過酷な環境のなかで，（整形外科医の行っている仕事に比べると）非常にわずかな細胞のソースから，限られた組織（セメント質，歯根膜，歯槽骨）のみを選択的に再生させるという，試験管の中でも非常に困難な作業を行おうとしていることから[6-10]，その結果は，術者の手技の熟練度によるところが非常に大きいと思われる（*図 13-2*）．ま

た，われわれが再生療法とよんでいる治療が，再生の定義のように，喪失した組織を元の状態に回復させることができるかというと，100％不可能に近い．実際に起こっていることはというと，完全なかたちでの回復というより，修復の域をでていないことも明白である（*図 13-3*）．それでも，失った歯周組織の回復という目標を少しでも達成できるのであれば，現状維持よりも患者さんにとってもハッピーであるかもしれない．プロービングデプスやエックス線写真から，一見成功にみえる再生療法でさえ（*図 13-4*），真の意味での再生の評価は，組織学的評価でしか判断できない．

では，付着器官の再生の価値とは何であろうか？少なくとも*図 13-5* に示した4点があると思われる．

> **ちょっとコンセンサス㊴**
> ＊歯周治療の結果としての治癒には，修復（repair）と再生（regeneration）があり，必ずどちらかの経過をたどる．
> ＊再生療法は術者の手技の熟練度に寄与するところが大きく，さらに真の意味での再生ではない．
> ＊真の意味での再生の評価は組織学的な評価でしか判定できない．

[再生療法]

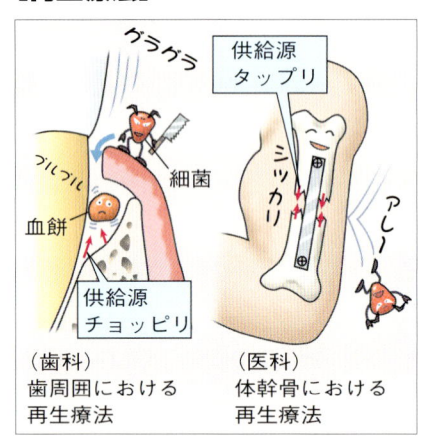

図13-2 歯科における再生治療は，非常に過酷な状況となっている．このような状況の下，セメント質・歯根膜・骨といった複数の組織の再生は，一見不可能とさえ思えてしまう．

[再生か修復か？]

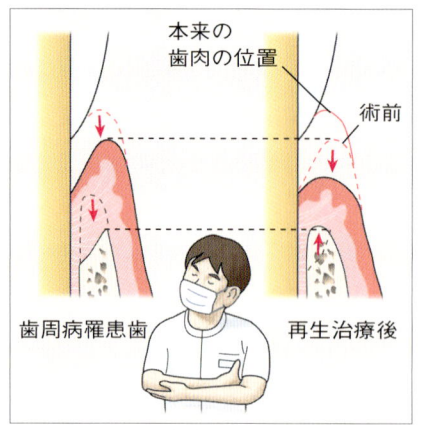

図13-3 これは本当に再生とよべるのだろうか？

[治療の評価]

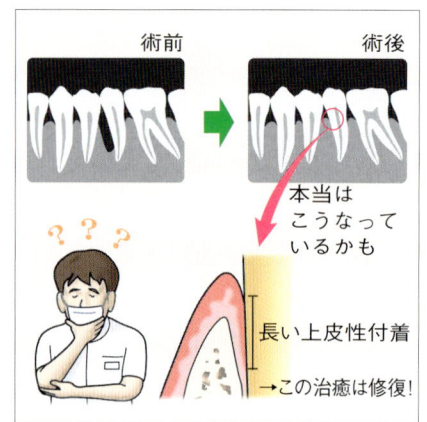

図13-4 エックス線写真からは一見"再生"しているようにみえるが，組織学的に評価すると"修復"かもしれない．

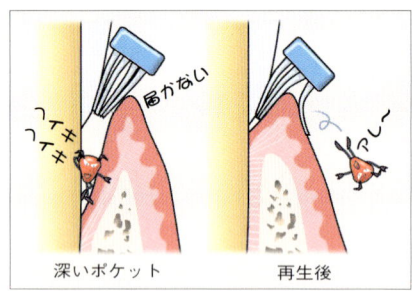

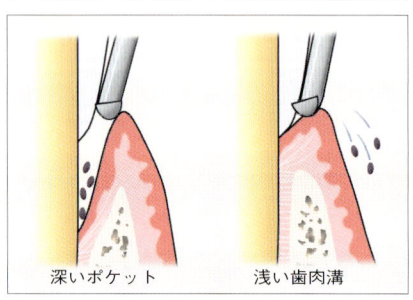

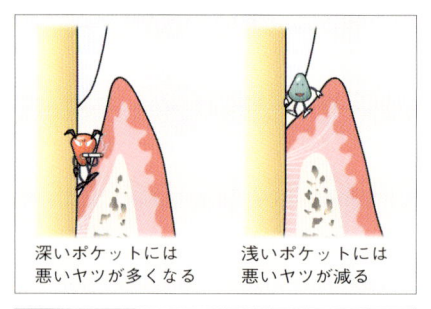

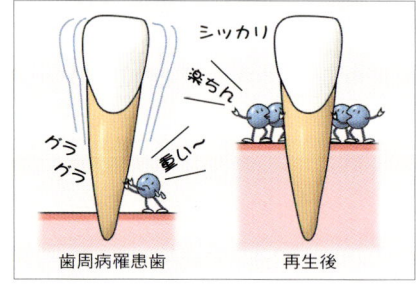

[再生の価値]

図 13-5a	図 13-5b
図 13-5c	図 13-5d

図13-5a 患者自身が日々のコントロールで，歯肉縁下のプラークを除去しやすくなる．
図13-5b 深いポケットから浅い歯肉溝に変化し，深いポケットでみられるような活動的な細菌が減少する．
図13-5c ポケットが浅くなり，術者によるプラークコントロールがしやすくなる．
図13-5d 歯根周囲の支持組織が増加し，咬合力への抵抗性が増す．

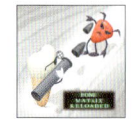

再生療法は昔からのみんなの夢

　喪失した歯周組織の再生は歯周病医の長年の夢であり，昔の歯科医師もその想いに夢を馳せていたのである．1957年にそのはしりといえる intrabony technique[11]（図 **13-6**）という骨欠損の再生処置法が，Prichard によって紹介された．この報告がなされたときには，エックス線写真上で明らかに骨の再生が認められた．当初，新付着による再生が起こっていると思われていたが，後に新付着による完全な再生でないことが判明した．

　その後，骨移植なども盛んに行われ，再生療法へのチャレンジが数多く行われていた．1981年には Dragoo が，"Regeneration of the Periodontal Attachment in Humans"のなかで，根面処理，骨移植などの手法をヒトに用い，数多くの組織切片を採取していたが[12]，やはり，いわゆる（本の題名どおりの）regeneration による治癒を得ることは困難であったようだ．

[Intrabony Technique]

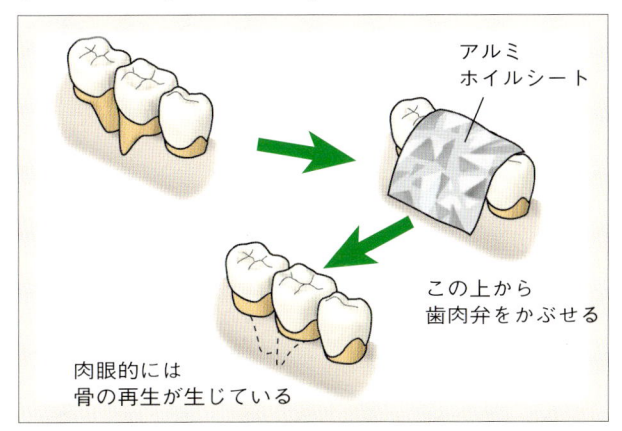

図 13-6 Intrabony technique という骨再生療法(Dr. Prichard による)[11]. 約50年前の再生療法ではあるが, 手法はGTR法とほとんど同じではないか!

[新付着の形成に必要な組織とは何か?]

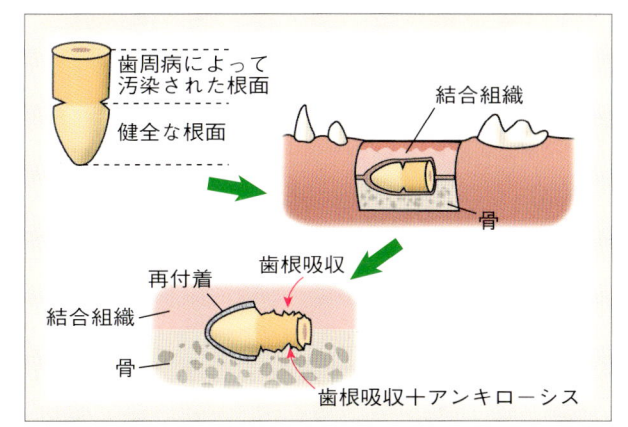

図 13-7 Nyman, et al は, 動物モデルで実験的に歯根の半分に歯周組織の破壊をつくり, 歯冠を切断した後, 半面ずつ骨と歯肉結合組織に埋沈して, 上皮が侵入しない環境をつくった. 結果として, 健全な歯根膜がない部分は歯根吸収やアンキローシスが認められた. この結果, 骨や歯肉結合組織には, 新付着を形成する能力がないことが明らかとなった.

　またその頃, 骨欠損の存在するところを通法の歯周処置(SRP, flap operation など)を行うと, 生体を守るという上皮の特性[13]からセメント質の添加[14,15]より上皮のダウングロウス(down growth)のほうが早くなるため[16,17], 新付着が生じにくいと考えられていた[18-20]. 1980年 Nyman, et al はイヌ, サルを使って(図 13-7), 病的に露出した歯根と健全歯根をそれぞれ骨と歯肉結合組織に接するように埋没し, 上皮の侵入を排除した場合にどのような治癒が生じるか評価した[21-24].

　その結果, 健全な歯根表面では, 骨側でも歯肉結合組織側でも再付着が生じた. 一方, 病的露出根面では, 骨と接するところでは歯根吸収と同時にアンキローシスがみられた. 歯肉結合組織と接するところでは歯根吸収がみられ, やはりスペースのない環境で, 隣接部に血流をもった健全歯根膜が存在しない場合, 新付着の確立は困難であり, 骨や歯肉結合組織由来の組織には, 新付着を確立させる能力がないことが明らかとなった.

　そして, ほぼ時期を同じくしていわゆる歯周組織誘導再生法(guided tissue regenaration : GTR, 以下GTR)の幕開けとなる報告が1982年に Nyman, et al によって行われた[25]. これによると, 47歳の男性の下顎切歯にミリポアフィルターという膜を設置し, 上皮と歯肉結合組織を排除し, 3か月後抜歯し, 組織学的評価をした. その結果, 新生セメント質の添加を伴った歯根膜の再生(新付着)が起きていた. つまり, 歯根膜には新付着を確立する能力が存在することを示したわけである[26-30].

　その後, 増殖因子の研究も盛んになり, 1997年Hammarström がサルに, Heijil がヒトに, エナメルマトリックスタンパクを用いて新付着が起きていることを報告した[31,32]. これがサイトカイン療法(内在している幹細胞に増殖や分化を促進するシグナルを与える方法)の幕開けとなった[33]. 骨形成タンパク質(bone morphogenetic protein : BMP, 以下BMP)や多血小板血漿(platelet-rich plasma : PRP, 以下PRP)を用いた治療もこの範疇に入るものである.

　現在のところ, GTR法によって再生してくるセメント質は有細胞性セメント質であり[34,35], 元来天然歯において, この部分は無細胞性外部線維性セメント質が存在する部分であるため[36-40], この再生を可能とするエムドゲイン療法のほうが再生療法であり, GTR法とは少し異なるという意見もある[41]. この両者のセメント質の発生については, まだまだ多くの疑問が残っている(図 13-8). この点については,

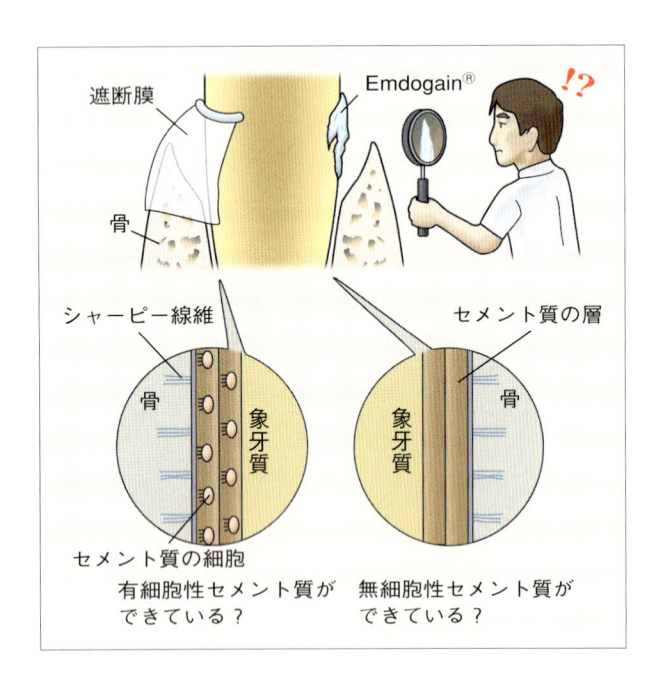

図 13-8 GTR法とエムドゲイン療法の結果得られると考えられているもの．真実は，組織学的評価でしかわからない．

のちほど触れてみたい．

　さらに現在では，幹細胞をいったん体外に取り出して増殖させ，臓器移植のように増殖させた細胞を移植し，その場の生体からのシグナルを受けながら再生させるティッシュエンジニアリングという再生療法にも，臨床家たちの目が向けられている．

ちょっとコンセンサス㊵
* 骨や歯肉結合組織由来の組織には，新付着を確立させる可能性は少ない．
* 歯根膜には新付着を確立させる能力がある．
* エナメルマトリックスタンパクを用いた療法には，新付着を確立する可能性が存在する．
* GTR法によって再生したセメント質は有細胞性セメント質であり，エムドゲイン療法によって再生するセメント質は無細胞性セメント質と考えられている．

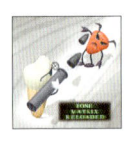

フラップ形成後の創傷治癒

　創傷の治癒は（9章と重なるところもあるが，組織再生の礎になるところなので復習を兼ねて読み進めていただきたい）次の3つの連続したステップを経て完了する[42,43]．

[GTR法とエムドゲイン療法]

①炎症
②基質形成
③リモデリング

　通常われわれが行う歯周外科処置の後の治癒として，いったいどのようなことが起こっているのか，ビーグル犬を用いた文献から考察してみよう[44]．イヌの成長の速さはヒトの実に6倍のスピードといわれているが，創傷の治癒という現象がヒトの6倍のスピードで起こっているとは考えにくい．しかし，損傷を受けた治癒の過程がどんなふうになっているか理解するには，非常に助けになるように思われる．この文献では，骨面上の根面に付着している歯根膜線維を除去（通常のフラップオペでのインストゥルメンテーション後の状態を再現していると思われる）後，フラップを元に戻して観察を行っている．ただし，フラップを形成する際に，歯肉溝切開を入れるときには，付着した健全な結合組織を保存したほうがよいという意見もある[45-47]．

[炎症]

　フラップを戻し，創を閉鎖すると，フラップと根面の間のスペースが血餅で満たされる．数秒のうちに血漿タンパク，フィブリノーゲン（血漿のグロブリ

[炎症～基質形成期での出来事]

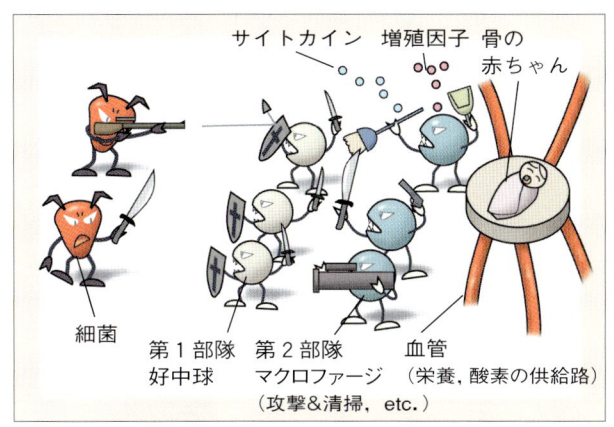

図13-9 創ができて，1時間以内に好中球が外敵に対し，第1の攻撃部隊として参加し，3日以内に第2の攻撃部隊としてマクロファージが参加し，これはこの後起こる基質形成に必要な環境づくり(感染物質の除去，細菌への攻撃，サイトカイン・増殖因子の放出，B細胞の活性など)を行う．

[マクロファージは治癒のキーマン]

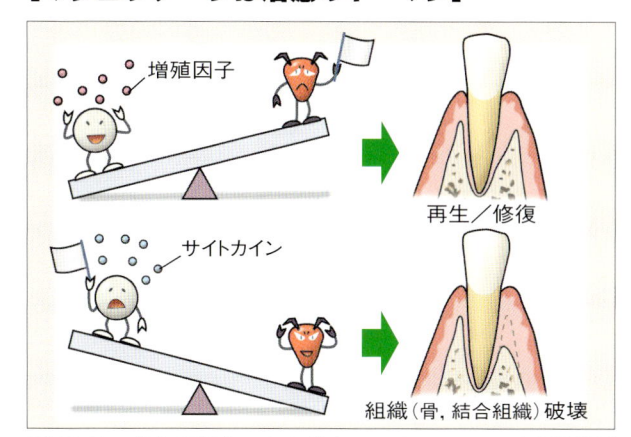

図13-10 宿主が優位である場合，マクロファージは増殖因子を放出し，組織の修復の助けとなるが，細菌が優位になると，サイトカインを放出し，組織破壊に加担することとなる．

ン：カルシウムイオンの存在下で，トロンビンの作用により凝固タンパクであるフィブリンに変換される)が沈着し，フィブリン塊が接着するための基盤を形成する[48]．どうやら外科処置の成否を左右する出来事がすでに起こっているようだ．われわれが成功裏にことを進めるには，このとき，いかに血餅の形成・保持ができるようにするかが大事である．つまり，豊富な出血があり，血餅を維持できる環境(骨の欠損形態，フラップの閉鎖性，創部の安定性など)が存在することが大事なのである．

このあと1時間以内に初期の炎症所見が観察されるようになる．このとき，フラップから血餅にどんどん好中球が侵入し始める．この好中球は，炎症反応のいちばん最初にみられる外からの侵略者(細菌)への第1の攻撃部隊として活躍してくれる[49-51]．

3日以内に，炎症反応としては後期にさしかかり，この頃には好中球の数も減少して，その代わりに第2の攻撃部隊であるマクロファージが侵入してくる．このマクロファージは実に働き者で，無用となった赤血球，好中球，組織の残りカスを除去するお掃除部隊として大活躍する．それだけではない．宿主が優位(歯周外科処置，再生療法においては，感染物質や原因菌の除去を行っているので，通常は宿主優位の状態と考えられる)である場合，線維芽細胞の増殖因子，基質産生因子，内皮細胞の増殖や血管新生を助ける増殖因子を放出して，炎症から肉芽形成への移行の時期に，マクロファージはとても重要な役割を果たす[52-54]．しかし，細菌が優位(術後に感染が起こったり歯周外科の細菌の除去が不十分)の場合，マクロファージはサイトカイン(IL-1，TNF-α，PGE$_2$など)を放出し，骨や結合組織の破壊が起こる[55-69]．つまり，マクロファージは創傷の治癒のなかでのキーマンということになる(図13-9, 10)．

[基質形成]

この頃(術後約5日目)，歯槽骨を通ってフラップと交通していた歯根膜中の血管の数が増加し始め，歯根膜と接する骨面でのフォルクマン管周囲に骨吸収がみられるようになる(図13-11／とくに歯槽骨頂付近に)．このような反応が，ただフラップを開けただけでも骨吸収が起こるというゆえんであろう．しかし，この現象は予想に反した結果だったのである．筆者自身は，フラップを剥離したという外科的侵襲に対して，空気中に露出した骨表面に最も多くの吸収像が現れるだろうと思い込んでいたのだが….

[フラップ形成後の骨吸収]

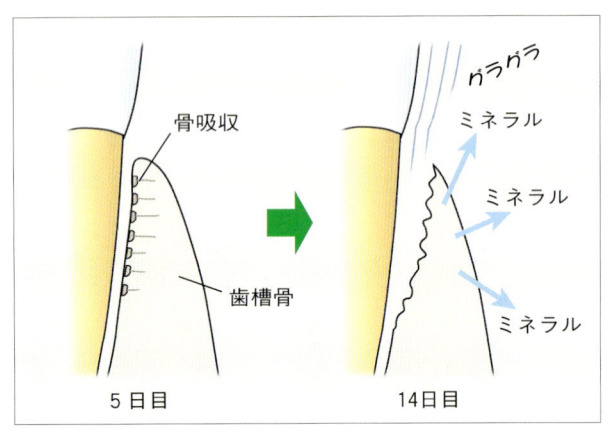

図 **13-11** フラップオペ後の骨吸収は，術後5日目ぐらいから始まり，14日目にはかなり進行しているため，歯の動揺が増加すると同時に，歯根膜腔も拡大する．患者さんの咀嚼困難の訴えも，この頃にいちばん多い．

[適切なテンションとはどのくらい？]

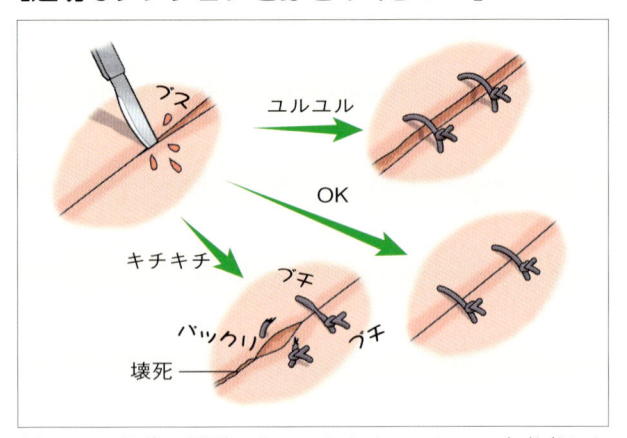

図 **13-12** 術後の膨張によってかかるテンションも考慮した縫合が必要．テンションが緩いと，歯肉弁の安定性（創の安定性），一次治癒が起こるのか，感染のリスクはないか，に不安が残る．

[リモデリング]

歯槽骨頂のフラップと根面の間では，7日以内にみられる肉芽形成期は，徐々に創傷治癒の第3段階である基質形成期・リモデリングへと移行していくこととなる[70]．この段階までやってくるとかなり安心できる状況になる．われわれが創傷の治癒という段階で最も気になる，感染による心配事がかなり減ってくるからである．この頃，歯槽骨頂付近の歯根膜に接する骨面では，フォルクマン管周囲の骨吸収がさらに進行し（300μmに達する），骨破壊を引き起こす．

14日目には，この骨吸収はさらに進行して，その吸収窩の周りに新生血管が形成され，歯根膜空隙が拡大する．このため歯の動揺が大きくなる．確かに，日常の臨床で患者さんをみていても，最初の1週間より，2週目のほうが歯の動揺も増加して，噛んだときの疼痛や違和感も増加しているように思われる．もちろん，歯の動揺が大きくなるのはこれだけが理由ではない．歯根表面と歯肉をつないでいた靱帯を外科的に切断したことや，外科的侵襲による歯槽骨からのミネラルの脱出（局所的な骨粗鬆症に似ている）も関係していると思われる．

術後21日では，骨の吸収・血管新生はほとんどみられなくなり，歯根膜内の血管叢は，新生骨の添加とともに骨内に埋没していく．

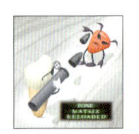

上皮性付着の治癒しか起こせない

このような治癒のなかで，いったい上皮性付着の位置はどのようにして決定されるのだろうか？　実は，われわれはどんな外科処置を行っても，長い上皮性付着により治癒すると思い込んでいるのではないだろうか？　かつてGrobsteinやLinghorne and O'Connell (1950) は，歯肉裂開の処置を行い，上顎では結合組織性付着によって治癒し，下顎では長い上皮性付着によって治癒したことから，彼らは長い上皮性付着は，ある種の環境的要因によってのみ決まるのだと考えていた[71,72]．

その約20年後，Hiatt, et al (1968) は，歯とフラップ間での結合組織性付着の形成には，フィブリン塊の吸着・接合・成熟がとても重要な役割を果たしていると結論づけた[70]．つまり，創面を安定させ，血餅を保持することが上皮性付着の位置を決めるキーポイントとなっているようだ．ということは，血餅の保持が成功すればしめたものだと，誰もが考えるところだろう．しかし，悲しいかなこれは非常に困

[再生は発生のコピーか贋作か]　　[セメント芽細胞の形成における2つの仮説]

図 13-13　歯周治療における再生療法は，発生の段階をまったくコピーしているのではなく，人為的な介入によって発生の概念を利用して，元の状態に近づける．贋作は，贋作としてかなりすばらしいものもある．われわれが目指すのは，本物と区別がつかない贋作づくりである．

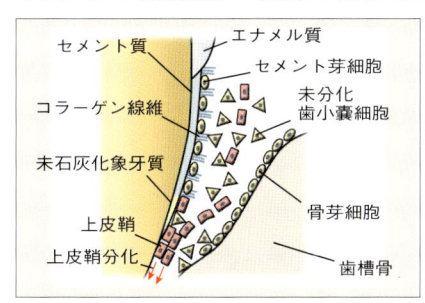

図 13-14a　仮説1．歯小嚢の未分化間葉細胞がセメント芽細胞に分化する．

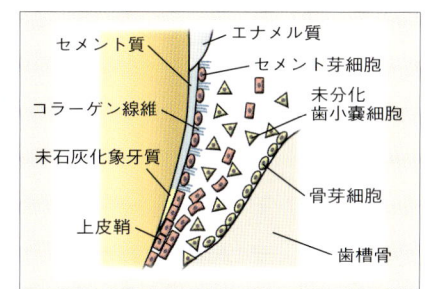

図 13-14b　仮説2．上皮鞘内の間細胞がセメント芽細胞に分化する．MacNeil RL, Semerman MJ：Development and regeneration of the periodontium. Periodontology 2000, 19：8, 1999[74]．より一部改変．

難な作業である．切開部での創のテンションは，術後3日目で200g，5～7日目で340g，14日目に至っては1,700gにも達するという報告がある[73]．この数値をみると，創のテンションは予想をはるかに上回る大きさではないだろうか．だからといって，畳職人のように縫合時に創面を閉じるためにぎゅうぎゅうに締め上げたところで，創部の貧血を助長し，テンションを増加させるだけで，フラップがちぎれたり，歯肉弁の壊死による切開部の裂開を引き起こしたりして，良い結果にはつながらない（図 13-12）．

GBR法などを行うときにしっかりと減張切開を入れないと，膜の露出が容易に起こることもうなずける．これは，口腔内でも皮膚でもほぼ同じ大きさらしい．

このような環境のなかで，やさしく血餅を保持するのは，とても難しい．血餅とは，扱いにくい箱入り娘のような存在だなぁと思うのは筆者だけか？

とくに口腔内は，食事をするたびに創部を刺激するし，おしゃべりもする．われわれが唯一できそうなことは，きっちり減張切開を入れてフラップにテンションをかかりにくくする程度のことだ．つまり，一般的な歯周外科においては，長い上皮性付着の治癒しか起こせないなぁと納得せざるをえない．

ちょっとコンセンサス㊶
* 創傷の治癒は，炎症→基質形成→リモデリングというステップを経て完了する．
* 創傷の治癒において血餅の形成と保持が重要な出来事である．
* 創の炎症期における最初の細菌の侵入における防御は好中球によって行われ，炎症期の後期になると，この役目はマクロファージに引き継がれる．
* マクロファージの役割は細菌への防御・残渣除去・増殖因子放出などがある．つまり創傷治癒のキーマンである．
* 創傷の治癒が基質形成期・リモデリング期にさしかかると，感染のリスクが減少する．
* 上皮付着の位置の決定には，環境的因子が関連している．

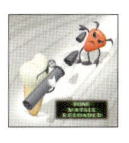

発生に関係する細胞

再生療法を行うには，正常な組織の発生のメカニズムを知り，これを治療に応用するというのが手段となる以上，われわれが再生療法を行う前に，これらのメカニズムや歯周組織再生を統括している細胞や分子についても十分理解していく必要がある（図 13-13）．

[歯周組織の発生・再生のステップ]

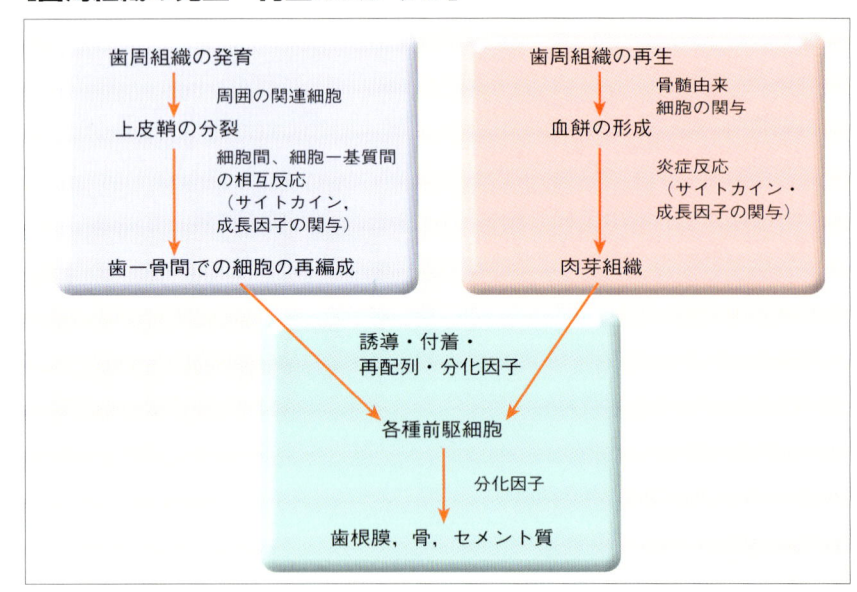

図 13-15 発生と再生のステップでは，前駆細胞の出現までは違う経路をとるが，いったん前駆細胞が出現すると，付着器官の形成にたどり着ける．したがって，再生とは，いかに付着器官関連細胞の前駆細胞を誘導できるかにかかっている．

①神経堤細胞（neural crest cells）

この細胞は歯－歯周組織（歯槽骨，セメント質，歯根膜，象牙質，歯髄）に分化すると考えられている．

②上皮細胞

エナメル器官由来の上皮鞘細胞（epithelial root sheath cells）は，セメント質の形成に重要なはたらきをしているようである．セメント芽細胞の形成には，今のところ2つの経緯が唱えられている（図 **13-14a, b**）．

1つは，上皮鞘の内エナメル上皮がエナメルマトリックスを分泌し，歯小嚢の未分化間葉細胞をセメント芽細胞に分化させるという意見である[75-86]．しかし，再生の場では歯小嚢が存在しないわけであるから，歯根膜に含まれている未分化間葉細胞がセメント芽細胞になると考えざるをえない．また，GTR法の概念を発表したNyman, et alの，歯根膜（正確には歯根膜内の未分化間葉細胞）が新付着（セメント質の形成）を形成する，という報告[25]からも納得できるかもしれない．

2つ目の意見として，上皮鞘がセメント芽細胞に分化するという意見である[74,87-90]．この意見を再生に採用すると，マラッセの上皮遺残が新生セメント質になると考えられている[91]．このように分化度の高くなった細胞（しかも少量）で，新付着が形成されると考えるのは苦しそうな気がするのだが…．もっと，このあたりのことを詳しく知りたい方は，山本浩正：著『イラストで語るペリオのためのバイオロジー』をご覧あれ[92]．

最近の研究から，エナメルマトリックスタンパクがセメント質形成をコントロールする重要な役割を果たしていることが明らかになってきている[93-98]．この発見を利用して，エナメルマトリックスタンパクを根面に塗布して，付着器官の再生を行うといった治療法が考えられた．これは，発生のなかでの1つの現象を利用した治療法である[99-104]．このエナメルマトリックスタンパクはアメロジェニン（Amelogenin：エナメルマトリックスタンパクの9割を占める）とエナメリン（Enamelin）の2つのグループに分けられる[105-107]．そして，ヒトを含む多種の哺乳類において，アメロジェニンの分子構造が非常によく似ていて，適合するものが多く存在することから，Emdogain®はブタの歯胚から抽出したエナメルマトリックスタンパクを用いて商品化したものである[108]．

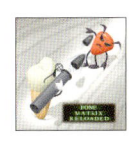

再生に関係する細胞

　歯根膜内の線維芽細胞には歯根膜，セメント質，歯槽骨を合成する能力があるといわれてきた[109-118]．また，歯根膜のなかにはセメント芽細胞や骨芽細胞のような機能をもつ細胞も存在し，発生と再生の過程のなかで歯根膜内に石灰化を促進したり，抑制したりしながら[119-122]，骨といっしょに歯根が溶解するのを妨げたりと，実に多くの仕事を行う能力もあるようだ．

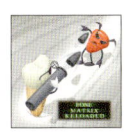

発生と再生に必要な四次元的出来事とは？

　発生・再生がスムーズに行われるには，この舞台に参加する歯根膜内の線維芽細胞，セメント芽細胞，骨芽細胞が増殖・分化を行える適切な環境が与えられなければならないという点ではよく似ている．しかし，発生と再生（創傷の治癒に似ている）における初期の出来事は，かなり異なっているようだ（図 **13-15**）．

　再生において，血餅が適切に保持されることが最重要であることを肝に命じておかなければならないのだが，この初期の段階に，根面に付着し，セメント質形成に一役かっている細胞に反応する因子やタンパクが確立できたら，組織再生への道が開かれる．歯周組織が適切に発達するためのキーポイントは，細胞と細胞外基質の相互反応がいかにうまくいくかどうかである．相互反応は，シグナル分子（増殖因子，転写因子，ホルモンなど）や細胞表面に存在する各種のレセプターを介して，細胞どうしや細胞と基質の間で起こる．このシグナル分子が歯の発達（とくにエナメル質と象牙質）のなかで戦略的な役割を果たしている．つまり，再生療法ではスペースメイキングを確実に行い，適切に（？）血餅を保持し（いうのは簡単，実行することのいかに難しいことか！），新付着確立に参加する細胞群がのっそりやってくるのを，指をくわえて見守らねばならない．

　ここで，エナメルタンパクを用いると，もっと多くの新付着が形成されるのではないかと考え，GTR法[123-128]とEmdogain®を併用したいと考えるのは自然の成りゆきとはいえないだろうか？　ただし，今のところ遮断膜とEmdogain®の併用療法は，Emdogain®単独や遮断膜単独の使用と有意差がないという意見もある[129]．ただ，文献のほとんどが，採取しているデータのモデルを同じような骨欠損形態に統一していない（できない）ところに，その結果の比較用のデータとしての信頼性に疑問を抱いてしまう．もちろん，すべてのモデルを同じ条件に統一することなど不可能なのだが．

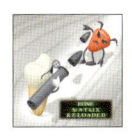

歯冠から歯根形成期

　歯の発育は2つの段階に分けられる．
①歯冠形成期
②歯冠から歯根形成期

　このうち再生に関係のあるのは，歯根の形成にかかわる②の時期である．この時期の上皮由来の物質は，歯根形成部において，歯小嚢の未分化歯間細胞のシグナリングに深くかかわっている（歯冠の発達には関係ないようだ）．ラミニン（Laminin）[130]やアメリン（Amelin）[131]やエナメル由来物質などの上皮鞘に関係する分子が，歯根の発達をコントロールしている[132,133]．セメント質形成や歯根発達には，オステオポンチン，オステオカルシン，Ⅰ型・Ⅶ型コラーゲン，アルカリフォスファターゼも関係している[134-145]．

　Lekic, et al（1996）のネズミの実験[146]で，骨内欠損においては，歯根膜が欠損内に保存されているもののほうが，保存されていないものより，治癒反応（無機質形成の速度）が速かったと報告されている．つまり，われわれが行う骨内欠損のデブライドメントも，骨面より約1mmに存在する根面に付着している歯根膜線維を不用意に除去しないほうが，治癒にとって重要なことだと考えられる．これは前述したフラップ形成時に，根面に結合組織を温存しておくほうがよいという意見と一致している．また，彼らは歯周組織の治癒の初期の段階で，オステオポンチン

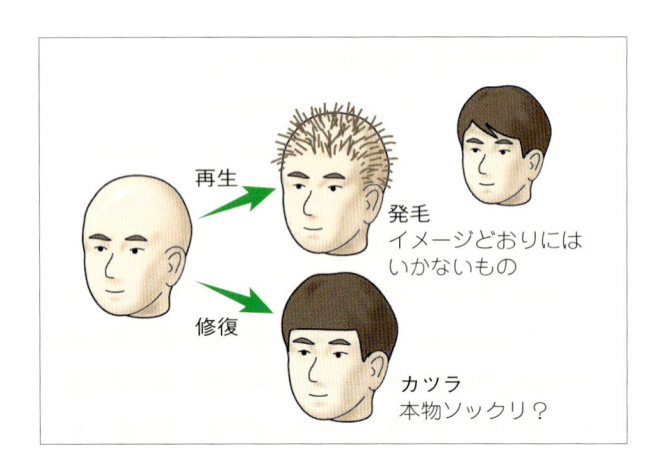

[再生療法!?]

図 13-16　再生療法の結果は，本来の姿を取り戻したわけではない．

が歯根膜と歯槽骨の間にのみみられ，歯根膜は骨芽細胞に似た細胞の前駆体を提供すると考えた．このことから，歯根膜には骨を形成する能力があるかもしれないという期待をもってしまう．

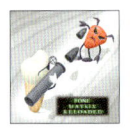

再生のための注意点

　硬い硬組織と歯根膜線維の再生のために，ここまで読んできた頭の痛くなるような堅い話はこのへんで置いておいて，一般臨床医であるわれわれが再生を得るための注意点とはいったい何であろうか？

　歯の付着器官，つまり固有歯槽骨を含む歯槽骨・セメント質・歯根膜の再生のために行わねばならないことを臨床的に検討してみよう．

　まず，歯槽骨については，リモデリングのメカニズムを参考にすると，骨欠損内を徹底的にデブライドメントして再生の邪魔者を十分に除去しておくこと，骨の再生に必要なスペースを確保すること，そしてそのなかに血餅を保持することが最優先となる．さらに，血餅を保持しにくいような骨欠損形態であれば，血餅保持のために，これを補助する骨伝導能や骨誘導能をもつ骨移植材を併用するほうが有利なようだ．

　セメント質の再形成には，その環境を提供するために，骨との境界から1mmの歯根膜を根面に残しながら，根面に存在する歯石，プラークやエンドトキシンを含んで壊死しているセメント質を丁寧に除去する．さらに，症例の選択としては，より再生のための供給源の量が豊富であるような骨欠損を適応症と考える．また，可能ならエナメル質形成をコントロールしているアメロジェニンのようなエナメルタンパクの塗布を行う．また，エナメル質の添加を阻む上皮の侵入を阻止する（Emdogain®には上皮の侵入を抑制する効果もあるといわれているが，もっとほかに効果的な方法が存在すれば，それも併用する）．上皮侵入のバリアとして遮断膜を用いることが，期待する効果を生むかどうかは非常に難しい．なぜなら，遮断膜は上皮侵入の遮断だけでなく，歯肉弁への血液供給の遮断膜でもあるからだ．膜の露出は直接，再生量に反映されることを考慮すると，遮断膜の併用を積極的に行うことに躊躇してしまう．

　歯根膜はセメント質と骨の仲立ち人のような存在であるので，その再生も骨とセメント質の再生とコラボレーションしながら起こっている（どちらかというとセメント質に支配されている）ようにみえる．したがって，再生の条件もほぼセメント質・骨の再生と同様であると考えられる．

　以上をまとめると，適応症を選択し，根面と骨欠損部をきっちりデブライドメントし，根面の処理（エナメルタンパクの塗布も含めて）を行い，血餅を保持し，上皮の侵入を阻止し，創を安定させ，感染も防ぐために，適切な創の閉鎖を行えばよいのである．数ミリの再生のために，われわれは何と多くの知識と時間とお金を使わねばならないことか．

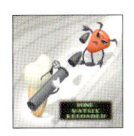

再生療法はスキンヘッドをフサフサにするのと同じ!?

　まだまだセメント質自体の発生についてわからない点がある．Emdogain®によって再生したセメント質は，以前（とくに1999年以前）は無細胞性セメント質で構成されていて，根面に対しても強固に付着していると考えられていた[147]．しかし，近年（2000年あたりから）意外と無細胞性セメント質と細胞性セメント質との混合（根尖に近い欠損部は無細胞性セメント質）による治癒であったり，長い上皮性付着による治癒が確認されている[148-150]．無細胞性セメント質の再生が根尖部に近い部分に限局されている点は，Emdogain®が約2週間で消失する[151]という意見とも関係があるのだろうか？　何はともあれ，以前に期待されていた治癒の形態とは少し異なるようだ．さらに期待していた結果を裏切るような報告もあるかもしれないので，今後の報告に注目したい．

　再生させたいと考えられている部位（本来，無細胞性セメント質が存在するところ）に，GTR法によって再生した有細胞性セメント質は，骨（様）組織を起源にもち，発生やEmdogain®（？）によって形成される無細胞性セメント質は，歯原性という意見もある．それらは，まったく異なった発生をしてきた組織かもしれない[38]．この再生や発達によって形成されたセメント質の違いは，臨床的に重要なのか，それとも学術的にのみ意義があるのだろうか？

　また，歯周組織再生は本当の再生か，それとも精密によくできた修復の形態なのだろうか？　つまり，髪の毛で考えると，本当に生えてきた毛髪なのか，完璧なまでに本物ソックリなカツラなのかということと同じかもしれない（図13-16）．形式はどうであれ，本物と区別がつかなければ（臨床的に問題がなければ）患者さんにとってはどうでもよいことだと思う．

　この違いが臨床的に示されるようになれば，再生歯周組織の妥当性に疑問が生じることなので，今後のさらなる研究に期待したい．

　結局，結論として歯周組織も髪の毛と同じ．いったん失ったものを取り戻すことは，とても困難な作業ということになる．われわれは，再生に思いを巡らせる前に，しっかりと失う前のケアをすべきであることを痛感する．

ちょっとコンセンサス㊷
* 歯根膜内の線維芽細胞には歯根膜・セメント質・歯槽骨を合成する能力がある．
* 初期の段階では発生と再生はよく似た経路をたどる．
* 上皮鞘に関係する分子が歯根の発達をコントロールしている．
* 骨面より1mmに存在する歯根膜線維は治癒において重要である．
* 骨欠損内の徹底したデブライドメントと血餅の保持は，再生療法における最重要事項である．

　次章では，再生のための治療法（GTR, GBR, Emdogain®, 骨移植など）について，各論としてさらに掘り下げていきたい．

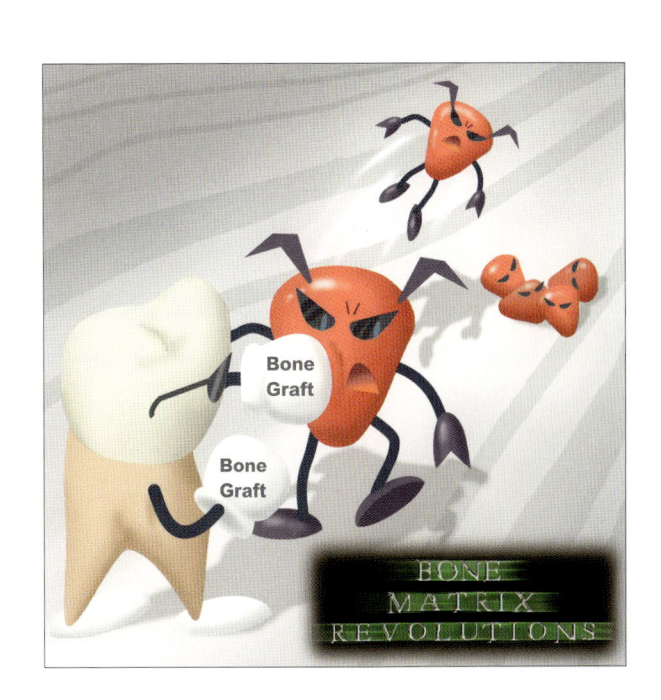

第14章
歯周組織再生の原則
（各論編）

タイトルイメージイラスト
骨移植は古くから行われている歯周病治療のオプション．でも，その適材適所とは…

歯周組織再生の原則
（各論編）

　前章では，歯周組織の再生とその原則について，その発生・発育と比較し，その類似性がいかに再生の場に応用されているのかを中心にレビューしてきた．この章では前章の内容を踏まえたうえで，それをいかに臨床に応用していくか考えながら，レビューしていこうと思う．臨床的側面について触れていくことになるので，異なった意見をおもちの方もおられると思うが，ご容赦いただきたい．

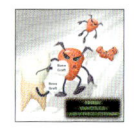

傷はどのようにして治るのか？

　歯周組織はなんともユニークな組織で，体のどこを探しても，骨，結合組織，上皮組織が接合部を形成している部分は見当たらない（図14-1）．しかし，創傷の治癒における生物学的原則は，体の部分や骨欠損形態の違いにはほとんど関係がないようだ（図14-2）．

　そこでもう一度，創傷の治癒について簡単に振り返ってみよう．まず，体のどこかに傷を負うと，そこには血餅が形成され，暫間的な修復が起こる．この血餅に，線維芽細胞や内皮細胞とともに，炎症性細胞が侵入してきて，肉芽組織を形成する．これと同時に，上皮細胞はむき出しになった傷の表面を覆うためにあわてて集まってくる（歯の場合，このとき接合部が形成される）．これが起こらないと，患者さんはわれわれにいつまでも痛みを訴えることとなる．われわれは，この上皮細胞のすばらしいはたらきに助けられ，感謝しているのと同時に，再生療法では厄介者扱いをしている．最後に，治癒組織の基質が収縮，瘢痕化して終了する（第9章参照）．このような現象が時間とともにいろいろ重なりながら起こっているのが創傷の治癒である[1-3]．

　ここまでだけでも頭が痛いのだが，もっとディープな世界にご案内しよう．骨移植の治癒については，文献が多くないため明確に記述できない部分もあるが，ご了承いただきたい．

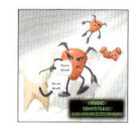

治癒の応用編：骨移植をしたらどうなる？

　創傷の治癒に骨移植（とくに自家骨について）が加わると，どんなことが起こるのか考えてみよう．骨移植術は，移植骨が血管付きでないかぎり，リモデリング・置換によって新生骨が形成されていくのであって，移植片がそのままくっついて生きているわけではない（図14-3）．ここはとても大切なことで，皆さんは当たり前じゃないかと思うかもしれないが，日々の臨床では，つい勘違いをしてしまいそうなことである．

第14章 歯周組織再生の原則（各論編）

[歯周組織はとてもユニーク]

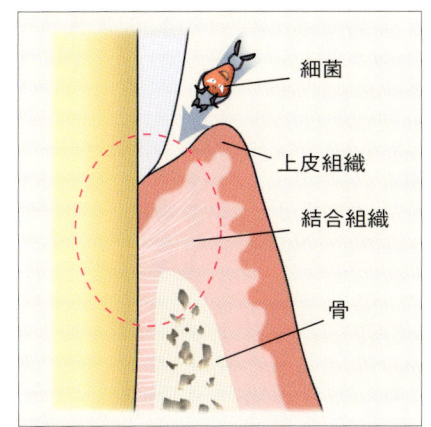

図14-1 体の他の部分にこのように骨，結合組織，上皮組織が接合部分をつくっている部分はない．したがって，他のどの部分よりも外からの細菌の侵入を許してしまう可能性が高い．

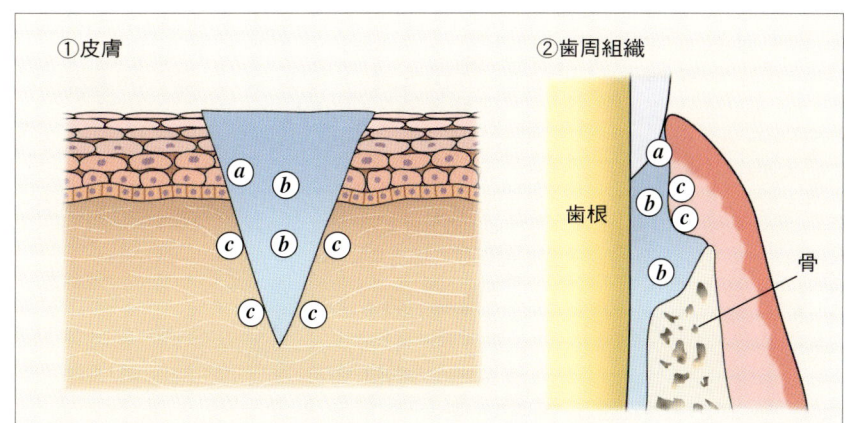

図14-2 皮膚と歯周組織の治癒の類似点．*a*：上皮化が起こると，この部分から上皮が創部に侵入していく．増殖因子（FGF, TGF-α, keratinocyte growth factor）がこの部分で上皮細胞の増殖を刺激する．*b*：初期の段階ではフィブロネクチン，ビトロネクチンとともに，フィブリンファイバーのネットワーク中に血小板が入っている血餅を示している．この血餅はFGF, TGF-α, TGB-βなどの多くの増殖因子とサイトカインの貯蔵庫であり，この部分に炎症性細胞が流入し，残渣や細胞を貪食する．*c*：結合組織による創部の境界．この部分で線維芽細胞や内皮細胞などが*b*に移動するための準備として，*b*や*c*では基質溶解が起こる．最終的には，創の収縮と基質のリモデリングに続いて，*b*では肉芽組織が形成される．歯周組織の創傷の場合は，*b*の底部においては骨や歯根膜由来の細胞が増殖し，上部では上皮化が起こる可能性がある．

[骨移植の治癒とは]

図14-3 骨移植とは，移植したマテリアルが，そのまま生着して骨になっているのではなく，リモデリング・置換によって新生骨が形成されながら，そのボリュームを維持する．

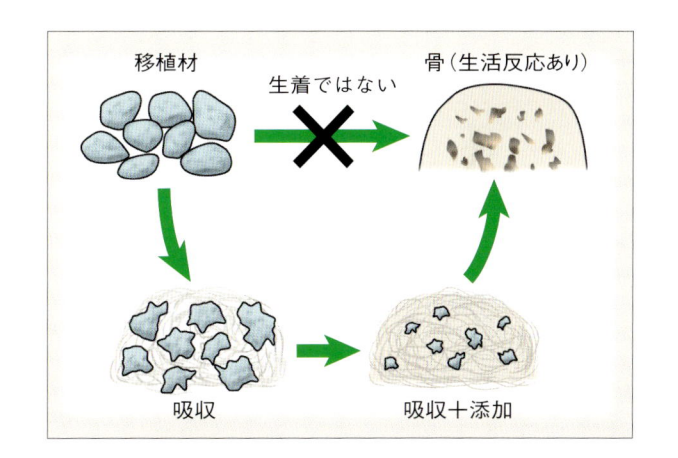

1）スターターとしての血小板

通常，自家骨移植材には，骨前駆細胞，石灰化した海綿骨（ときには皮質骨も含まれるが），血餅からのフィブリン，血小板が含まれている[4-6]．

外科処置によって，血管が傷つけられて出血すると，しだいに血液が凝固し，フィブリンが豊富に含まれた血餅が形成される[2]．この血餅はフィブロネクチン，ビトロネクチンとともに，フィブリンファイバーのネットワーク中に存在する血小板から構成されている[3]．治癒のなかでは，血餅はキーマンとなる（図14-4）．血餅は血小板の融解によって放出される増殖因子やサイトカインの格納庫であり，細胞の移動に必要な基質でもあるという一人二役をこなしているのである．この血餅の中の増殖因子（表

[血餅の役割]

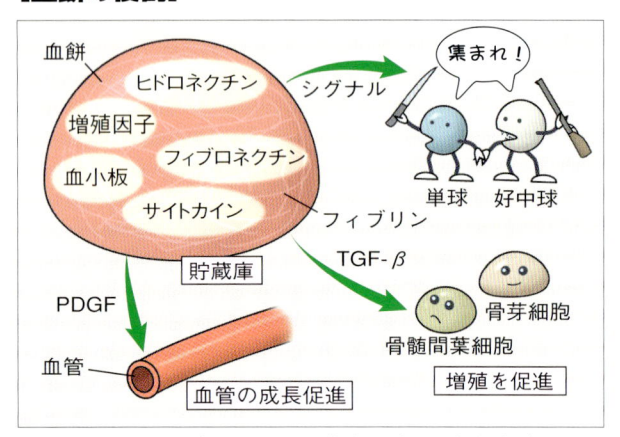

図 **14-4** 血餅は，治癒のなかで非常に重要な役割を演じている．とくに，治癒の開始はここから始まる．

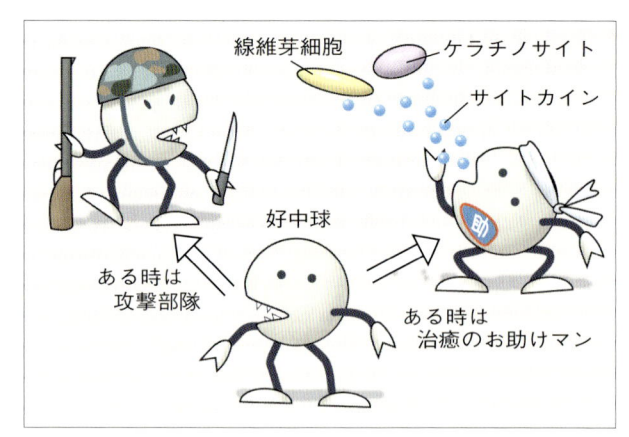

図 **14-5** 好中球のお仕事．

表 **14-1** 創傷治癒にかかわる増殖因子．

増殖因子	発生源	線維芽細胞の増殖	骨芽／前骨芽細胞の増殖	細胞外基質の形成	未分化間葉細胞の分化	血管新生
Platelet-Drived Growth Factor (PDGF)	血小板，マクロファージ，ケラチノサイト	++	++	−	−	+（間接的）
Insulin-like Growth Factor (IGF)	血漿，血小板	+	++	++	−	−
Bone Morphogenetic Protein (BMP)	骨芽細胞	−	±	±	++	++（間接的）
Transforming Growth Factor-β (TGF-β)	血小板，マクロファージ	+/−	+/−	++	−	+（間接的）
Fibroblast Growth Factor (FGF)	マクロファージ，内皮細胞	++	++	−	−	++

14-1)やサイトカインは，創傷の修復(治癒)開始の合図をだす号令係となっている．

骨移植が行われると，創部の出血により，血餅や移植材の中の血小板は数時間で分解されて，PDGF(platelet-drived growth factor)やTGF-β(transforming growth factor-β)を放出する．PDGFは，血管内皮細胞に作用して毛細血管の成長を促す(これは自家骨移植材中に存在する骨形成にかかわる細胞のライフラインとなっている)．一方のTGF-βは，骨内膜骨芽細胞と骨髄間葉系幹細胞に作用し，その数を増やすとともに類骨を刺激する．このようなことが骨移植を行ってから最初の3日間続き，毛細血管は移植片中に進入し始める．しかし，このときには血小板がす

でに分解されていて，格納庫の中の骨再生を進める増殖因子が枯渇している状態となっているため，この役割をマクロファージが引き受けることとなる[7]．

時を同じくして，脈管形成に平行して好中球や単球が，血餅中からの合図によって創部に召集される．これらが細菌への攻撃軍となって戦うとともに，創部での強大な防衛陣をしくこととなる．好中球は，第1の攻撃部隊として細菌を除去するとともに，続いて出現する線維芽細胞やケラチノサイト(表皮や口蓋部分のケラチンを産生する細胞)をよび寄せるサイトカインの供給源としての役割もある[2,8](図14-5)．

[マクロファージの酸素勾配による移動]

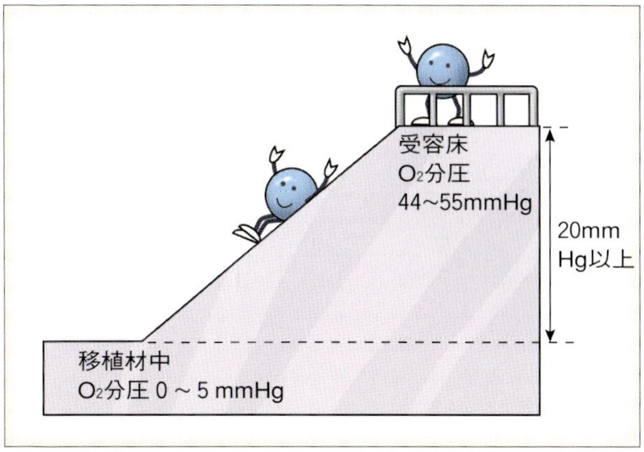

図 14-6 骨移植を行って数日間は，血管の新生もあまりなく，移植材中の酸素分圧は低く，受容床から移動してきて，血管の形成に手を貸すこととなる．

> **ちょっとコンセンサス㊸**
> * 歯周組織は骨，結合組織，上皮組織が接合しているユニークな組織である．
> * 創傷治癒の生物学的原則は，体の部分や骨欠損形態に関係なく同様である．
> * 上皮組織は創傷治癒におけるキーマンであり，その反面，再生療法においては邪魔者となる．
> * 骨移植による治癒は，骨移植材がそのまま骨になり生体にくっ付いているのではなく，リモデリング・置換の過程を経て新生骨が形成されていく．
> * 自家骨移植材には，骨前駆細胞，石灰化した骨，フィブリン，血小板が含まれている．
> * 血餅は治癒のなかでサイトカインの貯蔵庫であるとともに，細胞の移動に必要な基質という役割を果たす．
> * 血餅中の増殖因子やサイトカインは，創傷治癒開始の合図を行う．
> * 骨移植を行って3日目ぐらいから新生血管の進入が始まる．
> * 骨移植部位では脈管形成に平行して好中球や単球が集積し，創部での細菌感染への防御が強化される．

2）マクロファージへのバトンタッチ

好中球の流入は2，3日で終了し，最終的にはマクロファージや線維芽細胞に貪食されてしまい，お役目御免となる．何と，自分のよび寄せた線維芽細胞にである．このときには血管の再生は十分ではなく，移植材中の酸素分圧は0～5mmHgで，母床の組織の酸素分圧45～55mmHgと比較して低酸素状態にあり，マクロファージが反応する20mmHg以上の分圧差が形成されている．マクロファージは最初，単球として移植部でのこの酸素勾配特性やPDGFによって移植部に引き寄せられる[9,10]（図14-6）．

マクロファージは細菌や細菌性，基質性の残渣を貪食し続けるとともに，PDGF，TGF-β，b-FGFや血管内皮細胞増殖因子なども分泌する．血小板によって開始された修復のシグナルの放出は，マクロファージへとバトンタッチされる．そして創部の治癒が順調に進んでいるときは，マクロファージはお掃除部隊として活躍するだけでなく，増殖因子を放出して組織修復のオタスケマンとしてよくはたらく．しかし，ひとたび感染し，細菌が優位な立場になると，急に人格を変えてサイトカインを放出して組織を破壊し，悪の集団（細菌）に加担するのである．とんでもない二重人格者である[11-25]．マクロファージをわれわれの味方にするためにも，感染のコントロールは最重要課題である．

3）フィブリンと血管新生

また，フィブロネクチンとともに血餅中に存在するフィブリンは，単球や線維芽細胞の流入のための暫間的な基質の役割（足場としての役割）を果たす[9]．移植部での血管新生は14日目までに完成する[26]．こ

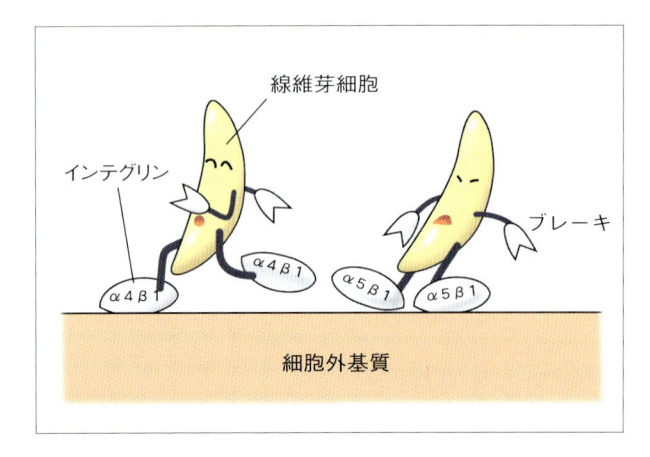

[線維芽細胞の移動]

図 14-7a
図 14-7b

図 14-7a 線維芽細胞は，自分の足を交換して移動速度を調節する．
図 14-7b 骨移植と治癒の過程を示したモデル．
①移植側では pH ＝ 4 ～ 6，酸素分圧 5 mmHg 前後，血小板（PDGF，TGF-β）が存在し，フィブリンを含有している．受容側では，pH ＝ 7.42，酸素分圧 ＝ 45 ～ 55mmHg．
② TGF-β がまず，線維芽細胞と前骨芽細胞を活性化し，増殖させる．血管の進入が始まる．
③移植側では PDGF の量が減り，酸素分圧も下がる．

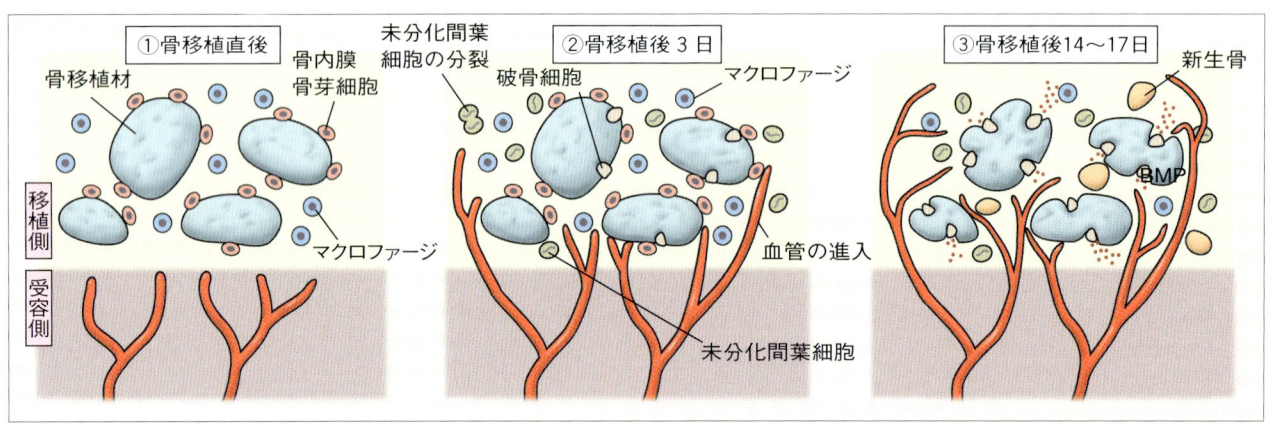

のことは非常に重要で，移植材中に血管新生が完了する14日間の感染のコントロールが骨移植処置の成否を決めるキーポイントになると筆者は考えている[27-29]．

4）骨内膜骨芽細胞と骨髄幹細胞

移植材中の骨内膜骨芽細胞や骨髄幹細胞は，母床からの組織液の浸透により栄養を受け取って3～5日間何とか生存するが，この後，血管の新生による栄養や酸素の供給がなければ餓死してしまう．移植処置後3～5日はぎりぎりの状況で戦っているので，治癒にとっても，この部分が外界からの影響を受けないように創部を安定させ，そっとしておかねばならない．これが再生療法では歯を固定したり，咬合調整をしたり，また GBR 法では，メンブレンの固定のためにピンで固定したりするゆえんである[30]．

5）肉芽基質と細胞外基質

肉芽組織の形成は通常，傷を負ってから4日目あたりから始まり，新生血管形成，マクロファージ・線維芽細胞の出現，すう疎な結合組織の形成によって構成される．この肉芽組織もサイトカインの貯蔵庫で，このサイトカインにより線維芽細胞の増殖を誘導するとともに，線維芽細胞の細胞外基質（フィブロネクチン，コラーゲンなど）の合成・産生を促す[3,31]．

この細胞外基質は，細胞や血管の進入を支持する役目を担っている．さらに足場となる細胞外基質は，線維芽細胞の移動を加速する．しかし，線維芽細胞は歩くように移動しているのではなく，細胞外基質にインテグリン受容器を介して接着して，ゆっくりと移動を狭い範囲で行っている．このインテグリンには α4β1（移動を促進する）と α5β1（移動を減速する）がある．線維芽細胞は創部への移動が完了すると，α5β1 インテグリンを増やして減速している．

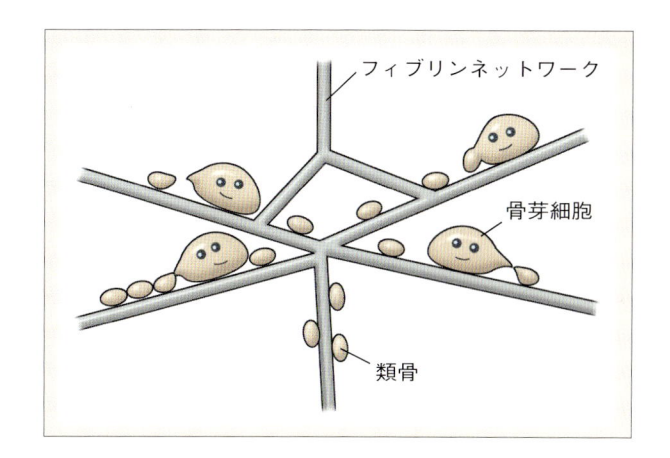

図14-8 骨芽細胞は，フィブリンネットワークを足場にして類骨を産生する．

さしずめ α4β1 インテグリンがアクセルで，α5β1 インテグリンがブレーキのようなものである[31-35]（*図14-7a，b*）．

6）骨再生の序章

骨内膜骨芽細胞は，移植部での血管新生が完了するまでに，類骨を海綿骨小柱上に産生する．骨髄幹細胞は爆発的にその数を増やし，骨芽細胞へと分化し始める．移植部への血管が新生されると酸素勾配が減少し，マクロファージを締め出し，過度の血管造成を防いでいる[36]．最初の3～7日間，骨内膜骨芽細胞と幹細胞群は類骨をわずかしかつくらないのだが，いったん血管網が確立すると，酸素や栄養が十分に供給されることとなり，エネルギーをしっかり充填して骨形成は加速する．

7）骨再生第一期

さらに時間が経過し，3～4週目になると，骨再生第一期（線維骨期）とよばれる海綿骨小柱上の類骨や個々の類骨と移植部の骨が融合し，類骨産生と石灰化がほとんど完成して，移植部での安定を進める時期に突入する[6,37]．ここまでくるとひと安心である．骨芽細胞は，フィブリンネットワークを足場として利用して，この上に類骨を産生する（*図14-8*）．この時期にはまず，未熟な線維骨が形成される．新生骨の総量は，移植材中の骨を産生する細胞の量に依存していて，骨内膜を含む多くの海綿骨を含む腸骨，脛骨，オトガイ骨が，優れたドナーと考えられる[26,38]．さらに，粉砕した移植骨を圧縮充填することによっても骨再生能が引き上げられる．

8）骨再生第2期

骨再生第2期では，第1期の骨の置換（線維骨から層板骨への置換）が破骨細胞によって開始される[6,39]．母床部の骨や移植骨が吸収され，BMP（骨形成タンパク：bone morphogenetic protein），IGF（insulin-like growth factor）などの増殖因子が放出され，局所の組織や循環系からやって来た幹細胞は，これらに反応する．同時に，類骨中の骨芽細胞は骨の石灰化基質を形成するときに，これらの増殖因子を封入していく[40,41]．

骨再生第2期に形成された骨はハバース管構造や層板骨を発達させながら，機能圧に抵抗できるよう成熟していく．いわゆるカチコチの骨になっていくのである．移植部の皮質骨は，通常しばらく本来の顎骨の皮質骨の厚みにはならずに，その部分は密な海綿骨小柱構造を保つこととなる．この構造はオッセオインテグレイションを促進するのに有利で，あらゆる機能時のストレスに対応可能となる．移植部では，6週間であらゆる機能に抵抗できるようになるが，4～6か月の治癒期間を設定する理由は，創傷治癒を長くするほど移植骨と宿主の皮質骨の間での結合が確実となるからである[42]．とりあえずGBRを行った部位にも，6週間待てば義歯の装着も可能となるのである．移植材に埋入したインプラントは約4か月でインテグレイションが活性化される[26]．

[骨移植術の適用]

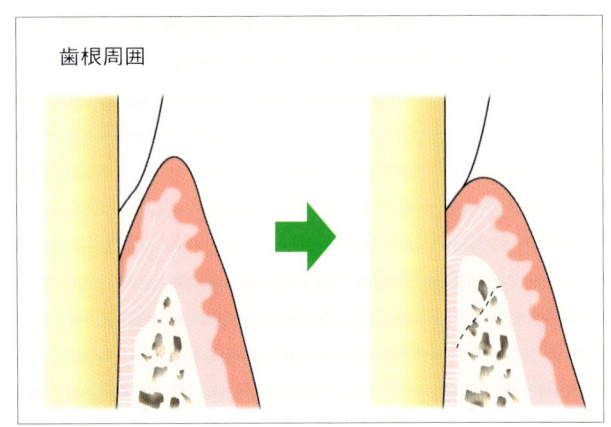

図 **14-9a** 再生量は少なく，外界（口腔内）との交通路も存在するため，感染のリスクとは常に背中合わせとなる．そのうえ，複数の組織の再生が必要となるため，難易度は非常に高い．

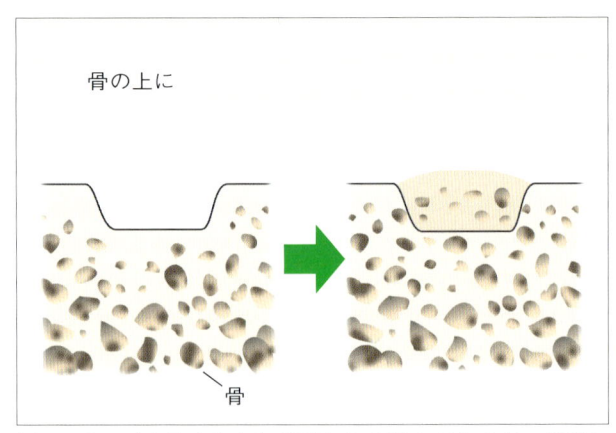

図 **14-9b** 再生量はかなり必要となる場合があるが，閉鎖された環境であるため，感染のリスクは減少する．ターゲットとなる組織は，骨のみである．

ちょっとコンセンサス㊹
- マクロファージは当初，移植部に単球として酸素勾配特性とPDGFによって，移植部に集められる．
- マクロファージは残骸の貪食とともに，PDGF,TGF-β，b-FGFや血管内皮細胞増殖因子なども分泌する．つまり掃除と修復の二役をこなす．
- フィブリンは単球や線維芽細胞の暫間的な基質の役割をする．
- 創傷後4日目あたりから血管の新生が生じる．
- 移植部での血管新生の確立は14日までに起こる．
- 創部での初期の肉芽組織はサイトカインの貯蔵庫である．
- 創傷後3～4週目になると，類骨再生と石灰化がほとんど完成する．
- 骨芽細胞はフィブリンネットワーク上に類骨を産生する．
- 骨内膜を多く含む海綿骨は優れたドナーである．
- 骨移植部では，術後6週間であらゆる機能に抵抗できるようになる．

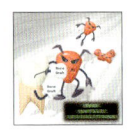

再生療法としての治療法

一般的に再生療法とよばれるものは，付着器官（セメント質・歯根膜・歯槽骨）の再生と，インプラントを目的とした骨の再生に分類される．歴史的な側面から考えて，まず付着器官の再生法について検討していきたい．歴史的には，骨移植術（bone graft／図 **14-9a,b**），とくに自家骨移植（autogenous bone graft）から始まり[43-50]，他家骨移植（allograft）[51-55]，人工骨（alloplastic bone graft）[56-63]などが用いられてきた．また骨移植処置，bone denudationといった方法は新付着による治癒によって終了すると考えられていた時期もあった[64-68]が，現在では骨移植処置のみでは，わずかに新付着のできる可能性があるが，ほとんどが上皮性付着によって治癒することが判明している．

その後GTR法[69-73]という，根面に遮断膜を巻き付け，骨と遮断膜の間にできたスペースに付着器官を構成する組織を誘導しようという方法が出現した．この手法も発表された頃は魔法の弾丸のように思われていたが，目的を達成するためには多くの高いハードルが存在するように感じられる．

その後，サイトカイン療法（内在している幹細胞に増殖や分化を促進するシグナルを与える方法）に代表されるEmdogain®を用いた方法が出現した[74,75]．当初，非常に簡単で1壁性や2壁性の骨欠損でも適応症としてうたわれていたが，その効果のほどに少々

疑問を感じる部分もある．なぜなら，Emdogain®自体は2週間ほどで消失するという報告もあり[76]，再生にかかわる細胞への時間的問題と，スペースメインテイン(space maintain)が可能かという点に未解決な部分を残しているように思う(表14-2)．骨の再生の有無については処置法によって結果はかなり異なるが，どのような治療を選択しても，アタッチメントレベルの改善量はほとんど同じぐらいであるという報告もある．歯科界における歯根周囲の再生療法は実に厄介で，このような方法と多くのコストと時間をかけて，いったいどれほどの量の骨ができるのかと考えると少々侘しくなってしまう．GTR法の場合，多くの種類の組織(セメント質・歯根膜・骨)の再生を，歯肉溝といった種々の細菌の存在する外界との交通路と直面した，劣悪な環境下で成功させなければならない．まさにミッションインポッシブルである．それに比べて，歯肉弁にて閉鎖された環境下で骨という単独の組織のみを再生させるというのがGBR法で，感染のリスクさえクリアすればかなり良い結果が期待できる．

GTR法に比べて断然簡単なミッションに思えるが，それなりの難しさを秘めている．

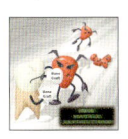

骨移植術とはどんなもの？

骨移植術を用いる場合は大きく分けて2つある．歯根周囲の骨欠損回復のための骨移植と，インプラントのための骨再生術における骨移植があり，それぞれの目的も異なる．まず歯根周囲においてであるが，これは，骨移植術を単独で用いても完全に新付着による付着器官の再生は起こらない(ほとんどが上皮付着による付着)ことがわかっているが[77]，それをどう考えるかである．患者さんとしても歯科医師にとっても，まず治療した歯が臨床的に問題なく口腔内に長期間維持されることを望んでいる．そのためには，上皮性の付着であれ，骨欠損内に骨あるいは骨様の硬い組織が満たされ，タイトで炎症のない上皮付着が確立し，プラークの落ち込みが起こらなければかなりの予知性が期待できる．もちろんそれ

表14-2　骨移植材の種類．

Autogenous Bone (自家骨)	口腔内 口腔外
Allografts (他家骨移植材)	DFDBA(脱灰凍結乾燥他家移植骨) FDBA(凍結乾燥他家移植骨) 凍結腸骨海面骨骨髄 低温保存骨(大腿骨頭から採取したもの)
Xenografts (異種骨移植材)	ウシ由来の骨ミネラル (Bio-Oss, Pep-Gen) サンゴ由来の炭化カルシウム (Interpore200)
Alloplasts (人工骨)	吸収性セラミック 　ハイドロキシアパタイト 　β-TCP 　硫酸カルシウム 　HTRポリマー 非吸収性ハイドロキシアパタイト 　多孔質ハイドロキシアパタイト 　高密度ハイドロキシアパタイト 　生体ガラス 　ハイドロキシエチレンメタクリレート 　重合体など

に伴って，付着器官の回復が獲得できれば申し分ない．しかも現在のところ，人間に用いて組織学的に再生可能な移植材として証明されているものは，口腔内外の自家骨とDFDBAのみである[78-82]．多くの症例でさまざまな移植材が欠損内に移植されているが，実は組織学的に付着器官の再生が認められているものがこれだけなのかと意外に思うが，どうもこれは，それぞれの移植材がもつ形態や吸収の速度と再生が深くかかわっているように感じられる．

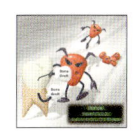

骨移植材の使い分けの基準とは？

自家骨移植においては，骨形成(osteogenesis)，骨誘導(osteoinduction)，骨伝導(osteoconduction)が，それぞれ相互に重なり合いながら治癒が起こっている[83]．自家骨の供給源として，口腔外(腸骨，膝関節，頭蓋など)と口腔内(下顎オトガイ部，頬棚部，上顎結節，前鼻棘，外骨隆起，犬歯窩など)があるが[84,85]，移植後の骨吸収は腸骨より下顎のほうが少ないと報告されている．この点については後に詳述する．他家骨移植については，骨伝導[86]とわずかな骨誘導(？)による治癒と考えられている．上顎洞内に移植し

て6か月では，DFDBAを用いた場合，軟骨様の硬さであったのに対し，FDBAの場合は骨様の硬さであったという報告もあり，目的によってその選択を検討しなければならないかもしれない[87]．異種移植材については，さまざまなものがあり，それぞれについて詳しい治癒の状況を確認できるほど，まだデータが揃っていない．しかし，臨床でBio-Ossを使われている先生がたが多いので触れておきたい．現在のところBio-Ossは高い骨伝導性をもち，骨再生のマテリアルとしては有効で，時間が経つと生理学的にリモデリングし，周囲骨と接合していくと考えられている[88-92]．ただし，どの程度骨に置換するのか，また完全に吸収するのかしないのか，また完全に吸収するとしたらどの程度の時間がかかるのかについて述べた報告には出会っていない．ただ，抜歯窩に填入してその治癒をみた文献では，どうもこれは治癒のなかで邪魔者となっているように受け止められるような結果となっていることからも，理想的な骨移植材として扱うには何かとまどいを感じてしまう．

移植材の種類にもさまざまあるが，できることならわれわれ歯科医師もあまり困難な手技が必要なものより，簡便でより良い結果の得られるものを選択したいと考えるのと同じように，患者さんも基本的には痛くなく簡単に終わってくれる治療を望んでいるが，なかなかこちらの都合のよいことばかりが起こらないのが世の常である．したがって，治療のTPOに合わせてそれぞれがもつ特徴を把握して使いたい．"○○先生が使っているから使う"というような選択法はぜひとも避けたいものである．あくまでもバイオロジカルな原則を参考にしながら，体は何をほしがっているのか検討しようではないか．

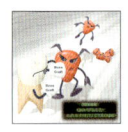

たかが骨移植，されど骨移植

臨床のなかで，骨移植処置が必要な場合とは，単純にそこに骨がないからなのであるが，骨ができる（骨形成：osteogenesis）という内容は，骨の前駆細胞（osteoprogenitor cell）から新しく骨が形成されることで，これにも自律性骨形成（spontaneous osteogenesis）と移植性骨形成（transplanted osteogenesis）という2つの様式がある．

自律性骨形成は，自律的に（ここがミソ）創傷を受けた部分に骨前駆細胞がやってきて骨をつくることで，遮断膜も移植材も必要としない．このような活発な骨形成が起こるほど，骨内に多量の未分化間葉細胞が存在するのも幼年期の間だけで（0〜12歳ぐらい／図 **14-10**），この時期に下顎体部に腫瘍などのために骨体の切除を行っても，骨移植を行わずとも，周囲に存在する骨膜や骨内膜から供給される骨前駆細胞により，骨の再生が起こることがある[43]．しかし，この時期を逃すと，骨移植やその他の手段を検討しなければならなくなってしまう．したがって，この時期を逃した成人の骨形成にこの概念を利用したものが仮骨延長法（distraction osteogenesis）とよばれる方法である．もともとは小人症などの治療として手足を伸ばすために整形外科医が行っていた治療を，歯科に応用したものである[93-102]．最近テレビで，この足のdistractionの海外の治療について放映していたことがあり，国家としてもこの治療法は単に背が低いという悩みではなく，疾患であると認めた場合しか行ってはならないという決まりになっているようだ．その理由は感染など大きなリスクが付きまとうからという見解であった．歯科においてもこの点はよく似ていると思うので，やはり慎重な計画と対応が必要と考えられる．

それに対し，移植性骨形成とは一般的に骨移植として認識されているものである．そこに形成された骨は，単に他からもってきたものが接着しているのではなく，採取した骨に含まれる骨前駆細胞やその他の細胞やタンパクなどが，それぞれの能力を発揮して，そこに生きた骨を形成するのである．

骨形成において骨膜（periosteum）と骨内膜（endosteum）がキーマンであることを忘れてはならない[103,104]．彼らは骨社会の王と長嶋なのである．また生体の治癒では，ほとんどが骨伝導（osteoconduction：移植された骨内あるいは宿主由来の骨前駆細胞が，生理的〈血餅など〉あるいは人工的〈移植材〉な足場〈scaf-

第14章 歯周組織再生の原則（各論編）

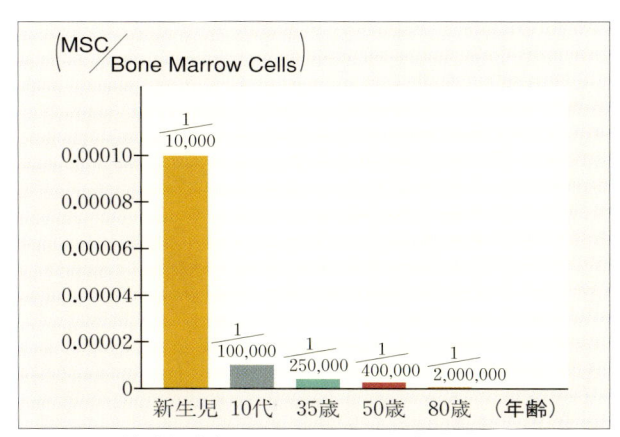

図 14-10 骨髄細胞（Bone Marrow Cells）に対する未分化間葉細胞（MSC）の割合．

[骨移植材の出身地は把握しておくべき]

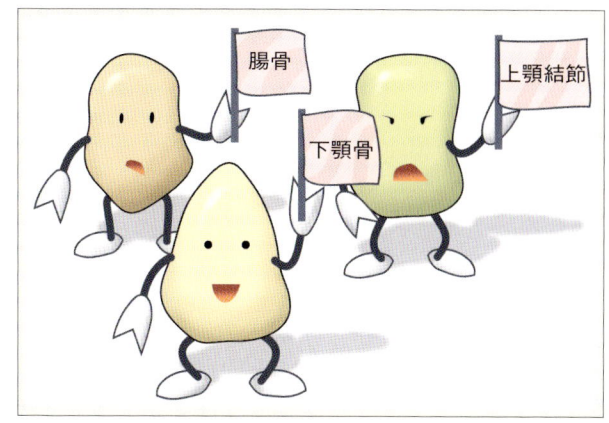

図 14-11 出身地によってそれぞれのカラーがでる場合がある．それは，発生様式の違い，骨質の違いによるもの．

> **ちょっとコンセンサス㊺**
> ＊再生療法には付着器官の再生とインプラント前提の骨の再生がある．
> ＊骨移植材には自家骨移植材，他家骨移植材，人工骨などがある．
> ＊移植後の骨吸収は，腸骨より下顎骨のほうが少ないという報告がある．
> ＊他家骨移植は，骨伝導を中心とした治癒である．
> ＊移植材の選択は TPO に合わせたほうがよい．
>
> ＊骨の形成には自律性骨形成と移植性骨形成がある．
> ＊仮骨延長法（distraction osteogenesis）は，自立性骨形成の応用である．
> ＊骨形成において骨膜と骨内膜がキーマンである．
> ＊生体の治癒では，ほとんどが骨伝導による骨形成である．
> ＊ドナーの部位によって形成された骨の吸収速度や骨質に違いがある．

fold〉を伝って行う骨形成）による骨形成である．抜歯窩やインプラントのオッセオインテグレイションもこれにあたる．

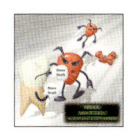

出身地の確認は忘れずに

通常，自家骨は骨移植材としてはゴールドスタンダードと考えられているが，同じ自家骨でもその採得部位によってその性質が異なる．つまりそれぞれの出身地によって，それぞれのカラーを発揮していて，形成された骨の吸収速度や骨質の違いがある（図14-11）．われわれ臨床家にとっては，苦労してつくった骨が長期にわたってその場所にいてくれたほうがよいに決まっているのだが，そうは問屋がおろさないようだ．この部分については，発生学に戻って検討する必要がある．骨だけに，硬い話になるが，ご了承いただきたい．

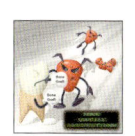

コツコツ寄り道 その①骨の発生

ここでは，少し骨の発生を振り返ってみよう．骨の大部分は中胚葉に由来しているが，頭部を形成する一部は外胚葉（神経堤）に由来している．そして，骨の形成にも2つの過程があり，体の部分によってこの骨の形成の過程が異なる．この2種類の骨は，膜性骨（membranous bone）とよばれるものと置換骨（軟骨性骨）（cartilage bone, endochondral bone）とよばれるものに分かれる（図14-12）．膜性骨は，膜性骨化（membranous ossification）という過程を経て形成される．これは通常，皮膚の直下の緻密な結合組織

[軟骨内骨化の段階]

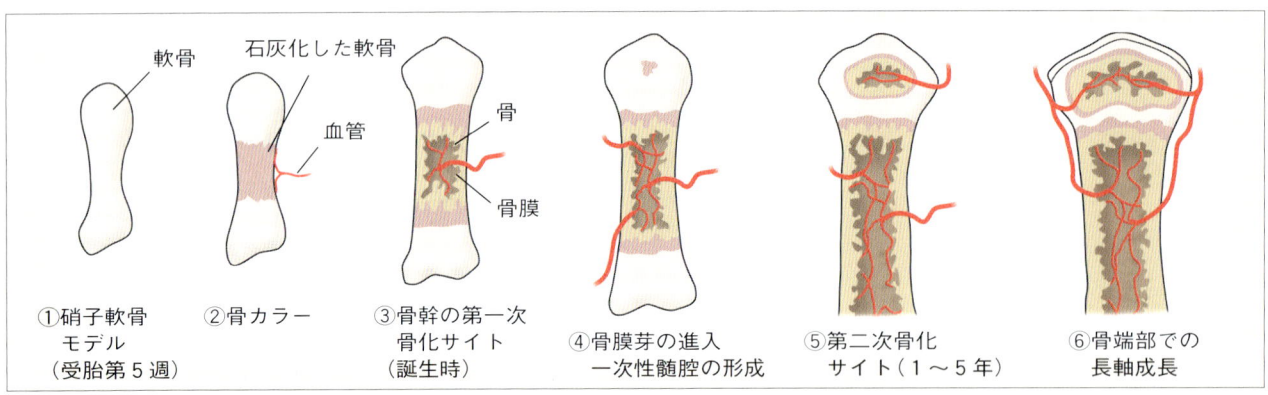

①硝子軟骨モデル（受胎第5週）　②骨カラー　③骨幹の第一次骨化サイト（誕生時）　④骨膜芽の進入　一次性髄腔の形成　⑤第二次骨化サイト（1〜5年）　⑥骨端部での長軸成長

図 *14-12*　①軟骨化細胞が軟骨の小さな塊を形成する．
②軟骨塊を包んでいる軟骨膜から，骨芽細胞が出現して骨化が生じる．この影響により，中心部分が変性して破壊吸収が起きる．
③中心部に血管が進入し，一次性骨髄（primary bone marrow）が形成される．
④血管から破骨細胞やマクロファージがやってきて，変性した軟骨組織を一掃して大きな空洞をつくる．この空洞を一次性髄腔（primary marrow cavity）とよぶ．
⑤，⑥血管より骨芽細胞がやってきて骨が形成されるとともに，骨端での第二次骨化が進む．

の中の間葉細胞（間葉細胞は線維芽細胞，軟骨芽細胞，骨芽細胞など，いろいろな細胞に変身する可能性を秘めた大器晩成型の細胞である）に由来する骨芽細胞がやってきて，骨基質（bone matrix）を分泌すると，これを核として骨化が起こっていく．まるで，アコヤガイの中で真珠ができるような感じである．頭蓋骨の場合，外骨膜と内骨膜の間に骨が直接形成される．つまり，結合組織が骨に直接置換していくかたちで骨が形成されていく骨である．

それに対し，置換骨（軟骨性骨）は軟骨内骨化（endochondral ossification）という過程を経て骨化していく骨で，体幹骨や四肢といった体のほとんどが，この過程を経てできた骨である．

これも間葉系細胞由来の軟骨芽細胞がいったん軟骨の小さな塊を形成することから始まる．この小さな軟骨を包んでいる軟骨膜から骨芽細胞が出現して，後に骨幹となる軟骨の塊に骨化が生じる[105,106]．この影響を受けて，この軟骨の中心部分が質的に変性して破壊吸収が起こると，この中に外から血管が進入して一次性骨髄（primary bone marrow）が形成される．この血管の進入により，次のステップへのパイプラインを確保したことになる．

すべての生体変化（リモデリングも含む）には，血液供給が重要な要素となるからである．このように形成されたパイプラインから破骨細胞やマクロファージといったお掃除部隊がやって来て，この軟骨の塊の中で変性した軟骨組織を一掃して大きな空洞をつくってしまう．このようにしてできた空洞を一次性髄腔（primary marrow cavity）とよんでいる．さらに，パイプラインを伝って骨芽細胞がやってきては骨を形成していく．つまり，いったん軟骨が形成されてから骨に置換していくために置換骨ともよばれるのである．通常一般的には，軟骨内骨化では軟骨を形成する細胞と骨を形成する細胞が入れ替わると考えられている．

ここまで読んだだけでも，皆様の脳は膜性骨化してしまったのではないだろうか．つまり，軟骨性骨の発生様式をとるものは，体幹，腸骨，四肢，頭蓋底などの生体のほとんどの骨で，いわゆる口腔外からの自家骨移植がこれを使用していることとなる．四肢は軟骨内骨化とされているが，長径の成長については，成長帯において軟骨内骨化しているが，横径の成長は骨膜での膜性骨化が起こっている．それに対し，上下顎骨が膜性骨の由来に相当する．つまり，口腔内からの自家骨移植はこれを使っていることとなる[107-109]．骨折の治癒の過程での初期の段階では，軟骨性骨化がみられ，成熟骨のリモデリングでの骨の添加は膜性骨化によって生じる．Dr. 安

第14章 歯周組織再生の原則（各論編）

［顔面頭蓋の発生］

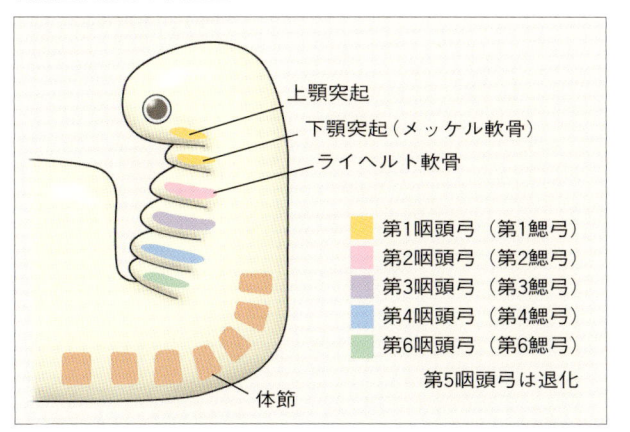

図 **14-13** 第1咽頭弓（鰓弓）の下顎突起内部のメッケル軟骨が膜内骨化して下顎骨を作る（通常の膜内骨化と少し違う）が、メッケル軟骨自体は退化するが、その後部は遺残して蝶下顎靭帯、ツチ骨、キヌタ骨になる．

［神経頭蓋（Neurocranium）と顔面頭蓋（Viscerocranium）の発生］

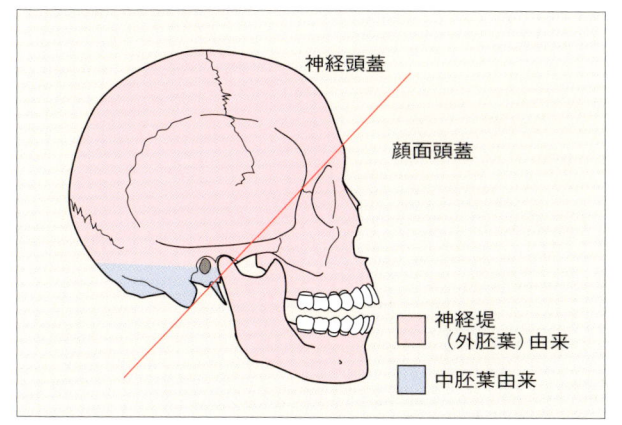

図 **14-14** 神経頭蓋は膜性神経頭蓋（頭蓋冠となる）と軟骨性神経頭蓋（軟骨性内骨化を行って頭蓋底となる）の2つに分けられる．外胚葉由来の第1・2咽頭弓（鰓弓）が顔面頭蓋の形成に大きく関与している．

井の意見では、仮骨延長術を行った場合、この2つの骨化に分類できない第3の骨化の様式の存在を感じさせるような像がみられ、これを類軟骨性骨化（trans-chondroid bone formation）と名づけている[110]．

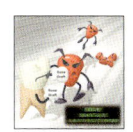

コツコツ寄り道 その②顎骨の発生

顔面頭蓋の骨は、体幹に比較して少々複雑な構成となっているので、この部分の発生についても一度振り返ってみよう．やはり、頭蓋骨は多くの継ぎ目があることからも察しがつくと思うが、一つの塊として形成されているのではなく、いろいろなパーツが接合して形成されている（図 **14-13, 14**）．

人間の発生の段階を見てみると、魚と区別がつかない．このころは人間にも見事に鰓が存在しているのだが、この鰓が顎の骨へと変身するのである．とくに人間の場合は鰓弓（咽頭弓）とよんでいる．もともと発生の段階では第1鰓弓から第6鰓弓まで存在しているが、第5鰓弓は退化してしまう．

第1咽頭弓が将来的に顎骨へと変化し、第2咽頭弓は茎状突起、靭帯、舌骨へ、第3咽頭弓は舌骨へと変化する．したがって、顔面頭蓋の形成に関与しているのは第1，2咽頭弓である．この部分の内部に存在する未分化間葉組織はとても変わった特徴をしていて、通常なら中胚葉性であるはずなのに外胚葉性由来の組織になっているのである．この時点で、他の部位とは何か違う特徴をしていそうな気配が感じられるだろう．

頭蓋底以外の上顎骨は、第1咽頭弓の上顎突起内に未分化間葉細胞がやって来てどんどん蓄積し、膜性骨化によって上顎骨が形成される．下顎骨は第1咽頭弓の下顎突起内部にあるメッケル軟骨（Meckel's cartilage）の周囲に未分化間葉細胞が集まってきて、これをどんどん膜性骨化していきながらメッケル軟骨は退化していき、下顎骨が形成される．一見、軟骨内骨化のようであるが、実は膜内骨化である．ということは、顔面頭蓋を形成しているほとんどの骨は膜内骨化によって形成された骨である．

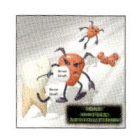

自家骨移植処置の種類

自家骨移植が他の移植法と異なる点は、母床から供給される骨前駆細胞による骨形成だけではなく、移植骨自体に含まれる骨前駆細胞などによる骨形成が生じることで、他の移植材より骨形成においては有利である．また、正体不明の謎の病原体を伝播す

表 14-3　自家骨移植の種類.

オンレーグラフト (Onlay Graft) 皮質海綿骨ブロック移植 (Cortical-Cancellous Block Graft)	オトガイ部や頬棚部から採取した海綿骨を含む皮質骨板をスクリューなどで固定して行う骨移植で, 骨幅や高さを確保する場合に有効[30,111,112].
粉砕骨移植 (Particulate Bone Graft)	採取した自家骨(皮質骨のみ, ほとんどが海綿骨, 皮質骨と海綿骨の混合)を適切なサイズに粉砕して移植する. 付形成にすぐれているが, オンレーグラフトよりは積極的な高さや幅の獲得が難しい.
血管付きブロック移植 (Free Vascular Bone Graft)	骨細胞や骨単位を生きた状態で移植でき, 血管が付いているために移植骨への血液供給がスムーズに再開され, 接触面でのみの少量の骨形成ですむため, 移植骨のサイズを維持しやすく感染に抵抗性が強いが, 手技的に高度でいったん失敗したときのダメージは大きい.

るといった免疫学的な問題もないため, 安心して使用できる. しかし, 2か所の術部が必要であり, 神経損傷による問題の発生といったリスクも伴う(表14-3)[55].

これらの特徴からオンレーグラフト[113]が最高にみえるが, 実は使い分けを慎重に検討しなければならない.

オンレーグラフトの場合, 必要な量だけ骨造成ができるように思えるが, 意外と時間とともに, そのボリュームが縮小することも多い. メンブレンを使用することで, 骨吸収を防ぐことができるという報告もある[111,114]. 一般的に考えられているその理由は, 皮質骨は硬く, 密度が高いので初期の治癒の段階での新生血管の進入が困難となり, 酸素や栄養の供給が断たれた状態のなかで, なかなか骨前駆細胞が生き残れないため, 移植骨自体に含まれる骨前駆細胞による骨形成が阻害されるからである. 移植骨の中の細胞にとっては, 兵糧攻めと同じ状態である(図14-15). 瀕死の状態でも食料が供給されれば戦えるが, 限界を超えると全滅に至ってしまうかもしれない.

そこで, これを解決するために, 受容側と移植骨の皮質骨部にバーで小孔をあけて(decortication), 新生血管の進入が起こりやすくしなければならない. つまり, 兵糧攻めにあっているお城の壁に抜け道をつくって, そこから食料を搬入してやるのである. どの程度の効果が期待できるかはわからない(図14-16). しかし decortication を忘れたから絶対に失敗かというと, そうでもない.

骨モデルを思い出してほしい(図14-17). 骨の中にはハバース管とフォルクマン管が縦横無尽にネットワークを組んで, 栄養や酸素を供給している. もちろん骨表面にも. 読者のなかにも GBR を行ったときに, たまたま decortication を忘れたまま手術を終わってドキドキしていたが, インプラント埋入時には骨になっていて, ホッとした経験をおもちの方はいないだろうか. これはハバース君とフォルクマン君に助けられたのである.

また移植骨と母床との接合部で, 骨による生着が起こっていない場合もある. インプラント窩を形成していて, 移植した骨板がバカッと剥がれた経験をおもちではないだろうか. このいちばんの原因は, 移植骨の接合面の全面にわたって受容部と移植骨の接触が得られていないことであるが, これを解決するのはなかなか困難な作業である. 受容側の骨に凸凹があるのだから, これにうまく密着するようにトリミングするのは芸術家なみのセンスが必要だ.

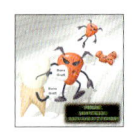

膜性骨 vs. 軟骨性骨

以前は, サイナスリフトへの腸骨移植の症例がよくみられたが, 最近では減ってきているように思われる. それは患者さんへのダメージも関係があるが, 移植骨の吸収が非常に早いというのも理由の1つである. つまり, 膜性骨と軟骨性骨の吸収の速度が違うことによるのではないだろうか.

発生学的には, 供給側と受容側のプロトコラーゲンの類似性が高いため, 外胚葉由来の骨は, 上顎で

[オンレーグラフトの食料事情]

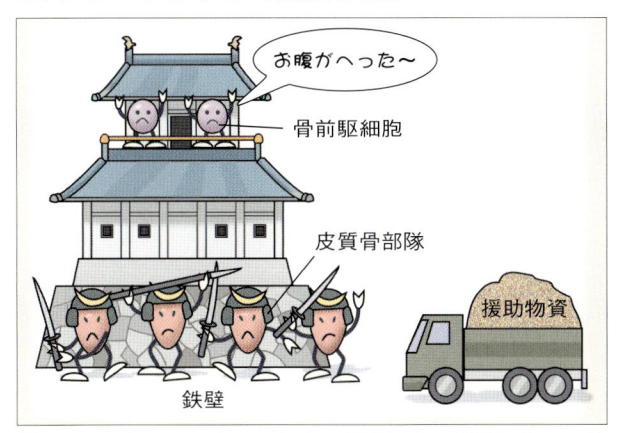

図 14-15　オンレーグラフトは，移植材中の細胞にとってはつらい状況．食料の補給はなかなか困難である．

[Decortication の効果]

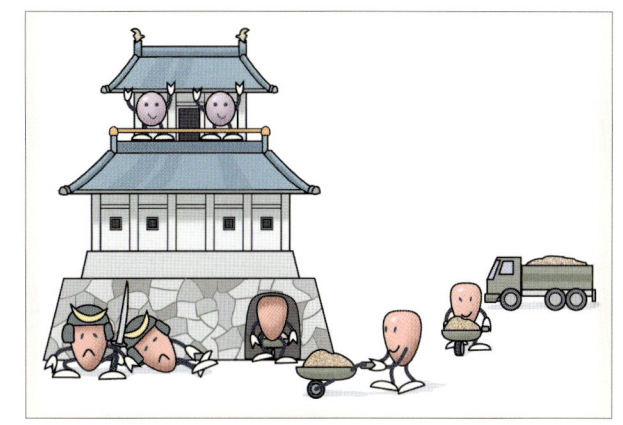

図 14-16　小さな補給路でも確保されれば，骨移植材中の細胞は何とか生き残れる可能性がある．

[骨モデル]

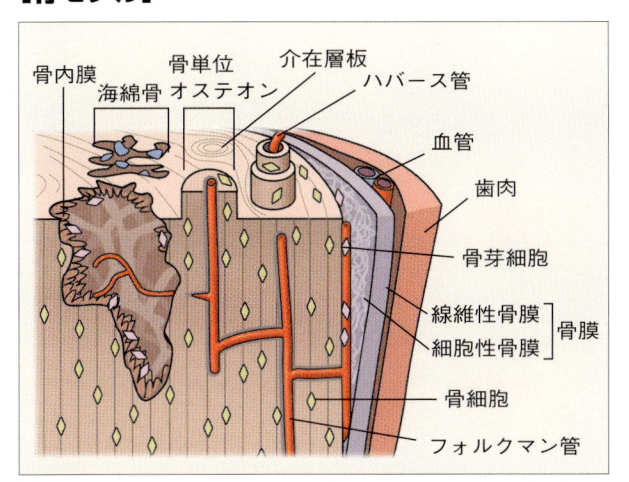

図 14-17　Samuel EL, et al：Tissue Engineering. Quintessence Pub, Chicago, 1999[115]．より引用改変．

[骨移植のドナーとなる部位]

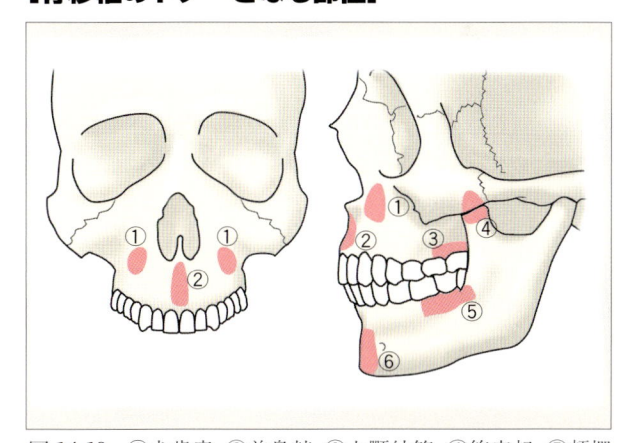

図 14-18　①犬歯窩，②前鼻棘，③上顎結節，④筋突起，⑤頰棚，⑥オトガイ部，その他，外骨隆起や抜歯窩などもある．

適合しているとも報告されている[84]．また，膜性骨移植骨の残存率が高いのは，その三次元的構造にもよるという報告もある[116]．経験的に，腸骨より口腔内骨を移植したほうが良さそうだと感じているところに，これをバックアップする文献が存在した[117]．この文献のなかで，軟骨性骨は膜性骨のウサギでは3倍，サルでは4倍の吸収がみられた．

このように，膜性骨と軟骨性骨の吸収の速度の違いは，それぞれの移植材への血管新生の速度の違いによるもの，という理由を支持する文献もある[118,119]．このなかでは，移植後3日目ぐらいから膜性骨では血管の進入がみられる（軟骨性骨ではほとんどみられない）．血管の進入は膜性骨が軟骨性骨の7日目で4倍，14日目で11倍となり，通常，移植材中の血管新生が確立する14日目に圧倒的な差がみられた（ただし，この実験はウサギ）．

では，口腔内の骨ならどれも同じような結果を示すかというと，そうではないようだ．骨吸収の形態は，移植片の微細構造（皮質骨と海綿骨の組成）によって決定されるという報告もある[120-122]．口腔内で自家骨を採取できる部位は，図 14-18 のような部位が存在する．

[Tissue Engineering Triad]

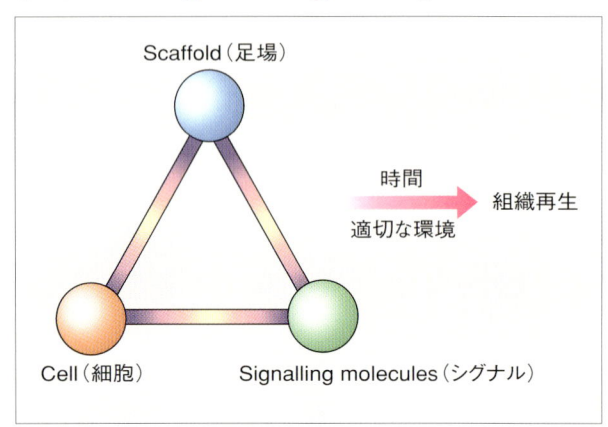

図 14-19 組織再生には，それにかかわる細胞，細胞が仕事をするための足場となる細胞外基質，細胞への指令となるシグナルが有効にはたらく環境が確立される必要がある．

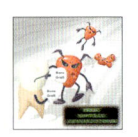

[Matricrine]

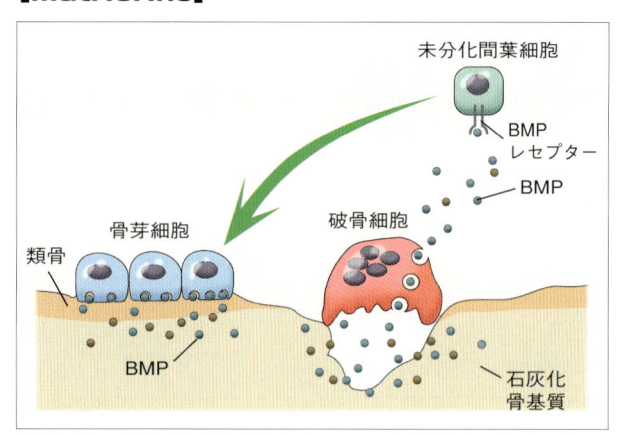

図 14-20 骨芽細胞が分泌したBMPは骨基質のなかに埋め込まれ，破骨細胞による骨吸収の際に，他の基質といっしょに溶出する．それが未分化間葉細胞や骨が細胞の前駆細胞に作用することにより，新たに骨芽細胞を誘導してくる．この一連の分泌型シグナリングを matricrine という．

骨移植における考慮点

骨の再生，リモデリングにとって必要な3つの要素(tissue engineering triad ともよばれる／図 *14-19*)
①細胞(破骨細胞，骨芽細胞)
②シグナル(増殖因子)
③細胞外基質[123,124]

についても，骨の再生を行う場合には十分な理解が必要となる．これはいわゆる三種の神器で，このどれがなくても，骨の再生は起こらないからである[125,126]．第1の要素である骨芽細胞と破骨細胞がお互いにすばらしい連携プレー(カップリング＝第2の要素)をしながら，リモデリングという物語を演じているのである(図 *14-20*)．

1) 吸収

この物語の第一幕は，吸収という内容から始まる．骨吸収促進因子といったシグナルを骨芽細胞に送り，これを受けた骨芽細胞は，破骨細胞の前駆細胞に破骨細胞になって骨吸収を行う命令をだす[127,128]．

2) 骨形成

ある程度吸収が進むと，骨芽細胞が演じる骨形成という第二幕目に突入し，吸収と形成のバランスを維持するというかたちで幕を引くこととなる．骨の形成に参加する骨細胞，骨芽細胞やその前駆細胞が豊富に存在する骨膜や骨内膜(海綿骨の表面を覆っている)の存在も忘れてはならない．つまり，海綿骨を移植骨として利用した場合には，この骨内膜に含まれる骨形成に関係する細胞も，何らかの効果に寄与しているかもしれないのである．

細胞外基質とともに骨移植材も再生に足場(第3の要素)としての役割を一役買っている．しかし，ほとんどの場合，移植された自家骨でさえ主にスペーサーとしてはたらき，宿主に対しては，ほとんどが骨伝導的(osteoconductive)なはたらきと同時に，多少の骨誘導的(osteoinductive)な刺激をもたらすことで，移植自家骨がゆっくりと新生骨にリモデリングされていく．

3) 粒子サイズ

ただリモデリングの過程において，すでに説明したように，第一幕目の吸収が起こらないと話は始まらない．つまり，その最初の段階である吸収過程がスムーズに進まないと新生骨の形成は困難となる．したがって，代用骨のようにほとんどのものがそれ自体非吸収性である移植材では[129-132]，骨に置換しに

第14章 歯周組織再生の原則（各論編）

くいので再生に必要な足場としての役割を果たす反面，いったん感染するとその足場としても手を貸すこととなり，骨吸収という最悪の結果をもたらす可能性もある．データ上では，とくに球状をした非吸収性のもののほうが結果はかんばしくないようだ．

他家骨の場合は，粒子サイズとその吸収の速度もリモデリングに関与しているようだ．リモデリングには，吸収するマテリアルが必要とはいえ，粒子サイズが小さすぎると吸収が早く，移植材としてのスペースメイキングや足場としての役割を果たさないうちに吸収される可能性がある[133-135]．さらに粒子サイズが小さいために，粒子間隙が狭くなり，血管網の新生と骨形成に関与する種々の細胞の移動も困難となり，新生骨の形成に不利になる．骨形成と血管新生のために必要な最低の隙間は $100\mu m$ といわれている[136]．

一方，粒子サイズが大きすぎると移植材の吸収がスムーズに進まず（リモデリングが適切に起こらない），新生骨の形成がうまく進まないし，粒子間の隙間も大きくなるため，骨形成のための血餅の保持も困難となり，骨の再生に必要な創部の安定も得られなくなる．したがって，移植材にも適切な粒子サイズがあるようだ[137]．今のところ $500\mu m$ 前後が適切と考えられている．

さらに，DFDBA（脱灰凍結乾燥他家移植骨）は脱灰処理を行っているため，吸収速度が FDBA（凍結乾燥他家移植骨）より早く，骨内に含まれている BMP などの増殖因子が露出され骨再生に有利だともいわれている（真偽のほどは，あくまでも想像の域をでないようである）．ただし吸収速度の点については，目的によって異なる．吸収がある程度早期のうちに生じるものは，リモデリングにも有利であるかもしれないが，全体としてのボリュームの減少も多いようだ．したがって，ボリュームの減少が起こってほしくないようなところには，FDBA などを混合して使用するのが望ましいと考えられる．

4）マテリアルの選択

種々の allogenic bone graft（他家骨移植材）があるなかで，凍結腸骨他家移植材で良い結果が報告されている[138-140]．だが，拒否反応と感染を考慮したクロスマッチングテストが必要なことから，歯周治療には利用しにくい．これでは，1匹のハエを撃ち落とすのにマシンガンを使うようなものである．

そういったことからも，臨床的には FDBA（凍結乾燥他家移植骨）や DFDBA（脱灰凍結乾燥他家移植骨）といったもう少しお手ごろなマテリアルを使おうと考えるのは，妥当な選択といえる．歯周治療において DFDBA を用いた最初の根拠は，Urist, et al などの研究で，DFDBA が BMP という骨誘導タンパクを含んでいて，骨の形成を誘導することを示したところから始まる．これは初めて GTR 法が発表されたときのように，画期的な報告だったのではないだろうか[141-149]？

> **ちょっとコンセンサス㊻**
> ＊体幹，腸骨，四肢，頭蓋底などの生体のほとんどの骨は，軟骨性骨化の発生様式をとる．
> ＊上下顎骨は膜性骨化の発生様式をとる．
> ＊自家骨は他の移植材より骨形成において有利である．
> ＊膜性骨と軟骨性骨（発生様式の違い）では，吸収速度が違うようである．
> ＊骨の再生，リモデリングには，細胞，シグナル，細胞外基質の3要素が必要．
> ＊リモデリングは吸収という過程からスタートする．
> ＊吸収をほとんどしない移植材は感染した場合，失敗のリスクが高い．
> ＊骨形成と血管新生に必要な最低の間隙は，$100\mu m$．
> ＊適切な移植材の粒子サイズは $500\mu m$ 前後と考えられている．

以上，この章では骨移植を中心にレビューを行ったが，次章ではいよいよ GTR 法と Emdogain® について踏み込んでいきたい．

第15章
歯周組織再生の原則
（GTR法・Emdogain®編）

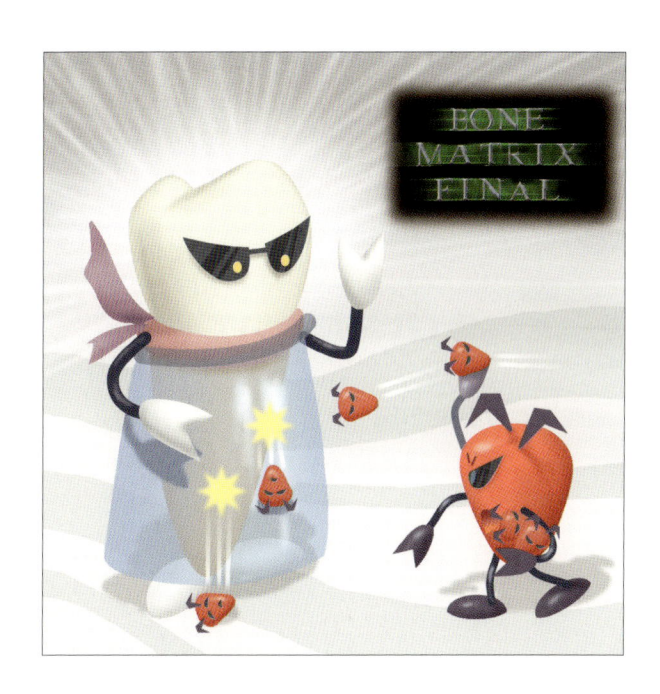

タイトルイメージイラスト
　遮断膜とはいったい何を遮断できるか？　歯周組織という器官再生の難しさについて再認識する．

歯周組織再生の原則
（GTR法・Emdogain®編）

前章では，歯周組織の再生の1つの方法として，骨移植を中心にその治癒と選択の基準について検討してきた．この章では，その次に出現してきたGTR法（guided tissue regeneration），Emdogain®療法などを中心にレビューしていきたい．

歯周組織再生の発展は，骨移植に始まり，1982年GTR法が第2段階として始まった．だが，手技の困難さ，得られる結果の確実性，予知性の点で安定性を欠いている．その後，分子・発生生物学の発展により，細胞外基質や増殖因子の重要性がクローズアップされるようになり，Emdogain®に代表される第3段階に突入した．

どこまで踏み込んで検討できるかわからないが，過去の文献を付き合わせながら1つの統一見解をまとめることができれば幸いである．

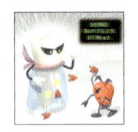

GTR法について

【歯周組織の治癒反応】

いちばん最初のGTRとして知られる臨床的手法の基礎となる概念は，1976年にMelcher[1]によって示された．彼は未分化間葉細胞が歯根膜それ自身からやってくると考えた．このことは歯根膜からの前駆細胞の分化について報告したAukhil, et alによっても支持されている[2]．このときに，新付着の形成には，再生のためのスペースが必要であることも同時に示された．またIsidor, et alによっても，歯根膜組織の歯冠側方向への成長が抑制されると，新付着が形成されなかったことが確認され，新付着の形成には歯根膜が大きく関与していると考えられている[3]．周囲に歯根膜なきところに新付着はできず，である．

【GTR法の生物学的根拠と評価】

新付着獲得のためには，歯根膜がキーとなっていることが解明されたが，実は現在のGTRの手技の誕生の前1974年に，Ellegaard, et alは，骨内欠損に自家骨移植を行い，その上部を遊離歯肉移植（free gingival graft）によって覆い，上皮の根尖側への移動を妨げようとしていた．この報告のなかでは，"regeneration"という言葉を用いていたが，組織学的な評価はなかった．新付着形成のためには，上皮組織が邪魔者であることを理解し，GTR出現の8年前に臨床的試みが行われていたことは驚きである[4]．

その後，Prichardによって，骨内欠損部を露出し，上皮の侵入を防いだ方法（intrabony technique）も報告された[5]．Becker, et alがこの方法と同様の

【GTR法の原理】

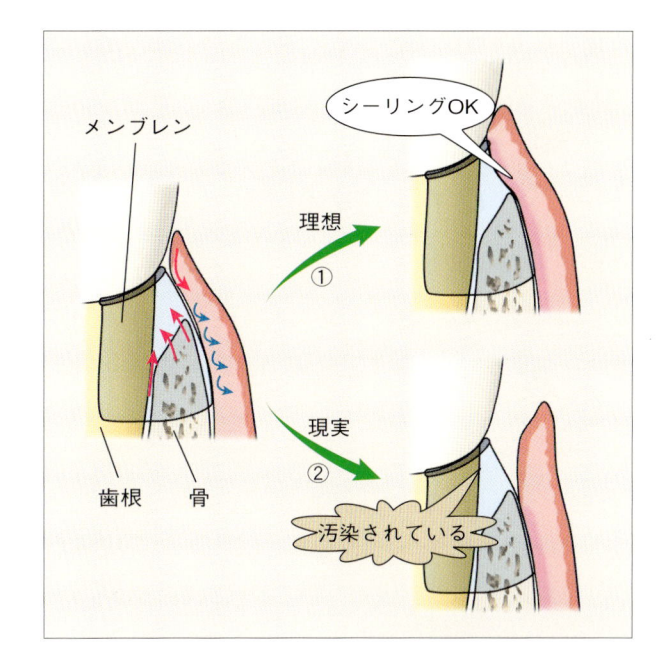

図 15-1　GTR法の原理として付着器官の再生を行うには，上皮組織・結合組織の侵入を排除し，歯根膜からと骨からの細胞の供給を期待する．このとき，メンブレンを使用し，フラップ内面の結合組織とメンブレンがまず結合し，上皮のダウングロースが抑制されるといわれている(①)．だが，これは机上の理想論であり，現実として多くは次のような経過をたどる(②)．メンブレンが設置されることにより，フラップへの血液供給が激減し，フラップとメンブレンの結合は非常に弱く，不安定なものしか得られない．このため上皮はダウングロースしやすい状態になる．血流の低下に伴いフラップは退縮し，メンブレンが露出すると汚染は必至となる．このためフラップの退縮はさらに増加し，上皮のダウングロースも進行する．メンブレンはフラップにとっても血液供給の遮断膜であることと，外界との交通路上にメンブレンが存在することが，この治療を困難にしている．

【どちらの作業が簡単？】

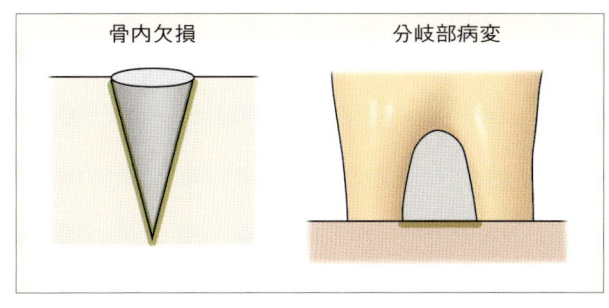

図 15-2　骨内欠損と分岐部病変では，清掃すること，穴を埋めることもさることながら，穴に詰め込んだもの(血餅，移植材など)を維持する困難さにも違いがある．さらに，骨になる細胞(骨の前駆細胞)の供給源の量にも圧倒的な差がある．

方法を用いて検証したところ，欠損内の骨の回復は，他の骨移植材を用いた報告とほぼ同じような結果であった[6]．そして1982年に，Nyman, et al の登場によってGTR法の名実ともに幕(膜？)開けとなった[7,8]．

遮断膜をルートプレーニングされた歯根表面に巻きつけると，上皮・歯肉結合組織が血餅に侵入するのを防ぐ効果が示された[7-10](図 15-1)．メンブレン直下の血餅に，再生能を有する歯根膜や骨からの細胞が侵入・集積し，付着器官の再形成が期待される．

われわれが臨床のなかで，再生療法の結果を評価する手法としては，プロービング値(ポケットデプスと臨床的アタッチメントレベル)と骨レベル(リエントリーによる評価，エックス線写真)があるが[11]，プロービング値やエックス線写真で付着の獲得があるかどうかを確認することができても，組織の付着様式までは確定できない．たとえリエントリーして付着器官の1つの再生を評価できても，セメント質，歯根膜についてはどうなっているか評価できないのである．いくつかの報告の組織学的評価によって，GTR法による新付着形成の促進が示されている[12-19]．

しかし，歯の周囲の再生療法については，その場の環境因子がその結果に大きく作用する．それで，骨内欠損と分岐部病変の再生については，井戸を埋めるのか洞穴を埋めるのかというぐらいの違いがあるので，分けて考えなければならないようだ(図 15-2)．もちろん井戸を埋めるほうが簡単であることは想像できる．

IDプレーが必要なのは，野球に限ったことではなく，歯科業界においてもさらに必要となるであろう．とくに，再生療法における治療法の選択については，費用対効果・努力対結果をデータに基づいて，

合理的なものを選択することが大事である．これからIDプレーに必要なデータを披露していこう．

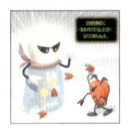

骨内欠損における GTR法の効果

近年GTR法による治療に関する文献は，めっきりその数を減らしているが（これも時代の流れなのだろうか），1998年ごろまでに出された34の代表的な研究論文（943の骨内欠損）について検討した（表15-1：章末）[17,20-52]．

これらの報告結果を平均すると，臨床的アタッチメントレベルの獲得（歯肉退縮量とプロービング値の合計の術前後の変化）は，3.86±1.69mm，治療後のプロービング値は3.35±1.19mmであった．メンブレンの種類による差については，非吸収性メンブレンを用いた351欠損の臨床的アタッチメントの獲得は，3.7±1.8mmで，吸収性メンブレンを用いた592欠損の結果は3.6±1.5mmで，骨内欠損においては，メンブレンの種類による有意差はほとんどみられなかった．

さらにGTR法をopen flap debridementと比較した場合では，GTR法による臨床的アタッチメントの獲得は3.4±1.8mm（95％が3.0～3.7mm），open flap debridementでは1.8±1.4mm（95％が1.5～2.1mm）で，プロービングによるアタッチメントレベルの回復が統計学的，臨床的に有意差があると結論づけられる[17,20,28,29,33,42,43,45,48,49,51]．筆者を含めて読者の皆さまも，さまざまな骨欠損に対し，その妥当性を評価するために平均値をとって比較することが正しい方法なのか疑問が残ると思うが，生体を相手にする以上，対象を統一することはほとんど不可能な行為と考えられる．

以上の34の研究のなかで17の研究（651欠損）について，骨内欠損で獲得されたアタッチメント量の1年後の予知性について5つのクラス（①アタッチメントロス，②0～1mm回復，③2～3mm回復，④4～5mm回復，⑤6mm以上回復）に分類して評価が行われた．2.7％がアタッチメントロス，2mm以内の回復が11％で，open flap debridementと同等かそれ以下のものは13.7％で，2～3mmの回復が24.8％，4～5mmの回復が41.3％，6mm以上の回復が21.2％あった．

以上から骨内欠損においてはGTR法は有効であり，予知性がある（術後1年）ことが示された．また，GTR法1年後のポケットデプスの平均値は3.3±1.2mm（95％が3.2～3.5mm）．5つの研究では，骨レベルの変化について評価され，その値は1.1～4.3mmとなり，アタッチメントの回復量と相関していた[23,40,41,53,54]．さらに，Tonetti, et alによってGTR法1年後のアタッチメントと骨の回復量の相関について，骨は臨床的アタッチメントの根尖側1.5mmに位置することが示された[55]．

> **ちょっとコンセンサス㊾**
> * 未分化間葉細胞は歯根膜からやってくる．
> * 新付着の形成には再生のためのスペースが必要であると同時に，歯根膜が大きく関与している
> * 再生療法の評価としてプロービング値，骨レベルが用いられるが，これで評価できるのは付着の獲得の有無のみであって，付着様式の評価は組織学的評価でしか確定できない．
> * 歯根周囲の再生療法の結果は，その場の環境因子が大きく作用する．
> * GTR法とopen flap debridementと比較した場合，アタッチメントレベルの回復に有意差が認められた．
> * GTR法の術後1年においては，予知性のある治療法と評価できる．

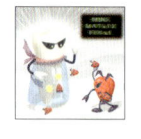

分岐部病変における GTR法の効果

分岐部病変の究極のゴールは，できてしまった洞穴の完全閉鎖である．いうのは簡単であるが，これは実に難しいミッションである．過去の文献を振り返ってみると，完全閉鎖を達成しているものは実に少ない．せいぜいClass Ⅱ病変をClass Ⅰ病変にランクアップさせるのが関の山である．スペシャリストが行った結果がこれであるということは，かなり難しいことを意味している．洞穴の周りの壁は歯と

第15章 歯周組織再生の原則(GTR法・Emdogain®編)

[分岐部骨欠損の閉鎖はタフワーク]

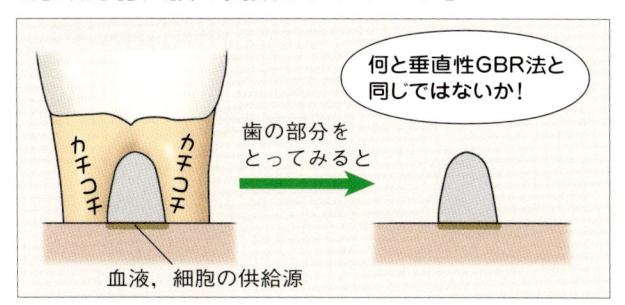

図15-3 分岐部病変へのGTR法は，垂直性GBR法と同じくらい困難である．GBR法より厳しい条件は，解剖学的に根の形態などが複雑であるため，清掃性も悪く，細菌の侵入をGBR法よりも許しやすい．

[ウルトラCを探せ]

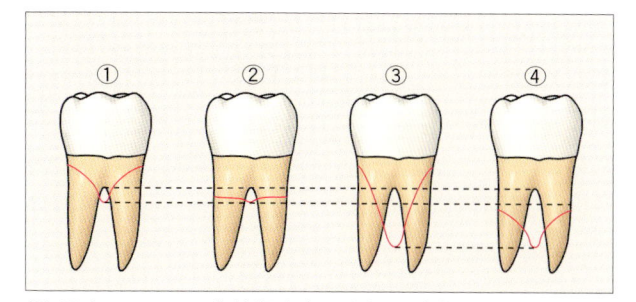

図15-4a Class II 分岐部病変の分類．垂直的要素による分類．難易度は，④＞②＞①．③は②より難か易か不明．

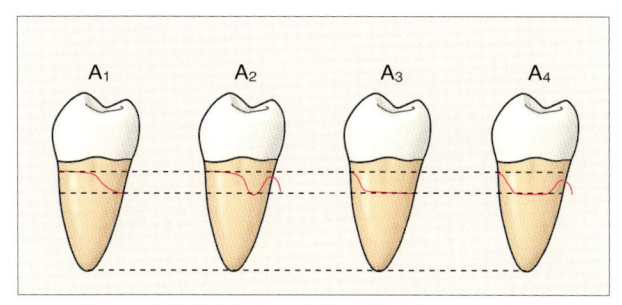

図15-4b 水平的要素による分類．難易度は，$A_3＞A_4$，$A_1＞A_2$，$A_3＞A_1$．つまり$A_3＞A_1＞A_2$．A_4はどこか不明（A_1とA_2を比較して）．

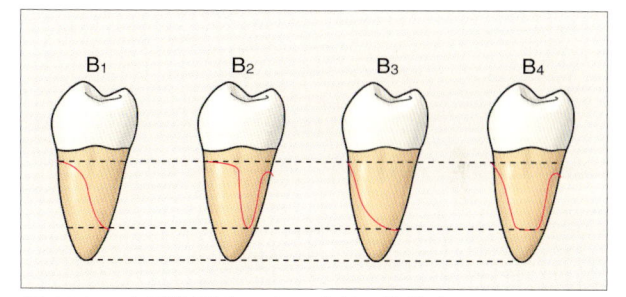

図15-4c 水平的要素による分類．難易度は，$B_3＞B_4$，$B_1＞B_2$，$B_3＞B_1$．つまり，$B_3＞B_1＞B_2$．B_4はどこか不明（B_1，B_2と比較して）．

いうコンクリートに囲まれていて，洞穴を埋めるための材料の供給は，地面からしかない．そのため，供給源としての量も非常に少なく，外界と非常に近いところにメンブレンを設置しなくてはならないという点で，垂直性のGBR法(guided bone regeneration)と同等のことをさらに厳しい環境のなかで要求されていることと同じである（図15-3）．さらに，Class II 分岐部病変といえども，さまざまな状態が存在し，その難易度もそれぞれ異なる（図15-4a〜c）．

[分岐部病変における非吸収性メンブレンの効果]

非吸収性メンブレンを用いたいくつかの研究に共通していることは，ほとんどがこの治療における共通のゴールである分岐部の完全閉鎖には至らなかった，ということである．Lekovic, et alの研究[56]によると，コントロール群ではアタッチメントロスを示したのに対し，GTR法群では2.9mmの臨床的ア

タッチメントの増加が報告されているものの，リエントリーをしたところ，骨の増加についてはわずかに0.2mmであった．つまり治癒としては，骨の増加を伴う真の新付着の獲得というより，軟組織による付着が増加したと考えられる．ほかにも代表的なClass II 分岐部病変に非吸収性ポリテトラフルオロエチレン膜(e-PTFE膜)を用いた報告があるが，いずれも完全閉鎖には至っていない[57-59]．

ただMachtei, et alの報告から，適切にリコールを行い，口腔衛生状態を良い状態に保つことができると，少なくとも4年間は獲得された付着が維持できることが示されている（それ以上の経過観察は行われていない）[60]．

[分岐部病変における吸収性メンブレンの効果]

非吸収性と吸収性のメンブレンの比較については，両者とも分岐部が閉鎖したものが少なく，臨床的ア

タッチメントレベルの改善とbone fillについても統計学的な有意差が認められていない[25,61-68]．ただし，手技的には，メンブレン除去のための二次手術を必要としないことと，メンブレン直下の新生組織の露出を防ぐことができる点は，吸収性の利点である[69]．吸収性のメンブレンには大きく分けて2種類のものが存在する．ウシ由来のコラーゲン膜とポリ乳酸由来の膜である．

しかし，吸収性メンブレンのなかで，この2者には多少の差があるようだ．コラーゲン膜については，ポリテトラフルオロエチレン膜の場合と非常によく似た結果となっていて[61-63,68]，垂直的アタッチメントレベルの増加は1.0〜2.0mm，水平的アタッチメントレベルの増加は1.5〜2.5mm（平均2.0mm），bone fillが約2mmであった[70-72]．それに対し，ポリ乳酸由来の膜では，垂直アタッチメントの獲得は[22,44,73,75]1.8〜3.4mm，水平的アタッチメントレベルの増加は2.5〜3.3mmと，コラーゲン膜に比較してやや好結果が得られているようだ．しかし，bone fillについては評価されていなかった．

以上の文献のなかでも，分岐部病変の閉鎖が達成されたものは，全体の50%未満であった．ClassⅡからClassⅠへと改善できたものでも，いくつかの研究では実験対象のほとんどに閉鎖が生じているものもあるが，50%に満たない研究もある．したがって，ClassⅡ分岐部病変における最終ゴールが完全閉鎖かClassⅠであったとしても，確実な結果を期待することは難しい．もし，成功の基準を臨床的アタッチメントレベルの増加とするなら，垂直的には約2mm，水平的には約2.5mm（報告の平均値）の獲得が期待できる．ただしopen flap debridementのみでも，垂直的にも水平的にも約1mmの獲得が期待できる．

以上より，ClassⅡ分岐部病変へのアプローチをGTR法で行うならば，治療結果と患者のマネージメント（膜除去の必要性）を考慮して，ポリ乳酸由来の吸収性メンブレンの選択が推奨されるようだ．データを読むのは煩雑で面倒な作業である．だが，その作業は，自分自身の治療指針をエビデンスに基づいて判断したり，失敗したときにリカバーするための方針を組み上げるために，必要な知識となる．

【メンブレンとともに骨移植材を用いる効果】

いくつかの研究のなかでは，骨移植材（脱灰凍結乾燥他家移植骨や多孔性アパタイトなど）をメンブレンと併用すると，垂直的アタッチメントレベルの改善と骨の増加に有意差が認められるという報告も実際に存在する[76-79]．この報告のなかでは，水平的アタッチメントレベルとbone fillについては，メンブレン単独のものとあまり差がなかった．

ただSchallhorn, et alのいくつかの報告では，いずれも骨移植材を併用したもののほうが圧倒的に結果がよく（分岐部の閉鎖について移植材を併用した場合は72%，メンブレン単独の場合は31%），実際臨床写真にも多く示されている[78]．さらに，術後5年の経過観察のなかでも，臨床的アタッチメントレベルは維持されている[79]．しかし，改善している治癒組織の性状についての評価がないため，填入した移植材が骨に置換（replacement）しているのか，単にフィラーとしてのはたらきしかしていないのかについては不明である．

またGantes, et alの報告[80]に代表されるように，骨移植材を併用してもしなくても，その効果に有意差が認められないという報告もある[80-82]．したがって現段階では，骨移植材の使用の優位性については，はっきりと決断するには至っていないが，前章で述べたように，再生のための足場はあったほうがよい気がする．

また長期的な観察で，下顎分岐部病変にGTR法単独と根面処理・骨移植をGTR法と併用した場合，GTR法単独療法では術後6〜12か月で完全閉鎖がみられたものは57%で，4〜6年後では29%であったが，併用療法の場合，いずれも完全閉鎖がみられたのは74%と，単独療法より安定性が増すようだ[79]．

【上顎のClassⅡ分岐部病変におけるGTR法の効果】

さまざまな研究から，上顎大臼歯部のClassⅡ分岐部病変へのメンブレンの適応は，一般的な歯周

［上下顎大臼歯の解剖学的特徴］

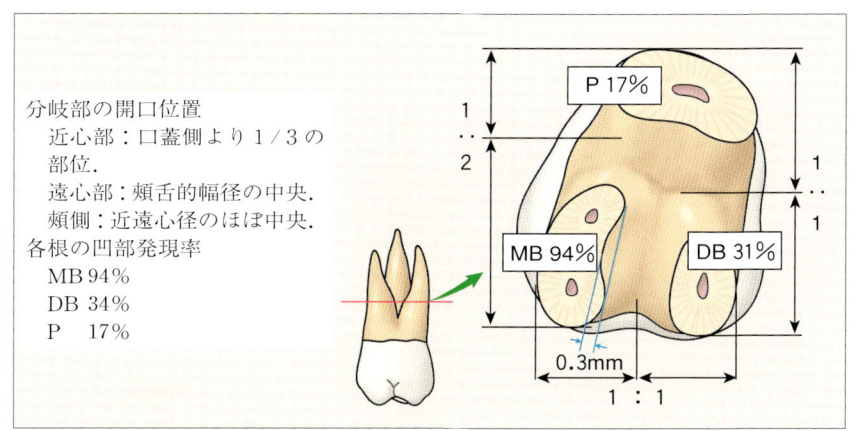

図15-5a 上顎大臼歯の分岐部の位置と解剖学的特徴．解剖学的に根の数や形態などから，その病変部のデブライドメントには困難を極める．さらに分岐部の位置からも器具のアクセスも非常に難しいように，2か所の分岐部がClass Ⅱに陥ると，実質Class Ⅲの状況となるのも少なくない．

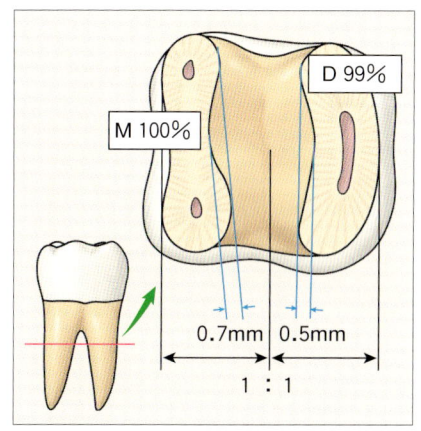

図15-5b 下顎大臼歯部の解剖学的特徴．頬舌側における開口部はほぼ中央となる．各根の凹部の発現はすべてと考えてよい．また，深さも深く，分岐部内に存在するため，清掃性も非常に悪い．

> **ちょっとコンセンサス㊽**
> * GTR法による分岐部の完全閉鎖は非常に困難である．
> * 分岐部病変に非吸収性メンブレンを用いた場合，臨床的アタッチメントの増加は認められるものの，骨の増加についてはほとんど見られなかった．
> * 分岐部病変に吸収性メンブレンを用いた場合，ポリ乳酸由来の膜はコラーゲン由来の膜よりアタッチメントの獲得に若干良い結果となっているようだ．
> * 分岐部病変への骨移植材とメンブレンの併用についての優位性については，併用によってより結果が良くなったという報告と，併用しても結果に差はなかったという報告に分かれ，結論するに至っていない．
> * 上顎大臼歯へのGTR法の適用は予知性が少ない．

外科（open flap debridement）と比較してさらなる有意性は認められなかった[59,83-85]．垂直的にも水平的にもアタッチメントレベルの増加は1mm以内で，分岐部が閉鎖した症例もなく，GTR法とopen flap debridementの間には有意差は認められなかった．

また，Pontoriero, et alは，分岐部の位置（頬側，近心，遠心）は，臨床的結果に影響しないことも明言している[84,85]．したがって，上顎大臼歯部へのGTR法の適応は予知性が少ないといえる（図**15-5**）．

以上，過去の報告を振り返ってみても，その結果にはばらつきが存在し，統一した見解を得るのは難しいようだ．もちろん，対象となる症例も種々の状況のものから平均値を算出しているため，完全に適応症と予知性の振り分けを行うに至っていないのが現状である．当然，データの収集のためにほとんど同一の状況の症例を集めることがいかに難しいことかも納得できる．今後の報告を期待したいのであるが，いかんせん最近の文献のなかに，GTR法に関する報告が姿を消してしまったことも事実である．時代の要求であろうか，再生よりも抜歯して予知性のある（?）インプラントへという選択の変化が起きているようだ．

【エムドゲインマンは本当に上皮の侵入を拒めるか?】

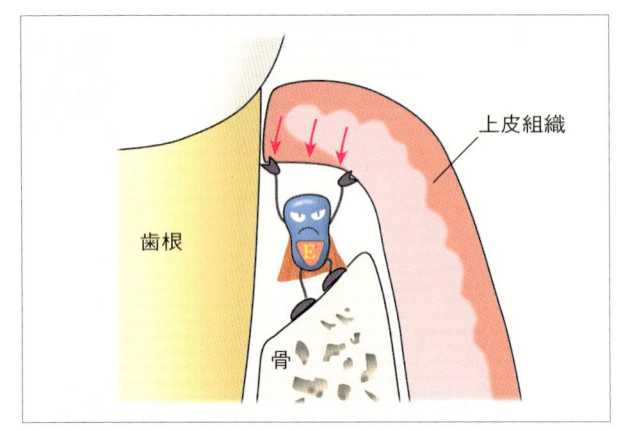

図 15-6 もし Emdogain® が上皮の侵入を阻止できたとしたら,その意義は大きい.スペースメインテインできれば,新付着確立の可能性は一気に高まる.

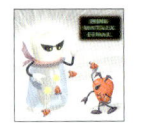

Emdogain® について

1997年に Emdogain® のコンセプトが紹介された[86,87].歯の発生過程におけるヘルトヴィッヒの上皮鞘の内面の細胞が,成熟したエナメル芽細胞より分泌されたエナメル基質と同様の細胞外マトリックスを分泌することが示されている[88-90].また無細胞性セメント質は,エナメル基質タンパクと同様のタンパク質を含むことが示唆されている[91-93].歯周組織再生に Emdogain® が取り入れられているのは,無細胞性セメント質形成時に,エナメル基質タンパクがかかわっていることに基づいている.また再生治療を発生過程における相互作用と見立てて,その再生過程を制御する従来の細胞外基質が役に立つであろうという仮定に基づいている[86,94].

Emdogain® が塗布された根面では,歯根膜線維芽細胞の接着を促進したが,歯肉線維芽細胞や上皮細胞には影響を与えなかった[95,96].このような選択的な作用が治癒の初期の段階においては有利ではないかと考えられている.あくまで細胞培養実験ではあるが,Emdogain® は,歯肉線維芽細胞よりも歯根膜線維芽細胞の細胞分裂に作用し,上皮の増殖を阻害した[95,97].このことは再生の初期の段階において上皮のダウングロースに抑制的なはたらきをする可能性が示されたが,決定的な証拠は今のところ臨床的には示されていない(図 15-6).

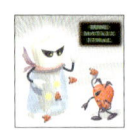

Emdogain® の効果

以前の文献では,Emdogain® は GTR 法と比較され,同等の治療結果が報告されていた[98].文献によりプロービング値の平均にかなりの幅があり,ばらつきも大きい.317の骨内欠損(12の報告)の平均値をみてみると,術中に測定された骨内欠損の深さは5.4mm±0.8mm,改善されたプロービング値は4.0±0.9mm,臨床的アタッチメントレベルの獲得は3.2±0.9mm,歯肉退縮は0.9mm±0.4mmであった[98-109].

近年の報告をみてみると,以前と若干違った内容の報告が見受けられるようになっている.Sculean は,Emdogain® と GTR 法を比較して,以下のように報告している[110].

Emdogain® 症例では,7欠損のうち1欠損のみに根尖付近に無細胞性セメント質がみられ,歯冠側では細胞性セメント質がみられた.残りの6欠損中5欠損(1欠損にはセメント質の形成がみられなかった)では,細胞性セメント質が形成されていた.新付着がみられた6欠損のうち4欠損では骨再生が認められたが,このうち半分の2欠損には0.5mmの骨再生しかみられなかった.骨再生のない2欠損は結合組織性付着による新付着の獲得であった.新付着の獲得量は2.6±1.0mmであった.これは根面のEmdogain® が,2週間経つと根面に認められなくなることから[111],骨再生に効果が現れるまでの期間として十分ではないのかもしれない.

それに対し,GTR 法症例では,すべての欠損において新生骨に裏打ちされた新付着が認められた.その新付着の獲得量は2.4±1.0mmで,新生骨の獲得量は2.1±1.0mmであった[110].

この両者は一見,臨床的な結果(肉眼的,プロービング値など)は同等にみえるが,内容的に違いがあ

るようだ．骨の裏打ちを伴った新付着を得たいならGTR法を選択したほうがよさそうだが，メンブレンの露出というリスクと戦っていかねばならない．あなたならどうする？　以前は，Emdogain®を用いると無細胞性セメント質による真の新付着が獲得されると考えられていたので，この効果を期待したEmdogain®とスペースメインテインを狙ったGTR法の併用を誰もが考えたことがあると思うが，本当に期待どおりの結果が得られるかどうかは，今のところはっきりしない．これを検証した1つの報告のなかでは，骨欠損の根尖部付近に無細胞性セメント質がみられた[112]（図 15-7）．

ちょっとコンセンサス㊾

* ヘルトヴィッヒの上皮鞘内面の細胞が，成熟したエナメル芽細胞から分泌されるエナメル基質と同じ細胞外マトリックスを分泌する．
* 無細胞性セメント質は，エナメル基質タンパクと同様のタンパクを含む．
* Emdogain®は歯根膜線維芽細胞の接着を促進した．
* 細胞培養実験においては，Emdogain®は歯根膜線維芽細胞の分裂に作用し，また上皮の増殖を阻害した．
* 再生療法において骨の裏打ちを伴った新付着の形成にこだわるなら，Emdogain®よりGTR法のほうが優位であるようである．

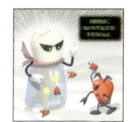

臨床結果に影響を与える因子[113]

臨床の結果に与える主な要因について，Kornmanによって以下のように4つに分類されている．
① 細菌感染
② 宿主の治癒能力
③ 局所部位の解剖学的特徴
④ 外科的な手技

それぞれの要因にはどのような因子が影響しているのか？　その臨床結果と関連する因子は，種々の研究のなかから見極められてきた．そこでこれらの因子を3タイプに分けて検討していく．

【Emdogain®の効果】

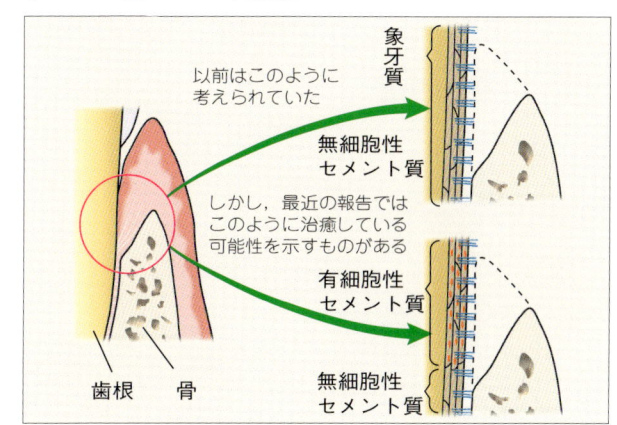

図 15-7　Emdogain®塗布後の再生セメント質．

[1．患者]

生理的，環境的，行動的，遺伝的といったさまざまな要因はあるが，喫煙とプラークコントロールは，治療結果にとくに影響を与えることが示されている[114-117]．Machtei, et alの研究からも，下顎のClass Ⅱ分岐部病変の再生療法において，術野のプラークコントロールと再感染は，大きなかかわりがあることが示されている．Hugoson, et alの報告でも，同様のケースで，成功したものより治療に反応しなかったもののほうがプラークスコアが高いことも示されている[118-120]．もちろん，糖尿病を含む全身疾患やストレスといった要因も術後の結果を大きく左右する．

[2．欠損]

骨内欠損においては，より深い欠損のほうが骨とアタッチメントにおいて大きな回復をみせることが示されているが（とくに3 mmを境にして）[29,51,117,121]，骨の形態的特徴と治療結果には関係がある．GTR法を深い3壁性，2壁性，1壁性の骨内欠損に行ったとき，Bone Fillはそれぞれ95％，82％，39％という結果となった．また，骨欠損が広ければ広いほど，臨床的改善は少ないという報告もある[122,123]．欠損の幅が広いものは，1年後のプロービングアタッチメントと骨の回復が抑制される傾向にある[51,124]．歯根長軸に対する骨壁の角度が25°以下の

[角度がポイント] **[ルートトランクの長さによる違い]**

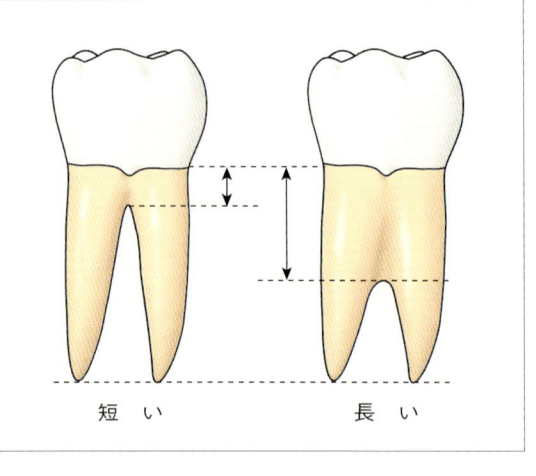

図 15-8 | 図 15-9

図 15-8 エックス線写真上での測定．歯軸に対する骨壁の角度が小さい（鋭角）ほうがアタッチメントゲインの量が多くなる可能性がある．

図 15-9 ルートトランクが短い場合は，分岐部周辺に骨吸収が起こると，分岐部病変に罹患する可能性が非常に高いが，歯根分割やヘミセクションといった治療に耐えうる．ルートトランクが長い場合は，分岐部病変の罹患は骨吸収に対して，ルートトランクが短い場合より遅くなる．ルートトランクが長い場合は，切除的な治療が困難になるが，再生療法は行いやすくなる．短足ほど歯周病に強く，再生療法に適している．

[分岐部での GTR 法成否にかかわる歯の形態的問題点]

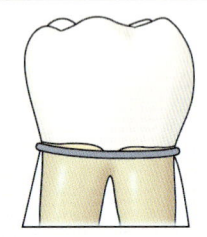

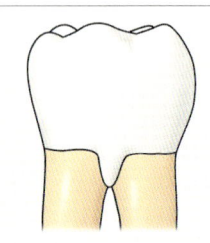

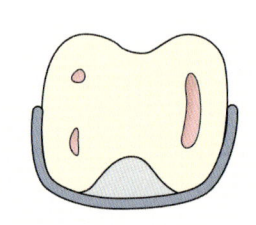

a 短いルートトランク　b 深く侵入したエナメル突起　c 凹凸が明瞭なルートトランク

そのほかに，髄床底での副根管の存在，根の形態，歯髄の有無なども関係している．

図 15-10a ルートトランクが短い場合，分岐部がメンブレンのカラー部に近づくため，メンブレンがいったん露出すると，感染のリスクが高くなる．
図 15-10b エナメル突起が分岐部に深く入り込んでいると，その除去も困難になる．
図 15-10c ルートトランク部での凹凸が明瞭な場合，メンブレンを根面に密着させることが困難となり，カラー部より内部への感染の可能性が増大する．

ものは，37°以上のものより（242の骨内欠損をエックス線写真による測定にて評価している）平均1.5mm 以上のアタッチメントゲインが認められた（図15-8）．臨床結果と3壁性骨欠損の深さが関連していたが，欠損周囲の骨壁数による有意差がないという意見もある[51,54,117]．

分岐部病変においては，下顎の第一大臼歯と第二大臼歯は，同じようにGTR法に反応したが，上顎の臼歯部においては，分岐部の開口部位が結果を左右している．これは，清掃性の困難さと分岐部の複雑性によるデブライドメントの難しさが関係しているようだ[125]．入り組んだ洞穴は掃除も行き届かないのだ．分岐部の場合も，とくに欠損部の垂直的高さがその結果に大きく影響する[126]．もちろん欠損の形態のみならず，その分岐部の存在と大きな関係をもつルートトランクの長さにも予後の違いがある．ルートトランクが長い短足の歯においては，ヘミセクションや歯根分割といった処置より，GTR法のほうが好ましい結果を生む可能性が高い（図15-9）．

[3．GTR 法の手技と治癒期間]

分岐部のお掃除は，GTR法の成否にかかわる最重要事項である．下顎大臼歯の分岐部の入り口は，多くのケースにおいて，標準的なグレーシーキュレットの直径（1.0mm）よりも小さい[123]．そのうえ，根面にはしばしば深い凹面があったり，エナメル突起があったりと，そのお掃除の邪魔者が多く存在し，環境整備を困難にしている（図15-10）．

[骨移植剤の効果]

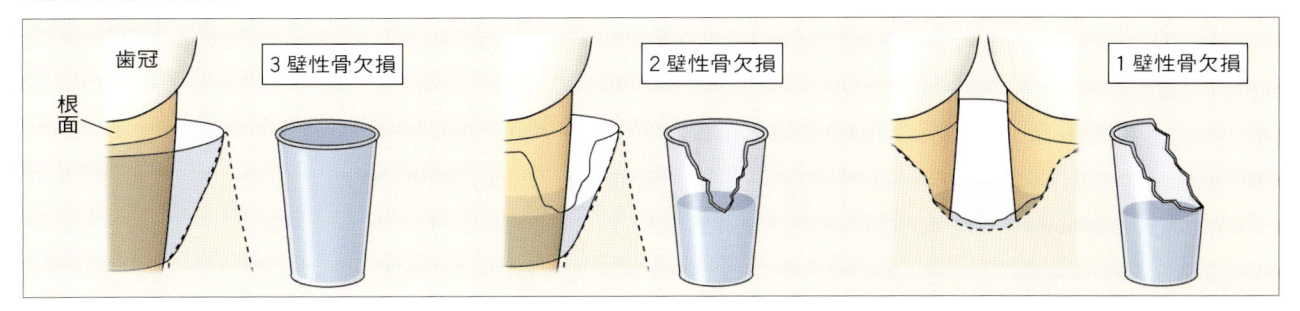

図 15-11a 以下の形のコップに砂（血餅）だけを溜めようとしても，破折面の底部付近までしか溜めることはできない．つまり，骨の再生も最も低い骨壁に合わせて生じることが理解できる（コップは根面も一面として考えている）．

図 15-11b 骨壁のどこかを失った（2壁性，1壁性）だけで，再生の条件が急に不利になってしまう．これを補う意味でも，小石（移植材）を併用したほうが，血餅（砂）が保持されやすくなり，再生の可能性を有利にする．

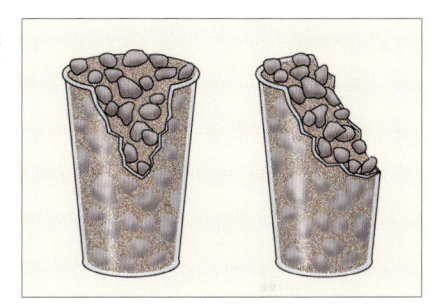

メンブレンの露出は，GTR法の70〜80%に生じる主な合併症である[23,36,54,127,130]．口腔内に露出したメンブレンは，細菌により汚染され，アタッチメントの回復量が減少することが示されていることからも，メンブレンの露出を防ぐことはGTR法成功のための至上命令となる．しかし，フラップデザインを改良することにより5〜40%のメンブレンの露出が減少することも報告されている[128,129-133]．術部の感染は，術中のみならず治癒期間中にも起こる．再生療法への抗生物質の効果については今のところ示されていない[118,134-136]．

ちょっとコンセンサス㊿
* 臨床結果に影響を与える因子は，細菌感染・宿主の治癒能力・解剖学的特徴・手技である．
* 喫煙とプラークコントロールは治療結果に大きな影響を与える．
* 骨内欠損において歯根長軸と骨壁のなす角度が25°以下のものは，アタッチメントゲインの量が優位に大きい．
* メンブレンの露出は，GTR法の70〜80%に生じる主な合併症である．
* 再生療法への抗生物質の効果については，現在のところ示されていない．

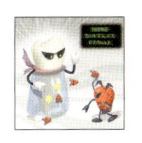

治療戦略における考慮点

骨壁数による有意差はないという報告があるものの[51,54,117]，血餅保持（再生の第一条件）のためには，骨欠損部位における骨壁が大きく関係していると考えられる．コップに小石と砂を入れる場合を想像してみよう．いったいどんな状態のコップにいちばんたくさんの小石と砂を入れることができるのか（図15-11）？誰だって，大きくコップのふちが欠けているものより，あまり欠けていないもののほうがよいことは容易に想像がつくだろう．小石を移植材，砂を血液（血餅）と考えると，コップの壁の形だけでなく，小石を砂と一緒に入れたほうが砂だけを使った場合よりコップの中を満たせる量が多くなることも容易に想像ができる．つまり，移植材を併用するほうが血餅単独で用いた場合より，効果的であると想像できる．さらに骨壁は，骨になる前駆細胞の供給源であるため，骨壁が多いほうが，再生の可能性が増加することがご理解いただけることと思う．

さらに歯肉弁の形成・扱いについても気を遣わなければならない．これは，大福にあんこを詰めるようなもの．大福の皮が薄くなればなるほど，中身が

【GTR法の治療の選択】

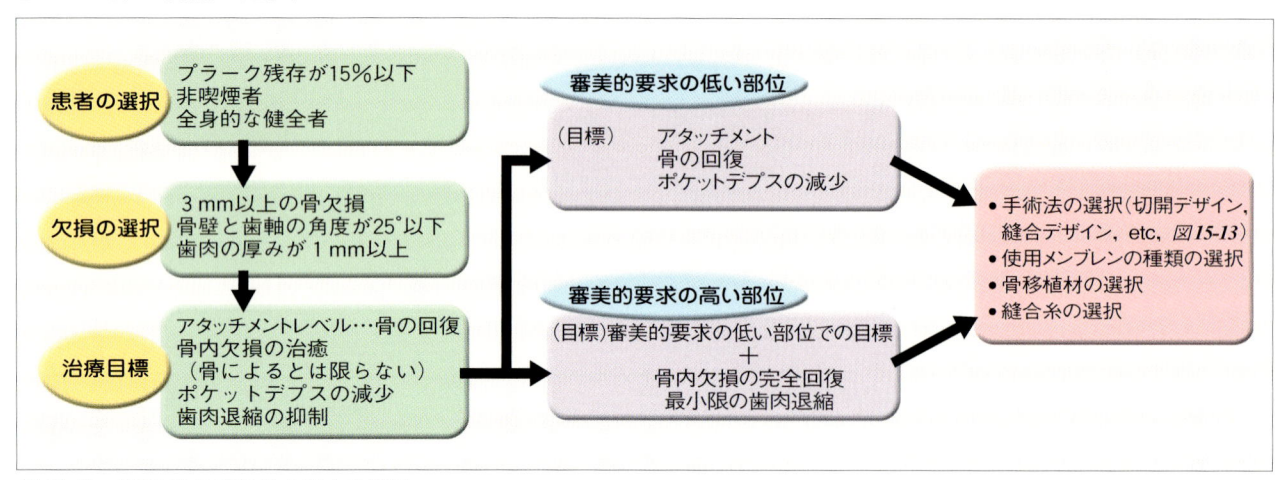

図15-12 GTR法の予知性を高める選択.

出やすくなってしまう(フラップを薄くしすぎて，フラップへの血液供給が減少し，フラップの壊死が起こり，移植材が流出する)．さらにあんこを詰め込みすぎて皮で包めない(移植材を過剰充填し，フラップをテンションフリーにて閉鎖することができない)場合もある．また，中にどんな種類のあんこを詰めるかも，大福の種類を左右する(移植材の選択により治癒が異なる)．したがって良い大福とは，程良い厚みの皮に良質のあんこを適量つめて，その填入口をきっちりと閉じてあるものである(適切な歯肉弁の厚みを確保しながら歯間乳頭を温存し，適切な移植材を欠損部に填入し，フラップをテンションフリーの状態で閉鎖する)．このとき，再生療法のすべての手技に共通していることだが，創部や根面のデブライドメント(感染物質と炎症性肉芽組織の除去)を徹底しなければならない．

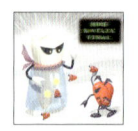

GTR法における症例の選択[113]

症例選択の手順を2つに分けて考える(図15-12).
1)(1)患者の選択，(2)欠損状態，(3)治療目標の設定
2)(1)審美的要求の低い部位，(2)高い部位
　第1段階(患者の選択)であるが，プラークや炎症の残存率が15％以下で，非喫煙者で，治療への理解度が高く，全身状態が健康な患者が最適である．第2段階(欠損の選択)は，残存骨壁の数に関係なく(3壁性が望ましいが)，エックス線写真上での骨壁と歯軸の角度が25°以下で，3mm以上の深い骨欠損，さらに歯肉の厚みが1mm以上あるものがよい．もちろん歯肉の厚みが不足していたら歯肉粘膜手術にて改善しておく．第3段階(治療目標の設定)が決まると，手術手技の選択が決定できる．当初の目標は
①臨床的アタッチメントレベル・骨の回復
②骨内欠損が満たされること
③ポケットデプスの減少
④最小限の歯肉退縮
である．

　この後，審美的要求度によってその他の治療目標を追加設定する．審美的要求の低い部位では，主たる治療目標は，歯周支持組織の回復とポケットデプスの減少で，あわよくば欠損の完全回復や最小限の歯肉退縮となる．したがって，治療効果が多少劣るとしても，単純で侵襲の少ない平易な手技を選択すべきである．これに対し，審美的要求の高い部位では最大限の臨床結果が要求されるため，治療目標は歯周支持組織の回復，欠損の完全回復，最小限の歯

【GTR法成功のための切開法】

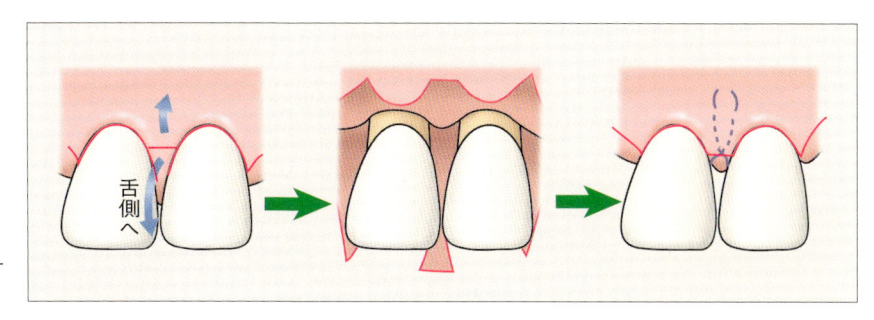

▶ 図15-13a　Modified Papilla Preservation Technique（by Dr. Cortellini）.

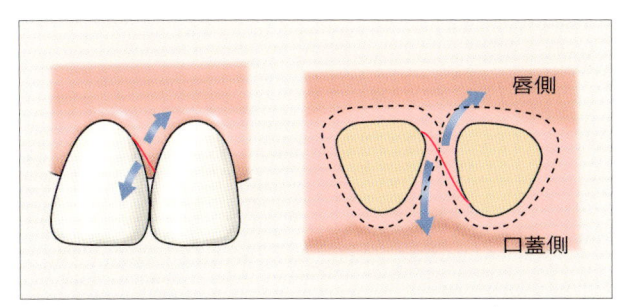

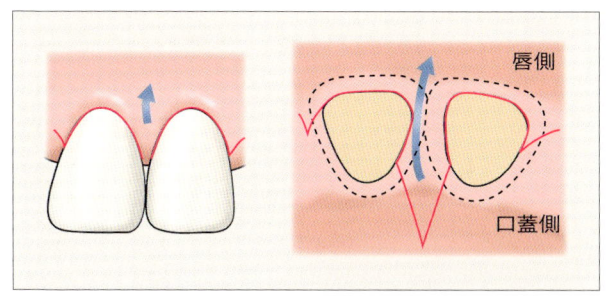

図15-13b　Simplified Pappila Preservation Flap（by Dr. Cortellini）.

図15-13c　Interdental Tissue Maintenance（by Dr. Murphy）.

肉退縮とポケットデプスの減少である．したがって，手術手技の難度が高くなっても，最も効果的な手技や材料の選択が戦略のなかで必要となる．

以上のように戦略が決まれば，戦術の検討を行う．戦術とはどう戦うかであるから，以下の点を検討する．
① 歯間乳頭に関連した歯間部欠損へのアクセス方法（切開のデザイン）
② メンブレンの種類や移植材の使用の可能性
③ フラップの一次閉鎖を獲得するための縫合手技
④ 非吸収性メンブレン除去時の再生組織の保護法

もちろん戦術の決定には戦う場の地形（解剖学的形態）にも十分配慮する必要がある．

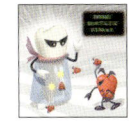

GTR法における注意点

上皮の主たる重要な役目は，生体内部を外界から守ることである．創ができた場合，その創部を閉鎖して生体内部に感染が及ばないようにしている．しかし，GTR法は，フラップ形成という創をつくり，骨面（欠損空隙を含む）とフラップ内面の間にGTR膜（遮断膜）を設置し，上皮の侵入を防ぐことによって，創の閉鎖が意図的に起こらないようにしているのだから，内部への感染は起こりやすいことになる．またミクロ的にみてみると，凸凹の根面と遮断膜の間の間隙を細菌が侵入できないレベルでシールドすることが困難である．そのうえ，口腔内という感染と背中合わせの環境のなかに存在することになる．さらに通常GTR法に用いる膜は，非常に小さな穴のあいたポーラスな（多孔質：フラップへの骨面や歯根膜からの栄養供給を考慮し，遮断膜には無数の小孔があいている）膜を用いるのであるから，とくに注意を要する．

通常，骨欠損部へ骨移植などを行った場合，移植部への新生血管の進入は3〜5日で開始されるといわれている．これを考慮すると，新生血管が形成される前に骨欠損部内へ感染が起こるといった処置は，アウトになってしまう．したがって，どのような治療を行うにしても，新生血管のネットワークが確立されるまでは是が非でも創内部の血餅を保持しながら，細菌の侵入が起こらないように死守しなければならない．以上のことを考慮しながら，GTR法を成功させるポイントを考えてみたい．

[やってはいけない!!]

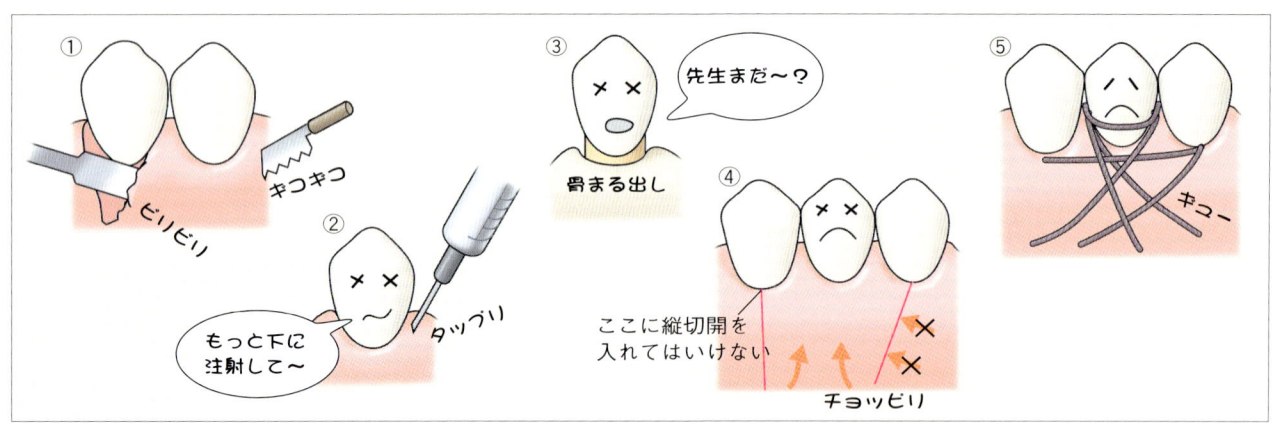

図15-14 ①切れないメスで切開したり，乱暴な剥離をしてはいけない．②必要以上の麻酔薬を使ってはいけない．③手術時間が長くなりすぎてはいけない．④血液供給と審美を無視した切開ラインを設定してはいけない．⑤縫合糸で縛りあげてはいけない．

Point 1

フラップを壊死させてはならない（図15-13, 15-14）

　フラップが壊死すればGTR膜の露出につながり，創内部への感染の危険性が高まり，再生量にも大きく影響する．さらに，本来存在した歯肉のボリュームを喪失し（角化歯肉も同様），治癒後の歯根露出を招く可能性も同時に生じる．では，フラップの壊死がどういう理由で生じるのか検討してみる．

①手術手技が，暴力的でフラップへのダメージが大きい場合

　創面のアダプテーションが適切で，一次治癒が起こるようにきれいに切開することは，創傷の治癒を考えるうえで，疑問の余地がない．また，フラップの剥離も骨膜がズタズタに引き裂かれるような剥離（フラップへの血液供給を支えている血管がダメージを受ける）を避け，丁寧に剥離する．

②投与した麻酔剤（とくにエピネフリンの含有量が多い場合）の量が必要以上に多かった場合

　フラップを形成するような観血的処置を行う場合は，術野の確保を得るために出血のコントロールも必要であるため，エピネフリン含有の麻酔剤を用いる場合が多い．必要量以上の投与を行うと，フラップへの血流の回復が遅れるために，フラップが壊死する可能性が生じる．

③手術時間が長くなりすぎた場合

　手術時間が長くなると，骨面やフラップの内面が外界にさらされている時間も長くなり，創部全体のダメージが大きくなる．さらに，これに伴い麻酔剤の量も増えるため，フラップが壊死したり，創部への血流再開までの時間も延長したりするため，再生失敗のリスクを拡大するおそれが増加する．

④血液供給を無視したフラップデザインを設定した場合

　通常のフラップオペに比べ，骨面をメンブレンで覆い，骨面からの血液供給を遮断（これぞ遮断膜）するのであるから，フラップへの血液供給を無視したデザインは，GTR法においては，フラップの壊死という恐怖に直面することとなる．

⑤縫合時のフラップにテンションがかかっていた場合

　フラップのテンションを十分に除去せずに，やみくもにフラップを閉じようとしてギュウギュウに縫合糸で締め上げると（焼豚をつくるのではないのだから），フラップが切開部で裂開し，メンブレンが露出してしまう．創は糸で閉じるのではなく，フラップが開かないようにそっと止めておくだけである．このときの縫合法も，フラップの先端が貧血に陥らないように気をつける．

Point 2

創部（骨欠損内）のデブライドメントを十分に行う

根面や骨面から細菌や異物，そして再生の障害となる結合組織を十分にデブライドメントした後，汚染物質をよく洗浄し，血流の存在しない根面にクエン酸，EDTA や抗生物質（テトラサイクリン）などで処理を行い，少しでも再生にとって有利な環境を提供することは重要である．さらに，十分にデブライドメントされ，骨欠損内に血餅が溜まると暫間的な基質となり，しっかりした足場を形成するための線維芽細胞や血管の形成のための足場としての役割を果たす．

こうして肉芽（granulation tissue）が形成されると，血管の周囲から未分化間葉細胞が骨芽細胞に分化し，骨の再生が始まる．したがって，血餅中に血管のネットワークが完成される前に感染が起こると，再生は期待したようには起こらないことになる．

Point 3

適応症，非適応症の判断を誤らないようにする

どんなに良い材料や技術を用いても，それが非適応症の場合，その症例は失敗に終わることになる．GTR 法は適切な症例の選択がうまくいけば，かなりテクニックセンシティブな手技ではあるが，あくまでも術者が骨や付着器官をつくっているのではなく，生体に再生させる環境を提供して生体の治癒能力にまかせているのである．したがって，そのような環境を提供できるような症例であるかどうかの適否の判断が重要となる．

Point 4

組織再生のメカニズムをよく理解しておく

再生療法を行ううえで骨移植材を用いる場合，われわれが直面する問題は，何かを入れるべきなのか，それともそのまま何も入れずにおいておくべきなのか，ということで，誰もが迷うことだろう．でも，それは材料のブランド名や有名な先生が言った材料だからという理由で選択するのではなく，術者自身が何をどのように再生させたいのかよく考えて，その結果を得るための治癒のメカニズムのなかで選択していくべきだろう．とくに臨床においては，直面するすべての症例の条件が異なるのだから，なかなかマニュアルに当てはめて手術を行うことが難しくなる．そんなときこそ，『イラストで語るペリオのためのバイオロジー』や本書を紐解いてほしい．

ちょっとコンセンサス(51)

* すべての歯周外科処置において，創部および根面のデブライドメントは最重要事項である．
* 症例選択の手順は２つの段階（第１段階：患者，欠損状態，治療目標，第２段階：審美的要求の度合い）に分けて考えると明確化しやすい．
* 再生療法の成功は，フラップを壊死させない，デブライドメントを徹底する，適応・非適応症の判断を誤らない，組織再生のメカニズムをよく理解することによって達成される．

以上のポイントに気をつけ，基本的な手技を遵守すれば，あとは生体の治癒能力に身を任せて待っているだけである．以上，３章にわたって再生療法について治癒を中心にレビューしてきたが，読者の先生がたの明日の臨床の一助となれば幸いである．

表 15-1　非吸収・吸収性膜を用いた GTR における臨床研究.

文献	遮断膜の種類	n	臨床的アタッチメントゲイン	SD	1年後のプロービング値	SD
Becker, et al[23]	Expanded polytetrafluoroethylene	9	4.5	1.7	3.2	1
Chung, et al[28]	Collagen	10	0.6	0.6		
Handelsman, et al[40]	Expanded polytetrafluoroethylene	9	4	1.4	3.9	1.4
Quteish, et al[49]	Collagen	26	3	1.5	2.19	0.44
Selvig, et al[50]	Expanded polytetrafluoroethylene	26	0.8	1.3	5.4	
Proestakis, et al[48]	Expanded polytetrafluoroethylene	9	1.2	1.3	3.5	0.88
Kersten, et al[41]	Expanded polytetrafluoroethylene	13	1	1.1	5.1	0.9
Becker, et al[21]	Expanded polytetrafluoroethylene	32	4.5		3.88	0.26
Cortellini, et al[16]	Expanded polytetrafluoroethylene	40	4.1	2.5	2	0.6
Falk, et al[37]	Polymer	25	4.5	1.6	3	1.1
Laurell, et al[44]	Polymer	47	4.9	2.4	3	1.4
Cortellini, et al[30]	Rubber dam	5	4	0.7	2.4	0.5
Cortellini, et al[33]	Expanded polytetrafluoroethylene	15	4.1	1.9	2.7	1
	Titanium-reinforced expanded polytetrafluoroethylene	15	5.3	2.2	2.1	0.5
Al-Arrayed, et al[20]	Collagen	19	3.9		2.5	
Cortellini, et al[31]	Expanded polytetrafluoroethylene	14	5	2.1	2.6	0.9
	Expanded polytetrafluoroethylene	14	3.7	2.1	3.2	1.8
Mattson, et al[45]	Collagen	13	2.5	1.5	3.6	0.6
	Collagen	9	2.4	2.1	4	1.1
Cortellini, et al[32]	Expanded polytetrafluoroethylene	11	4.5	3.3	1.7	
	Expanded polytetrafluoroethylene	11	3.3	1.9	1.9	
Mellado, et al[46]	Expanded polytetrafluoroethylene	11	2	0.9		
Chen, et al[26]	Collagen	10	2	0.4	4.2	0.4
Cortellini, et al[17]	Expanded polytetrafluoroethylene	12	5.2	1.4	2.9	0.9
	Polymer	12	4.6	1.2	3.3	0.9
Tonetti, et al[52]	Expanded polytetrafluoroethylene	23	5.3	1.7	2.7	
Becker, et al[22]	Polymer	30	2.9	2	3.6	1.3
Kim, et al[43]	Expanded polytetrafluoroethylene	19	4	2.1	3.2	1.1
Gouldin, et al[39]	Expanded polytetrafluoroethylene	25	2.2	1.4	3.5	1.3
Murphy[47]	Expanded polytetrafluoroethylene	12	4.7	1.4	2.9	0.8
Cortellini, et al[34]	Polymer	10	4.5	0.9	3.1	0.7
Falk, et al[38]	Polymer	203	4.8	1.5	3.4	1.6
Caffesse, et al[25]	Polymer	6	2.3	2	3.8	1.2
	Expanded polytetrafluoroethylene	6	3	1.2	3.7	1.2
Kilic, et al[42]	Expanded polytetrafluoroethylene	10	3.7	2	3.1	1.4
Benque', et al[24]	Collagen	52	3.6	2.2	3.9	1.7
Christgau, et al[27]	Expanded polytetrafluoroethylene	10	4.3	1.2	3.6	1.1
	Polymer	10	4.9	1	3.9	1.1
Cortellini, et al[35]	Polymer	18	4.9	1.8	3.6	1.2
Tonetti, et al[51]	Polymer	69	3	1.6	4.3	1.3
Cortellini, et al[29]	Polymer	23	3	1.7	3	0.9
平均値		943	3.86	1.69	3.35	1.19

1998年ごろまでに出された代表的な GTR に関する代表的な論文(Cortellini P, et al[113]より).

第16章
ペリオのリスクファクター
ペリオと全身疾患とのかかわり

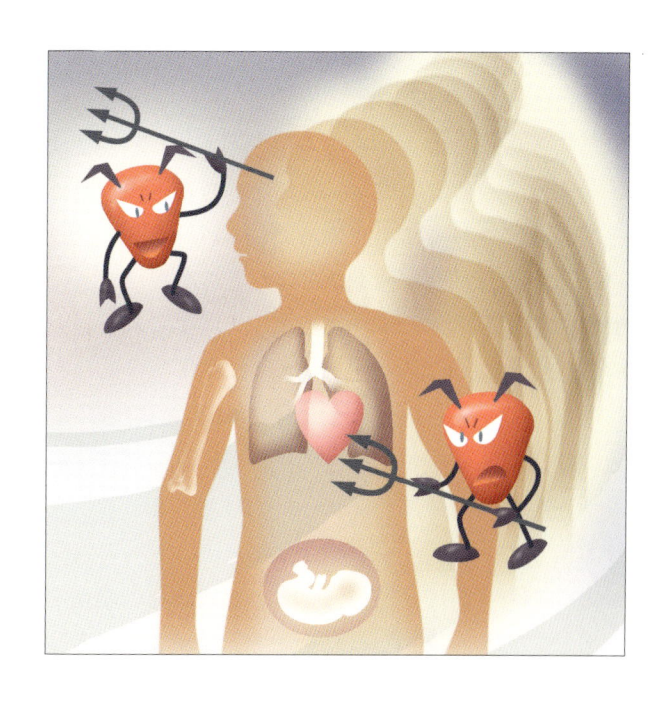

タイトルイメージイラスト
　歯周病菌は，どれほど全身にも悪影響を及ぼしているのだろうか？

ペリオのリスクファクター
ペリオと全身疾患とのかかわり

　この章では，ペリオのリスクファクターについてまとめ，最終章となるメインテナンスに関するレビューへのつなぎとする．歯周病の発症を考えても，また，歯周病の再発を防ぐためにも，ペリオのリスクファクターを整理することは必要である．さらに，近年注目されているペリオと全身疾患とのかかわりについてもレビューしていこう！

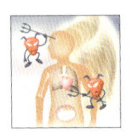

なぜリスクファクターを考えなければならないのか？

　歯周病は，口腔内の歯周病原性細菌による感染症であり，私たちの身体を守るはたらき（免疫力）とこれら細菌の活動とのバランスが崩れたときに，歯周組織が破壊される疾患である（図16-1）．そして，この細菌と私たちの身体を守るはたらきのバランスに，影響を与える修飾因子が複数あると考えられてきた．図16-2に示したように，私たちの身体を守るはたらき（免疫力）を弱める修飾因子（図中の風船）と，歯周病原性細菌の定着を間接的に高めたり，その活動を活性化したりする修飾因子（土嚢）を考えることになる．

　ところで，歯周治療の基本は，歯周病原性細菌を除去し，細菌が蓄積しにくい口腔内環境に整備していくことである．しかしながら，歯周病原性細菌を完全に除去することは，口腔内という環境を考えると難しいし，たとえ完璧に駆除できたとしても，歯周病原性細菌が口腔内に再定着をきたす可能性が十分考えられる．したがって，歯周病の原因の本体である歯周病原性細菌だけに着目するのみでは，いささか不十分で，これら細菌と私たちの身体を守るはたらきのバランスに影響を与える修飾因子にも，注目しておかなければならない．そして，これらの修飾因子を除去していく（除去できなくてもある程度コントロールしていく）ことも，歯周治療の1つとして考えておかなければならない問題である（表16-1）．このような修飾因子を，歯周病のリスクファクターとよんでいる．

　また，図16-2とは別な観点からもリスクファクターを説明してみよう．ここで，第8章に登場したOffenbacher先生のペリオの病因論を示したチャートに再登場してもらおう（図16-3）．このチャートを用いれば，サイクルをより多く回すように作用させる因子こそが，歯周病のリスクファクターである，と説明することもできる．こちらのほうが，機能的な説明でわかりやすいかもしれない．

【歯周病の進行】

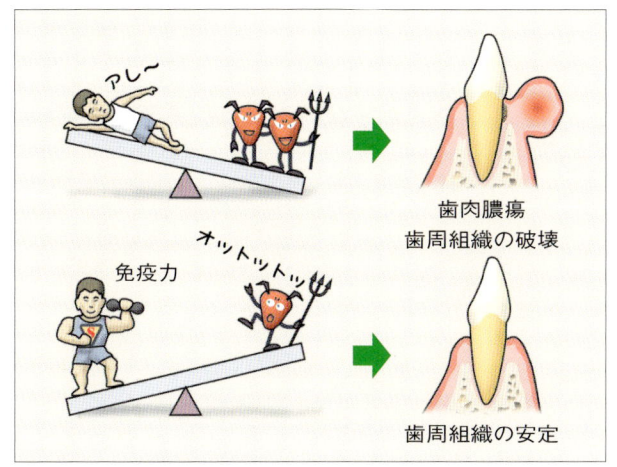

図16-1 宿主の免疫力が低下すれば，歯周組織が破壊される．

表16-1 歯周治療の原則．
①炎症のコントロール 　・プラークの除去 　・プラークコントロールしやすい，抵抗力のある局所環境の整備 ②咬合のコントロール ③リスクファクターの除去

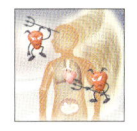

リスクファクターの定義と研究の方向性

　さて，いよいよペリオのリスクファクターの中身の話に入ることにしよう．その前に，リスクファクターの言葉の定義をしておこう．厳密には，リスクファクターとは，ある一定期間に一定の集団を追跡調査し，どのような要因が疾患の進行に影響を与えているのかを調べていく縦断的研究(longitudinal study)によって確認された因子をいう．

　現在までのところ，ペリオのリスクファクターに関して縦断的な研究結果を報告している論文はまだまだ少ない．結構長期間にわたっての追跡調査が必要となってくるため，結果をだすまでに膨大な労力と時間がかかるので，まだ少ないのである．したがって，ある時期のある集団で，疾患の重篤度を比較調査することにより(これを横断的研究：cross-sectional study という)，疾患の進行に影響を及ぼすと思われ

【ペリオのリスクファクター①】

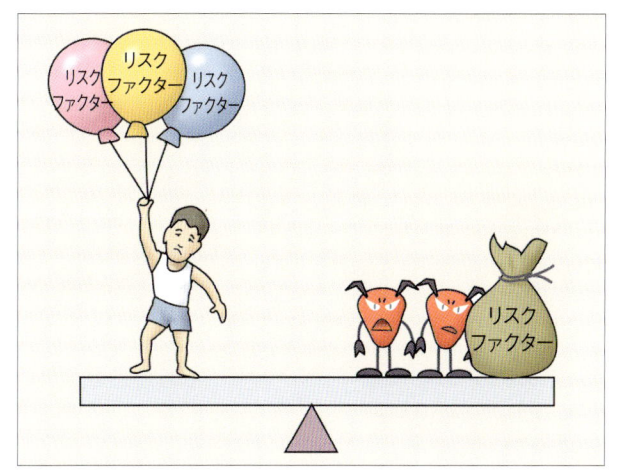

図16-2 宿主の免疫力を弱めたり，歯周病原性細菌の定着を高めたりする修飾因子をリスクファクターという．

【ペリオのリスクファクター②】

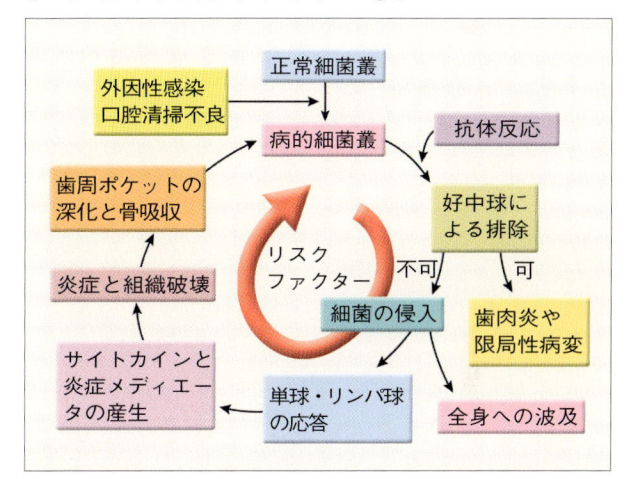

図16-3 歯周病の病因を示す環をより回転させる因子こそがリスクファクターであるといえる(Offenbacher S：Ann Periodontol，1996[1]より引用改変)．

る因子を検索していく論文が多い．

　このようにして得られた要因は，リスクインディケーターとよばれ，先のリスクファクターとは厳密に区別しなければならないとされている．しかしながら，現状ではリスクインディケーターもリスクファクターという用語で代表して使用している場合が多い．この章のレビューでも，これら２つの用語をひとまとめにして，リスクファクターと表記して話を進めさせていただく．

　リスクファクターの研究の方向性は，大きく２つに分けられる．１つは，歯周病を引き起こすリスク

[ペリオと全身疾患とのかかわり]

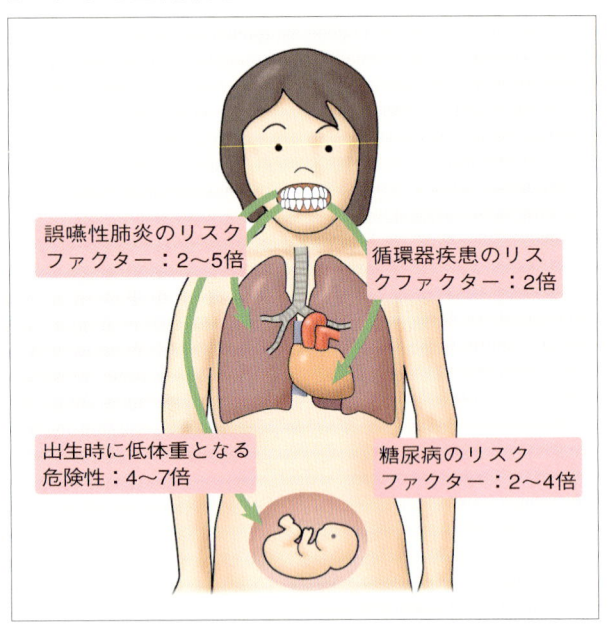

図16-4 ペリオは全身疾患に影響を及ぼしている．ペリオと全身疾患との関係の検討には，リスクファクターにさらされている集団とさらされていない集団とを比較し，そのリスクファクターによる疾病罹患の危険度が何倍高いかを示すオッズ比がよく用いられる．

図中：
- 誤嚥性肺炎のリスクファクター：2〜5倍
- 循環器疾患のリスクファクター：2倍
- 出生時に低体重となる危険性：4〜7倍
- 糖尿病のリスクファクター：2〜4倍

を高める因子(歯周病のリスクファクター)をみていくものである．もう1つは，逆に歯周病が別のどのような全身疾患のリスクファクター(歯周病がリスクファクター)となっている可能性があるのかをみていくものである．

とくに，最近になって，後者の研究が注目され，冠状動脈性心疾患[2-18]，誤嚥性肺炎[19-23]，低体重児出産[24-30]などの疾患への歯周病の関与が報告されてきている．マスコミなどでも取り上げられており，患者さんから尋ねられることもおありだろう．しかし，後者の研究は，近年始まったばかりであり，横断的研究がまだまだ多いのが現状である．したがって，どれくらい他の疾患にペリオが影響を及ぼすのかを示した倍率(オッズ比：図16-4)は，歯周治療に対する患者へのモチベーションには使用できるかもしれないが，真の値を示していない可能性があることにわれわれ歯科医師は注意しなければならない．今後，縦断的研究が次々と報告されていくと思われるので，ペリオがどれくらい他の全身疾患に影響を及ぼしているのかが，本当に明らかにされていくことになるだろう．

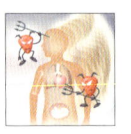

ペリオのリスクファクター

では，具体的にペリオのリスクファクターをみていこう．ペリオのリスクファクターのまとめ方には，2通りある．
①先天的リスクファクター
②後天的リスクファクター
の2つに大別する方法と，
①病因因子(局所因子)
②生体因子(全身的因子)
③環境因子(外的因子)
の3つに分類する方法である．

先天的リスクファクターとは，文字どおり「生まれながら」にして，ペリオに罹患しやすい体質を指す．たとえば，マクロファージが私たちの身体の中に侵入してきた外来異物をどれくらいの強さで認識するかなどというものを指す．このような生まれつきのマクロファージの反応性は，後者の分類方法では生体因子(全身的因子)に分類される．ここ数年，ペリオの世界では，この先天的リスクファクターを検索するのがブームとなった．表16-2に先天的リスクファクターを測定しようと，試みられた要因を列挙した．しかし，残念ながら，これまでにペリオに先天的に罹患しやすいことを明確に評価しうる因子はみつかっていないのが現状である．第7章でも述べたように，これからは複数の因子を総合的に評価して，歯周病の易罹患性を判定していくことが試されることだろう．やっぱり，先天的なペリオのリスクファクターを評価するのは，かなり難しそうである．

さて，ここで表16-3をみていただこう．こちらの表は，①病因因子(局所的因子)，②生体因子(全身的因子)，③環境因子(外的因子)，の3つに分類したペリオのリスクファクターをまとめたものである．とりわけ，これらのリスクファクターのうち，喫煙と糖尿病とは，ペリオの進行・重篤度との関係が数

多くの研究者らによって精力的に調べられ，科学的に立証されている．また，近年，硬組織疾患である骨粗鬆症が同じく硬組織の破壊をもたらす歯周病のリスクファクターになるのではないかと注目されている．ここからは，喫煙，糖尿病，骨粗鬆症について詳しくレビューしていくことにしよう．

> **ちょっとコンセンサス52**
> * ペリオのリスクファクターを整理し，それらを取り除いたり，制御することも歯周治療の大きな柱のひとつである．
> * 個々のペリオのリスクファクターが歯周病の発症，進行に対してどれくらいのかかわりをもっているかを示す指標としてオッズ比がよく用いられる．
> * 正しいオッズ比を追究するためには，十分にコントロールされた無作為化対照化試験，前向きの縦断的研究がなされていることが望まれる．
> * 研究期間が長期にわたる縦断的研究報告が，まだまだ数少ないので，今後の研究報告を注意深く待つ必要がある．

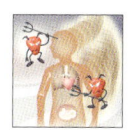

喫煙とペリオ

喫煙がペリオのリスクファクターになることは，いまや多くの歯科医師や患者さんも知っていることである．なんと，この4年間に200もの喫煙とペリオに関する研究報告がなされている．

1）喫煙者である歯周病患者に認められる特徴

最近は，健康志向が高まってきて，喫煙している人でも喫煙の本数が減ってきたり，ニコチン量が比較的少ない銘柄を選んで喫煙を楽しむ人も多くなってきている．しかしながら，日頃診療を行っていると，タバコの影響を受けているなと思われる患者と遭遇することもある．

ご存知のように，このような患者では，歯の着色，歯肉のメラニン沈着，線維性の歯肉の肥厚が認められる．これまでの歯周病研究報告でも，喫煙者である歯周病患者は，非喫煙者の歯周病患者と比

表16-2　ペリオの感受性を増大させるとみられた遺伝的要因．
- 食細胞の食機能異常
- IgG_2産生能低下
- $Fc\gamma R$ 多型性
- $TNF-\alpha$ 多型性
- 単球・マクロファージの機能の変化
- IL-1 多型性
- PGE_2 合成酵素（cyclooxygenase I）
- HLA
- ビタミンD受容体

表16-3　ペリオのリスクファクター．

①病因因子（局所的因子）
　口腔清掃不良
　歯周病原性細菌
　　Porphyromonas gingivalis
　　Actinobacillus actinomycetemcomitans
　　Tannerella forsythensis（旧名 *Bacteroides forsythus*）
　　Prevotella intermedia
　　Fusobacterium nucleatum
　　Eikenella corrodens
　　Campylobacter rectus
　　Treponema denticola
　咬合性外傷
　ブラキシズム，クレンチング，タッピング
　不良補綴物
　歯列不正
　歯の解剖学的形態
②生体因子（全身的因子）
　年齢
　人種
　体質（遺伝的因子）
　　ヒト白血球抗原（HLA）
　　IL-1
　　$Fc\gamma$レセプター
　遺伝病
　　Papillon-Lefevre 症候群
　　低アルカリフォスファターゼ血症
　免疫学的異常
　　Chediak-Higashi 症候群
　　白血球接着異常症
　　好中球減少症
　ホルモン分泌異常
　糖尿病
　骨粗鬆症
③環境因子（外的因子）
　喫煙
　ストレス
　定期的な歯科の受診
　栄養のバランス
　規則正しい生活
　社会経済的環境

[喫煙の影響を受けていると思われる歯周炎]

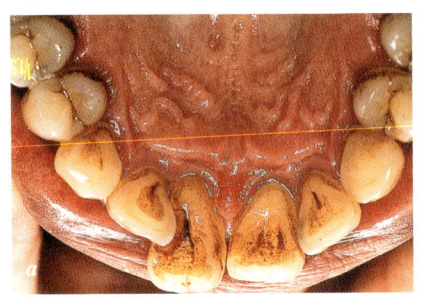

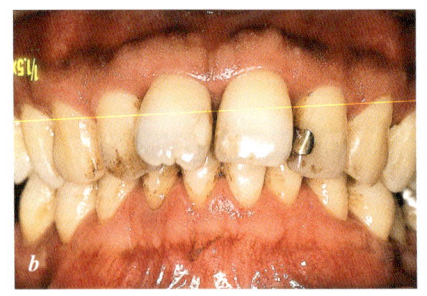

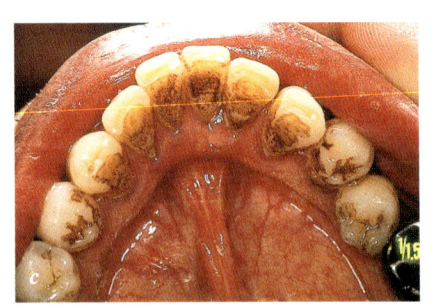

図 16-5a～c　表 16-4 の一例.

表 16-4　喫煙関連性歯周炎の特徴.
- 角化や線維化が亢進.
- 進行度のわりに発赤・腫脹が少ない.
- プラークや歯石の沈着量と重篤度との関連が弱い.
- 発症・進行が比較的早い. そのため, 同年齢の非喫煙者に比べて比較的重症.
- ポケットはとくに前歯部や上顎臼歯部口蓋側に多い.
- 前歯部の歯肉退縮が多い.

べて plaque index が高いものの, 出血部位は少ないことが示されている[31]. 一般に, 喫煙者では歯肉の炎症の兆候が歯肉表面に現れにくいというわけだ. 歯肉表面に炎症所見が現れにくいので, 患者さんが歯周病だと認識することが遅れてしまい, したがって重症の歯周炎となってはじめてわれわれの歯科医院に来られることとなってしまうのである. また, 歯槽骨の吸収が非喫煙患者に比べて有意に起こっているとの報告も多い[32-36]. Haffajee and Socransky の報告[37]のように, とりわけ上顎口蓋側において喫煙患者では顕著なアタッチメントロスが認められることが多いことが知られている(表 16-4／図 16-5a～c).

2) 喫煙が歯周ポケット内の細菌叢に及ぼす影響

喫煙によって, 歯周ポケット内の細菌叢には何らかの変化が認められるのであろうか? この疑問に対し, Preber, et al[38]は, 83人の喫煙者と62人の非喫煙者の歯周病患者において, 6 mm 以上の歯周ポケット内からプラークを採取し, そのなかの *Actinobacillus actinomycetemcomitans*, *Porphyromonas gingivalis*, *Prevotella intermedia* の出現を比較して調べても, 両群の間に差はなかったと報告し

ている. また, 33人の喫煙者と31人の非喫煙者の歯周病患者とを比較して, DNA-hybridization 法を用いて, *P.gingivalis*, *P.intermedia*, *Prevotella nigrescens*, *Bacteroides forsythus*(最近 *Tannerella forsythensis* と改名された), *A.actinomycetemcomitans*, *Fusobacterium nucleatum*, *Treponema denticola* など計12種類の細菌を調べたところ, 両群に差はなかったとの報告[39]もある.

これらの報告に対して, 上顎の 5 mm 以上の深いポケットから採取したプラークを研究対象とした場合には, *T. forsythensis*, *P. nigrescens* の出現頻度が, 喫煙している歯周病患者で高いとの報告[37]がある. そして, このことは, 183人の喫煙歯周病患者を対象にした研究で, 5 mm 以上の歯周ポケットが主に認められる部位が, 頻繁に喫煙する頻度が高い患者においては, 上顎前歯部, 小臼歯部でより高い頻度で認められるようになる結果[40]に通じており興味深い.

喫煙によってポケット内の細菌叢が変わるのかどうかは, これまでの研究では明らかにはなっていないが, 細菌叢が変わるとしても, 5 mm 以上の深い歯周ポケットに限られるのではないかと考えられている.

3) 喫煙がどれだけペリオのリスクを向上させているか?

155人のストックホルム市民を対象にした研究では, 喫煙者は, 2.5倍ペリオに罹患しやすいと報告[33]されている. また McGuire and Nunn の報告[41]では, 14年間のメインテナンス療法期間において歯を喪失

[ペリオと喫煙]

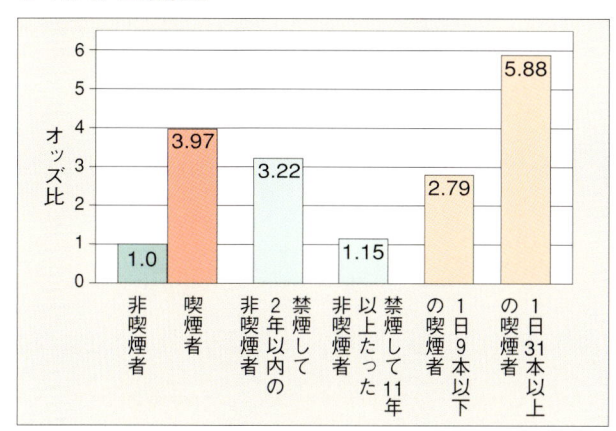

図 16-6 喫煙の本数や禁煙期間によるオッズ比の変化. 禁煙して11年経たないと, 健常人(非喫煙者)がペリオに罹るリスクまで下がらない(Tomar SL and Samira A：J Periodontol, 2000[42]のデータより作図).

[喫煙とインプラントの失敗率との関係]

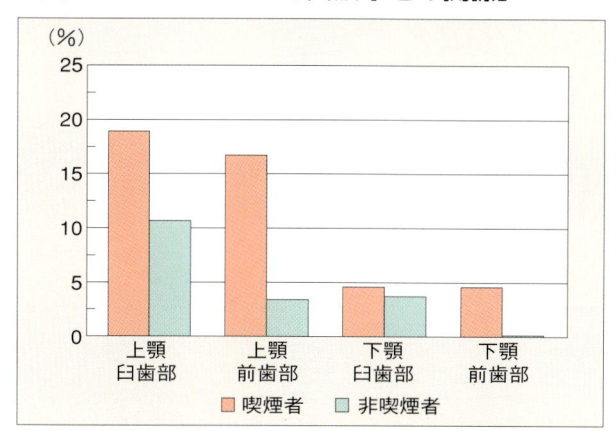

図 16-7 喫煙者のインプラント失敗率は, 非喫煙者と比べて高く, とくに上顎においてその傾向が著明である(Bain CA and Moy PK：Int J Oral Maxillofac Implants, 8：609, 1993[50]. より改変引用).

する危険性は, 喫煙者では非喫煙者と比較して2.9倍高いことが明らかにされた. さらに, IL-1遺伝子多型陽性者では, 歯を喪失する危険性が非陽性者より2.7倍高いが, IL-1遺伝子多型陽性者でかつ喫煙者では, 7.7倍高くなることが判明した.

Tomar and Samiraの報告[42]では, 第3回米国国民健康栄養調査の結果を分析し, 喫煙者は非喫煙者に比べ3.97倍ペリオに罹患しやすいとされている. また, 禁煙して2年以内の人は3.22倍, 禁煙して11年以上経った人は, 1.15倍ペリオになりやすいことが明らかにされた. さらに, 1日9本以下の喫煙では2.79倍に, 31本以上の喫煙では5.88倍高いリスクとなることが明らかにされている(図 16-6).

また, Ⅰ型糖尿病で喫煙すると, 9.73倍ペリオのリスクが高まるとの報告[43]がある. このことは, 免疫系の低下を誘導している全身疾患を呈している患者では, より強い姿勢で禁煙の指導もしていかなければならないことを示している.

4) 喫煙患者の歯周治療に対する反応性

喫煙は, 歯周治療やインプラント治療に対する反応を悪くすることが明らかにされている. 歯周治療では, 非外科療法[44,45]や, modified Widman flapを用いた外科療法[46], GTR法[47]やEmdogain®(EMD)[48,49]を用いた再生療法で, 治療効果が喫煙患者で低下することが報告されている.

また, 図 16-7 に示したようにインプラント治療では, 喫煙者で失敗率が高まることが明らかにされている[50-54]. Wilson and Nunnの報告[51]では, IL-1遺伝子多型陽性であることは, インプラントの失敗のリスクファクターにはならなかったが, 喫煙は2.5倍失敗を高める危険性があると報告している. また, インプラント埋入後の15年にわたる長期間の追跡調査において, 喫煙患者ではインプラント周囲炎による骨吸収が非喫煙者と比較して有意に認められたとの報告[53]もある. これらの研究結果から, 歯周治療やインプラント治療を行う場合, 禁煙を奨めることが大切になっていることがおわかりいただけると思う.

5) 喫煙による歯周組織破壊のメカニズム

実験的歯肉炎を引き起こさせ, 喫煙が歯肉局所の血流にいかなる影響を及ぼすのかを研究したところ, 血流の減少が認められたとの報告[55]がある. 主にニコチンの作用により血管収縮が起こり, 微小循環系機能の低下が起こると考えられている. また, ニコチンは好中球の走化性や貪食能を低下させ[56,57], マクロファージ, 単球のIL-1, TNF-α, PGE_2産生

[ペリオと糖尿病]

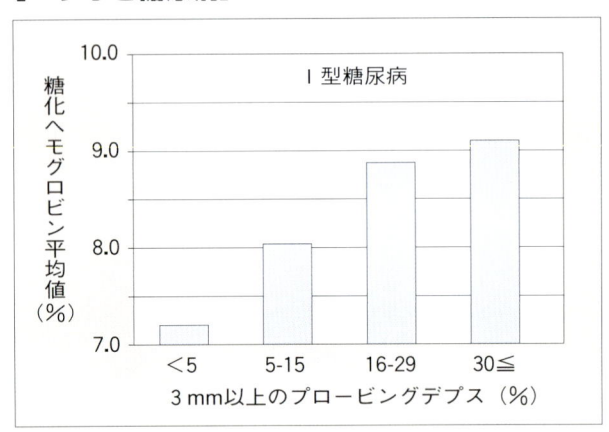

図16-8 I型糖尿病の若年者における歯周病の重篤度と糖化ヘモグロビンHbA1c量の相関．プロービングデプスが3mm以上である部位の割合は，糖化ヘモグロビンHbA1cの増加と有意な相関を示す（Grossi SG：Ann Periodontol, 2001[65]より改変引用）．

[糖尿病者と非糖尿病者における歯周病の重篤度比較]

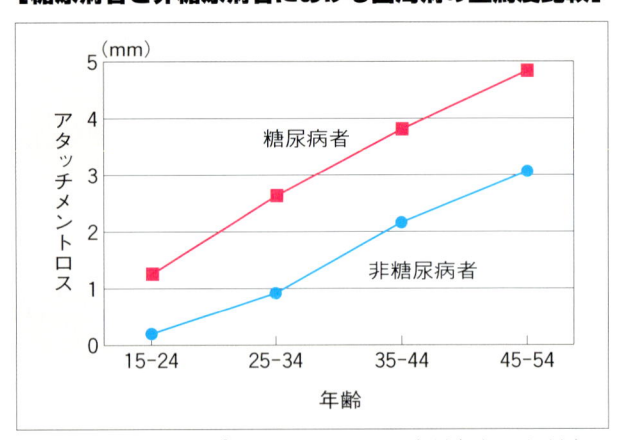

図16-9 1,342名のピマ・インディアンを対象とした研究．ピマ・インディアンはII型糖尿病が多いことで知られているが，糖尿病患者ではアタッチメントロスが大きくなっている（Emrich LJ, et al：J Periodontol, 1991[93]より改変引用）．

を誘導することが知られている[58,59]．さらに，リンパ球に関しては，歯周病菌に対する抗体産生が抑制されるという報告や，CD4陽性T細胞とCD8陽性T細胞のバランスが変化することが明らかとなっている[60,61]．要するに，局所の血流が悪くなるとともに，宿主の免疫応答が変化してしまい，ペリオのリスクファクターを高めることになる．

> **ちょっとコンセンサス㊸**
> * 喫煙により，歯肉局所の末梢微小循環機能の低下が生じるとともに，好中球やマクロファージの機能低下が起こると考えられている．
> * そのため，辺縁歯肉の線維化が認められ，歯肉表面には炎症兆候が現れにくい臨床所見を特徴とする．
> * 一日の喫煙量も問題となるが，喫煙を行っている期間もペリオのリスクファクターとして考慮すべきである．喫煙を止めたからといってその時からペリオのリスクファクターが減少するのではなく，10年近い長期間の禁煙期間をもってはじめて，ペリオのリスクファクターが消失してくることに注意すべきである．
> * 歯周外科処置や歯周組織再生療法，インプラント手術の術後成績にも喫煙の影響が認められる．

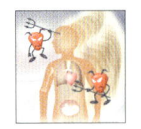

糖尿病とペリオ

こってりした食事の頻度が高くなり（多食），のどが渇いて（多渇），尿の回数が多くなる（多尿）．ご存知，糖尿病の3大症状である．厚生労働省の調査でも，690万人の糖尿病患者がわが国においても存在することが明らかとなり，米国における糖尿病罹患率6％前後とほぼ一致している．したがって，われわれが日常臨床を行っている間，知らず知らず糖尿病患者と比較的高い頻度で遭遇していることになるといえるだろう．糖尿病がペリオに影響を及ぼしていることは，ペリオの教科書にも記載されている．そう，昔からわかっていたことである．しかし近年，逆に歯周治療を施すことによって糖尿病患者の血糖値が改善したとの報告がある．果たして本当なのだろうか？

1）糖尿病がペリオに及ぼす影響

糖尿病には，インスリン依存性のもの，すなわちI型糖尿病と，生活習慣に起因してインスリン分泌が低下している，あるいはインスリンの感受性が下がっている（これをインスリン抵抗性があるという）II

[糖尿病による好中球の機能異常]

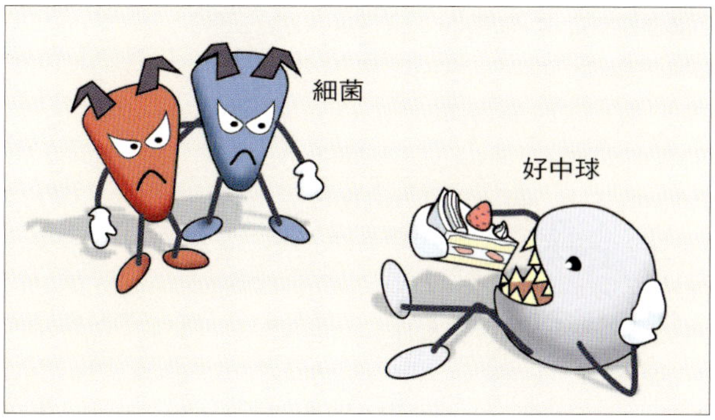

図 16-10　糖尿病患者の約半数に好中球の走化性や貪食能の低下が認められる．

型糖尿病がある（Ⅰ型，Ⅱ型糖尿病のほかに妊娠性の糖尿病などもあるが，ここでは省略させていただく）．90～95％はⅡ型であり，残り数パーセントがⅠ型である．

　Ⅰ型糖尿病を研究対象とした場合，糖尿病がペリオに悪影響を及ぼしている，すなわちペリオの罹患率，歯周組織の破壊の程度が増していると結論づけた論文がほとんどを占めている[62-86]（図 16-8）．また，Ⅰ型糖尿病は，ヒト白血球抗原（HLA抗原）とよばれる細胞表面についている「私の印」のようなもののうち，HLA-DR3，DR-4，または，異型接合体であるDR3/DR4と関連していることが報告されている[87-91]．すでに第7章でも述べたように，ペリオの易感受性とHLA-DR3，DR-4が関連しているといわれており，HLA抗原の共通した部位とそれぞれの疾患が関連しているのは興味深い．HLA-D抗原領域遺伝子は，単球の分泌するIL-1とTNF-αの分泌能に影響を及ぼしている領域であり，単球のサイトカイン産生に変化を与えることにより，Ⅰ型糖尿病を発症しやすくしているのではないかと考えられている[91]．

　一方，Ⅱ型糖尿病についてみてみよう．1990年，Nelson, et al[92]は，1,342名の米国原住民であるピマインディアンを対象とした研究調査を行った．ピマインディアンは，Ⅱ型糖尿病の罹患率が40％と高いことで知られており，調査対象として選ばれたのだ．図 16-9に示したように，すべての年齢層で糖尿病患者はアタッチメントロスが大きいことが示された．

そして，糖尿病患者では，2.6倍ペリオを発症するリスクが高かったと報告している．そのほかに，Ⅱ型糖尿病患者では，ペリオの発症リスクがEmrich, et al[93]は約3倍，Taylor, et al[94,95]は4倍高かったと報告している．また，Ⅱ型糖尿病患者を対象として血糖コントロールとペリオの関連性を調べた論文では，血糖コントロールが不良であるほど，重篤な歯周病の発症がみられたと報告したものがほとんどを占めている[94,96-98]．

2）糖尿病がペリオに影響を及ぼすメカニズム

　糖尿病がペリオに影響を及ぼすメカニズムは，
①好中球の機能の低下
②微小血管障害
③コラーゲンの合成抑制
④歯根膜細胞の機能異常
⑤最終糖化産物 AGE（advanced glycation end products）の炎症性組織破壊
の5つの機構が考えられ[62-66,99]，なかでも⑤のAGEの作用が近年注目されている[100-102]（図 16-10～12）．

　AGEは高血糖によって生体内のさまざまなタンパク質が，非可逆的に糖化されたものをいう．タンパク質が糖化を受けると（とりわけ，N-カルボキシルリジンが糖尿病患者の血漿や組織に蓄積するといわれている），血管壁や結合組織に沈着し，炎症反応を助長することがこれまでにわかっている．すなわち，糖化したタンパク質を排除しようと単球，マクロファージが作用し，IL-1などの種々のサイトカ

[糖尿病による血管基底膜への影響]

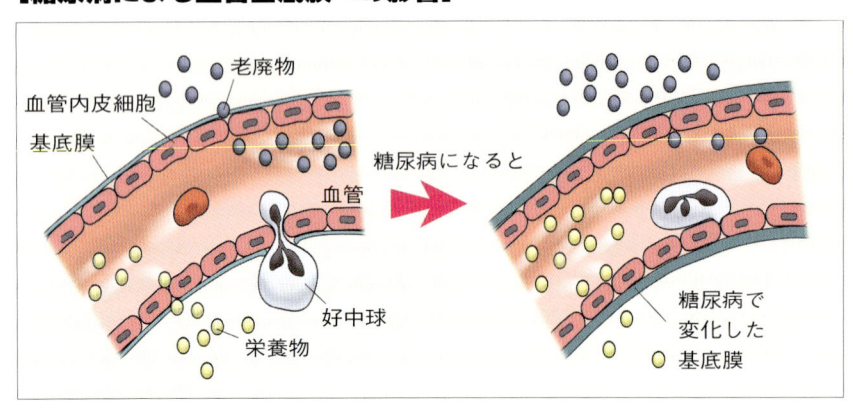

図16-11 糖尿病により基底膜が変化をきたし，物質や細胞の出入りが障害される．

[糖尿病によるコラーゲンへの影響]

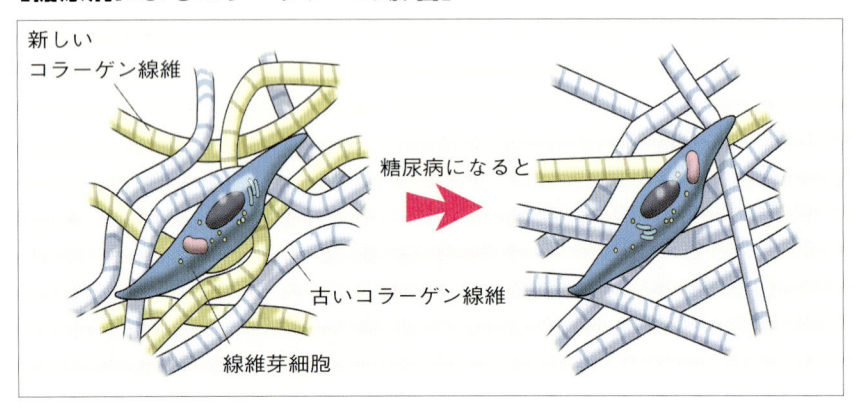

図16-12 糖尿病になるとコラーゲンの新陳代謝が低下し，古いコラーゲン線維が幅をきかすようになる．おまけにその古いコラーゲンはしなやかさがなくなっていてたちが悪い．

インを過剰に産生放出するのだ．なかでもTNF-αやIL-6は，線維芽細胞に作用し，コラゲナーゼを産生させることがわかっている．これで，歯周組織が破壊されるというわけだ．

　ちょっと難しくなってきたが，もう少し話を進めよう．AGEを認識する単球，マクロファージの手の部分の構造が近年明らかになり，人工的に合成することが可能になってきた．これをsRAGE（solible Receptor for AGE）という．賢明な読者の皆様には，すぐにおわかりいただけただろう．そう，このsRAGEを治療薬として用いられないかというのである．身体のなかの単球，マクロファージがAGEを認識する前にsRAGEで栓（キャップ）をして，変に単球，マクロファージが反応して，過剰なIL-1をはじめとするサイトカインを産生させないようにするのである（図**16-13**）．

　これまでに，糖尿病マウスやラットにsRAGEを投与し，血管透過性を改善し，アテローム性動脈硬化症を防げたという[103-105]．これと同じ手法で，歯周病に対してsRAGEを検討した報告がなされた．Lalla, et al[106,107]は，糖尿病マウスにP. gingivalisを接種し，歯槽骨を吸収させる実験系を用いて，sRAGEの有用性を試したところ，予想どおりsRAGEを投与した場合，歯槽骨の吸収が抑制できたという．今後，sRAGEの抗炎症作用がヒトにも応用されるかもしれない．もし，薬として実現したならば，われわれの歯科医院でも，血糖不良な糖尿病患者に対して歯周治療を行う場合，sRAGEの投与を併用しながら歯周治療を進めなければならなくなる可能性があることを，上記の研究結果は示しているといえるだろう．

【sRAGE による抗炎症効果】

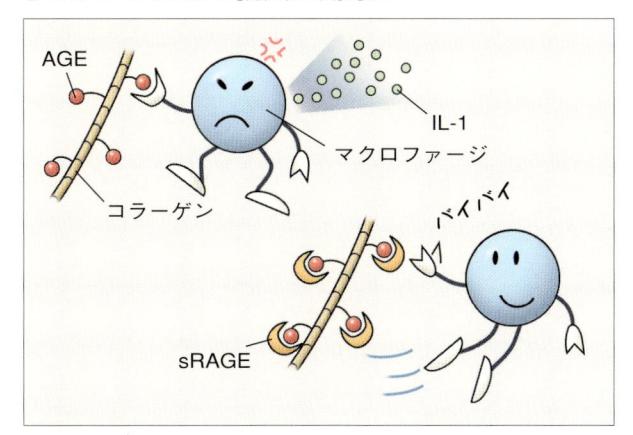

図 **16-13** sRAGE が AGE をカバーし，マクロファージが AGE を認識できなくする．

表 **16-5** 血糖コントロールの目安．

	優	良	可	不可
空腹時血糖(mg/dL)	100未満	100～119	120～139	140以上
食後2時間血糖(mg/dL)	120未満	120～169	170～199	200以上
HbA1c(%)	5.8未満	5.8～6.5	6.6～7.9	8.0以上

HbA1c は過去1～2か月前の血糖値とよく相関している指標とされている．

3）ペリオが糖尿病に及ぼす影響

歯周治療を糖尿病患者に行ったところ，血糖値の改善が認められたとする報告がある[108,109]．このことが本当なら，われわれ歯科医師が積極的に歯周治療を行うことに，相当に重要な意義があることになるといえるだろうが，いまだその真偽は明らかとされていない．

Grossi, et al[109]は，Ⅱ型糖尿病を有している重度歯周病患者113人を被験対象とし，スケーリング・ルートプレーニングとクロルヘキシジン(CHX)の含嗽剤，ドキシサイクリンの全身投与を組み合わせた歯周治療を行った(図 **16-14**)．3か月後に血糖コントロールを比較した場合，スケーリング・ルートプレーニングのみを行った群(実際は水での含嗽と偽薬の投与群)では，糖化ヘモグロビン HbA1c の低下が0.2～0.3％であったのに対し，スケーリング・ルートプレーニングとドキシサイクリンを全身投与した群では，HbA1c が0.5～0.9％低下したと報告している．

【歯周炎の治療による血糖コントロールへの影響】

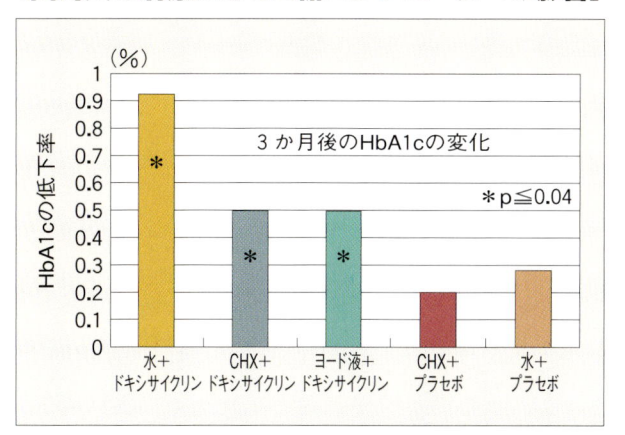

図 **16-14** ドキシサイクリン投与下でスケーリング・ルートプレーニングを行うと，HbA1c 値の低下が認められるという(CHX：クロルヘキシジン)．(Grossi SG, et al：J Periodontol, 1997[109]より改変引用)

テトラサイクリンとその誘導体には抗菌作用のほかに，コラーゲン分解を抑制し，タンパク質の合成を促進する作用があることが知られている[110-112]．ドキシサイクリンを糖尿病ラットに投与したところ，タンパク質の糖化レベルも抑制されたという[113]．したがって，テトラサイクリン系の抗生剤の全身投与が大きく作用して，HbA1c 値を低下させたと考えられる．

Ⅰ型糖尿病を被験対象とした歯周治療の血糖値への効果を調べた研究でも，歯周治療は HbA1c 値に影響を及ぼさなかったとする報告[114,115]がある．また，Ⅰ型とⅡ型を混合した糖尿病患者を被験対象にした研究でも同様の結果が報告されている[116,117]．

どうやら，われわれが日常臨床で行っている歯周治療では，血糖値を改善するまでには至らないようである．しかし，がっかりすることはない．ペリオに対する治療をとおして，糖尿病をコントロールするために生活習慣を見直すことが，ひいては歯の延命につながり，おいしいものを食べる楽しみに通じることを患者さんに理解していただければ，われわれ歯科医師にとってもうれしいかぎりである．表 **16-5** に血糖コントロールの目安をまとめた．参考にしていただければ幸いである．

> **ちょっとコンセンサス㊿**
> *ペリオと糖尿病との関連性についても多くの研究がなされているが，糖尿病に伴う好中球の機能低下，微小血管障害，コラーゲンの代謝障害が密接にペリオの重篤度に関連しているのではないかとされている．
> *また，最近，最終糖化産物 AGE が炎症を引き起こし，そのため歯周組織が破壊されていくのではないかとの新しい仮説が注目されている．
> *ペリオと糖尿病を合併している者の割合は，ペリオでない糖尿病患者の約2倍であるとの報告がなされている．
> *また，血糖コントロールが悪い糖尿病患者であればあるほど，重篤な骨吸収を伴う歯周炎に罹患している場合が多く認められるという．
> *ペリオの治療を施すことによって，血糖値が改善する可能性があるとの論文報告がなされたが，これを否定する論文もあり，今のところこの仮説は証明されていない．

[ペリオと骨粗鬆症]

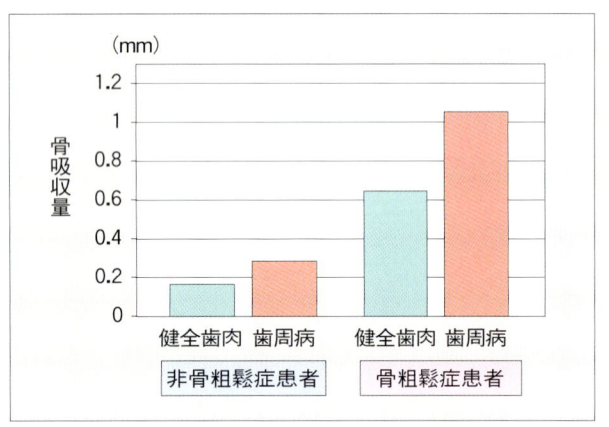

図 **16-15** 骨粗鬆症患者と，非骨粗鬆症患者における3年間の歯槽骨吸収量．骨粗鬆症患者で歯周病に罹患した場合は，非骨粗鬆症患者で歯周病に罹患した場合と比べて，大きく歯槽骨が吸収される（Geurs NC, et al : Periodontology 2000, 2003[120]．より改変引用）．

骨粗鬆症とペリオ

骨粗鬆症は，閉経後の女性に多く認められる疾患で，骨量が低下し，ひどい場合には骨折を生じる．骨密度が，若年成人女性の平均値から2.5SD（標準偏差）以下に低下した症例を骨粗鬆症と定義している[118-120]．第3回米国国民健康栄養調査によれば，50～54歳の女性で5％が，75～79歳で24％が骨粗鬆症に罹患しているとされる．骨粗鬆症は，歯周病と同じく silent disease であり，罹患率が近年上昇傾向である．したがって，将来には骨粗鬆症が要因で起こる腰椎骨折が3倍に膨れ上がると予想している報告もある[121]．

歯周病も骨粗鬆症も骨吸収を特徴とする疾患であり，その関連性の報告に注目が集まっている．これまでに，歯の喪失数や骨密度，骨吸収量を指標にして，骨粗鬆症患者で歯周疾患が有意に進行しているのかどうかを調べた論文があるが，両疾患の間に関連があるとしたもの[122,123]と，関連がないとしたもの[124-127]とに二分されている．これは，骨粗鬆症も歯周病も多因子性の疾患であり，年齢，性別，人種，喫煙，女性ホルモン分泌などの影響を受けるため，精密に比較検討できないことが原因である．このような場合は，読者の皆様もお気づきのように，縦断的研究が必要になってくる．

Payne[123]は，メインテナンス療法を継続している17人の閉経を迎えた骨粗鬆症患者と，21人の非骨粗鬆症患者を2年間にわたり追跡調査し，骨粗鬆症患者では，非骨粗鬆症患者と比較して，歯槽骨吸収量が増大し，骨密度も低下したと報告している．Geurs, et al[120]も，3年間にわたり追跡調査を行った．図 **16-15** に示すように，歯周病に罹患している骨粗鬆症患者では1.08±0.46mmの骨吸収が観察されたのに対し，歯周病に罹患している非骨粗鬆症患者では0.31±0.20mmの吸収しか認められず，両群の間には99％の信頼度で有意差が認められたと報告している．

以上の縦断的な研究報告からすると，縦断的な研究が増すにつれて，ペリオと骨粗鬆症の関連性がはっきりしたものになってきそうな様相を呈しているといえる．

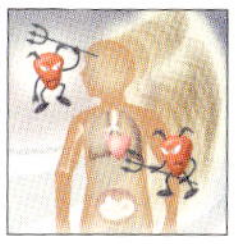

ペリオと虚血性心疾患

ここからは，今までとは逆に，ペリオが他の全身疾患に及ぼす影響について述べていこう．

これまで，細菌性心内膜炎と，口腔内細菌との関連についての報告がみられていた．近年は，歯周病原性細菌の狭心症や心筋梗塞などの虚血性心疾患への影響についての研究報告が多くなってきている．1998年，米国ノースカロライナ大学のグループから，歯周病を引き起こす歯周病原性細菌のLPSが単球に作用して産生誘導されるIL-1，PGE_2，TNF-αなどの炎症性メディエータにより，血栓梗塞症やアテローム性動脈硬化症の発症の危険性が高まるのではないかとの報告がなされた[9]．その後の複数の研究報告でも，歯周病原性細菌がこれら虚血性心疾患を引き起こす可能性を支持している[10-18]．これらの研究においては，歯周病患者では心臓血管系疾患の発症リスクが50～150％の範囲で増加すると評価した報告が多くを占めている．

さらに，Haraszthy, et al[17]は，アテローム部位に *P. gingivalis*，*A. actinomycetemcomitans*，*T. forsythensis* および *P. intermedia* を14～26％の割合で検出したと報告している．これらの事実から，歯周組織内に侵入した歯周病原性細菌が，好中球やマクロファージに取り込まれて，アテローム部位に定着するのではないかと予想されている．まだまだ，どのような経路でアテローム部位に歯周病原性細菌が定着してゆくのか，不明な点が多い．

また，最近行われた複数の論文[128-135]のメタ解析の結果（*図* ***16-16***）[136]では，ペリオと虚血性心疾患との間にはそれほど強い相関関係は認められなかったようである．同研究論文[136]でも述べられていたが，厳密にペリオが虚血性心疾患を発症させるリスクファクターになっているかどうかを解析するには，同一文化圏内の単一人種どうしを研究対象として比較検討する必要がある．1998年に米国ノースカロライナ大学のグループから発信された研究結果[9]は，"Floss or die?"（フロスをしますか？　それとも，フロスを使わないで死を選びますか？）という衝撃的なキャッチコピーを生み出し，多くの米国民に歯周疾患の恐怖を知らしめた．その後今日に至るまで，次々と他施設から研究論文が報告されるにつれ，ペリオと虚血性心疾患とのかかわりについての衝撃度は，しだいに薄まっているように思われる．

［ペリオが虚血性心疾患に及ぼす相対的リスク度］

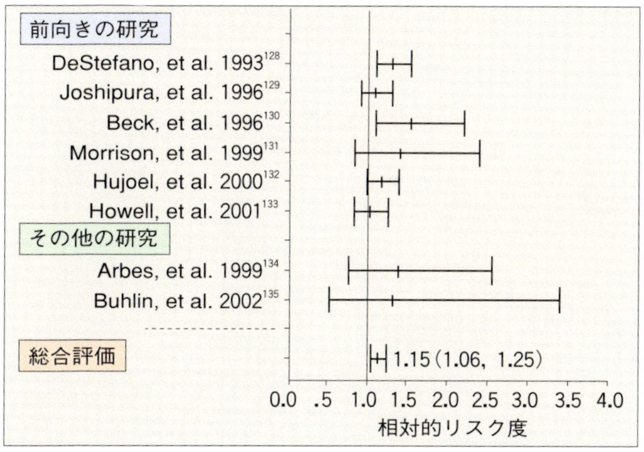

図 ***16-16***　複数の論文結果を総合的に解析すると，ペリオと虚血性心疾患にはそれほど強い相関はないとの解析結果が導かれた（Yousef S, et al：J Periodontol, 2004[136]より改変引用）．

ちょっとコンセンサス(55)

* 骨粗鬆症がペリオの重篤度を増すとの報告もあるが，十分に規格化された縦断的研究報告数がまだまだ少ないため，現在のところ骨粗鬆症がペリオのリスクファクターとしてどれくらいの関連性をもっているかは，はっきりとしていない．
* 虚血性心疾患とペリオとのかかわりが報告されて以来，ペリオと全身疾患とのかかわりについて多くの研究が遂行されていった．
* アテローム性血栓症性血管病変に歯周病原性細菌の存在を認める報告がなされた．
* 最近の規格化された複数の研究報告をメタ解析した結果，虚血性心疾患とペリオとの間に関連性は確認されたが，従来の報告ほどの深い相関関係は見いだせなかった．

[ペリオと早産]

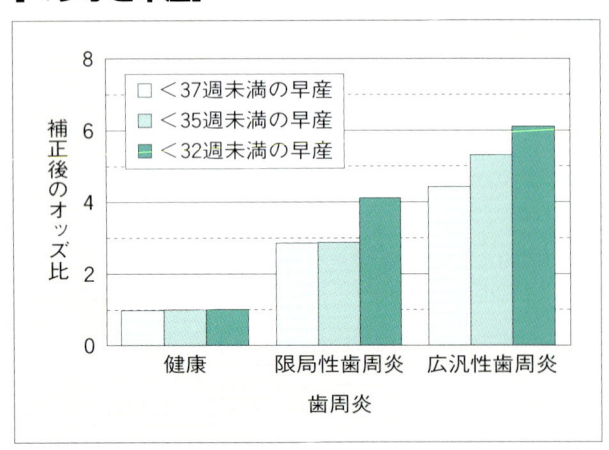

図 **16-17** 喫煙，人種，母親の年齢を補正した早産のオッズ比．調査結果では，オッズ比が広汎性歯周炎で高くなったことを示している（Jeffcoat MK, et al：Ann Periodontol, 2001[28]より改変引用）．

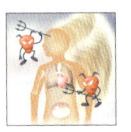

ペリオと早産

　妊娠期間37週未満の出産を早産といい，2,500g未満の新生児を低出生体重児と定義している．米国では，10人中1人が低出生体重児であるという．これまで，喫煙とアルコールが早産の2大リスクファクターと考えられていた．それ以外のリスクファクターの解析が進むなか，近年，妊娠期間中の急性尿路生殖器感染症が早産のリスクファクターになるのではないかと注目された．すなわち，膣内のグラム陰性嫌気性細菌による膣炎が胎児に影響を及ぼしているのではないかというのである．

　Offenbacher, et al[24]は，歯周病原性細菌が子宮にも感染を波及させ，それが早産の原因につながるのではないかとの仮説をたて，疫学調査を行った．その結果，重度の歯周病に罹患している母親は，歯周病に罹患していない健康歯肉を有する母親より，7倍以上高い確率で低出生体重児を出産していることが明らかとなった（図 **16-17**）．Jeffcoat, et al[28]も，同様にオッズ比4～7倍でペリオが早産のリスクファクターとなると報告している．また，歯周治療を行った歯周病患者と，歯周治療を行わなかった患者を比較したところ，歯周病治療を行うことによって早産のリスクが下がったとの報告もある[29,30]．

　以上，ペリオのリスクファクター，ペリオが全身疾患に及ぼす影響についてレビューしてきた．正直なところ，現状では，まだまだ縦断的な研究が少なく，ペリオが全身に及ぼしている影響を簡潔に証明できていないように思われる．しかし，口腔内の病変を引き起こさないよう患者さんに指導していくうえでは，たいへん大きな意味をもつ情報である．今後，リスクファクターの研究が進むにつれ，次々と各リスクファクターのオッズ比が書き換えられていくことになるだろう．

　したがって，われわれ歯科医師は，常に新しい研究報告に注目し，患者さんに最新の情報を提供していかなければならない．われわれが情報提供を行うたびに，患者さん自身が口腔内にとどまらず全身の健康管理に気を配っていただくことにつながれば，歯科医療をとおして患者さんのQOLを高めることになる．リスクファクターを整理することで，新たな歯科医療のアプローチが期待できそうである．

ちょっとコンセンサス㊶

＊ペリオに罹患している妊婦では，早産を引き起こしたり，出生時に低体重児となる可能性が高くなるとの報告がある．

＊早産や低体重児出産とかかわる因子としては，妊婦の人種や細菌性膣炎，喫煙習慣の有無等も深く関係することがこれまでにわかっているため，これらの因子のかかわりを補正してペリオとの関係を見ていくことが必要である．

＊ペリオの治療や予防をとおして，歯科医療従事者がペリオと全身疾患との関連性についての情報を提供することにより，患者さんの健康意識が高まってゆくことが期待される．

第17章
メインテナンス

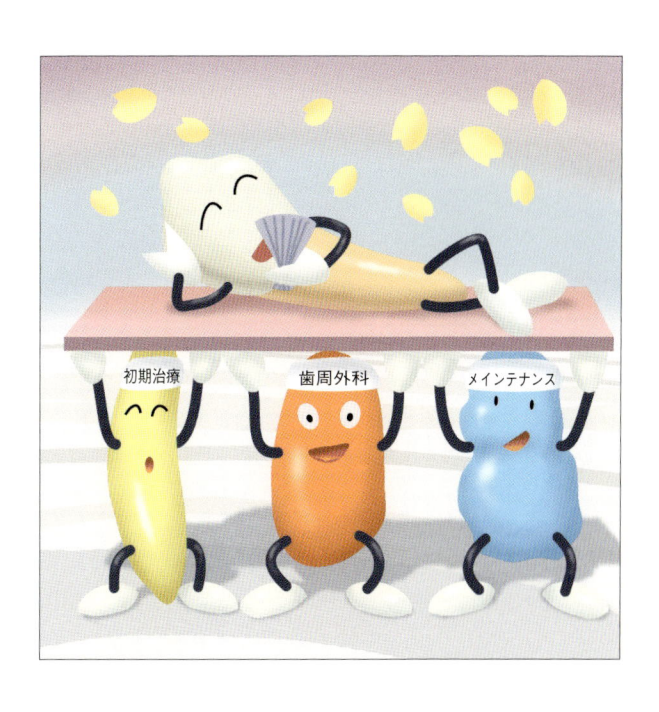

タイトルイメージイラスト
　歯周治療の成功を支える3本の大黒柱．どの1本を失っても枕を高くして眠ることはできない．

メインテナンス

　いよいよこの文献レビューも，この章をもって幕が引かれる．これまでの章を読まれて何か日常臨床のお役に立つことに遭遇しただろうか？　われわれは，この本が読者の遭遇する種々の場面でのディジジョンメイキングに貢献することを切に願っている．同時に，読者の皆様には，メンテな気持ちで，いつも机の片隅にこの本を置いて振り返っていただきたい．

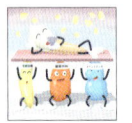

メインテナンスとは？

　メインテナンス（maintenance）とは，日常の生活のなかでもしばしば使われる言葉であるが，その本質とはいったいどのような内容を指すのであろうか？　メインテナンスは，一般的には治療終了と同時に始まる（もちろん，治療開始と同時にメインテナンスを行いながら，治療への介入の決断の糧となる場合もある）．つまり，治療の終了は，新たなるメインテナンスという治療の開始を意味する（図 17-1）．

　車などでも，ときどきディーラーに預けてメインテナンスを行ってもらっているが，このときいったい何が行われているのであろうか？　通常は現在の状況のチェック（診査），どのような部品やオイルの交換・修理が必要か，などが検討される（診断）．その後，実際に交換・修理（再治療，スケーリング・ルートプレーニング，歯冠研磨など）が行われ，ユーザーへ修理内容と，その必要性（コンプライアンスの向上）の説明，今後の使用上の注意，ケアの方法が伝えられる（oral hygiene instruction：OHI）．われわれユーザーが自分の車を大切にしたいと思うなら，決められたメインテナンススケジュールに合わせてチェックを受け，日ごろから手入れをすることが大事である．これは，歯の場合も同じである（図 17-2）．

　ただ，歯周病の場合も，ユーザーだけ，あるいはディーラーだけの責任では，進行のリスクを避けられないような進行性の歯周炎や，いくら治療をしても反応しない難治性の歯周炎がある．つまり，車の場合も生産段階での個体差があり，よく故障するものがあったり，住んでいる地域によって（たとえば海辺に住んでいると錆びやすいといった状況のように），使用者の努力のみでは，良い状態を維持するのが難しい場合もある．このときには，それぞれに応じた特殊プログラムを組む必要がある．

　しかし，ユーザーが良い状態を保ちたいと切に願っても，歯科医師がこれを治療の一環として行わないということは，歯周病の進行があることを知りながら，本当に何か症状がでるまで治療を行わないということを意味する．それは，ある意味重

第17章　メインテナンス

[治療のゴールはメインテナンスのスタート]

図 17-1
図 17-2

図 17-1　患者も歯科医師も治療が終わると，すべて終わったようにホッとしてしまうもの．しかし，本当の意味では，これから生涯にわたって行うメインテナンスという長距離レースの始まりを意味している．

図 17-2　定期的にメインテナンスを受けることは，患者にとっても大きなメリットがある．

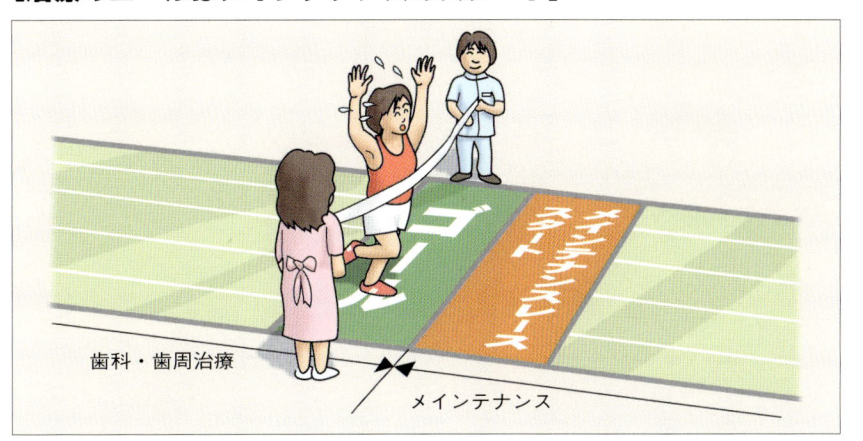

[メインテナンスの意義]

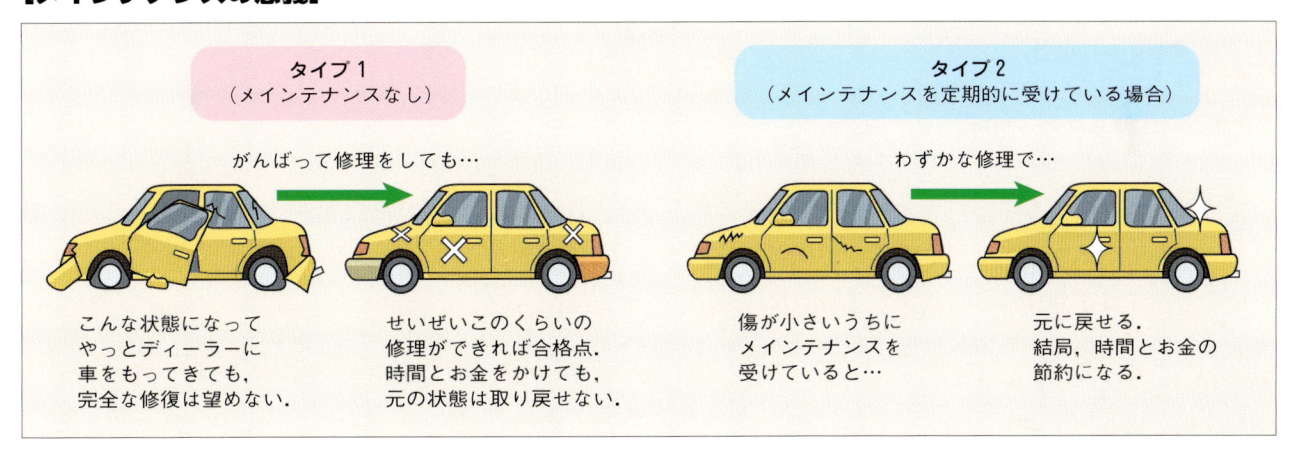

大な問題であると考えられる．これでは事故が起こるまで問題を知りながら，ユーザーを欺くリコール隠しに匹敵する問題であるとも考えられる．また，メインテナンスやリコールは別名 SPT（supportive periodontal therapy）とよばれる場合もある．1989年の World Workshop in Clinical Periodontics においても，SPT を患者に提供することが歯列の保存にきわめて重要であることが示されている[1]．

この SPT は，

①最新の医科・歯科の既往
②エックス線写真像
③口腔内外の軟組織評価
④歯科検診
⑤歯周病検査
⑥歯肉縁上・縁下のプラーク除去
⑦スケーリングやルートプレーニング
⑧歯冠研磨
⑨患者のプラークコントロールの評価
⑩その他の行動の改善の評価

などが含まれた総合評価とプロフェッショナルケアを指している．この場合の総合評価は，初期治療時に行う評価とほぼ同じである．通常は，積極的な歯周治療の完了とともに始まり，歯やインプラントの維持のために，さまざまな間隔で続けられるが，病態が悪化し始めると，積極的な再治療に戻る場合もある．

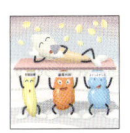

メインテナンスは本当に難しい

メインテナンスの難しさの原因は，検診時の臨床

[根拠のある予言を行いたいもの]　[診断のための手段とは!?]

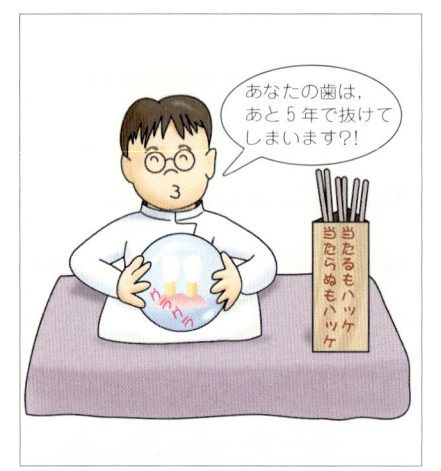

図 17-3　歯科治療は占いではない．臨床的データを基に，できるかぎり正確な予言（予測）を行わねばならない．

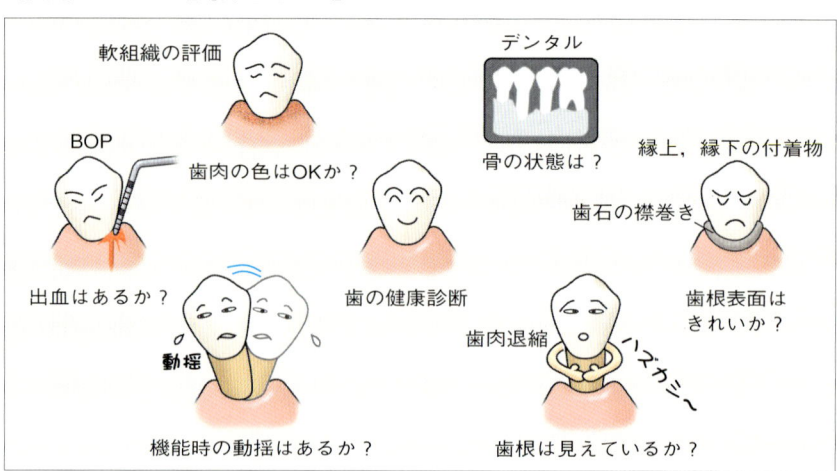

図 17-4　SPT の間隔はいろいろな臨床的データに基づいて決定する．

的症状からどの程度の治療行為が必要であるかその場で決断しなければならない点と，今後その患者にはどのようなリスクがあり，どの程度の間隔でメインテナンスを行わねばならないかを決断しなければならない点にある．歯科医師はそのとき，予言者とならねばならない（図 17-3）．もちろん，その患者の予言を行うには，本当の超能力者ではないのだから，臨床的症状から，今後の歯周病の進行の程度を予測できる判断基準となるマテリアルが必要となる．

このようなマテリアルはあまり多くは存在しないが，ある種の文献的データが存在するものもある．歯周疾患の活動部位（periodontal disease active site）とは，歯周組織の破壊が進行している活動期を意味しているが，組織学的には，アタッチメントレベルが 2 mm 以上根尖方向に移動した状態を指している[2,3]．

では，メインテナンスのなかで，活用できるデータ，およびチェックの必要がある項目（図 17-4）とは何であろうか？　次に挙げるものが考えられる．

①歯肉の炎症（肉眼的所見）
②プロービング値
③プロービング時の出血
④臨床的アタッチメントレベルと歯肉退縮
⑤エックス線所見
⑥咬合
⑦Habit（習癖）と Factitious（人為的習癖）と修飾因子

以上の項目について，メインテナンスするうえで考慮すべきことを考えてみよう．

> **ちょっとコンセンサス㊼**
> * SPT とは，①最新の医科・歯科の既往，②エックス線写真像，③口腔内外の軟組織の評価，④歯科検診，⑤歯周病検査，⑥歯肉縁上・縁下のプラーク除去，⑦スケーリングやルートプレーニング，⑧歯冠研磨，⑨患者のプラークコントロールの評価，⑩その他の行動の改善の評価などが含まれる．
> * メインテナンスの難しい点は，臨床的所見からどの程度の治療が必要かということと，どの程度の間隔でメインテナンスが必要かを瞬時に決定しなければならない点にある．
> * メインテナンスに活用されるデータは，①歯肉の炎症，②プロービング値，③プロービング時の出血，④臨床的アタッチメントレベルと歯肉退縮，⑤エックス線所見，⑥咬合，⑦習癖などがある．

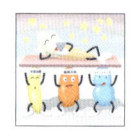

①歯肉の炎症

歯肉の肉眼的所見から，発赤や腫脹が存在する場合（浮腫性の歯肉）は，炎症の存在を知ることが可能

[浮腫性歯肉 vs. 線維性歯肉]

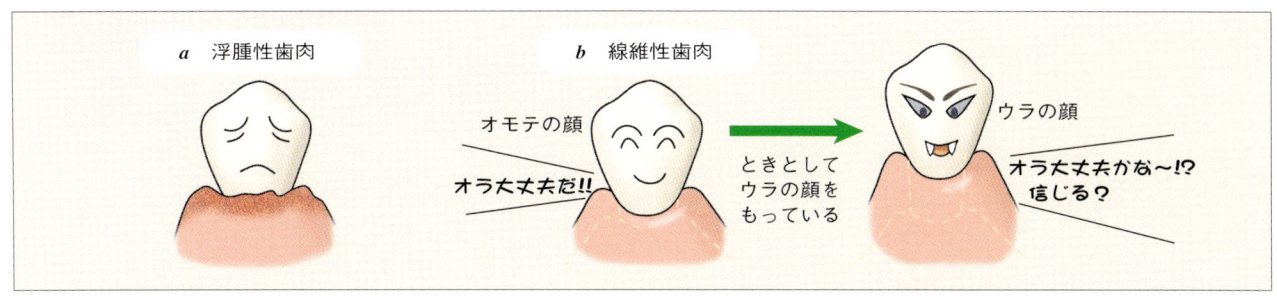

図 17-5 浮腫性歯肉は正直者．線維性歯肉は二面相．図 17-5a 浮腫性の歯肉は，一見して歯肉は赤く，腫脹し，炎症がここにあるよといってくれているようなもの．このような歯肉は治療に対しても素直に反応する正直者である．図 17-5b 線維性歯肉は，その下に潜む病態を表現していないときがある．肉眼所見のみでは骨の状況や歯肉の炎症を判断できない場合も多くある．また，治療に対する反応も乏しい．

[プロービングによって示されるもの]

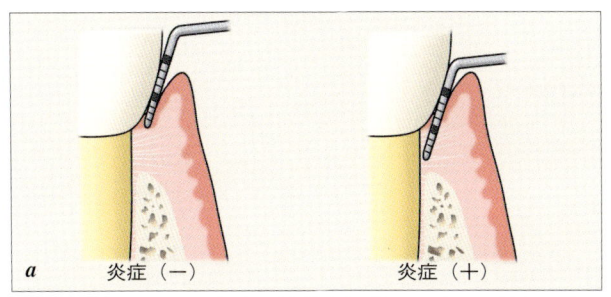

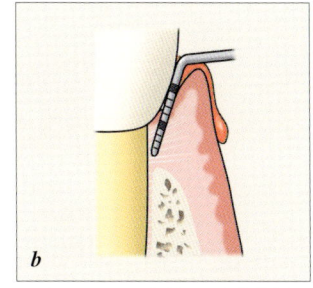

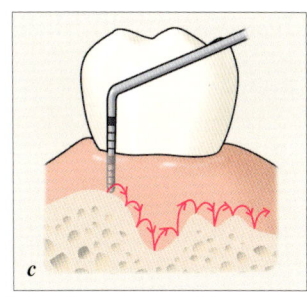

図 17-6 プローブは多くの情報を提供してくれる器具である．a：プローブの先端の到達位置は，歯肉の状況によって異なる．b：プロービング時に出血がある．炎症があることと同時に，プローブの先端が結合組織内に侵入していることを意味している．c：ある程度，骨の形態を把握できる．

である．だが，一見何の炎症もないようにみえる歯肉（線維性の歯肉）の場合，炎症の存在を確認できない場合がある．現状の把握においても確実性に欠けるが，病体の進行の可能性をそこから予想するのは難しいと考えられる（図 17-5）．

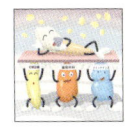

②プロービング値

歯周疾患の診断を行う基本的な器具としては，依然プローブが用いられているが，プロービング値はあくまで，歯周組織が破壊された既往を示しているのであり，今後生じる破壊や進行，骨喪失を予言するものではない[2,3]．また，炎症の存在する部位においては，プローブの先端は上皮付着を貫き，結合組織まで達しているため，正確にポケットの深さを反映していない．もちろん，診断の器具としては多くの情報を入手できるが，同時に限界も存在する[4]（図 17-6）．推奨されているプロービング圧は25g重である[5]．

プロービング値と歯周疾患の活動部位の関係を観察した文献では，1年間のうちで活動部位の発生率は，プロービング値が3mm以下で0.9％，4〜6mmで4.8％，7mm以上で6.4％の割合で増加する[5]．このことから，メインテナンス中には極力3mm以下のポケット（健全な状態では歯肉溝）に維持したい[3,6]．しかし，7mm以上のポケットを残していると，ポケットの進行する可能性は3mm以下に維持している場合に比較して，7倍に跳ね上がることとなる．6mm以上のポケットを治療せずに放置しておいた場合，さらにアタッチメントロスを引き起こす危険性が非常に高いことも，複数の文献からもすでに示されている[7-11]．したがって，歯周病患者をメインテナンスしていくうえで，よりポケットの浅い状態でコントロールしていきたい．つまり，

表 **17-1** 歯肉の状態別のプローブ先端と結合組織性付着レベルとの関係.

文献	実験モデル	挿入圧	上皮・結合組織界面からプローブの先端が根尖方向に到達する距離	
			健全あるいは治療済み	炎症あるいは歯周病未治療
Armitage, et al[13]	組織評価, イヌ	(25ponds[c])	-0.39 ± 0.08 ($n=40$)	$+0.24\pm0.06$ ($n=40$)
Spray, et al[14]	組織評価, ヒト	(15-20g)	ND	$+0.27\pm0.15$
van der Velden & Jansen[15]	組織評価, イヌ	(0.5N)	-0.20^b ($n=4$)	$+0.23$ ($n=4$)
Jansen, et al[16]	組織評価, イヌ	(Nonstandardized)	ND	$+0.50$ ($n=11$)
Hancock & Wirthlin[17]	組織評価, サル	(Nonstandardized)	-2.84 ± 0.87 ($n=10$)	$+0.24\pm0.06$ ($n=7$)
Fowler, et al[18]	組織評価, ヒト	(0.5N)	-0.73 ± 0.80^b ($n=12$)	$+0.45\pm0.34$ ($n=15$)
Aguero, et al[19]	組織評価, ヒト	(0.3N)	-0.40 ± 0.70 ($n=10$)	$+0.17\pm1.70$ ($n=8$)
Sivertson & Burgett[20]	抜去歯, ヒト	(Nonstandardized)	ND	$+0.08$ ($n=116$)
Listgarten, et al[4]	抜去歯, ヒト	(Nonstandardized)	ND	$+0.30$ ($n=38$)
Robinson & Vitek[21]	抜去歯, ヒト	(25ponds)	-0.54 ± 0.29 ($n\geq6$)	$+0.27\pm0.39$ ($n\geq6$)
van der Velden[22]	抜去歯, ヒト	(0.5N)	ND	$+0.34\pm0.97$ ($n\leq4$)
Magnusson & Listgarten[23]	抜去歯, ヒト	(Nonstandardized)	-0.31 ± 0.49^b ($n=11$)	$+0.29\pm0.50$ ($n=18$)
van der Velden[24]	抜去歯, ヒト	(0.75N)	-0.09 ± 0.39 ($n=32$)	$+0.27\pm0.92$ ($n=26$)
Polson, et al[25]	歯肉組織切片, ヒト	(25g)	-0.25 ± 0.04 ($n=22$)	ND

ND：未検出.

必要であれば外科的処置の介入も否めない.

臨床的アタッチメントレベルをモニターしていくうえで,これはいったい何を示しているのか今一度確認しておかねばならない.大学の授業や講演で常に耳にする言葉であるはずなのに,本当に知識として定着しているだろうか? 臨床的アタッチメントレベルとは,セメント-エナメル境(cement-enamel junction:CEJ)からプローブ先端の止まる位置までの距離を示している[12].この値を測定することによって,来院時から次の来院時におけるアタッチメントレベルをモニターする場合に役立つ.

ただし,この臨床的アタッチメントレベルの変化には,2つの要素が含まれていることを心に留めておかねばならない.それは,付着の位置の変化(プローブの止まる位置の変化)と,歯肉退縮・増殖の変化である.付着位置の測定には,付着位置を完全に反映しているわけではないが,臨床的にはプロービング値を採用することとなる(この点については後述する).したがって,対象としている部位でのアタッチメントレベルの変化は,プロービング値だけでは判断できない.いちばん犯しやすい間違いは,初期治療後,あるいは外科的処置後にプロービング値が少なくなったというだけでアタッチメントを獲得したと勘違いすることである.この状況には本当にアタッチメントが獲得された場合,まったく変化がない場合とアタッチメントがロスしている場合が存在する.つまり,歯肉退縮量が考慮されていないからである.以上の内容については,臨床的アタッチメ

ントレベルと歯肉退縮の項目で解説する.

　プロービング時のプローブの先端は,いったいどの位置に達しているのだろうか? この疑問については過去20年にわたっていろいろ研究がなされてきた[13-34](表17-1).これらの研究の結果をまとめると,プロービング時に,中等度〜高度の炎症がある部位に0.2〜0.5Nの軽い力を用いると,上皮-結合組織界面から約0.5mm弱結合組織内にまでプローブが貫いて停止する.ほとんどの研究において,さらに強い力を用いたり,炎症のある部位では,さらにプローブの先端は深く侵入することが示されている.炎症のない部位では,プローブの先端が上皮付着内にて停止する傾向も示されている.つまり臨床的要点を総括すると,

①プロービングによっては真の結合組織性付着のレベルを正確に示しているのではない
②処置後の臨床的アタッチメントレベルの獲得は,新生結合組織性付着が獲得されたことを意味しているのではない
③ほとんどの場合,臨床的アタッチメントレベルの測定では,結合組織性付着内の1mmのところにプローブの先端が存在するため,臨床的にアタッチメントロスを評価するには意義がある

となる.プロービング値の再現性に影響を与える因子として,以下のものがある.

①挿入時の力[22,29,35,36]
②プローブの位置と角度[37-39]
③組織の炎症の程度[18,21,27,40]
④プローブ先端の直径[30,41]

　SPTを行ううえで,たとえ同じプロービング値を示したとしても,状況によって処置および対処法が違う場合があることがArmitageによって述べられている[42].SPTプログラム中の患者において,1mmの臨床的アタッチメントロスがあり,臨床的な感染の所見が認められないなら,何か問題がある可能性をほのめかしているが,とくに治療は必要がない.しかし,同じアタッチメントロスの値でも,その部位にプラークが堆積していたり,感染の可能性が認められたら処置が必要となる.ただ,アタッチメントロスの基準を2mm以上と考えるなら(1mmは誤差の範囲ともいえるので),この1mmという値が本当はアタッチメントロスを起こしていないのかもしれない.しかし,アタッチメントロスが2mmとなると誤差の範囲ではなくなる.

　臨床的アタッチメントレベルの変化は,SPTプログラムにおいて歯周組織の安定性をモニターするうえでの最高の手段であるが,2回以上の測定によって可能となる.もし,これが測定できなかったら,セカンドチョイスとしてプロービング値を用いる.これは簡単に測定できるという利点があるが,歯周組織の安定性を評価できないという欠点を併せもつ.

ちょっとコンセンサス㊽

* 肉眼的所見による歯肉の炎症のみで病体進行の可能性を予想するのは困難である.

* プロービング値が示す内容は歯周組織破壊の結果である.

* プロービング値は炎症の存在する部位においては正確な数値を示していない.

* 深いポケットを放置すると進行の可能性が大きい.

* 臨床的アタッチメントレベルとはセメント-エナメル境からプローブ先端の止まる位置までの距離.

* 臨床的アタッチメントレベルの変化は付着位置の変化と歯肉退縮・増殖の変化に影響される.

* プロービング値の再現性に影響する因子は,挿入時の力,プロービングの位置と角度,炎症の程度,プローブの先端径がある.

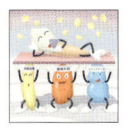

---

③プロービング時の出血

　プロービング時の出血(bleeding on probing:BOP,以下BOP)が意味する内容は,歯肉自体の炎症の存在の有無である.つまり,これは上皮付着の程度(歯肉が引き締まっているのか緩んでいるのか)や炎症の状態,結合組織内の血管系の変化を反映している[2,43].このことから,BOP陰性の場合,歯周病と

[BOPに基づくSPTの治療決定]

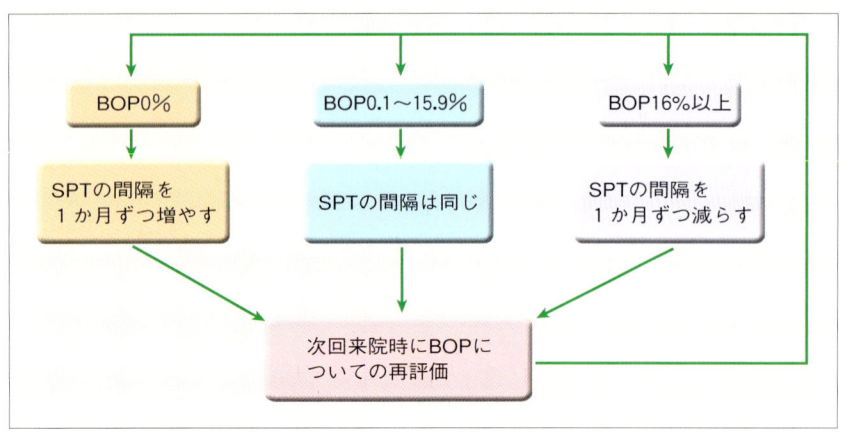

図17-7 BOPはSPTの間隔を決定する重大な情報である．ただし，コンプライアンスがある程度得られている患者に限る．

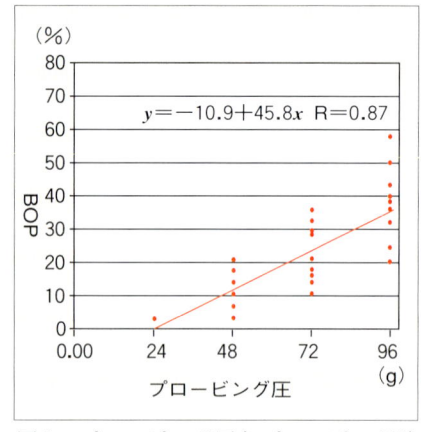

図8 プロービング圧とプロービング時の出血が認められる割合の関係．R：相関係数．

しての病態が安定しているという信頼に足るパラメータと考えられている[44]．

現時点では，BOPによってアタッチメントロスを予測できないという意見が主流であるが[3,7,11]，このうちの何人かあるいは多数の長期的報告から，BOPやポケットからの排膿を治療せずに放置した場合，さらにアタッチメントロスを引き起こす危険性が高いことも示されている．Badersten, et alの研究では，アタッチメントロスを引き起こした部位の20%にBOPがあったとしている[43,45-49]．また，Lang, et alは，55人の患者を4回の連続メインテナンスのなかで，BOP陽性が0回であった場合，アタッチメントロスが1.5%であったのに対し，3回の場合は14%，4回とも陽性であった部位では30%であったこと，全顎のうち16%以上にBOPがみられた場合は，それ以下の患者よりアタッチメントロスの危険性が高いことが示された[44]（図17-7）．BOPは，病態の進行について2つの側面におけるリスクを表現している．

①歯列におけるBOPの割合は，病態の進行におけるその個人のリスクを示している
②各歯におけるBOPの有無は，その箇所におけるリスクについて評価している

BOPが歯周病の再発を示しているという確立された基準はないが，いくつかの文献から歯列におけるBOPの割合が20～30%あるなら，その個体の病態が進行する危険性が高いことが示されている[8,50,51]．

SPTにおいて，BOPが平均10%以下の場合は，病態の再発としてはローリスクの患者として，25%以上の場合は，予防的メインテナンスのスケジュールを考えなければならないという意見もある[44,47,52]．ただし，プロービング時の圧もBOPと相関性があるので注意をしなければならない．もし，プロービング圧が0.25N（25g）以上であれば，この出血は炎症というよりむしろ外傷による可能性が含まれる[44]（図17-8）．

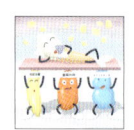

④臨床的アタッチメントレベルと歯肉退縮

歯周病治療の術前後の評価として，プロービング値のみでうんぬんされていることがあるが，本当にこれだけでよいのだろうか？　確かにプロービング値が小さくなるということは，歯肉における炎症が消退したことを示している．しかし，われわれ歯科医師にとって必要なことは，時間の経過とともにアタッチメントレベルが変化したかどうかをモニターしながら，治療介入のタイミングを常に考慮することである．したがって，臨床的アタッチメントレベルの変化を知ることにある．

【臨床的アタッチメントレベルについて】

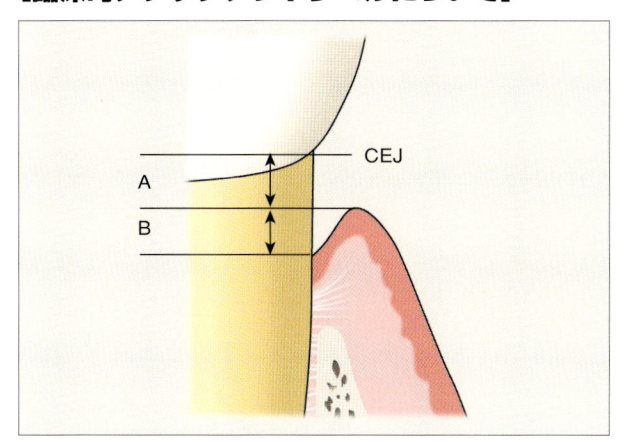

図 **17-9** プロービングと軟組織の評価は重要である．アタッチメントレベルは，A+B を意味している（A＝歯肉退縮の量：CEJ基準，B＝歯肉溝の深さ≒プロービング値）．プローブの先端は歯肉溝底で止まっているわけではないので，プロービング値が歯肉溝の深さを正確に表しているわけではない．したがって，臨床的アタッチメントレベル≒歯肉退縮＋プロービング値．

【臨床的アタッチメントロスを探せ!!】

A，B，Cさんの3人がリコールプログラムに入った．
最初のリコール時の数値は以下のようになった．
そこで，SRPを行い…

(mm)	A	B	C
プロービング値	6	6	6
歯肉退縮量	0	0	0
臨床的アタッチメントレベル	6	6	6

3か月後，リコールを行うと，以下のようになった．

(mm)	A	B	C
プロービング値	5	3	2
歯肉退縮量	1	1	6
臨床的アタッチメントレベル	6	4	8

では，いったい誰が改善し，悪化したのだろうか!?
プロービング値だけをみていると，
Cがもっとも改善したようにみえるが……

臨床的アタッチメントロスをみてみると，
Aさん：6－6＝0 → 変化なし
Bさん：4－6＝－2 → 改善（付着が獲得された）
Cさん：8－6＝2 → 悪化（付着の喪失が起こった）

図 **17-10** 病態の変化をみる場合，プロービング値だけでなく，歯肉退縮に目を向けることは，非常に重要な意味があることがわかる．

【CEJ と歯槽骨頂レベルの関係】

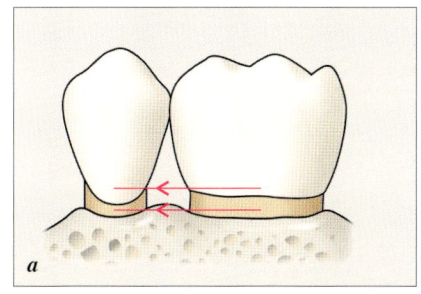

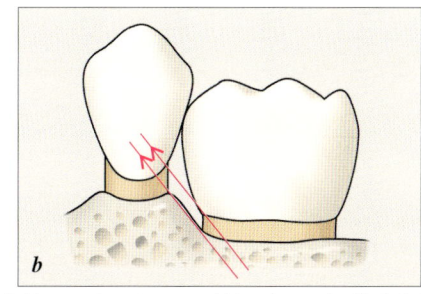

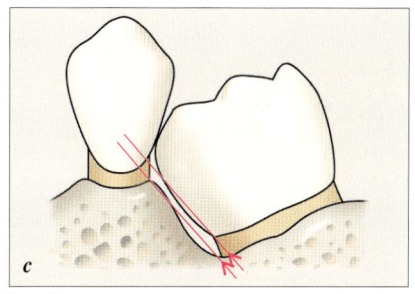

図 **17-11** CEJ を結ぶラインと，歯槽骨頂を結ぶラインがほぼ平行であれば，健全な状態である．したがって，**b**,**c** も歯周組織は健全といえる．骨レベルだけに目を向けていると，骨に欠損があるようにみられるが，これらは矯正治療によって正常になる．

では，臨床的アタッチメントレベルとは，いったいどの部分を指しているのだろうか？ 図 **17-9** をみてみると，プロービング値と歯肉退縮量の合計にほぼ近いことがわかる．したがって，患者がメインテナンス中に悪化しているかどうかを評価するには，プロービング値だけをチェックするのではなく，歯肉退縮量にも目を向けていただきたい（図 **17-10**）．

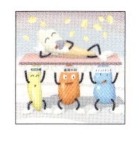

⑤エックス線所見

エックス線写真を撮影する目的には，次の3つがある[53-55]．
①病変の診断
②予知性の決定
③術後結果の評価

[歯周病と外傷性咬合]

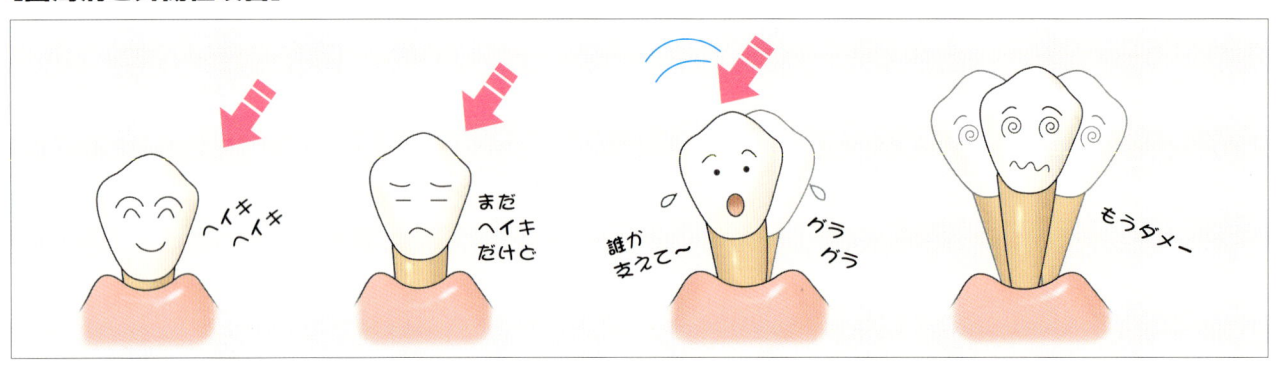

図17-12　歯周病においては，通常の咬合でも，そのアタッチメントレベルによってはかなりのダメージとなりうる．

　エックス線写真はあくまでも石灰化組織の変化を示しているのであり，現在の骨や根面での細胞の活動性を示しているのではない．また三次元の空間を二次元に表していることからも，あくまでも大まかな変化を記録するための手段である．歯根と重なる唇・舌側の骨の評価が困難であるため，唯一歯根間部の歯槽骨の歯周病における骨変化のみがエックス線写真評価の基本となっている．通常，歯根間歯槽骨の頂部の角度は，隣接するCEJと平行である(図17-11)．したがって，CEJのレベルに違いがあると，歯間部骨は水平というより角度を呈し，一見骨内欠損があると見誤ることがあるので注意を要する[50]．適切なエックス線写真像は適切な診断にとって欠くことができない．しかし，骨におけるわずかな破壊的変化は，エックス線写真で判断することは非常に困難であるため，歯周病における初期の兆候は臨床的に評価しなければならない[57-59]．

　Prichardによって適切なデンタル写真の基準が以下のように示されている[60]．
①臼歯の咬頭頂が写っていて，咬合面は最小限，あるいはほとんど写っていないこと
②エナメルキャップと歯髄空隙が明瞭であること
③歯間部スペースが存在していること
④もし歯が解剖学的歯列弓から逸脱していなければ，歯間部コンタクトが重なっていないこと

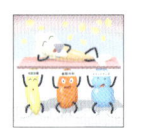

⑥咬合

　歯周病における咬合のチェックポイントは，全体的な咬合のバランス(咬合接触箇所，咬合干渉の存在，前方・後方・側方運動時の咬合接触と誘導)もさることながら，外傷性咬合の存在もチェックしなければならない．外傷性咬合には，一次性(歯周支持組織は正常だが，過度の咬合力によって起こる外傷)と二次性(歯周支持組織の崩壊により正常な咬合力によっても生じる外傷)が存在する．歯周病における外傷性咬合は，二次性のものがほとんどとみてよいだろう(図17-12)．そこで，われわれ一般臨床家にとって，外傷性咬合によるいたずらとは何であるか，ひとつひとつ検証してみよう．

　Glickmanによって，咬合は歯肉の炎症，ポケットの形成(アタッチメントロス)を引き起こすことはないが，咬合性外傷の存在下で歯周組織に炎症が生じると，歯根膜腔へ炎症が波及し，骨縁下ポケットが形成されると提言された[61]．また彼らは，歯肉の炎症と咬合性外傷は異なった病的過程であるが，ともに共同破壊的な効果として作用することも動物実験から示した[62]．

　Polson, et al(Eastman Dental Center Group)の実験からは，外傷性の力は，正常な歯周組織においては結合組織性付着と歯槽骨の喪失を促進しないことが示された．さらに，炎症が解決されると歯の動揺

も減少することが示された[63-66]．さらに，Meitner によっては，ジグリングフォースによる外傷が結合組織性付着の喪失を促進しないことが示された[67]．

一方，Ericsson, et al や Lindhe（Gothenburg Group），et al は，歯周炎を誘発した歯にジグリングフォースを与えると，歯周組織の破壊を促進する共同破壊因子と外傷性力になりうることを示した．また，歯周炎単独では，歯根膜腔隙や歯の動揺に影響を与えないこと，歯周炎の存在する歯からジグリングフォースを取り除いても，結合組織性付着のレベルに改善がみられないことが示された[68, 69]．

もちろん，Eastman Group と Gothenburg Group では，実験のデザイン（使用動物の種類，歯周炎および外傷性咬合の誘発法，咬合力を与える角度など）の違いがあり，結果にも違いがみられる．過去数十年にわたる種々の考えを要約すると，現在のところ以下のようになる[70-88]．

①咬合性外傷は歯周炎を誘発しない
②咬合性外傷は結合組織性付着の喪失を誘発しない
③咬合は歯周疾患の進行に二次的役割しかもたない
④まず炎症を取り除き，潜在的な咬合の因子は後で再評価する
⑤歯周疾患に対する歯周外科処置後の治癒は，動揺歯より動揺のない歯のほうが有利である
⑥歯の動揺は，咬合性外傷と必ずしも同義ではない

ちょっとコンセンサス(59)

＊歯列における BOP の割合が20～30％以上あると，その個体の病態進行のリスクが高い．
＊エックス線写真撮影の目的は病変の診断，予知性の決定，術後結果の評価がある．
＊わずかな変化をエックス線写真で判断するのは困難である．
＊歯周病における咬合のチェックポイントは，全体的な咬合のバランスと外傷性咬合の存在である．

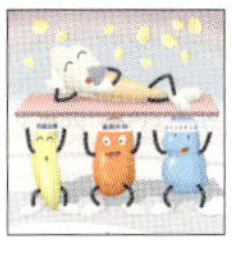

⑦ Habit と Factitious と修飾因子

この２つの言葉の定義は，habit はブラキシズムやクレンチングのように自己の意識とは別に自動的に行われる行動を，factitious は自傷を指している．ブラキシズムやクレンチングが与える影響は，歯の破折，咬耗といった歯に影響を与えるものと，一次性咬合性外傷のような歯周組織に影響を与えるものがある．歯周病罹患歯においては二次性咬合性外傷にもなりうるが，この内容については前項を参照されたい．Flossing cleft による凹んだ部位は薄いパラケラチン層と重層扁平上皮に縁取られていて，プラークコントロールには，とくに障害となっていない[89]．次に修飾因子（リスクファクター）についてみてみよう．

１）歯周病悪化の修飾因子：喫煙

歯周病を悪化させる修飾因子として代表的なものは，喫煙と糖尿病である．タバコの消費による影響を研究した報告では，その消費量と，歯肉炎，エックス線写真的骨吸収には明らかに関連性が認められた[90, 91]．また，喫煙は歯肉に直接作用したり，血管に作用して間接的に歯周組織にダメージを与えること，さらに喫煙者のほうが口腔内堆積物，歯石，歯周疾患が多いことも示されている[92-94]．

また，外科的な側面をみると，根面被覆処置については，失敗とヘビースモーカー（１日10本以上）の関連は100％であるが，１日５本以下の軽い喫煙の場合，非喫煙者と同等の効果が得られたこと，また，ヘビースモーカーでも最初の２週間の治癒期間に喫煙をしなければ，非喫煙者と同等の結果が得られることも示されている[95]．さらに，喫煙が外科処置自体の結果を悪くすることも示されている[96]．喫煙は線維芽細胞の付着過程を崩壊させ，明らかに歯周組織に有害な影響を与えているということで，現在のところ意見は一致しているようだ[97-99]．

２）歯周病悪化の修飾因子：糖尿病

さらに，われわれにとって手強い相手である糖尿病について検討してみよう．糖尿病がたとえコントロールされていても，30歳を超え，10年以上にわたって糖尿病に罹患している場合には，より多くの

> **ちょっとコンセンサス㊿**
> *歯周病進行の修飾因子（リスクファクター）としての代表的なものには喫煙と糖尿病がある．
> *外科処置の結果は，1日5本以下の喫煙者は非喫煙者と同等の結果が得られる．
> *ヘビースモーカーでも術後2週間喫煙を停止すると，非喫煙者と同等の結果が得られる．
> *糖尿病はたとえコントロールされていても，30歳を超え，10年以上にわたって罹患している場合はアタッチメントロスが多い．
> *糖尿病はコラゲナーゼ活性を刺激し，コラーゲンを破壊しコラーゲン合成を低下させるため，創傷治癒が悪化し，歯周炎の重度が増加する．
> *歯周病と糖尿病が併発している場合は，ミノサイクリンの投与が効果を示すかもしれない．

アタッチメントロスがみられた．別の研究では，骨吸収は糖尿病に罹患している期間よりも，年齢に関連しているかもしれないと示唆されている[100-102]．もちろんコントロールされていない糖尿病では，アタッチメントロスと骨吸収が進行することはいうまでもない[103]．しかも，歯周病に対するリスクは3倍になるといわれている[104]．

糖尿病が歯周病の治癒を不利にする原因は，まずコラゲナーゼ活性を刺激し，組織を構成しているコラーゲンを破壊することと，コラーゲン合成の低下などの代謝の変化により，創傷治癒が悪化し，歯周炎の重症度が増加することである．動物実験では，ミノサイクリンの投与によりコラーゲン分解活性を62％減少させることが示されている[105,106]．これを考慮すると，進行した歯周病と糖尿病が併発している場合に，ミノサイクリンの投与は，少なくとも何らかの効果が得られるのではないだろうか，と考えられる．さらに，糖尿病患者はCapnocytophaga属の細菌が優位に活動すると考えられ[107]，化学走性や多形核白血球の機能が減少することも報告されている[108-110]．また，興味ある報告として，糖尿病と歯周疾患を併発している患者に歯周治療を行うと，インスリンの必要性が明らかに減少したというものがある[111]．

したがってメインテナンスしていくうえで，以上のような内容を考慮したうえで画一的なメインテナンスを行うのではなく，個々の患者の状況とリスクに応じたメインテナンスプログラムを作成する必要がある．このためには個々のデータに常に目を向けながら，変化を捉える嗅覚を研ぎ澄ませておく必要がある．

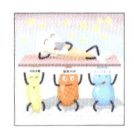

SPT（メインテナンス）の必要性と目的

歯肉炎が治療されずに放置されると，歯周炎に移行する可能性があることはすでに示されている[112]．この進行は患者各自の口腔清掃と歯科医師による継続的なSPTによって回避できる[113-115]．患者自身が完全にプラークを除去できる可能性はほとんどないので[116,117]，SPTによってさらなるアタッチメントロスを抑制できる．歯周病の既往がある患者については，歯肉縁上の清掃のみでは，アタッチメントロスをコントロールできることが示されていないので，周期的にSPTが必要と思われる[118-120]（図 **17-13**）．SPTの目的は以下のとおりである．

①過去に歯肉炎や歯周炎に対する治療を受けた患者の病態の進行や再発を防ぐため
②臨床的安定を達成したインプラントの喪失を防ぐため
③経過観察をしたり，補綴的処置によって歯の喪失を防ぐため
④定期的に口腔内や関連部位における疾患や状況の診断・管理を行うため

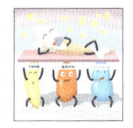

SPTを行う頻度とその効果

多くの研究から，患者が定期的にSPTを受けていた場合，あまり定期的に受けていない場合，まったく受けていない場合を比較すると[121-127]，定期的にSPTを受けていた場合，アタッチメントロスや

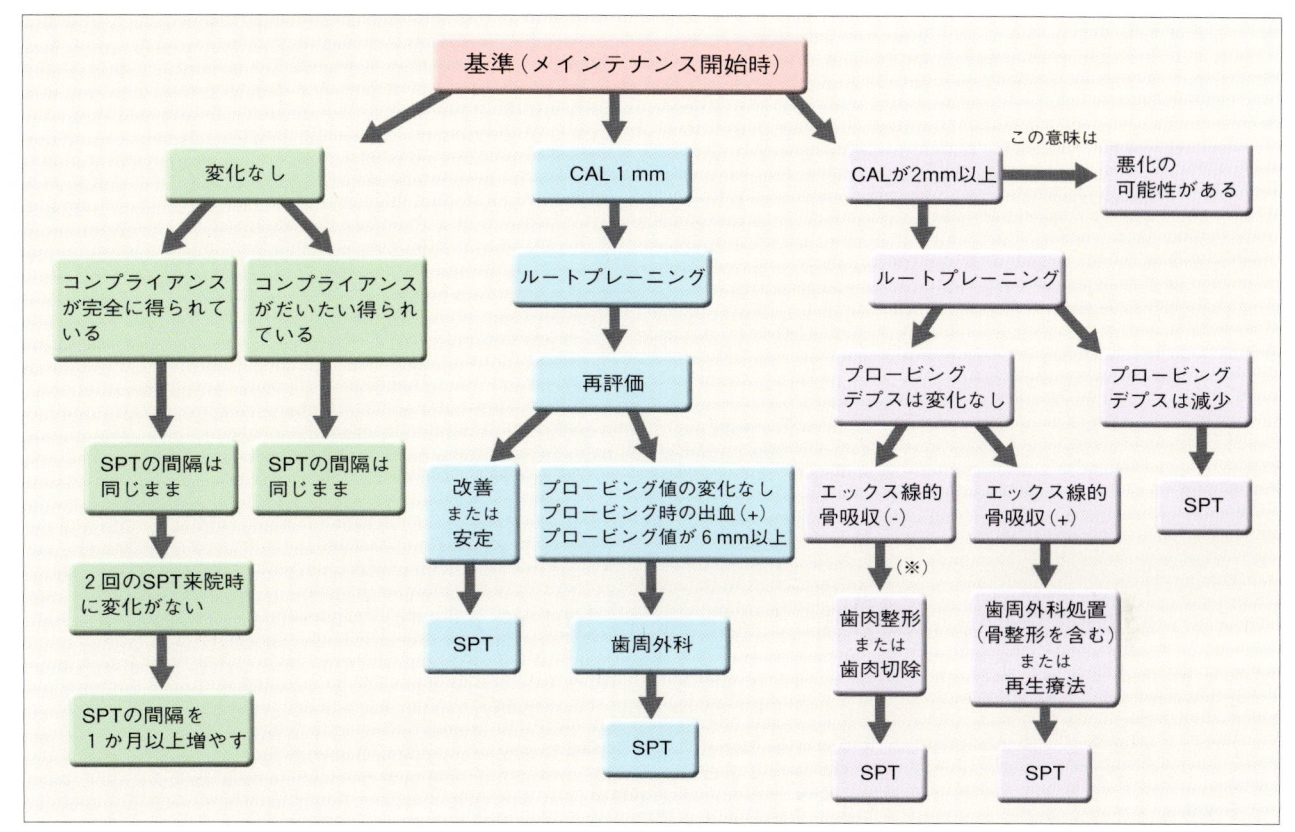

[歯肉炎・歯周病患者の治療の決定]

図 *17-13* 歯肉炎・歯周病患者のプロービングデプス，臨床的アタッチメントロスに基づいた治療の決定(Wilson TG, Kornman K：Retreatment. Periodontol 2000, 12：119-121, 1996[161]. を改変)．メインテナンスとSPTはほぼ同義である．CAL：臨床的アタッチメントロス．※：経過観察を行う場合もある．

歯の喪失がほとんどみられないことが示されている[114,115,128-144]．しかし，歯科医師と患者が努力して定期的にSPTを受けているにもかかわらず，次つぎと悪化していく症例もなかには存在する[145-147]．したがって，このような患者は細菌種や宿主の抵抗性自体に問題を抱えている場合があるので，追加処置として細菌検査を用いた診断と抗菌剤の併用療法が効果的な場合がある[148,149]．

種々の文献を基にすると，SPTの間隔については，どのくらいが良いのか，2週間[140,150]，2〜3か月[130]，3か月[115,127,137,151-156]，3〜4か月[114,141]，3〜6か月[138,157,158]，4〜6か月[145]といろいろな意見があるが，われわれの臨床にあてはめて現実性のある間隔を検討しよう．歯肉炎があるがアタッチメントロスがほとんどない場合は，1年に2回程度で十分と考えられる[130,131]．ルートプレーニング後，細菌の数は平均9〜11週で最初のレベルに戻ってしまうという意見がある[159]．もちろん個人差は大きいが，これを考慮に入れると，3か月を基本として，過去の歯周炎の程度，生活習慣，プラークコントロールのレベルなど，種々の要因を加味してSPTの間隔を決める必要がある．

> **ちょっとコンセンサス㉑**
> * SPTには病態の進行・再発を防ぐ，歯・インプラントの喪失を防ぐ，疾患や状況を診断・管理する目的がある．
> * SPTを受けていると，アタッチメントロスや歯の喪失があまり見られないことが示されている．
> * SPTの間隔は，3か月を基本として個々の状況に応じてその間隔を決定する．

第18章
ペリオおたくのための最終章
参考文献

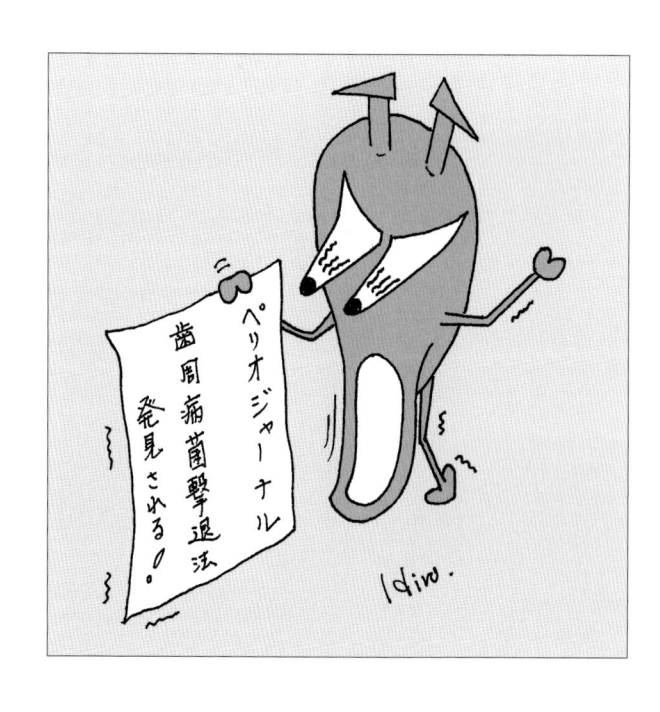

タイトルイメージイラスト
　ペリオの進歩におののく歯周病菌．過去，現在の文献を通してインテリジェンスを磨かぬ者に未来はない．

第1章 参考文献

1. Arno A, et al : Incidence of gingivitis as related to sex, occupation, tobacoo consumption, toothbrushing and age. Oral Surg Oral Med Oral Pathol, 11 : 587, 1958.
2. Ash M M Jr, et al : Correlation between plaque and gingivitis. J Periodontol, 35 : 424, 1964.
3. Hartzell T B, Henrici A T : Oral prophylaxis in its relation to pyorrhea and its treatment. J Am Dent Assoc, 2 : 122, 1915.
4. O'Leary G J, et al : Clinical correlations and systemic status in periodontal disease. South Calif Dent J, 30 : 47, 1962.
5. Lovdal A, et al : Tooth mobility and alveolar bone resorption as a function of occlusal stress and oral hygiene and age. Acta Odontol Scand, 17 : 61, 1959.
6. Schei O, et al : Alveolar bone loss as related to oral hygiene and age. J Periodontol, 30 : 7, 1959.
7. Löe H, et al : Experimental gingivitis in man. J Periodontol, 36 : 177, 1965.
8. Theilade E, et al : Experimental gingivitis in man. II. A longitudinal clinical and bacteriological investigation. J Periodont Res, 1 : 1, 1966.
9. Löe H, et al : Experimental gingivitis in man. III. The influence of antibiotics on gingival plaque development. J Periodont Res, 2 : 282, 1967.
10. Volpe A R, et al : Antimicrobial control of bacterial plaque and calculus and the effects of these agents on oral flora. J Dent Res, 48 : 832, 1969.
11. Davies R M, et al : The effect of topical application of chlorhexidine on the bacterial colonization of the teeth and gingiva. J Periodont Res, 5 : 96, 1970.
12. Gjermo P, et al : The plaque-inhibiting capacity of 11 antibacterial compounds. J Periodont Res, 5 : 102, 1970.
13. Löe H, Schiött C R : The effect of mouthrinses and topical application of chlorhexidine on the development of dental plaque and gingivitis in man. J Periodont Res, 5 : 79, 1970.
14. Schiött C R, et al : The effect of chlorhexidine mouthrinses on the human oral flora. J Periodont Res, 5 : 84, 1970.
15. Löe H, et al : Two years oral use of chlorhexidine in man. I. General design and clinical effects. J Periodont Res, 11 : 135, 1976.
16. Lindhe J, Nyman S : The effect of plaque control and surgical pocket elimination on the establishment and maintenance of periodontal health. A longitudinal study of periodontal therapy in cases of advanced periodontitis. J Clin Periodontol, 2 : 67, 1975.
17. Rosling B, et al : The effect of systematic plaque control on bone regeneration in infrabony pockets. J Clin Periodontol, 3 : 38, 1976.
18. Rosling B, et al : The healing potential of the periodontal tissues following different techniques of periodontal surgery in plaque-free dentitions. A 2 year clinical study. J Clin Periodontol, 3 : 233, 1976.
19. Keyes P H, Jordan H V : Periodontal lesions in the Syrian hamster. III. Findings related to an infectious and transmissible component. Arch Oral Biol, 9 : 377, 1964.
20. Jordan H V, Keyes P H : Aerobic, gram-positive filamentous bacteria as etiologic agents of experimental periodontal disease in hamsters. Arch Oral Biol, 9 : 401, 1964.
21. Dick D S, Shaw J H : The infectious and transmissible nature of the periodontal syndrome of the rice rat. Arch Oral Biol, 11 : 1095, 1966.
22. Baer P N, et al : Studies on experimental calculus formation in the rat. XII. On the transmissibility of factors affecting dental calculus. J Periodontol, 39 : 86, 1968.
23. Gibbons R J, et al : Dental caries and alveolar bone loss in gnotobiotic rats infected with capsule-forming streptococci of human origin. Arch Oral Biol, 11 : 549, 1966.
24. Socransky S S, et al : Induction of periodontal destruction in gnotobiotic rats by a human actinomycete. Arch Oral Biol, 15 : 993, 1970.
25. Jordan H V, et al : Periodontal lesions in hamsters and gnotobiotic rats infected with actinomyces of human origin. J Periodontal Res, 7 : 21, 1972.
26. Irving J T, et al : Histological changes in experimental periodontal disease in rats monoinfected with a gram-negative organism. Arch Oral Biol, 20 : 219, 1975.
27. Irving J T, et al : Histological changes in experimental periodontal disease in rats monoinfected with gram-negative organisms. J Periodont Res, 13 : 326, 1978.
28. Kennedy J E, Polson A M : Experimental marginal gingivitis in squirrel monkeys. J Periodontol, 44 : 140, 1973.
29. Schroeder H E, Lindhe J : Conversion of a stable established gingivitis in the dog to destructive periodontitis. Arch Oral Biol, 20 : 775, 1975.
30. Schroeder H E, Lindhe J : Conditions and pathological features of rapidly destructive, experimental periodontitis in dogs. J Periodontol, 51 : 6, 1980.
31. Kornman K S, et al : The predominant cultivable subgingival flora of beagle dogs following ligature placement and metronidazole therapy. J Periodont Res, 16 : 251, 1981.
32. Kornman K S, et al : The microbiology of ligature-induced periodontitis in the cynomolgus monkey. J Periodont Res, 16 : 363, 1981.
33. Slots J, Hausmann E : Longitudinal study of experimentally induced periodontal disease in Macaca arctoides : relationship between microflora and alveolar bone loss. Infect Immun, 23 : 260, 1979.
34. Waerhaug J : Effect of rough surfaces upon gingival tissue. J Dent Res, 35 : 323, 1956.
35. Waerhaug J : Effect of zinc phosphate cement filling on gingival tissues. J Periodontol, 27 : 284, 1956.
36. Waerhaug J : Observations on replanted teeth plated with gold foil. Reaction to pure gold ; expulsion of foreign bodies from pockets. Oral Surg Oral Med Oral Pathol, 9 : 780, 1956.
37. Waerhaug J : Tissue reaction to metal wires in healthy gingival pockets. J Periodontol, 28 : 239, 1957.
38. Waerhaug J : Histological considerations which govern where the margins of restorations should be located in relation to the gingiva. Dent Clin North Am, 161, 1960.
39. Fitzgerald R J, McDaniel E G : Dental calculus in germ-free rats. Arch Oral Biol, 2 : 239, 1960.
40. Gustafsson B E, Krasser B : Dental calculus in germ-free rats. Acta Odontol Scand, 20 : 135, 1962.
41. Baumhammers A, Rohrbaugh E A : Permeability of human and rat dental calculus. J Periodontol, 41 : 279, 1970
42. Baumhammers A, et al : Scanning electron microscopy of supragingival calculus. J Periodontol, 41 : 39, 1970.
43. McMaster P E : Human bite infection. Am J Surg, 45 : 60, 1939.
44. Fritzell K E : Infections of hand due to human mouth organisms. Lancet, 60 : 135, 1940.
45. Foley G, Rosebury T : Comparative infectivity for guinea pigs of fusospirochetal exudates from different diseases. J Dent Res, 21 : 375, 1942.
46. Shpuntoff H, Rosebury T : Infectivity of fuso-spirochetal exudate for guinea pigs, hamsters, mice and chick embryos by several routes of inoculation. J Dent Res, 28 : 7, 1949.
47. Rosebury T, et al : Studies of fusospirochetal infection. I. Pathogenicity for guinea pigs of individual and combined cultures of spirochetes and other anaerobic bacteria derived from the human mouth. J Infect Dis, 87 : 217, 1950.
48. Rosebury T, et al : Studies of fusospirochetal infection. II. Analysis and attempted quantitative recombination of the flora of fusospirochetal infection after repeated guinea pig passage. J Infect Dis, 87 : 226, 1950.
49. Rosebury T, et al : Studies of fusospirochetal infection. III. Further studies of a guinea pig passage strain of fusospirochetal infection, including the infectivity of sterile exudate filtrates, of mixed cultures through ten transfers, and of recombined pure cultures. J Infect Dis, 87 : 234, 1950.

50. Mergenhagen S E : Endotoxic properties of oral bacteria as revealed by the local Schwartzman reaction. J Dent Res, 39 : 267, 1960.
51. Mergenhagen S E, et al : Preparation and biological activities of endotoxins from oral bacteria. J Infec Dis, 108 : 304, 1961.
52. Baehni P, et al : Leukotoxicity of various Actinobacillus actinomycetemcomitans isolates. J Dent Res, 59A : 323, 1980.
53. McArthur W P, et al : Leukotoxic effects of Actinobacillus actinomycetemcomitans. Modulation by serum components. J Periodont Res, 16 : 159, 1981.
54. Schuster G S, et al : Toxic properties of the cell wall of gram-positive bacteria. J Bacteriol, 93 : 47, 1967.
55. van Steenbergen T J, et al : Effects of ammonia and volatile fatty acids produced by oral bacteria on tissue culture cells. J Dent Res, 65 : 909, 1986.
56. Socransky S S, et al : Dependency of Treponema microdentium on other oral organisms for isobutyrate, polyamines, and a controlled oxidation-reduction potential. J Bacteriol, 88 : 200, 1964.
57. Rizzo A A : The possible role of hydrogen sulfide in human periodontal disease. I. Hydrogen sulfide production in periodontal pockets. Periodontics, 5 : 233, 1967.
58. Tonzetich J, McBride B C : Characterization of volatile sulphur production by pathogenic and non-pathogenic strains of oral Bacteroides. Arch Oral Biol, 26 : 963, 1981.
59. Persson S, et al : The formation of hydrogen sulfide and methyl mercaptan by oral bacteria. Oral Microbiol Immunol, 5 : 195, 1990.
60. Socransky S S, et al : Morphological and biochemical differentiation of three types of small oral spirochetes. J Bacteriol, 98 : 878, 1969.
61. Rizzo A A : Rabbit corneal irrigation as a model system for studies on the relative toxicity of neutralized ammonia solutions. J Periodontol, 38 : 491, 1967.
62. Schultz-Haudt S D, Scherp H W : Lysis of collagen by gingival bacteria. Proc Soc Exp Biol Med, 89 : 697, 1955.
63. Schultz-Haudt S D, Scherp H W : Production of hyaluronidase and beta-glucuronidase by viridans streptococci isolated from gingival crevices. J Dent Res, 34 : 924, 1955.
64. Schultz-Haudt S D, Scherp H W : The production of chondrosulfatase by microorganisms isolated from human gingival crevices. J Dent Res, 35 : 299, 1956.
65. Dewar M R : Bacterial enzymes and periodontal disease. J Dent Res, 37 : 100, 1958.
66. Hampp E G, et al : Studies of mucopolysaccharase activity of oral spirochetes. J Dent Res, 38 : 979, 1959.
67. Gibbons R J, Macdonald J B : Degradation of collagenous substrates by Bacteroides melaninogenicus. J Bacteriol, 81 : 614, 1961.
68. Rosan B, Williams N B : Hyaluronidase production by oral enterococci. Arch Oral Biol, 9 : 291, 1964.
69. Courant P R, et al : Infectivity and hyaluronidase activity of debris from healthy and diseased gingiva. Arch Oral Biol, 10 : 119, 1965.
70. Thonard J C, et al : Neuraminidase activity in mixed culture supernatant fluids of human oral bacteria. J Bacteriol, 89 : 924, 1965.
71. Soder P O, Frostell G : Proteolytic activity of dental plaque material on azocoll, casein and gelatin. Acta Odontol Scand, 24 : 501, 1966.
72. Socransky S S, Haffajee A D : The bacterial etiology of destructive periodontal disease : current concepts. J Periodontol, 4 : 322, 1992.
73. Plaut H C : Studien zur bacteriellen Diagnostik der Diphtherie und der Anginen. Dtsch Med Wochenschr, 20 : 920, 1894.
74. Vincent M H : Recherches bacteriologiques sur l' angine a bacilles fusiformes. Ann L' Institut Pasteur, 8 : 609, 1899.
75. Harrell V : The present status of Plaut-Vincent's infection. Arch Otolaryngol, 14 : 1, 1931.
76. Goadby K W : The Erasmus Wilson lecture on pyorrhea alveolaris. Lancet, 1 : 633, 1907.
77. Goadby K W : Diagnosis of latent infection about the jaws. I. J Am Dent Assoc 9 : 373, 1922.
78. Goadby K W : Diagnosis of latent infection about the jaws. II. J Am Dent Assoc 9 : 504, 1922.
79. Glynn E E : The organisms found in periodontal infections, and their relation to the "toxaemia". Br Dent J, 44 : 601, 1923.
80. Hartzell T B : Etiology of pyorrhea alveolaris with a simplified treatment. J Am Dent Assoc, 12 : 1452, 1925.
81. Fisher, J H : Pyorrhea alveolaris : the role of certain microorganisms found in the lesions. Dent Cosmos, 69 : 851, 1927.
82. Lazurus-Barlow P A : bacteriological examination of the alveolar bone in relation to pyorrhea. Dent Cosmos, 70 : 652, 1928.
83. Kolle W : Spirochatenbefunde und Salvarson bei Alveolarpyorrhoe. Med Klin, 3 : 1008, 1924.
84. Kritchevsky B, Séguin P : The pathogenesis and treatment of pyorrhea alveolaris. Dent Cosmos, 60 : 781, 1918.
85. Kritchevsky B, Séguin P : The unity of spirochetoses in the mouth. Dent Cosmos, 66 : 511, 1924.
86. Stafne E C : Spirochaetaceae and Fusiformis dentium in the mouth. Dent Cosmos, 70 : 493, 1928.
87. Hotchkiss M : Presence of fusiform bacilli and spirochetes in the mouths of a group of young adults. Dent Cosmos, 73 : 728, 1931.
88. Belding L J, Belding P H : The treatment of the spirochetoses. Dent Cosmos, 76 : 329, 1934.
89. Barrett M T : The protozoa of the mouth in relation to pyorrhea alveolaris. Dent Cosmos, 56 : 948, 1914.
90. Barrett M T : Clinical report upon amoebic pyorrhea. Dent Cosmos, 56 : 1345, 1914.
91. Howe P R : The endamoebae and pyorrhea alveolaris. Dent Cosmos, 58 : 369, 1916.
92. Meyer K F : The present status of dental bacteriology. J Am Dent Assoc, 4 : 966, 1917.
93. Kligler I J : A biochemical study and differentiation of oral bacteria with special reference to dental caries. II. Experimental. J Allied Dent Soc, 10 : 282, 1915.
94. Manganiello A D, et al : Attempts to increase viable count recovery of human supragingival dental plaque. J Periodont Res, 12 : 107, 1977.
95. Olsen I, Socransky S S : Ultrasonic dispersion of pure cultures of plaque bacteria and plaque. Scand J Dent Res, 89 : 307, 1981.
96. Bunting R W : Is pyorrhea a local or constitutional disease? Dent Cosmos, 64 : 731, 1922.
97. Prinz H : A few aphorisms concerning pyorrhea alveolaris. Dent Cosmos, 66 : 127, 1924.
98. Prinz H : The etiology of pyorrhea alveolaris. Dent Cosmos, 68 : 1, 1926.
99. Bruske J S : Periodontoclasia-a working hypothesis. J Am Dent Assoc, 15 : 723, 1928.
100. Belding L J, Belding P H : An evaluation of various theories treating on the etiology of periodontoclasis. Dent Cosmos, 75 : 140, 1933.
101. Loesche, W J : Chemotherapy of dental plaque infection. Oral Sci Rev, 9 : 65, 1975.
102. Smith D T : Fusospirochetal disease of the lungs produced with cultures from Vincent's angina. J Infect Dis, 46 : 303, 1930.
103. Proske H O, Sayers R R : Pulmonary infections in pneumoconiosis. I. A bacteriologic and experimental study. Public Health Rep, 29 : 839, 1934.
104. Proske H, Sayers R R : Pulmonary infections in pneumoconiosis. II. Fuso-spirochetal infection. Experiments in guinea pigs. Public Health Rep, 29 : 1212, 1934.
105. Macdonald J B, et al : . The pathogenic components of an experimental mixed infection. J Infect Dis, 98 : 15, 1956.

参考文献（第1章）

106. Socransky S S, Haffajee A D : Evidence of bacterial etiology : a historical perspective. Periodontol 2000, 5 : 7, 1994.
107. Listgarten M A, Socransky S S : Ultrastructural characteristics of a spirochete in lesions of acute necrotizing ulcerative gingivostomatitis (Vincent's infection). Arch Oral Biol, 9 : 95, 1964.
108. Listgarten M A : Electron microscopic observations of the bacterial flora of acute necrotizing ulcerative gingivitis. J Periodontol, 36 : 328, 1965.
109. Slots J : The predominant cultivable organisms in juvenile periodontitis. Scand J Dent Res, 84 : 1, 1976.
110. Newman M G, et al : Studies of the microbiology of periodontosis. J Periodontol, 47 : 373, 1976.
111. Newman M G, Socransky S S : Predominant cultivable microbiota in periodontosis. J Periodont Res, 12 : 120, 1977.
112. Slots J : The predominant cultivable microflora of advanced periodontitis. Scand J Dent Res, 85 : 114, 1977.
113. Spiegel C A, et al : Black-pigmented Bacteroides from clinically characterized periodontal sites. J Periodont Res, 14 : 376, 1979.
114. Tanner A C R, et al : A study of the bacteria associated with advancing periodontal disease in man. J Clin Periodontol, 6 : 278, 1979.
115. White D, Mayrand D : Association of oral Bacteroides with gingivitis and adult periodontitis. J Periodont Res, 16 : 259, 1981.
116. Zambon J J, et al : Black-pigmented Bacteroides spp. in the human oral cavity. Infect Immun, 32 : 198, 1981.
117. Loesche W J, et al : The bacteriology of acute necrotizing ulcerative gingivitis. J Periodontol, 53 : 223, 1982.
118. Dzink J L, et al : ELISA and conventional techniques for identification of black-pigmented Bacteroides isolated from periodontal pockets. J Periodont Res, 18 : 369, 1983.
119. Moore W E C, et al : Comparative bacteriology of juvenile periodontitis. Infect Immun, 48 : 507, 1985.
120. Moore W E C, et al : Bacteriology of moderate (chronic) periodontitis in mature adult humans. Infect Immun, 42 : 510, 1983.
121. Dzink J L, et al : Gram negative species associated with active destructive periodontal lesions. J Clin Periodontol, 12 : 648, 1985.
122. Dzink J T, et al : The predominant cultivable microbiota of active and inactive lesions of destructive periodontal diseases. J Clin Periodontol, 15 : 316, 1988.
123. Tanner A, Bouldin H : The microbiology of early periodontitis lesions in adults. J Clin Periodontol, 16 : 467, 1989.
124. Lai C-H, et al : Wolinella recta in adult gingivitis and periodontitis. J Periodont Res, 27 : 8, 1992.
125. Rams T E, et al : Campylobacter rectus in human periodontitis. Oral Microbiol Immunol, 8 : 230, 1993.
126. Lai C-H, et al : Bacteroides forsythus in adult gingivitis and periodontitis. Oral Microbiol Immunol, 2 : 152, 1987.
127. Listgarten M A, Lewis D W : The distribution of spirochetes in the lesion of acute necrotizing ulcerative gingivitis. An electron microscopic and statistical survey. J Periodontol, 38 : 379, 1967.
128. Armitage G C, et al : Relationship between the percentage of subgingival spirochetes and the severity of periodontal disease. J Periodontol, 53 : 550, 1982.
129. Savitt E D, Socransky S S : Distribution of certain subgingival microbial species in selected periodontal conditions. J Periodont Res, 19 : 111, 1984.
130. Goodson J M, et al : Patterns of progression and regression of advanced destructive periodontal disease. J Clin Periodontol, 9 : 472, 1982.
131. Socransky S S, et al : New concepts of destructive periodontal disease. J Clin Periodontol, 11 : 21, 1984.
132. Keyes P H, Rams T E : A rationale for management of periodontal diseases : rapid identification of microbial "therapeutic targets" with phase-contrast microscopy. J Am Dent Assoc, 106 : 803, 1983.
133. Listgarten M A, Levin S : Positive correlation between the proportions of subgingival spirochetes and motile bacteria and susceptibility of human subjects to periodontal deterioration. J Clin Periodontol, 8 : 122, 1981.
134. Rosenberg E, et al : The composition of the subgingival microbiota after periodontal therapy. J Periodontol, 52 : 435, 1981.
135. Evian C I, et al : Bacterial variability within diseased periodontal sites. J Periodontol, 53 : 595, 1982.
136. Mousques T, et al : Effect of sampling on the composition of the human subgingival microbial flora. J Periodont Res, 15 : 137, 1980.
137. Haffajee A D, Socransky S S : Microbial etiological agents of periodontal disease. Periodontol 2000, 5 : 78, 1994.
138. The Forsyth Institute and The Institute for Genomic Research Porphyromonas gingivalis Genome Project, http://www.pgingivalis.org/
139. DiRienzo J M, Slots J : Genetic approach to the study of epidemiology and pathogenesis of Actinobacillus actinomycetemcomitans in localized juvenile periodontitis. Arch Oral Biol, 35 : 79S, 1990.
140. Gibbons R J, Banghart S : Induction of dental caries in gnotobiotic rats with a levan-forming streptococcus and a streptococcus isolated from subacute bacterial endocarditis. Arch Oral Biol, 13 : 297, 1968.
141. Gibbons R J, et al : Dental caries and alveolar bone loss in gnotobiotic rats infected with capsule-forming streptococci of human origin. Arch Oral Biol, 11 : 549, 1966.
142. Carter K C : Essays of Robert Koch. New York : Greenwood Press, 1987, 161.
143. Slots J, et al : Yeasts, enteric rods and pseudomonas in the subgingival flora of severe adult periodontitis. Oral Microbiol Immunol, 3 : 47, 1988.
144. Dahlen G, Wikstrom M : Occurrence of enteric rods, staphylococci and Candida in subgingival samples. Oral Microbiol Immunol, 10 : 42, 1955.
145. Rams T E, Slots J : Candida biotypes in human adult periodontitis. Oral Microbiol Immunol, 6 : 191, 1991.
146. Zambon J J, et al : Studies of the subgingival microflora in patients with acquired immunodeficiency syndrome. J Periodontol, 61 : 699, 1990.
147. Patton L L, et al : Prevalence and classification of HIV-associated oral lesions. Oral Dis, 8 (Suppl. 2) : 98, 2002.
148. Kirkpartick C H : Chronic mucocutaneous candidiasis. Pediatr Infect Dis, 20 : 197, 2001.
149. Kitajima Y : Structural and biochemical characteristics of pathogenic fungus : cell walls, lipids and dimorphism, and action modes of antifungal agents. Nippon Ishinkin Gakkai Zasshi, 41 : 211, 2000.
150. Cannon R D, Chaffin W L : Oral colonization by Candida albicans. Crit Rev Oral Biol Med, 10 : 359, 1999.
151. Cannon R D, et al : Oral Candida : clearance, colonization, or Candidiasis. J Dent Res, 74 : 1152, 1995.
152. Hube B : Extracellular proteinases of human pathogenic fungi. Contrib Microbiol, 5 : 126, 2000.
153. Hube B, et al : Secreted lipases of Candida albicans : cloning, characterization and expression analysis of a new gene family with at least ten members. Arch Microbiol, 175 : 362, 2000.
154. Niimi K, et al : N-Acetylhexosaminidase of the pathogenic yeast Candida albicans. Recent Res Devel Microbiol, 4 : 85, 2000.
155. Ernst J F : Transcription factors in Candida albicansenvironmental control of morphogenesis. Microbiol, 146 : 1763, 2000.
156. Parra B, Slots J : Detection of human viruses in periodontal pockets using polymerase chain reaction. Oral Microbiol Immunol, 11 : 289, 1996.
157. Contreras A, Slots J : Mammalian viruses in human periodontitis. Oral Microbiol Immunol, 11 : 381, 1996.
158. Contreras A, et al : Relationship between herpesviruses and adult periodontitis and periodontopathic bacteria. J Periodontol, 5 : 478, 1999.

159. Westmoreland D, Watkins J F : The IgG receptor induced by herpes simplex virus : Studies using radioiodinated IgG. J Gen Virol, 24 : 167, 1974.
160. Klein B S, et al : The role of respiratory syncytial virus and other viral pathogens in acute otitis media. J Pediatr, 101 : 16, 1982.
161. Rones Y, et al : Sensitivity of oral tissues to herpes simplex virus in vitro. J Periodontol, 54 : 91, 1983.
162. Langford A, et al : Cytomegalovirus associated oral ulcerations in HIV-infected patients. J Oral Pathol Med, 19 : 71, 1990.
163. Mackowiak P A, et al : Relationship between cytomegarovirus and colonization of the oropharynx by Gram-negative bacilli following renal transplantation. Epidemiol Infect, 107 : 411, 1991.
164. Bakaletz L O : Viral potentiation of bacterial superinfection of the respiratory tract. Trends Microbiol, 3 : 110, 1995.
165. Ito M, et al : Increased expression of adhesion molecules (CD54, CD29, CD44) on fibroblast infected with cytomegalovirus. Microbiol Immunol, 39 : 129, 1995.
166. Winston D J, et al : Cytomegalovirus inhibits luminal-dependent chemiluminiscence of phagocytizing polymorphonuclear granulacytes. Clin Res, 29 : 398, 1981.
167. Schooley T R, et al : Antineutrophil antibodies in infectious mononucleosis. Am J Med, 76 : 85, 1984.
168. Bale J F, et al : The interaction of murine cyotomegalovirus with murine neutrophils : Effect on migratory and phagocytic activities. J Leukoc Biol, 38 : 723, 1985.
169. Grundy J E : Virologic and pathogenetic aspects of cytomegalovirus infection. Rev Infect Dis, 12 (Suppl. 7) : S711, 1990.
170. Gerna G, et al : Human cytomegalovirus infection of the major leukocyte subpopulations and evidence for initial viral replication in polymorphonuclear leukocytes from viremic patients. J Infect Dis, 166 : 1236, 1992.
171. Abramson S J, Wheeler G J : Virus-induced neutrophil dysfunction : Role in the pathogenesis of bacterial infections. Pediatr Infect Dis, 3 : 643, 1994.
172. Tosato G, et al : Activation of suppressor-T cells during Epstein-Barr virus-induced infectious mononucleosis. N Engl J Med, 301 : 1133, 1979.
173. Kapasi K, Rice G P : Cytomegalovirus infection of peripheral blood mononuclear cells : Effects on interleukin-1 and 2 production and responsiveness. J Virol, 62 : 3603, 1988.
174. Confer D L, et al : Herpes simplex virus-infected cells disarm killer lymphocytes. Proc Natl Acad Sci (USA), 87 : 3609, 1990.
175. Taga H, et al : Human and viral interleukin-10 in acute Epstein-Barr virus-induced infectious mononucleosis. J Infect Dis, 171 : 1347, 1995.
176. Cohen S G, Greenberg M G : Chronic oral herpes simplex virus infection in immunocompromised patients. Oral Surg Med Pathol, 59 : 465, 1986.
177. Evermann J F, et al : Interactions between herpesviruses and retroviruses : Implications in the initiation of disease. Microb Pathog, 10 : 1, 1991.

第2章　参考文献

1. Bradbury S : The evolution of the microscope. Oxford : Pergamon Press, 3-16, 36-52, 68-84, 1967.
2. Dobell C : Anthony van Leeuwenhoek and his "little animals". New York : Russel, 1958.
3. Gold S I : Periodontics. The past. I. Early sources. J Clin Periodontol, 12 : 79, 1985.
4. Salkind A, et al : Bacterial aspects of developing supragingival and subgingival plaque. J Periodontol, 42 : 706, 1971.
5. Ronstrom A, et al : Early formation of dental plaque on plastic films. I. Light microscopic observations. J Periodont Res, 10 : 28, 1975.
6. Ronstrom A, et al : Streptococcus sanguis and Streptococcus salivarius in early plaque formation on plastic films. J Periodont Res, 12 : 323, 1977.
7. Schroeder H E : The structure and relationship of plaque to the hard and soft tissues : electron microscopic interpretation. Int Dent J, 20 : 353, 1970.
8. Theilade J, et al : A transmission electron microscopic study of 7-day old bacterial plaque in human tooth fissures. Arch Oral Biol, 21 : 587, 1976.
9. Jones S : The tooth surface in periodontal disease. Dent Pract, 21 : 462, 1972.
10. Newman H N : Structure of approximal dental plaque as observed by scanning electron microscopy. Arch Oral Biol, 17 : 1445, 1972.
11. Saxton C A : Scanning electron microscope study of the formation of dental plaque. Caries Res, 7 : 102, 1973.
12. Galil K, Gwinnett A : Scanning electron microscopy : observations on occlusal human dental plaque. J Can Dent Assoc, 39 : 472, 1973.
13. Newman H N : The apical border of plaque in chronic inflammatory periodontal disease. Br Dent J, 141 : 105, 1976.
14. Saglie R : A scanning electron microscopic study of the relationship between the most apically located subgingival plaque and the epithelial attachment. J Periodontol, 48 : 105, 1977.
15. Lambrechts P, et al : A new in vivo replica technique for scanning electron microscope study of dental plaque morphology. J Clin Periodontol, 9 : 252, 1982.
16. Listgarten M A, et al : Development of dental plaque on epoxy resin crowns in man. A light and electron microscopic study. J Periodontol, 46 : 10, 1975.
17. Listgarten M A : Structure of the microbial flora associated with periodontal health and disease in man. A light and electron microscopic study. J Periodontol, 47 : 1, 1976.
18. Casey C : Periodontitis as a biofilm infection. J Calif Dent Assoc, 29 (5) : 362, 2001.
19. Characklis W G, Marshall K C : Biofilms : a basis for an interdisciplinary approach, In Characklis W G and Marshall K C (ed), Biofilms, John Wiley and Sons, New York, 1990, 3-15.
20. Lawrence J R, et al : Optical sectioning of microbial biofilms. J Bacteriol, 173 : 6558, 1991.
21. Wood S R, et al : Architecture of intact natural human plaque biofilms studied by confocal laser scanning microscopy. J Dent Res, 79 : 21, 2000.
22. Costerton J W, et al : Biofilms, the customized microniche. J Bacteriol, 176 : 2137, 1994.
23. Bloemberg G V, et al : Green fluorescent protein as a marker for Pseudomonas spp. Appl Environ Microbiol, 63 : 4543, 1997.
24. Lewandowski Z, et al : Dissolved oxygen and pH microelectrode measurements at water immersed metal surfaces. Corrosion, 45 : 92, 1989.
25. Socransky S, Haffajee A D : Dental biofilms : different therapeutic targets. Periodontol 2000, 28 : 12, 2002.
26. Donlan R M, Costerton J W : Biofilms : survival mechanisms of clinically relevant microorganisms. Clin Microbiol Rev, 15 : 167, 2002.
27. Sutherland I W : Biofilm matrix polymers-role in adhesion. In Newman H N and Wilson M (ed). Dental plaque revisited. Cardiff, Bioline, 1999, 49-62.
28. Sutherland I W : Bacterial exopolysaccharides-their nature and production. In Sutherland I W (ed), Surface carbohydrates of the prokaryotic cell. Academic Press, London, 1977, 27-96.
29. Stoodley P, et al : Oscillation characteristics of biofilm streamers in turbulent flowing water as related to drag and pressure drop. Biotechnol Bioeng, 57 : 536, 1998.
30. Stoodley P, et al : Influence of hydrodynamics and nutrients on biofilm structure. J Appl Microbiol, 85 : S19, 1999.

31. Vieira M J, Melo L F : Instrinsic kinetics of biofilms formed under turbulent flow and low substrate concentrations. Bioprocess Eng, 20 : 369, 1999.
32. Lawrence J R, et al : Optical sectioning of microbial biofilms. J Bacteriol, 173 : 6558, 1991.
33. Caldwell D E, et al : Confocal laser microscopy and computer image analysis. Adv Microb Ecol, 12 : 1, 1992.
34. Lawrence J R, et al : Diffusion of size fractionated dextrans in biofilm matrices by confocal laser microscopy, abstract. Can Soc Microbiol, Annu Meet, Toronto, 1993.
35. de Beer D, et al : Liquid flow in heterogenous biofilms. Biotechnol Bioeng, 44 : 636, 1994.
36. Wood S R, et al : Architecture of intact natural human plaque biofilms studied by confocal laser scanning microscopy. J Dent Res, 79 : 21, 2000.
37. Darveau R P, et al : The microbial challenge in periodontitis. Periodontol 2000, 14 : 12, 1997.
38. Shah H N, Gharbia S E : Oral and dental disease. The biochemical milieu of the host in the selection of anaerobic species in the oral cavity. Clin Infect Dis, 20 : 291, 1995.
39. Cimasoni G : Crevicular fluid updated. Mongr Oral Sci, 12 : 1, 1983.
40. Lamster I B, Grbic J T : Diagnosis of periodontal disease based on analysis of the host response. Periodontol 2000, 7 : 83, 1995.
41. Allison D G, et al : Extracellular products as mediators of the formation and development of Pseudomonas fluorescens biofilms. FEMS Microbiol Lett, 167 : 179, 1998.
42. Xu K D, et al : Spatial physiological heterogeneity in Pseudomonas aeruginosa biofilm is determined by oxygen availability. Appl Environ Microbiol, 64 : 4035, 1998.
43. Okabe S, et al : In situ analysis of nitrifying biofilms as determined by in situ hybridization and the use of microelectrodes. Appl Environ Microbiol, 65 : 3182, 1999.
44. Vroom J M, et al : Depth penetration and detection of pH gradients in biofilms by two-photon excitation microscopy. Appl Environ Microbiol, 65 : 3502, 1999.
45. Xu K D, et al : Biofilm resistance to antimicrobial agents. Microbiology, 146 : 547, 2000.
46. Listgarten M A : The structure of dental plaque. Periodontol 2000, 5 : 52, 1994.
47. Costerton J W, Lewandowski Z : Microbial biofilms. Annu Rev Microbiol, 49 : 711, 1995.
48. Marsh P D, Bradshaw D J : Dental plaque as a biofilm. J Ind Microbiol, 15 : 169, 1995.
49. Scannapieco F A, et al : Characterization of salivary α-amylase binding to Streptococcus sanguis. Infect Immun, 57 : 2853, 1989.
50. Gibbons R J, et al : Delineation of a segment of adsorbed salivary acidic proline-rich proteins which promotes adhesion of Streptococcus gordonii to apatitic surfaces. Infect Immun, 59 : 2948, 1991.
51. Duan Y, et al : Calcium-binding properties of SSP-5, the Streptococcus gordonii M5 receptor for salivary agglutinin. Infect Immun, 62 : 5220, 1994.
52. Hsu S D, et al : Adhesive properties of viridans streptococcal species. Microb Ecol Health Dis, 7 : 125, 1994.
53. Scannapieco F A : Saliva-bacterium interactions in oral microbial ecology. Crit Rev Oral Biol Med, 5 : 203, 1994.
54. Scannapieco F A, et al : Salivary amylase promotes adhesion of oral streptococci to hydroxyapatite. J Dent Res, 74 : 1360, 1995.
55. Jenkinson H F : Genetic analysis of adherence by oral streptococci. J Ind Microbiol, 15 : 186, 1995.
56. Elder B L, et al : Whole bacterial cell enzyme linked immunosorbent assay for Streptococcus sanguis fimbrial antigens. J Clin Microbiol, 16 : 141, 1982.
57. Handley P S, et al : Streptococcus salivarius strains carry either fibrils or fimbriae on the cell surface. J Bacteriol, 157 : 64, 1984.
58. Handley P S, et al : Surface structures (peritrichous fibrils and tufts of fibrils) found on Streptococcus sanguis strains may be related to their ability to coagrregate with other oral genera. Infect Immun, 47 : 217, 1985.
59. Handley P S : Structure, composition and functions of surface structures on oral bacteria. Biofouling, 2 : 239, 1990.
60. Kolenbrander P E : Oral microbial communities : biofilms, interactions, and genetic systems. Annu Rev Microbiol, 54 : 413, 2000.
61. Kolenbrander P E : Coaggregation of human oral bacteria : potential role in the accretion of dental plaque. J Applied Bacteriol, 74 : 79S, 1993.
62. Kolenbrander P E : Coaggregations among oral bacteria. Methods Enzymol, 253 : 385, 1995.
63. Whittaker C J, et al : Mechanisms of adhesion by oral bacteria. Annu Rev Microbiol, 50 : 513, 1996.
64. Cisar J O, et al : The function and distribution of different fimbriae on strains of Actinomyces viscosus and Actinomyces naeslundii. J Dent Res, 63 : 393, 1984.
65. Komiyama K, Gibbons R J : Interbacterial adherence between Actinomyces viscosus and strains of Streptococcus pyrogens, Streptococcus agalactiae and Pseudomonas aeruginosa. Infect Immun, 44 : 86, 1984.
66. Clark W B, et al : Pellicle receptors for Actinomyces viscosus Type I fimbriae in vitro. Infect Immun, 57 : 3003, 1989.
67. Bos R, et al : Co-adhesion of oral microbial pairs under flow in the presence of saliva and lactose. J Dent Res, 75 : 809, 1996.
68. Klier C M, et al : Indentification of a 95 kDa putative adhesion from Actinomyces serovar WvA963 strain PK1259 that is distinct from type 2 fimbrial subunits. Microbiology, 143 : 835, 1997.
69. Kolenbrander P E, et al : Coaggregation of Fusobacterium nucleatum, Selenomonas flueggei, Selenomonas infelix, Selenomonas noxia, and Selenomonas sputigena with strains from 11 genera of oral bacteria. Infect Immun, 57 : 3194, 1989.
70. Kolenbrander P E, et al : Intergeneric coaggregation of oral Treponema spp. with Fusobacterium spp. and intrageneric coaggregation among Fusobacterium spp. Infect Immun, 63 : 4584, 1995.
71. Anderson R N, et al : Helicobacter pylori adheres selectively to Fusobacterium spp. Oral Microbiol Immunol, 13 : 51, 1998.
72. Socransky S S, et al : Microbial complexes in subgingival plaque. J Clin Periodontol, 25 : 134, 1998.
73. Mclean R J, et al : Evidence of autoinducer activity in naturally occurring biofilms. FEMS Microbiol Lett, 154 : 259, 1997.
74. Stickler D J, et al : Biofilms on indwelling urethral catheters produce quorum-sensing signal molecules in situ and in vitro. Appl Environ Microbiol, 64 : 3486, 1998.
75. Davies D G, et al : The involvement of cell-to-cell signals in the development of a bacterial biofilm. Science, 280 : 295, 1998.
76. Prosser J I : Quorum sensing in biofilms. In Newman H N, Wilson M (ed), Dental plaque revisited. Cardiff, Bioline, 1999, 79-88.
77. Withers H, et al : Quorum sensing as an integral component of gene regulatory networks in Gram-negative bacteria. Curr Opin Microbiol, 4 : 186, 2001.
78. Whiteley M, et al : Identification of genes controlled by quorum sensing in Pseudomonas aeruginosa. Proc Natl Acad Sci USA, 96 : 13904, 1999.
79. Pearson J P, et al : Pseudomonas aeruginosa cell-to-cell signaling is required for virulence in a model of acute pulmonary infection. Infect Immun, 68 : 4331, 2000.
80. De Kievit T R, et al : Quorum-sensing genes in Pseudomonas aeruginosa biofilms : their role and expression patterns. Appl Environ Microbiol, 67 : 1865, 2001.
81. Bloomquist C G, et al : Adherence, accumulation, and cell division of a natural adherent bacterial population. J Bacteriol, 178 : 1172, 1996.
82. Stover C K, et al : Complete genome sequence of Pseudomonas aeruginosa PA01, an opportunistic pathogen. Nature, 406 : 959, 2000.

83. Whiteley M, et al : Gene expression in Pseudomonas aeruginosa biofilms. Nature, 413 : 860, 2001
84. Watnick P, Kolter R : Biofilm, city of microbes. J Bacteriol, 182 : 2675, 2000.
85. Hoiby N, et al : The immune response to bacterial biofilms. In Lappin-Scott H M, Costerton J W(ed), Microbial biofilms. Plant and microbial biotechnology research series. Cambridge University Press, Cambridge, 1995, 233-250.
86. Stoodley P, et al : Biofilm structure and behaviour ; influence of hydrodynamics and nutrients. In Newman H M, Wilson M(ed), Dental plaque revisited. Cardiff, Bioline, 1999, 63-72.
87. Marrie T J, et al : A scanning and transmission electron microscopic study of an infected endocardial pacemaker lead. Circulation, 66 : 1339, 1982.
88. Costerton J W, et al : Bacterial biofilms : a common cause of persistent infections. Science, 284 : 1318, 1999.
89. Passerini L, et al : Biofilms on indwelling vascular catheters. Crit Care Med, 20 : 665, 1992.
90. Morris N S, et al : The development of bacterial biofilms on indwelling urethral catheters. World J Urol, 17 : 345, 1999.
91. Hyde J A, et al : Strategies for prophylaxis against prosthetic valve endocarditis : a review article. J Heart Valve Dis, 7 : 313, 1998.
92. Dart J K G : Contact lens and prosthesis infections. In Tasman W, Jaeger E A(ed), Duane's foundations of clinical ophthalmology. Lippincott-Raven, Philadelphia, 1996, 1-30.
93. Mclaughlin-Borlace L, et al : Bacterial biofilm on contact lens and lens storage cases in wearers with microbial keratitis. J Appl Microbiol, 84 : 827, 1998.
94. Hayes R, et al : abstr 186, Am Soc Microbiol, Biofilm 2000 Conf, 2000.
95. Nickel J C, Costerton J W : Bacterial localization in antibiotic-refractory chronic bacterial prostatitis. Prostate, 23 : 107, 1993.
96. Livornese L L, Korzeniowski O M : Pathogenesis of infective endocarditis. In Kaye D(ed), Infective endocarditis 2nd ed, Raven Press, New York, 1992, 19-35.
97. Tunkel A R, Mandell G L : Infecting microorganisms. In Kaye K (ed), Infective endocarditis 2nd ed, Raven Press, New York, 1992, 85-97.
98. Potera C : Forging a link between biofilms and disease. Science, 283 : 1837, 1999.
99. Licking E : Getting a grip on bacterial slime. Business Week, 13 Sep. 1999, 98-100.
100. Dutkiewicz C, Fallowfield H : Assesment of microbial involvement in the elevation of copper levels in drinking water. J Appl Microbiol, 85 : 597, 1998.
101. Elvers K T, et al : Bacterial-fungal biofilms in flowing water photo-processing tanks. J Appl Microbiol, 84 : 607, 1998.
102. Tall B D, et al : Bacterial succession within a biofilm in water supply lines of dental air-water syringes. Can J Microbiol, 41 : 647, 1995.
103. Dolan R M : Role of biofilms in antimicrobial resistance. ASAIO J, 46 : S47, 200.0
104. Mah T-F C, O'Toole G A : Mechanisms of biofilm resistance to antimicrobial agents. Trends Microbiol, 9 : 34, 2001.
105. Stewart P S, Costerton J W : Antibiotic resistance of bacteria in biofilms. Lancet, 358 : 135, 2001.
106. Stewart P S : Mechanisms of antibiotic resistence in bacterial biofilms. Int J Med Microbiol, 292 : 107, 2002.
107. Nickel J C, et al : Tobramycin resistance of Pseudomonas aeruginosa cells growing as a biofilm on urinary tract catheter. Antimicrob Agents Chemother, 27 : 619, 1985.
108. Prosser B L, et al : Method of evaluating effects of antibiotics on bacterial biofilm. Antimicrob Agents Chemother, 31 : 1502, 1987.
109. Gristina A G, et al : Adhesive colonization of biomaterials and antibiotic resistance. Biomaterials, 8 : 423, 1987.
110. Evans R C, Homers C J : Effects of vancomycin hydrochloride on Staphylococcus epidermidis biofilm associated with silicone elastomer. Antimicrob Agents Chemother, 31 : 889, 1987.
111. Vorachit M K, et al : Resistance of Pseudomonas pseudomallei growing as a biofilm on silastic disks to ceftazidime and cotrimoxazole. Antimicrob Agents Chemother, 37 : 2000, 1993.
112. Larsen T, N-F Fiehn : Resistance of Streptococcus sanguis biofilms to antimicrobial agents. APMIS, 104 : 280, 1996.
113. Williams I W, et al : The effects of adherence to silicone surface on antibiotic susceptibility in Staphylococcus aureus. Microbiology, 143 : 2407, 1997.
114. Ceri H, et al : The Calgary biofilm device : new technology for rapid determination of antibiotic susceptibilities of bacterial biofilms. J Clin Microbiol, 37 : 1771, 1999.
115. Suci P A, et al : Investigation of ciprofloxacin penetration into Pseudomonas aeruginosa biofilms. Antimicrob Agents Chemother, 38 : 2125, 1994.
116. Gordon C A, et al : Antibiotic interaction and diffusion through alginate and exopolysaccharide of cystic fibrosis-derived Pseudomonas aeruginosa. J Antimicrob Chemother, 22 : 667, 1988.
117. Nichols W W, et al : Inhibition of tobramycin diffusion by binding to alginate. Anitimicrob Agents Chemother, 32 : 518, 1988.
118. Kumon H, et al : A sandwich cup method for the penetration assay of antimicrobial agents through Pseudomonas exopolysaccharides. Microbiol Immunol, 38 : 615, 1994.
119. Shigeta M, et al : Permeation of antimicrobial agents through Pseudomonas aeruginosa biofilms : a simple method. Chemotherapy, 43 : 340, 1997.
120. Anderl J N, et al : Role of antibiotic penetration limitation in Klebsiella pneumoniae biofilm resistance to ampicillin and ciprofloxacin. Antimicrob Agents Chemother, 44 : 1818, 2000.
121. Dunne W M, et al : Diffusion of rifampin and vancomycin through a Staphylococcus epidermidis biofilm. Antimicrob Agents Chemother, 37 : 2522, 1993.
122. Darouiche R O, et al : Vancomycin penetration into biofilm covering infected prostheses and effect on bacteria. J Infect Dis, 170 : 720, 1994.
123. Jouenne T, et al : Agar-entrapped bacteria as an in vitro model of biofilms and their susceptibility to antibiotics. FEMS Microbiol Immunol Lett, 119 : 237, 1994.
124. Yasuda H, et al : Interaction between clarithromycin and biofilms formed by Staphylococcus epidermidis. Antimicrob Agents Chemother, 46 : 900, 1994.
125. Vrany J D, et al : Comparison of recalcitrance to ciprofloxacin and levofloxacin exhibited by Pseudomonas aeruginosa biofilms displaying rapid-transport characteristics. Antimicrob Agents Chemother, 41 : 1352, 1997.
126. Zheng Z, Stewart P S : Penetration of rifampin through Staphylococcus epidermidis biofilms. Antimicrob Agents Chemother, 46 : 900, 2002.
127. Gilbert P, Brown M R W : Mechanisms of the protection of bacterial biofilms from antimicrobial agents. In Lappin-Scott H M, Costerton J W(ed), Microbial biofilms, Cambridge University Press, Cambridge, 1995, 118-130.
128. Tuomanen E, et al : The rate of killing of Escherichia coli by beta-lactam antibiotics is strictly proportional to the rate of bacterial growth. J Gen Microbiol, 132 : 1297, 1986.
129. Tuomanen E, et al : Antibiotic tolerance among clinical isolates of bacteria. Antimicrob Agents Chemother, 30 : 521, 1986.
130. DuGuid I G, et al : Growth-rate-independent killing by ciprofloxacin of biofilm-derived Staphylococcus epidermidis ; evidence for cell-cycle dependency. J Antimicrob Chemother, 30 : 791, 1992.
131. Evans D J, et al : Effect of growth-rate on resistance of gram-negative biofilms to cetrimide. J Antimicrob Chemother, 26 : 473, 1990.
132. Brown M R, et al : Resistance of bacterial biofilms to antibiotics : a growth-rate related effect? J Antimicrob Chemother, 22 : 777, 1988.

133. Wentland E J, et al : Spatial variations in growth rate within Klebsiella pneumoniae colonies and biofilm. Biotechnol Prog, 12 : 316, 1996.
134. Evans D J, et al : Susceptibility of Pseudomonas aeruginosa and Escherichia coli biofilms towards ciprofloxacin : effect of specific growth rate. J Antimicrob Chemother, 27 : 177, 1991.
135. DuGuid I G, et al : Effect of biofilm culture upon the susceptibility of Staphylococcus epidermidis to tobramycin. J Antimicrob Chemother, 30 : 803, 1992.
136. Desai M, et al : Increasing resistance of planktonic and biofilm cultures of Burkhokderia cepacia to ciprofloxacin and ceftazidine during exponential growth. J Antimicrob Chemother, 42 : 153, 1998.
137. Hentzer M, et al : Alginate overproduction affects Pseudomonas aeruginosa biofilm structure and function. J Bacteriol, 183 : 5395, 2001.
138. Angles M L, et al : Plasmid transfer between marine bacteria in the aqueous phase and biofilms in reactor microcosms. Appl Environ Microbiol, 59 : 843, 1993.
139. Williams H G, et al : Natural transformation in river epilithon. Appl Environ Microbiol, 62 : 2994, 1996.
140. Lebaron P, et al : Recombinant plasmid mobilization between E. coli strains in seven sterile microcosms. Can J Microbiol, 43 : 534, 1997.
141. Beaudoin D L, et al : Mobilization of broad host range plasmid from Pseudomonas putida to established biofilm of Bacillus azotoformatans. I. Experiments. Biotechnol Bioeng, 57 : 272, 1998.
142. Christensen B B, et al : Establishment of new genetic traits in a microbial biofilm community. Appl Environ Microbiol, 64 : 2247, 1998.
143. Roberts A P, et al : Transfer of a conjugative transposon,Tn5397 in a mixed oral biofilm. FEMS Microbiol Lett, 177 : 63, 1999.
144. Licht T R, et al : Plasmid transfer in the animal intestine and other dynamic bacterial populations : the role of community structure and environment. Microbiology, 145 : 2615, 1999.
145. Hausner M,Wuertz S : High rates of conjugation in bacterial biofilms as determined by quantitative *in situ* analysis. Appl Environ Microbiol, 65 : 3710, 1999.
146. Dagostino L, et al : Physiological responses induced in bacteria adhering to surfaces. Biofouling, 4 : 113, 1991.
147. Kuchma S L, O'Toole G A : Surface-induced and biofilm-induced changes in gene expression. Curr Opin Biotechnol, 11 : 429, 2000.
148. Tresse O, et al : The role of oxygen limitation in the resistance of agar-entrapped, sessile-like Escherichia coli to aminoglycoside and β-lactam antibiotics. J Antimicrob Chemother, 36 : 521, 1995.
149. Xu K D, et al : Gene expression and protein levels of the stationary phase sigma factor, RpoS, in continuously-fed Pseudomonas aeruginosa biofilms. FEMS Microbiol Lett, 199 : 67, 2001.
150. Foley I, et al : General stress response master regulator rpoS is expressed in human infection : a possible role in chronicity. J Antimicrob Chemother, 43 : 164, 1999.
151. Brooun A, et al : A dose-response study of antibiotic resistance in Pseudomonas aeruginosa biofilms. Antimicrob Agents Chemother, 44 : 640, 2000.
152. Maira-Litran T, et al : Expression of the multiple antibiotic resistance operon (mar) during growth of Escherichia coli as a biofilm. J Appl Microbiol, 88 : 243, 2000.
153. De Kievit T R, et al : Multidrug efflux pumps : expression patterns and contribution to antibiotic resistance in Pseudomonas aeruginosa biofilms. Antimicrob Agents Chemother, 45 : 1761, 2001.
154. Elkins J G, et al : Pseudomonas aeruginosa biofilm resistance to hydrogen peroxide : protective role of catalase. Appl Environ Microbiol, 65 : 4594, 1999.
155. Bagge N, et al : Rapid development *in vitro* and *in vivo* of resistance to ceftazidime in biofilm-growing Pseudomonas aeruginosa due to chromosomal beta-lactamase. APMIS 108 : 589, 2000.
156. Goto T, et al : *In vitro* bactericidal activities of beta-lactamases, amikacin, and fluoroquinolones against Pseudomonas aeruginosa biofilm in artificial urine. Urology, 53 : 1058, 1999.
157. Raad I, et al : Staphylococcus epidermidis : emerging resistance and need for alternative agents. Clin Infect Disease, 26 : 1182, 1998.
158. Selan L, et al : Proteolytic enzymes : a new treatment strategy for prosthetic infections? Antimicrob Agents Chemother, 37 : 2618, 1993.
159. Johansen C, et al : Enzymatic removal and disinfection of bacterial biofilm. Appl Environ Microbiol, 63 : 3724, 1997.
160. Nemoto K, et al : Effect of varidase (streptokinase) on biofilm formed by Staphylococcus aureus. Chemotherapy, 46 : 111, 2000.
161. Yasuda H, et al : Interaction between biofilms formed by Pseudomonas aeruginosa and clarithromycin. Antimicrob Agents Chemother, 37 : 1749, 1993.
162. Parsek M R, Greenberg E P : Acyl-homoserine lactone quorum sensing in gram-negative bacteria : a signaling mechanism involved in associations with higher organisms. Proc Natl Acad Sci USA, 97 : 8789, 2000.
163. Araki M, Hosomi M : Using bacteriophage for slime control in the paper mill. Tappi J, 73 : 155, 1990.
164. Slots J, Jorgensen M G : Effective, safe, practical and affordable periodontal antimicrobial therapy : where are we going, and are we there yet? Periodontol 2000, 28 : 298, 2002.

第3章　参考文献

1. Glossary of Periodontal Terms. 3 rd ed, AAP, 1992.
2. Listgarten MA : Electron microscopic study of the gingivo-dental junction of man. Am J Anat, 119 : 147, 1996.
3. Waerhaug J : Anatomy, physiolosy and pathology of gingival pocket. Rev Belge Med Dent, 21 : 9, 1996.
4. Grnat D, Bernick S : The periodontium of aging humans. J Periodontol, 43 : 660, 1972.
5. Smith RG : A longitudinal study into the depth of the clinical gingival sulcus of human canine teeth during and after eruption. J Periodont Res, 17 : 427, 1982.
6. Cran JA : The gingival sulcus and the dental cutical. Aust Dent J, 15 : 453, 1970.
7. Asano K, et al : Anatomical study of gingival sulcus. Its depth. Shikwa Gakuho, 67 : 87, 1967.
8. Peretz B, et al : Periodontal status in childhood and early adolescence : three-year follow up. J Clin Paediatr Dent, 20 : 229, 1996.
9. Addy M, Hunter ML : An 8-year study of changes in oral hygiene and periodontal health during adolescence. J Clin Paediatr Dent, 4 : 75, 1994.
10. Srivastara B, Chandra S : Cross-section study to evaluate variation in attached gingival and gingival sulcus in the three period dentition. J Clin Paediatr Dent, 15 : 17, 1990.
11. Garguilo A, et al : Diagrammtic illustration of the average dimensions of the dental gingival junction during the various stage of passive eruption. J Periodont, 32 : 261, 1961.
12. Ingber JS, et al : The "biologic width"? a concept in periodontics. Alpha Omegan, 70 : 62, 1977.
13. Nevins M, Skurow HM : The intracrevicular restorative margin, the biologic width, and the maintenance of the gingival margin. Int J Periodont Rest Dent, 4 : 30, 1984.
14. Vacek JS, et al : The dimension of the human dentogingival junction. Int J Periodont Rest Dent, 14 : 154, 1994.
15. Bertzbach K : Immunopathology and periodontal diseases, A review and an attempt at site determination. Dtsch Zahnartlz Z, 30 : 426, 1975.
16. Powell RN : Progress in understanding periodontal disease. Proc R Soc Med, 68 : 121, 1975.
17. Fundak CP, Ash MM : Pilot investigation of correlation between supragingival plaque, subgingival plaque and gingival crevice depth. J Peridontol, 40 : 636, 1969.

18. Sastrowijoto SH : Periodontal condition and microbiology of healthy and diseased periodontal pocket in type 1 diabetes mellitus patients. J ClinPeriodontol, 16 : 316, 1989.
19. Christersson LA, et al : Dental plaque and calculus : risk indicators for their formation. J Dent Res, 71 : 1425, 1992.
20. Zappa U, et al : Episodic probing attachment loss versus pocket depth : bacterial morphotype associations. Schweiz monatsschr zahnmed, 101 : 864, 1991.
21. Omar AA, et al : Associations between subgingival plaque bacterial morphotypes and clinical indices? J Clin Periodontol, 18 : 555, 1991.
22. Edwardsson S, et al : The microbiota of periodontal pockets with different depth in therapy-resistant periodontitis. J Clin Periodontol, 26 : 143, 1999.
23. Slots J : Microflora in the healthy gingival sulcus in man. Scand J Dent Res, 85 : 247, 1977.
24. Dahlen G, et al : Reproducibility of microbiological samples form periodontal pocket. J Clin Periodontol, 17 : 73, 1990.
25. Beck JD, et al : Evaluation of oral bacteria as risk indicators for periodontitis in older adults. J Periodontol, 63 : 93, 1992.
26. Papapanou PN, et al : An analysis of the subgingival microflora in randomly selected subjects. Oral Microbiol Immunol, 8 : 24, 1993.
27. Wikstrom M, et al : Microbial associations in periodontitis sites before and after treatment. Oral Microbiol Immunol, 8 : 213, 1993.
28. Albander JM, et al : Assosiation between six DNA probe-detected periodontal bacteria and alveolar bone loss and other clinical signs of periodontitis. Acta Odontol Scand, 48 : 415, 1990.
29. Socransky SS, et al : Relation of counts of microbial species to clinical status at the sampled site. J Clin Periodontol, 18 : 766, 1991.
30. Soder PO, et al : DNA probe detection of periodontopathogens in advanced periodontitis. Scand J dent Res, 101 : 363, 1993.
31. al-Yahfoufi Z, et al : The effect of plaque control in subjects with shallow pockets and high prevalence of periodontal pathogens. J Clin Periodontol, 22 : 78, 1995.
32. Tanner A, et al : Microbiota of health, gingivitis, and initial periodontitis. J Clin Priodontol, 25 : 85, 1998.
33. Socransky SS, et al : Microbial complexes in subgingival plaque. J Clin Periodontol, 25 : 134, 1998.
34. Haffajee AD, et al : Subgingival microbiota in healthy, well-maintained elder and periodontitis subjects. J Clin Periodontol, 25 : 346, 1998.
35. Shiloah J, et al : The prevalence of Actinobacillus actinomycemcomitans, Porphyromonas gingivalis, and Bacteroides forsythus in human 1 year after 4 randomized treatment modalities. J Periodontol, 69 : 1364, 1998.
36. Levy RM, et al : The short-term effect of apically repositioned flap surgery on the composition of the subgingival microbiota. Int J Periodont Rest Dent, 19 : 555, 1999.
37. Komiya A, et al : A rapid DNA probe method for detection of Porphyromonas gingivalis and Actinobacillus actinomycetemcomitans. J Periodontol, 71 : 760, 2000.
38. Ximenez-Fyvie LA, et al : Microbialcomposition of supra- and subgingival plaque in subjects with adult periodontitis. J Clin Periodontol, 27 : 722, 2000.
39. Grisi MF, et al : Relationship between clinical probing depth and reactivity to the BANA test of samples of subgingival microbiota from patients with periodontitis. Braz Dent J, 9 : 77, 1998.
40. Morita M, Wang HL : Relationship of sulcular sulfide level to severity of periodontal disease and BANA test. J periodontol, 72 : 74, 2001.
41. Ojima M, et al : Relation of motility of subgingival microflora as a clinical parameter to periodontal disease status in human subject. J Clin Periodontol, 27 : 405, 2000.
42. Machtei EE, et al : Longitudinal study of prognostic factors established periodontitis patients. J Clin Periodontol, 24 : 102, 1997.
43. Socransky SS and Haffajee AD : The bacterial etiology of destructive periodontal disease : Current concept. J Periodontol, 63 : 322, 1992.
44. Haffajee AD and Socransky SS : Microbial etiological agents of destructive periodontal disease. Periodontology 2000, 5 : 78, 1994.
45. Newman MG and Sanz M : Oral microbiology with emphasis on etiology. In Perspectives on oral antimicrobial therapeutics. AAP, p. 1, 1987.
46. Zambon JJ : Periodontal disease : Microbial factors. Ann Periodontol, AAP, p.879, 1996.
47. Lyons SR, et al : Quantitative real-time PCR for Porphyromonas gingivalis and total bacteria. J Clin Microbiol, 38 : 2362, 2000.
48. Maeda H, et al : Quantitative real-time PCR using TaqMan and CYBR Green for Actinomycetemcomitans, Porphyromonas gingivalis, Prevotella Intermedia, tetQ gene and total bacteria. FEMS Immunol Med Microbiol, 39 : 81, 2003.
49. Kuboniwa M, et al : Quantitative detection of periodontal pathogens using real-time polymerase chain reaction with TaqMan probes. Oral Microbiol Immunol, 19 : 168, 2004.
50. Nonnenmacher C, et al : Quantitative detection of periodontopathogens by real-time PCR. J Microbiol Methods, 59 : 117, 2004.
51. Wahlfors J, et al : Simultaneous detection of Actinobacillus actinomycetemcomitans and Porphyromonas gingivalis by a rapid PCR method. J Dent Res, 74 : 1796, 1995.
52. Riggio MP, et al : Comparison of polymerase chain reaction and culture methods for detection of Actinobacillus actinomycetemcomitans and Porphyromonas gingivalis in subgingival plaque samples. J Periodontal Res, 31 : 496, 1996.
53. Eick S and Pfister W : Comparison of microbial cultivation and a commercial PCR based method for detection of periodontopathogenic species in subgingival plaque samples. J Clin Periodontol, 29 : 638, 2002.
54. Boutaga K, et al : Comparison of real-time PCR and culture for detection of Porphyromonas gingivalis in subgingival plaque samples. J Clin Periodontol, 41 : 4950, 2003.
55. Slots J, et al : Detection of putative periodontal pathogens in subgingival specimens by 16S ribosomal DNA amplification with the polymerase chain reaction. Clin Infect Dis, 2 : S304, 1995.
56. Takamatsu N, et al : Effect of initial periodontal therapy on the frequency of detecting Bacteroides forsythus, Porphyromanas gingivalis, and Actinobacillus actinomycetemcomitans. J Periodontol, 70 : 574, 1999.
57. Rudney JD, et al : Endpoint quantitative PCR assays for Bacteroides forsythus, Porphyromonas gingivalis, and Actinobacillus actinomycetemcomitans. J Periodont Res, 38 : 465, 2003.
58. Kawada M, et al : Prevalence of Porphyromonas gingivalis in relation to periodontal status assessed by real-time PCR. Oral Microbiol Immunol, 19 : 289, 2004.
59. Ainamo J, et al : Development of the World Health Organization (WHO) community periodontal index of treatment needs (CPITN). Int Dent J, 32 : 281, 1982.
60. Yoneyama T, et al : Probing depth, attachmemt loss and gingival recession. Findings from a clinical examination in Usiku, Japan. J Clin Periodontol, 15 : 581, 1988.
61. Miyazaki H, et al : Periodontal conditions in older age cohorts age 65 years and older in Japan. Community Dent Health, 12 : 216, 1995.
62. Okamoto H, et al : Methods of evaluating periodontal disease data in epidemiological research. J Clin Periodontol, 15 : 430, 1998.
63. Ide R, et al : Relationship between cigarette smoking and oral health status. Sngyo Eiseigaku Zasshi, 44 : 6, 2002.
64. Rams TE, et al : Efficancy of CPTIN sextant scores for detection of periodontitis disease activity. J Clin Periodontol, 23 : 355, 1996.
65. Jeffcoat MK, Reddy MS : Progression of probing attachment loss in adult periodontitis. J Periodontol, 62 : 185, 1991.
66. Wolff LF, et al : Bacteria as risk markers for periodontitis. J Periodontol, 65 : 498, 1994.

参考文献(第3章)

67. Vanooteghem R, et al：Bleeding on probing and probing depth as indicators of the response to plaque control and root debridement. J Clin Periodontol, 14：226, 1987.
68. Badersten A, et al：Effect of nonsurgical therapy. Ⅶ. Bleeding, suppuration and probing depths in sites with probing attachment loss. J Clin Periodontol, 12：432, 1985.
69. Nordland P, et al：The effect of plaque control and root debridement in molar teeth. J Clin Periodontol, 14：231, 1987.
70. Claffey N, et al：Diagnostic predictability of scores of plaque, bleeding, suppuration and probing depth for probing attachment loss. 31/2 years of observation following initial periodontal therapy. J Clin Periodontol, 17：108, 1990.
71. Badersten A, et al：Scores of plaque, bleeding, suppuration and probing depth to predict probing attachment loss. 5 years of observation following nonsurgical therapy. J Clin Periodontol, 17：102, 1990.
72. Lindhe J, et al：Progression of periodontal disease in adult subjects in absence of periodontal therapy. J Clin Periodontol, 10：433, 1983.
73. Jenkins WM, et al：Longitudinal study of untreated periodontitis (Ⅰ). Clinical findings. J Clin Periodontol, 15：324, 1988.
74. Haffajee AD, et al：Clinical risk indicators for periodontal attachment loss. J Clin Periodontol, 18：117, 1991.
75. Garcia RI, et al：Periodontal disease and mortality from all causes in the VA Dental Longitudinal Study. Ann Periodontol, 3：339, 1998.
76. Tonetti MS, et al：Changes in the prevalence of residual pockets and tooth loss in treated periodontal patients during a supportive maintenance care program. J Clin Periodontol, 25：1008, 1998.
77. Machtei EE, et al：Longitudinal study of predictive factors for periodontal disease and tooth loss. J Clin Periodontol, 26：374, 1999.
78. Norderyd O, et al：Risk of severe periodontal disease in a Swedish adult population. A longitudinal study. J Clin Periodontol, 26：608, 1999.
79. Becker W, et al：Untreated periodontal disease：a longitudinal study. J periodontol, 50：234, 1979.
80. Papapanou PN, Wennström JL：A 10-year retrospective study of periodontal disease progression, clinical characteristics of subjects with pronounced and minimal disease development. J Clin Periodontol, 17：78, 1990.
81. Grytten J, et al：Relationship between number of teeth and periodontal pockets. Community Dent Oral Epidemiol, 19：147, 1991.
82. Listgarten MA：Periodontal probing：what does it mean？ J Clin Periodontol, 7：165, 1980.
83. van der Velden U：Probing force and the relationship of the probe tip to the periodontal tissues. J Clin Periodontol, 6：106, 1979.
84. Caton J, et al：Depth of periodontal probe penetration related to clinical histologic signs of gingival inflammation. J Periodontol, 52：626, 1981.
85. Haffajee AD, et al：Subgingival temperature(Ⅰ). Relation to base line clinical parameters. J Clin Periodontol, 19：401, 1992.
86. Haffajee AD, et al：Subgingival temperature(Ⅱ). Relation to future periodontal attachment loss. J Clin Periodontol, 19：409, 1992.
87. Fedi PF, Jr Killoy WJ：Temperature differences at periodontal sites in health and disease. J Periodontol, 63：24, 1992.
88. Niederman R, et al：Subgingival temperature as a gingival inflammatory indicator. J Clin Periodontol, 22：804, 1995.
89. Kung RT, et al：Temperature as a periodontal diagnostic. J Clin Periodontol, 17：557, 1990.
90. Lang NP, Hill RW：Radiographs in periodontics. J Clin Periodontol, 4：16, 1977.
91. Goodson JM, et al：The relationship between attachment level loss and alveolar bone loss. J Clin Periodontol, 11：348, 1984.
92. Deas DE, et al：The relationship between probing attachment loss and computerized radiographic analysis in monitoring progression of periodontitis. J Periodontol, 62：135, 1991.
93. Machtei EE, et al：The relationship between radiographic and clinical changes in the periodontium. J Periodont Res, 32：661, 1997.
94. Zybutz M, et al：Comparisons of clinical and radiographic measurements of interproximal vertical defects before and 1 year after surgical treatments. J Clin Periodontol, 27：179, 2000.
95. Pistorius A, et al：Periodontal probing in comparison to diagnosis by CT-scan. Int Dent J, 51：339, 2001.
96. Ramfjord SP, et al：Oral hygiene and maintenance of periodontal support. J Periodontol, 53：26, 1982.
97. White DJ：Dental calculus：recent insights into occurrence, formation, prevention, removal and oral health effects of supragingival and subgingival deposits. Eur J Oral Sci, 105：508, 1997.
98. Drisko CH：Nonsurgical periodontal therapy. Periodontol 2000, 25：77, 2001.
99. Smulow JB, et al：The effect of supragingival plaque removal on anaerobic bacteria in deep periodontal pocket. J Am Dent Assoc, 107：737, 1983.
100. Kho P, et al：The effect of supragingival plaque control on the subgingival microflora. J Clin Periodontol, 12：676, 1985.
101. McNabb H, et al：Supragingival cleaning 3 times a week. The microbiological effects in moderately deep pocket. J Clin Periodontol, 19：348, 1992.
102. Dahlen G, et al：The effect of supragingival plaque control on the subgingival microbiota in subjects with periodontal disease. J Clin Periodontol, 19：802, 1992.
103. Katsanoulas T, et al：The effect of supragingival plaque control on the composition of the subgingival flora in periodontal pockets. J Clin Periodontol, 19：760, 1992.
104. Westfelt E：Rationale of mechanical plaque control. J Clin Periodontol, 23：263, 1996.
105. Hellstrom MK, et al：The effect of supragingival plaque control on the subgingival microflora in human periodontitis. J Clin Periodontol, 23：934, 1996.
106. Ximenez-Fyvie LA, et al：The effect of repeated professional supragingival plaque removal on the composition of the supra- and subgingival microbiota. J Clin Periodontol, 27：637, 2000.
107. Waerhaug J：Effect of toothbrushing on subgingival plaque formation. J Periodontol, 52：30, 1981.
108. Williams KB, et al：Effect of sonic and mechanical toothbrushes on subgingival microbial flora：a comparative in vivo scanning electron microscopy study of 8 subjects. Quintessence Int, 32：147, 2001.
109. Rapley JM, Killoy WJ：Subgingival and interproximal plaque removal using a counter-rotational electric toothbrush and a manual toothbrush. Quintessence Int, 25：39, 1994.
110. Taylor JY, et al：Removal of interproximal subgingival plaque by hand and automatic toothbrushes. J Periodontol, 66：191, 1995.
111. Cercek JF, et al：Relative effects of plaque control and instrumentaion on the clinical parameters of human periodontal disease. J Clin Periodontol, 10：46, 1983.
112. Isidor F, et al：The effect of root planing as compared to that of surgical treatment. J Clin Periodontol, 11：669, 1984.
113. Lindhe J, Nyman S：Scaling and granulation tissue removal in periodontal therapy. J Clin Periodontol, 12：374, 1985.
114. Muller HP, et al：Clinical alterations in relation to the morphological composition of the subgingival microflora following scaling and root planing. J Clin Periodontol, 13：825, 1986.
115. Axelsson P：New ideas and advancing technology in prevention and non-surgical treatment of periodontal disease. Int Dent J, 43：223, 1993.
116. O'Leary TJ：The impact of research on scaling and root planing. J Periodontol, 58：69, 1986.
117. Haffajee AD, et al：The effect of SRP on the clinical and microbiological parameters of periodontal disease. J Clin Periodontol, 24：324, 1997.
118. Cugini Ma, et al：The effect of scaling and root planing on the clinical and microbiorogical parameters of periodontal disease：12-month results. J Clin Periodontol, 27：30, 2000.

119. Waerhaug J : Healing of dentogingival junction following subgingival plaque control. II : As observed on extracted teeth. J Periodontol, 4 : 119, 1978.
120. Stambaugh R, et al : The limits of subgingival scaling. Int J Periodont Rest Dent, 1 : 30, 1981.
121. Sherman PR, et al : The effectiveness of subgingival scaling and root planing. I . Clinical detection of residual calculus. J Periodontol, 61 : 3 , 1990.
122. Caffesse RG, et al : Scaling and root planing with and without periodontal flap surgery. J Clin Priodontol, 13 : 205, 1986.
123. Brayer WK, et al : Scaling and root planig effectiveness : the effect of root surface access and operator experience. J Periodontol, 60 : 67, 1989.
124. Fleischer HC, et al : Scaling and root planing efficacy in multirooted teeth. J Periodontol, 60 : 402, 1989.
125. Rabbani GM, et al : The effectiveness of subgingival scaling and root planing in calculus removal. J Periodontol, 52 : 119, 1981.
126. Lang NP : Indications and rationale for non-surgical periodontal therapy. Int Dent J, 33 : 127, 1983.
127. Gellin R, et al : The effectiveness of the Titan-S sonic scaler versus curets in the removal of subgingival calculus : A human surgical evaluation. J Periodontol, 57 : 672, 1986.
128. Buchanan SA, Robertson PB : Calculus removal by scaling/root planing with and without surgical access. J Periodontol, 58 : 159, 1987.
129. Kepic TJ, et al : Total calculus removal : an attainable objective? J Periodontol, 61 : 16, 1990.
130. Rateitscharck P, et al : Non-surgical periodontal treatment : Where are the limits? An SEM study. J Clin Periodontol, 19 : 240, 1992.
131. Magnusson I, et al : Recolonization of subgingival microbiota following scaling in deep pockets. J Clin Periodontol, 11 : 193, 1984.
132. Badersten A, et al : Scores of plaque, bleeding, suppuration and probing depth to predict probing attachment loss. 5 years of observation following nonsurgical periodontal therapy. J Clin Periodontol, 17 : 102, 1990.
133. Rams TE, et al : Utility of major putative periodontal pathogens and selected clinical parameters to predict periodontal breakdown in patients on maintenance care. J Clin Periodontol, 23 : 346, 1996.
134. Badersten A, et al : Effect of nonsurgical periodontal therapy. I . Moderately advanced periodontitis. J Clin Periodontol, 8 : 57, 1981.
135. Proye M, et al : Initial healing of periodontal pockets after a single episode of root planing monitored by controlled probing force. J Periodontol, 53 : 296, 1982.
136. Caton J, et al : Maintenance of healed periodontal pockets after a single episode of root planing. J Periodontol, 53 : 420, 1982.
137. Badersten A, et al : Effect of nonsurgical periodontal therapy. II . Severely advanced periodontitis. J Clin Periodontol, 11 : 63, 1984.
138. Hammerle CH, et al : Short-term effects of initial periodontal therapy (hygienic phase). J Clin Periodontol, 18 : 233, 1991.
139. Sato K, et al : The effect of subgingival debridement on periodontal disease parameters and the subgingival microbiota. J Clin Periodontol, 20 : 359, 1993.
140. Lindhe J, et al : "Critical probing depth" in periodontal therapy. J Clin Periodontol, 9 : 323, 1982.
141. Lindhe J, et al : Scaling and root planing in shallow pockets. J Clin Periodontol, 9 : 415, 1982.
142. Zamet JS : A clinical comparison of the apically repositioned flap procedure with the apically displaced split-flap procedure. Dent Pract Dent Rec, 20 : 121, 1969.
143. Zamet JS : A comparative clinical study of three periodontal surgical techniques. J Clin Periodontol, 2 : 87, 1975.
144. Olsen CT, et al : A longitudinal study comparing apically repositioned flap, with and without osseous surgery. Int J Periodont Rest Dent, 4 : 10, 1985.
145. Pippin DJ : Fate of pocket epithelium in an apically positioned flap. J Clin Periodontol, 17 : 385, 1990.
146. Machtei EE, Ben-Yehouda A : The effect of post-surgical flap placement on probing depth and attachment level : 2 -year longitudinal study. J Periodontol, 65 : 855, 1994.
147. Herrero F, et al : Clinical comparison of desired versus actual amount of surgical crown lengthening. J Periodontol, 66 : 568, 1995.
148. Oakley W, et al : The effect of crown lengthening on the biologic width. Reseach Forum, Poster Abstracts, 1998.
149. Levy RM, et al : The short-term effect of apically repositioned flap surgery on the composition of the subgingival microbiota. Int J Periodont Rest Dent, 19 : 555, 1999.
150. Tuan MC, et al : Clinical and microbiologic study of periodontal surgery by means of apically positioned flaps with and without osseous recontouring. Int J Periodont Rest Dent, 20 : 468, 2000.
151. Levy RM, et al : The effect of apically repositioned flap surgery on clinical parameters and the composition of the subgingival microbiota : 12-month data. Int J Periodont Rest Dent, 22 : 209, 2002.
152. Kinane DF, Radvar M : A six-month comparison of three periodontal local antimicrobial therapies in persistent periodontal pockets. J Periodontol, 70 : 1 , 1999.
153. Kinane DF : Local antimicrobial therapies in periodontal disease. Ann R Australas Coll Dent Surg, 15 : 57, 2000.
154. 村山洋二, 他 : ミノサイクリンの局所的応用による歯周炎治療法. 軟膏基剤との二重盲検比較試験. 日歯周誌, 30 : 206, 1988.
155. Nakagawa T, et al : Clinical and microbiological study of local minocycline delivery (Periocline) following scaling and root planing in recurrent periodontal pockets. Bull Tokyo Dent Coll, 32 : 63, 1991.
156. Garret S, et al : Two multi-center studies evaluating locally delivered doxycycline hyclate, placebo control, oral hygine, and scaling and root planing in the treatment of periodontitis. J Periodontol, 70 : 490, 1999.
157. Johnson LR, et al : The effect of subgingival calculus on the clinical outcomes of locally-delivered controlled-release doxycycline compared to scaling and root planning. J Clin Periodontol, 29 : 87, 2002.
158. Jeffcoat MK, et al : Adjunctive use of a subgingival controlled-release chlorhexidine chip reduces probing depth and improves attachment level compared with scaling and root planing alone. J Periodontol, 6 : 989, 1998.
159. Heasman PA, et al : Local delivery of Chlorhexidine gluconate (PerioChip) in periodontal maintenance patients. J Clin Periodontol, 28 : 90, 2001.
160. Pedrazzoli V, et al : Comparative clinical and microbiological effects of topical subgingival application of metronidazole 25% dental gel and scaling in the treatment of adult periodontitis. J Clin Periodontol, 19 : 715, 1992.
161. Martu S, et al : Comparison on the effects of metronidazole in subgingival application in the treatment of adult periodontitis. Rev Med Chir Soc Med Nat Iasi, 104 : 125, 2000.
162. Baker PJ, et al : Susceptibility of human oral anaerobic bacteria to antibiotics suitable for topical use. J Clin Periodontol, 12 : 201, 1985.
163. Taner IL, et al : Comparison of the antibacterial effects on subgingival microflora of two different resorbable base materials containing doxycycline. J Nihon Univ Sch Dent, 36 : 183, 1994.
164. Jones AA : Clinical and microbiological effects of controlled-release locally delivered minocycline in periodontitis. J Periodontol, 65 : 1058, 1994.
165. Higashi K, et al : Local drug delivery system for the treatment of periodontal disease. J Pharmacobiodyn, 14 : 72, 1991.
166. Kornman KS : Controlled-release local delivery antimicrobials in periodontics : prospects for the future. J Periodontol, 64 : 782, 1993.
167. Addy M : Local and systemic chemotherapy in management of periodontal disease : an opinion and review of the concept. J Oral Rehabil, 23 : 219, 1996.

168. Greenstein G, Polson A : The role of local drug delivery in the management of periodontal disease : a comprehensive review. J Periodontol, 69 : 507, 1998.
169. Ciancio SG : Antiseptics and antibiotics as chemotherapeutic agents for periodontitis management. Compend Contin Educ Dent, 21 : 59, 2000.
170. Eickholz P, et al : Non-surgical periodontal therapy with adjunctive topical doxycycline : a double-blind randomized controlled multicenter study. J Clin Periodontol, 29 : 108, 2002.
171. Anwar H, et al : Testing the susceptibility of bacteria in biofilms to antibacterial agents. Antimicrob Agents Chemother, 34 : 2043, 1990.
172. Anwar H, et al : Establishment of aging biofilms : a possible mechanism of bacterial resistance to antimicrobial therapy. Antimicrob Agents Chemother, 36 : 1347, 1992.
173. Brown M, Gillbert P : Sensitivity of biofilms to antimicrobial agents. J Appl Bacteriol, 74 : 87, 1993.
174. Schallhorn R G : "歯周治療成功への道．歯周外科をどう考えるか" 国際歯学学術会議10周年記念講演，1990．

第4章 参考文献

1. Lang NP, Hill RW : Radiographs in periodontics. J Clin Periodontol, 4 : 16, 1977.
2. Prichard JF : Interpretation of radiographs in periodontics. Int J Periodont Rest Dent, 3 : 8, 1983.
3. Greenberg J, et al : Transgingival probing as a potential estimator of alveolar bone level. J Periodontol, 47 : 514, 1976.
4. Hassell TM, et al : Periodontal probing : interinvestigator discrepancies and correlation between probing force and recorded depth. Helv Odontol Acta, 17 : 38, 1973.
5. Listgarten MA, et al : Periodontal probing and relationship of the probe tip to periodontal tissues. J Periodontol, 47 : 511, 1976.
6. van der Velden U : Probing force and the relationship of the probe tip to the periodontal tissues. J Clin Periodontol, 6 : 106, 1979.
7. Armitage GC, et al : Microscopic evaluation of clinical measurements of connective tissue attachment levels. J Clin Periodontol, 4 : 173, 1977.
8. van der Velden U : Influence of periodontal health on probing depth and bleeding tendency. J Clin Periodontol, 7 : 129, 1980.
9. Hancock EB, Wirthlin MR : The location of the periodontal probe tip in health and disease. J Periodontol, 52 : 124, 1981.
10. Magnusson I, Listgarten MA : Histological evaluation of probing depth following periodontal treatment. J Clin Periodontol, 7 : 26, 1980.
11. Listgarten MA : . Periodontal probing : what does it mean? J Clin Periodontol, 7 : 165, 1980.
12. van der Velden U, Jansen J : Microscopic evaluation of pocket depth measurements performed with six different probing forces in dogs. J Clin Periodontol, 8 : 107, 1981.
13. Bulthuis HM, et al : Probe penetration in relation to the connective tissue attachment level : influence of tine shape and probing force. J Clin Periodontol, 25 : 417, 1998.
14. Hefti AF : Periodontal probing. Crit Rev Oral boil Med, 8 : 336, 1997.
15. Osborn JB, et al : Comparison of measurement variability in subjects with moderate periodontitis using a conventional and constant force periodontal probe. J Periodontol, 63 : 283, 1992.
16. Yang MCK, et al : Reproducibility of an electronic probe in relative attachment level measurements. J Clin Periodontol, 19 : 541, 1992.
17. Magnusson I, et al : Correlation between electronic and visual reading of pocket depths with a new developed constant probe force. J Clin Periodontol, 15 : 180, 1988.
18. Pihlström BL : Measurement of attachment level in clinical trials : Probing method. J Periodontol, 63 : 1072, 1992.
19. 鴨井久一，他：歯周ポケット測定の科学を歯周治療に生かす：フロリダプローブの臨床応用の可能性．the Quintessence, 18(2) : 51, 1999.
20. Osborn J, et al : Comparison of measurement variability using a standard and constant force periodontal probe. J Periodontol, 61 : 497, 1990.
21. Greenstein G : Histologic characteristics associated with bleeding after probing and visual signs of inflammation. J Periodontol, 52 : 420, 1981.
22. Slots J, et al : Periodontal therapy in humans. I . Microbial and clinical effects of a single course of periodontal scaling and root planing, and of adjunctive tetracycline therapy. J Periodontol, 50 : 495, 1979.
23. Armitage GC, et al : Relationship between the percentage of subgingival spirochetes and the severity of periodontal disease. J Periodontol, 53 : 550, 1982.
24. Abbas F, et al : Bleeding/plaque ratio and the development of gingival inflammation. J Clin Periodontol, 13 : 774, 1986.
25. Zambon JJ : Microbiology of periodontal disease. Contemporary Periodontics, 147 : 160, 1990.
26. Davenport RH, et al : Histometric comparison of active and inactive lesions of advanced periodontitis. J Periodontol, 53 : 285, 1982.
27. Cooper PG, et al : Cell population associated with gingival bleeding. J Periodontol, 54 : 47, 1983.
28. Loesche WJ : The identification of bacteria associated with periodontal disease and dental caries by enzymatic methods. Oral Microbiol Immunol, 1 : 65, 1986.
29. Lang NP, et al : Bleeding on probing. A predictor for the progression of periodontal disease? J Clin Periodontol, 13 : 590, 1986.
30. Joss A, et al : Bleedig on probing. A parameter for monitoring periodontal conditions in clinical practice. J Clin Periodontol, 21 : 402, 1994.
31. Lang NP, et al : Absence of bleeding on probing. An indicator of periodontal stability. J Clin Periodontol, 17 : 714, 1990.
32. Chaves ES, et al : Relationship of "bleeding on probing" and "gingival index bleeding" as clinical parameters of gingival inflammation. J Clin Periodontol, 20 : 139, 1993.
33. Newbrun E : Indices to measure gingival bleeding. J Periodontol, 67 : 555, 1996.
34. Oliver RC : A periodontist's view on the assessment of periodontal disease in the community. Int Dent J, 26 : 435, 1976.
35. Meitner S, et al : Identification of inflamed gingival surface. J Clin Periodontol, 6 : 93, 1979.
36. Lang NP, et al : Bleeding on probing as it relates to probing pressure and gingival health. J Clin Periodontol, 18 : 257, 1991.
37. Karayiannis A, et al : Bleeding on probing as it relates to probing pressure and gingival health in patients with a reduced but healthy periodontium. A clinical study. J Clin Periodontol, 19 : 471, 1992.
38. van der Weijden GA et al : Comparison of different approaches to assess bleeding on probing as indicators of gingivitis. J Clin Periodontol, 21 : 589, 1994.
39. Johnson NW, et al : Risk markers for oral diseases. Periodontal diseases. Cambridge University Press, Cambridge, 179 : 365, 1990.
40. Greenstein G, Lamster I : Understanding diagnostic testing for periodontal diseases. J Periodontol, 66 : 659, 1995.
41. Haffajee AD, et al : Clinical parameters as predictors of destructive periodontal disease activity. J Clin Periodontol, 10 ; 257, 1983.
42. Kaldahl WB, et al : Relationship of gingival bleeding, gingival suppuration, and supragingival plaque to attachment loss. J Periodontol, 61 : 347, 1990.
43. Chaves ES, et al : Diagnostic discrimination of bleeding on probing during maintenance periodontal therapy. Am J Dent, 3 : 167, 1990.

44. Muller HP, et al : Postoperative bleeding tendency as a risk factor in Actinobacillus actinomycetemcomitans-associated periodontitis. J Periodont Res, 28 : 437, 1993.
45. Muller HP, et al : The correlated binomial model in the analysis of clinical diagnostic test parameters for recurrence of periodontitis. J Clin Periodontol, 21 : 369, 1994.
46. Vanooteghem R, et al : Bleeding on probing and probing depth as indicators of the response to plaque control and root debridement. J Clin Periodontol, 14 : 226, 1987.
47. Badersten A, et al : Effect of nonsurgical therapy. VII. Bleeding, suppuration and probing depths in sites with probing attachment loss. J Clin Periodontol, 12 : 432, 1985.
48. Kido J, et al : Calprotectin in gingival crevicular fluid correlates with clinical and biochemical markers of periodontal disease. J Clin Periodontol, 26 : 653, 1999.
49. Bader HI, Boyd RL : Long-term monitoring of adult periodontitis patients in supportive periodontal therapy : correlation of gingival crevicular fluid proteases with probing attachment loss. J Clin Periodontol, 26 : 99, 1999.
50. Oringer RJ, et al : Relationship between crevicular aspartate aminotransferase levels and periodontal disease progression. J Periodontol, 72 : 17, 2001.
51. Ohshima M, et al : Hepatocyte growth factor(HGF)in periodontal disease : detection of HGF in gingival crevicular fluid. J Periodont Res, 37 : 8 , 2002.
52. Gleissner C, et al : Effect of periodontal therapy on sulcular sulphide level a longitudinal study. Eur J Med Res, 28 : 33, 2003.
53. Lang NP, et al : Effect of interleukin-1 geno-polymorphisms on gingival inflammation assessed by bleeding on probing in a periodontal maintenance population. J Periodont Res, 35 : 102, 2000.
54. Levine M, et al : Antibody-based diagnostic for 'refractory' periodontitis. J Clin Periodontol, 29 : 935, 2002.
55. Listgarten M, Levin S : Positive correlation between the proportions of subgingival spirochetes and motile bacteria and susceptibility of human subjects to periodontal deterioration. J Clin Periodontol, 8 : 122, 1981.
56. Lindhe J, Nyman S : Long-term maintenance of patients treated for advanced periodontal disease. J Clin Periodontol, 11 : 504, 1984.
57. Badersten A, et al : Effect of nonsurgical therapy. VII. Bleeding, suppuration and probing depths in sites with probing attachment loss. J Clin Periodontol, 12 : 432, 1985.
58. Wilson TG Jr : Supportive periodontal treatment introduction— definition, extend of need, therapeutic objects, frequency and efficacy. Periodontol 2000, 12 : 11, 1996.
59. van der Velden U, et al : Bleeding/plaque ratio. A possible prognostic indicator for periodontal breakdown. J Clin Periodontol, 12 : 861, 1985.
60. van der Velden U, et al : Probing consideration in relation to susceptibility to periodontal breakdown. J Clin Periodontol, 13 : 894, 1986.
61. Badersten A, et al : Scores of plaque, suppuration and probing depth to predict probing attachment loss. 5 years of observation following nonsurgical periodontal therapy. J Clin Periodontol, 17 : 102, 1990.
62. Claffey N, Egelberg J : Clinical characteristics of periodontal sites with probing attachment loss following initial periodontal treatment. J Clin Periodontol, 21 : 670, 1994.
63. Claffey N, Egelberg J : Clinical indicators of probing attachment loss following initial periodontal treatment in advanced periodontitis patients. J Clin Periodontol, 22 ; 690, 1995.
64. Vanooteghem R, et al : Subjective criteria and probing attachment loss to evaluate the effects of plaque control and root debridement. J Clin Periodontol, 17 : 580, 1990.
65. Niklaus P, et al : Monitoring disease during supportive periodontal treatment by bleeding on probing. Periodontol 2000, 12 : 44, 1996.
66. Oringer RJ, et al : Effect of local delivered minocycline microspheres on markers of bone resorption. J Periodontol, 73 : 835, 2002.
67. Zambon JJ : Periodontal diseases : Microbial factors. Ann Periodontol, AAP, p. 879, 1996.
68. Shiloah J, et al : The prevalence of Actinobacillus actinomycetemcomitans, Porphyromonas gingivalis, and Bacteroides forsythus in human 1 year after 4 randomized treatment modalities. J Periodontol, 69 : 1364, 1998.
69. Haffajee AD, et al : Clinical and microbial features of subjects with adult periodontitis who responded poorly to scaling and root planing. J Clin Periodontol, 24 : 767, 1997.
70. Cappelli D, et al : Effects of 0.12% chlorhexidine gluconate on experimental gingivitis in non-human primates : clinical and microbiological alterations. Oral Dis, 6 : 124, 2000.
71. Kasuga Y, et al : Significance of detection of Porphyromonas gingivalis, Bacteroides forsythus and Treponema denticola in periodontal pockets. Bull Tokyo Dent Coll, 41 : 109, 2000.
72. Ximenez-Fyvie LA, et al : The effect of repeated professional supragingival plaque removal on the composition of the supra- and subgingival microbiota. J Clin Periodontol, 27 : 637, 2000.
73. Fujise O, et al : Microbiological markers for prediction and assessment of treatment outcome following non-surgical periodontal therapy. J Periodontol, 73 : 1253, 2000.
74. Clarke DA, Oberg PA : The effects of intra-arterial epinephrine and nicotine on gingival circulation. Oral Med Oral Pathol, 52 : 577, 1981.
75. Feldman RS, et al : Associations between smoking, different tabacco products and periodontal disease indexes. J Periodontol, 54 : 481, 1983.
76. Preber H, Bergstrom J : Cigarette smoking in patients referred for periodontal treatment. Scand J Dent Res, 94 : 102, 1986.
77. Babb DA, Oberg PA : The effect of cigarette smoking on gingival flow in humans. J Clin Periodontol, 14 : 418, 1987.
78. Johnson GK, et al : Effects of topical and systemic nicotine on gingival blood flow in dogs. J Dent Res, 70 : 906, 1991.
79. Kinane DF, Radvar M : The effect of smoking on mechanical and antimicrobial periodontal therapy. J Periodontol, 68 : 467, 1997.
80. Scabbia A, et al : Cigarette smoking negatively affects healing response following flap debridement surgery. J Periodontol, 72 : 43, 2001.
81. Unsal E, et al : Oral melanin pigmentation related to smoking in a Turkish population. Community Dent Pral Epidemiol, 29 : 272, 2001.
82. Muller HP, Heinecke A : The influence of gingival dimensions on bleeding upon probing in young adults with plaque-induced gingivitis. Clin Oral Investig, 6 : 69, 2002.
83. Schrodi J, et al : The effect of aspirin on the periodontal parameter bleeding on probing. J Periodontol, 73 : 871, 2002.
84. Bazile A, et al : Periodontal assessment of patients undergoing angioplasty for treatment of coronary artery disease. J Periodontol, 73 : 631, 2002.
85. Westbrook P, et al : Regression of nifedipin-induced gingival hyperplasia following switch a same class calcium channel blocker. J Periodontol, 68 : 645, 1997.
86. Miranda J, et al : Prevalence and risk of gingival enlargement in patients treated with nifedipin. J Periodontol, 72 : 605, 2001.
87. Ikawa K, et al : Treatment of gingival overgrowth induced by manidipin administration. A case report. J Periodontol, 73 : 115, 2002.
88. Hammerle CH, et al : Short-term effects of initial periodontal therapy(hygienic phase). J Clin Periodontol, 18 : 233, 1991.
89. Kaldahl WB, et al : Long-term evaluation of periodontal therapy : I . Response to 4 therapeutic modalities. J Periodontol, 67 : 93, 1996.
90. Westfelt E, et al : The effect of supragingival plaque control on the progression of advanced periodontal disease. J Clin Periodontol, 25 : 536, 1998.
91. Haffajee AD, et al : Efficacy of manual and powered toothbrushes (I). Effect on clinical parameters. J Clin Periodontol, 28 : 937, 2001.

92. Kalkwarf KL, et al：Evaluation of gingival bleeding following 4 types of periodontal therapy. J Clin Periodontol, 16：601, 1989.
93. Polson AM, et al：2 multi-center trials assessing the clinical efficacy of 5％ sanguinarine in a biodegradable drug delivery system. J Clin Periodontol, 23：782, 1996.
94. Haffajee AD, et al：The effect of SRP on the clinical and microbiological parameters of periodontal diseases. J Clin Periodontol, 24：324, 1997.
95. Cugini MA, et al：The effect of scaling and root planing on the clinical and microbiological parameters of periodontal diseases：12-month results. J Clin Periodontol, 27：30, 2000.
96. Ainamo J, et al：Clinical responses to subgingival application of a metronidazole 25％ gel compared to the effect of subgingival scaling in adult periodontitis. J Clin Periodontol, 19：723, 1992.
97. Newman MG, et al：A 6-month multi-center evaluation of adjunctive tetracycline fiber therapy used in conjunction with scaling and root planing in maintenance patients：clinical results. J Periodontol, 65：685, 1994.
98. Tonetti MS：A controlled multicenter study of adjunctive use of tetracycline periodontal fibers in mandibular class II furcations with persistent bleeding. J Clin Periodontol, 25：728, 1998.
99. Drisko CH：The use of locally delivered doxycycline in the treatment of periodontitis. Clinical results. J Clin Periodontol, 25：947, 1998.
100. Purucker P, et al：Local versus systemic adjunctive antibiotic therapy in 28 patients with generalized aggressive periodontitis. J Periodontol, 72：124, 2001.
101. Rooney J, et al：Adjunctive effects to non-surgical periodontal therapy of systemic metronidazole and amoxycillin alone and combined. A placebo controlled study. J Clin Periodontol, 29：342, 2002.
102. Flemmig TF, et al：Supragingival irrigation with 0.06％ chlorhexidine in naturally occurring gingivitis. I. 6-month clinical observations. J Periodontol, 61：112, 1990.
103. Chaves ES, et al：Mechanism of irrigation effects on gingivitis. J Periodontol, 65：1016, 1994.
104. Vinholis AH, et al：Subgingival utilization of a 1％ chlorhexidine collagen gel for the treatment of periodontal pockets. A clinical and microbiological study. Braz Dent, 12：209, 2001.

第5章 参考文献

1. Zambon J J：Periodontal diseases：Microbial factors. Ann Periodontol, p. 879, AAP, 1996.
2. Slots J：Actinobacillus actinomycetemcomitans and Porphyromonas gingivalis in Periodontal disease：introduction. Periodontol 2000, 20：7, 1999.
3. Palmer LB：Bacterial colonization：pathogenesis and clinical significance. Clin Chest Med, 8：455, 1987.
4. Genco R, et al：The origin of periodontal infections. Adv Dent Res, 2：245, 1988.
5. Haffajee AD, Socransky SS：Microbial etiological agents of destructive periodontal diseases. Periodontol 2000, 5：78, 1994.
6. Greenstein G, Lamster I：Bacterial transmission in periodontal diseases：A critical review. J Periodontol, 68：421, 1997.
7. Petit M D A, et al：Transmission of Actinobacillus actinomycetemcomitans in families of adult periodontitis patients. J Periodont Res, 28：335, 1993.
8. Alaluusua S, et al：Intrafamilial transmission of Actinobacillus actinomycetemcomitans. J Periodontol, 62：207, 1991.
9. Asikainen S, et al：Recovery of A. actinomycetemcomitans from teeth, tongue, and saliva. J Periodontol, 62：203, 1991.
10. van Steenbergen T J, et al：Comparison of three molecular typing methods in studies of transmission of Porphyromonas gingivalis. J Med Microbiol, 39：416, 1993.
11. van Steenbergen T J, et al：Transmission of Porphyromonas gingivalis between spouses. J Clin Periodontol, 20：340, 1993.
12. Schiött C R, et al：The effect of chlorhexidine on the human oral flora. J Periodont Res, 5：84, 1970.
13. Schiött C R：Effect of chlorhexidine on the microflora of the oral cavity. J Periodont Res, 8 (Suppl)：7, 1973.
14. Addy M, Wright R：Comparison of the in vivo and in vitro antibacterial properties of povidone iodine and chlorhexidine gluconate mouthrinses. J Clin Periodontol, 5：198, 1978.
15. Roberts W R, Addy M：Comparison of the in vivo and in vitro antibacterial properties of antiseptic mouthrinses containing chlorhexidine alexidine, cetyopyridinium chloride and hexetidine. Relevance to mode of action. J Clin Periodontol, 8：295, 1981.
16. Preus H R, et al：The distribution and transmission of Actinobacillus actinomycetemcomitans in families with established adult periodontitis. J Periodontol, 65：2, 1994.
17. Saarela M, et al：Transmission of oral bacterial species between spouses. Oral Microbiol Immunol, 8：349, 1993.
18. DiRienzo J M, Slots J：Genetic approach to the study of epidemiology and pathogenesis of A. actinomycetemcomitans in localized juvenile periodontitis. Arch Oral Biol, 35：79S, 1990.
19. Zambon J J, et al：Actinobacillus actinomycetemcomitans in human periodontal disease. Prevalence in patient groups and distribution of biotypes and serotypes within families. J Periodontol, 54：707, 1983.
20. Kononen E, et al：Transmission of oral Prevotella melaninogenica between a mother and her young daughter. Oral Microbiol Immunol, 9：310, 1994.
21. Petersilka G J, et al：Antimicrobial effects of mechanical debridement. Periodontol 2000, 28：56, 2002.
22. Listgarten M A and Helldén L：Relative distribution of bacteria at clinically healthy and periodontally diseased sites in humans. J Clin Periodontol, 5：115, 1978.
23. Haffajee A D, et al：The effect of SRP on the clinical and microbiological parameters of periodontal diseases. J Clin Periodontol, 24：324, 1997.
24. Listgarten M A, et al：Effect of tetracycline and/or scaling on human periodontal disease. Clinical, microbiological and histological observations. J Clin Periodontol, 5：246, 1978.
25. Singletary M M, et al：Darkfield microscopic monitoring of subgingival bacteria during periodontal therapy. J Periodontol, 53：671, 1982.
26. Armitage G C, et al：Relationship between the percentage of subgingival spirochetes and the severity of periodontal disease. J Periodontol, 53：550, 1982.
27. Loos B, et al：Clinical and microbiological effects of root debridement in periodontal furcation pockets. J Clin Periodontol, 15：453, 1988.
28. Renvert S, et al：Effect of root debridement on the elimination of Actinobacillus actinomycetemcomitans and Bacteroides gingivalis from periodontal pockets. J Clin Periodontol, 17：345, 1990.
29. Tanner A, et al：A study of the bacteria associated with advancing periodontitis in man. J Clin Periodontol, 6：278, 1979.
30. Sumulow J B, et al：The effect of supragingival plaque removal on anaerobic bacteria in deep periodontal pockets. JADA, 107：737, 1983.
31. Greenstein G：Periodontal response to mechanical non-surgical therapy：A review. J Periodontol, 63：118, 1992.
32. Hinrichs J E, et al：Effects of scaling and root planing on subgingival microbial proportions standardized in terms of their naturally occurring distribution. J Periodontol, 56：187, 1985.
33. Cugini M A, et al：The effect of scaling and root planing on the clinical and microbiological parameters of periodontal diseases：12-month results. J Clin Periodontol, 27：30, 2000.
34. Caton J, et al：Treatment with subantimicrobial dose doxycycline improves the efficacy of scaling and root planing in patients with adult periodontitis. J Periodontol, 71：521, 2000.
35. Lander P E, et al：The antimicrobial and clinical effects of a single subgingival irrigation of chlorhexidine in advanced periodontal pockets. J Periodontol, 13：74, 1986.

36. Listgarten M A, et al : Effect of subgingival irrigation with tetrapottassium peroxydiphosphate on scaled and untreated periodontal pockets. J Periodontol, 60 : 4, 1989.
37. Wennström J L, et al : Periodic subgingival antimicrobial irrigation of pockets. II. Microbiologic and radiographical observations. J Clin Periodontol, 14 : 573, 1987.
38. Macaulay W J, Newman H M : The effect on the composition of subgingival plaque of a simplified oral hygiene system including pulsating jet subgingival irrigation. J Periodont Res, 21 : 375, 1986.
39. Southard S, et al : The effect of 2% chlorhexidine digluconate irrigation on the levels of Bacteroides gingivalis in periodontal pockets. J Periodontol, 60 : 302, 1989.
40. MacAlpine R, et al : Antimicrobial irrigation of deep pockets to supplement oral hygiene instruction and root debridement. I. Biweekly irrigation. J Clin Periodontol, 12 : 568, 1985.
41. Braatz L, et al : Antimicrobial irrigation of deep pockets to supplement nonsurgical periodontal therapy. II. Daily irrigation. J Clin Periodontol, 12 : 630, 1985.
42. Soh L, et al : Effects of subgingival chlorhexidine irrigation on periodontal inflammation. J Clin Periodontol, 9 : 66, 1982.
43. Fine J B, et al : Short term microbiological and clinical effects of subgingival irrigation with an antimicrobial mouthrinse. J Clin Periodontol, 65 : 30, 1994.
44. Wan Yusof W, et al : Subgingival metronidazole in dialysus tubing and subgingival chlorhexidine irrigation in the control of chronic inflammatory periodontal disease. J Clin Periodontol, 11 : 166, 1984.
45. Watts E A, Newman H M : Clinical effects on chronic periodontitis of a simplified system of oral hygiene including subgingival pulsated jet irrigation with chlorhexidine. J Clin Periodontol, 13 : 666, 1986.
46. Socransky S, Haffajee A D : Dental biofilms : different therapeutic targets. Periodontol 2000, 28 : 12, 2002.
47. Donlan R M, Costerton J W : Biofilms : survival mechanisms of clinically relevant microorganisms. Clin Microbiol Rev, 15 : 167, 2002.
48. Costerton J W, et al : Bacterial biofilms : a common cause of persistent infections. Science, 284 : 1318, 1999.
49. Dolan R M : Role of biofilms in antimicrobial resistance. ASAIO J, 46 : S47, 2000.
50. Mah T-F C, O'Toole GA : Mechanisms of biofilm resistance to antimicrobial agents. Trends Microbiol, 9 : 34, 2001.
51. Stewart P S, Costerton J W : Antibiotic resistance of bacteria in biofilms. Lancet, 358 : 135, 2001.
52. Stewart PS : Mechanisms of antibiotic resistance in bacterial biofilms. Int J Med Microbiol, 292 : 107, 2002.
53. Slots J, et al : Periodontal therapy in humans. I. Microbiological and clinical effects of a single course of periodontal scaling and root planing, and of adjunctive tetracycline therapy. J Periodontol, 50 : 495, 1979.
54. Mousques T, et al : Effect of scaling and root planing on the composition of humans subgingival microbial flora. J Periodont Res, 15 : 144, 1980.
55. Magnusson I, et al : Recolonization of a subgingival microbiota following scaling in deep pockets. J Clin Periodontol, 11 : 193, 1984.
56. Lavanchy D, et al : The effect of plaque control after scaling and root planing on the subgingival microflora in human periodontitis. J Clin Periodontol, 14 : 295, 1987.
57. Greenwell H, Bissada N F : Variations in subgingival microflora from healthy and intervention sites using probing depth and bacteriologic identification criteria. J Periodontol, 5 : 391, 1984.
58. van Winkelhoff A J, et al : Microbial succession in recolonizing deep periodontal pockets after a single course of supra- and subgingival debridement. J Clin Periodontol, 15 : 116, 1988.
59. Sbordone L, et al : Recolonization of the subgingival microflora after scaling and root planing in human periodontitis. J Periodontol, 61 : 579, 1990.
60. Braatz L, et al : Antimicrobial irrigation of deep pockets to supplement non-surgical periodontal therapy.(I). Biweekly irrigation. J Clin Periodontol, 12 : 568, 1985.
61. MacAlpine R, et al : Antimicrobial irrigation of deep pockets to supplement non-surgical periodontal therapy.(II). Daily irrigation. J Clin Periodontol, 12 : 630, 1985.
62. Oosterwaal P, et al : The effect of subgingival debridement with hand and ultrasonic instruments on the subgingival microflora. J Clin Periodontol, 14 : 528, 1987.
63. Waerhaug J : Healing of the dento-epithelial junction following subgingival plaque control. II. As observed on extracted teeth. J Periodontol, 49 : 119, 1978.
64. Theilade E : The non-specific theory in microbial etiology of inflammatory periodontal diseases. J Clin Periodontol, 13 : 905, 1986.
65. Sbordone L, et al : Recolonization of the subgingival microflora after scaling and root planing in human periodontitis. J Periodontol, 61 : 579, 1990.
66. Corbet E F and Davies W I R : The role of supragingival plaque in the control of progressive periodontal disease. A review. J Clin Periodontol, 20 : 307, 1993.
67. Fine D H : Chemical agents to prevent and regulate plaque development. Periodontol 2000, 8 : 87, 1995.
68. Muller H P, et al : Clinical alterations in relation to the morphological composition of the subgingival microflora following scaling and root planing. J Clin Periodontol, 13 : 825, 1986.
69. Dahlén G, et al : The effect of supragingival plaque control on the subgingival microbiota in subjects with periodontal disease. J Clin Periodontol, 19 : 802, 1992.
70. Katsanoulas T, et al : The effect of supragingival plaque control on the composition of the subgingival flora in periodontal pockets. J Clin Periodontol, 19 : 760, 1992.
71. McNabb H, et al : Supragingival cleaning 3 times a week. The microbiological effects in moderately deep pockets. J Clin Periodontol, 19 : 348, 1992.
72. Nogueira Moreira A, et al : Effect of supragingival plaque control on subgingival microflora and gingivo-periodontal tissues. Acta Odontol Latinoam, 13 : 73, 2000.
73. Lindhe J, et al : Use of metronidazole as a probe in the study of human periodontal disease. J Clin Periodontol, 10 : 100, 1983.
74. Kho P, et al : The effect of supragingival plaque control on the composition of the subgingival microflora. J Clin Periodontol, 12 : 676, 1985.
75. Heijl L, et al : A4-quadrant comparative study of periodontal treatment using tetracycline-containing drug delivery fibers and scaling. J Clin Periodontol, 18 : 111. 1991.
76. Shibly O, et al : Supragingival dental plaque in the etiology of oral diseases. Periodontol 2000, 8 : 42, 1995.
77. Petersilka G J : Antimicrobial effects of mechanical debridement. Periodontol 2000, 28 : 56, 2002.
78. Tabita P V : Effectiveness of supragingival plaque control on the development of subgingival plaque and gingival inflammation in patients with moderate pocket depth. J Periodontol, 52 : 88, 1981.
79. Hellström M K, et al : The effect of supragingival plaque control on the subgingival microflora in human periodontitis. J Clin Periodontol, 23 : 934, 1996.
80. Kaldahl W B : Long-term evaluation of periodontal therapy. I. Response to 4 therapeutic modalities. J Periodontol, 67 : 93, 1996.
81. Lövdal A, et al : Incidence of clinical manifestations of periodontal disease in light of oral hygiene and calculus formation. J Am Dent Assoc, 56 : 21, 1958.
82. Lövdal A, et al : Combined effect of subgingival scaling and controlled oral hygiene on the incidence of gingivitis. Acta Odontol Scand, 19 : 537, 1961.
83. Löe H, et al : Experimental gingivitis in man. J Periodontol, 36 : 177, 1965.

84. Axelsson P, et al : The effect of a preventive programme on dental plaque, gingivitis and caries in school children. Results after one and two years. J Clin Periodontol, 1 : 126, 1974.
85. Ramberg P and Lindhe J : The influence of gingival inflammation on de novo plaque formation. J Dent Res, 73 : abstr 2339, 1994.
86. Goodson J M : Antimicrobial strategies for treatment of periodontal diseases. Periodontol 2000, 5 : 142, 1994.
87. Bang J S and Cimasoni G : Total protein in human crevicular fluid. J Dent Res, 50 : 1683, 1971.
88. Cimasoni G : The crevicular fluid. Monogr Oral Sci, 3 : 1, 1974.
89. Curtis M A, et al : The total protein concentration of gingival crevicular fluid. Variation with sampling and gingival inflammation, J Clin Periodontol, 15 : 628, 1988.
90. Fitzgerald R J, McDaniel E G : Dental calculus in germ-free rats. Arch Oral Biol, 2 : 239, 1960.
91. Gustafsson B E, Krasser B : Dental calculus in germ-free rats. Acta Odontol Scand, 20 : 135, 1962.
92. Baumhammers A, Rohrbaugh E A : Permeability of human and rat dental calculus. J Periodontol, 41 : 279, 1970.
93. Baumhammers A, et al : Scanning electron microscopy of supragingival calculus. J Periodontol, 41 : 39, 1970.
94. Gellin R, et al : The effectiveness of the Titan-S sonic scaler versus curets in the removal of subgingival calculus : A human surgical evaluation. J Periodontol, 57 : 672, 1986.
95. Kepic T, et al : Total calculus removal : An attainable objective? J Periodontol, 61 : 16, 1990.
96. Rateitschak P, et al : Non-surgical periodontal treatment : Where are the limits? An SEM study. J Clin Periodontol, 19 : 240, 1992.
97. Waerhaug J : Healing of the dento-epithelial junction following subgingival plaque control. II. As observed on extracted teeth. J Periodontol, 49 : 119, 1978.
98. Rabbani G M, et al : The effectiveness of subgingival scaling and root planing in calculus removal. J Periodontol, 52 : 119, 1981.
99. Stambaugh R V, et al : The limits of subgingival scaling. Int J Periodont Rest Dent, 5 : 31, 1981.
100. Fleischer H, et al : Scaling and root planing efficacy in multirooted teeth. J Periodontol, 60 : 402, 1989.
101. Brayer W, et al : Scaling and root planing effectiveness : The effect of root surface access and operator experience. J Periodontol, 60 : 67, 1989.
102. Badersten A, et al : Effect of nonsurgical periodontal therapy. IV. Operator variability. J Clin Periodontol, 12 : 190, 1985.
103. Caffesse R G, et al : Scaling and root planing with and without periodontal flap surgery. J Clin Periodontol, 13 : 205, 1986.
104. Buchanan S A and Robertson P B : Calculus removal by scaling/root planing with and without surgical access. J Periodontol, 58 : 159, 1987.
105. Mayrand D and Grenier D : Biological activities of outer membrane vesicles. Can J Microbiol, 35 : 607, 1989.
106. Mug-Opstelten D and Witholt B : Preferential release of new outer membrane fragments by exponentially growing Escherichia coli. Biochem Biophys Acta, 508 : 287, 1978.
107. Deslauriers M, et al : SDS-PAGE analysis of protein and lipopolysaccharide of extracellular vesicles and Sarkosyl-insoluble membranes from Bacteroides gingivalis. Oral Microbiol Immunol, 5 : 1, 1990.
108. Russel R R B, et al : Envelop proteins in Neisseria. Can J Microbiol, 21 : 1519, 1975.
109. Zollinger WD, et al : Isolation and characterization of a native cell wall complex from Neisseria meningitides. Infect Immun, 6 : 835, 1972.
110. Smalley J W, et al : Vesicles. In : Biology of the species Porphyromonas gingivalis. Shah HN, et al.(eds), p. 259, CRC Press, London, 1993.
111. Hatfield C and Baumhammers S : Cytotoxic effects of periodontally involved root surfaces Arch Oral Biol, 16 : 4 Cytotoxic effects of periodontally involved root surfaces Arch Oral Biol, 16 : 465, 1971.
112. Aleo J, et al : The presence and biological activity of cementum bound endotoxin. J Periodontol, 45 : 672, 1974.
113. Aleo J, et al : In vitro attachment of human gingival fibroblasts to root surfaces. J Periodontol, 46 : 639, 1975.
114. Nakib N H, et al : Endotoxin penetration into root cementum of periodontally healthy and diseased human teeth. J Periodontol, 53 : 368, 1982.
115. Lie T, et al : Calculus removal and loss of tooth substance in response to different periodontal instruments. A scanning electron microscope study. J Clin Periodontol, 4 : 250, 1977.
116. Meyer K, et al : Root surface roughness in response to periodontal instrumentation studied by combined use of microroughness measurements and scanning electron microscopy. J Clin Periodontol, 4 : 77, 1977.
117. Garnick J J : A scanning electron micrographical study of root surfaces and subgingival bacteria after hand and ultrasonic instrumentation. J Periodontol, 60 : 441, 1989.
118. Lee A, et al : An in vitro comparative study of a reciprocating scaler for root surface debridement. J Dent, 24 : 81, 1996.
119. Busslinger A, et al : A comparative in vitro study of a magnetostrictive and a piezoelectric ultrasonic scaling instrument. J Clin Periodontol, 28 : 642, 2001.
120. Quirynen M and Bollen C M : The influence of surface roughness and surface-free energy on supra- and subgingival plaque formation in man. A review of the literature. J Clin Periodontol, 22 : 1, 1995.
121. Baier R E : Occurrence, nature, and extent of cohesive and adhesive forces in dental integuments. In : Surface chemistry and dental integuments. Lasslo A and Quintana RP(eds), Springfield. IL, Charles C Thomas, 1973, p. 337.
122. Nassar U, et al : The effect of restorative and prosthetic materials on dental plaque. Periodontol 2000, 8 : 114, 1995.
123. Waerhaug J : Effect of rough surfaces upon gingival tissue. J Dent Res, 35 : 323, 1956.
124. Budtz-Jorgensen E and Robertson P B : Clinical effect of glazing denture acrylic resin bases using an ultraviolet curing method. Scand J Dent Res, 94 : 569, 1986.
125. Keenan M P, et al : Effects of cast gold surface finishing on plaque retention. J Prosthet Dent, 43 : 168, 1980.
126. Quirynen M and Listgarten M : The distribution of bacterial morphotypes around natural teeth and titanium implants ad modum Brånemark. Clin Oral Implants Res, 1 : 8, 1990.
127. Quirynen M, et al : The influence of titanium abutment surface roughness on plaque accumulation and gingivitis : Short-term observations. Int J Oral Maxillofac Implants, 11 : 69, 1996.
128. Leknes K N, et al : Influence of tooth instrumentation roughness on gingival tissue reactions. J Periodontol, 67 : 197, 1996.
129. Rosenberg RM and Ash MMJr : The effect of root roughness on plaque accumulation and gingival inflammation. J Periodontol, 45 : 146, 1974.
130. Khatiblou FA and Ghodssi A : Root surface smoothness or roughness in periodontal treatment. A clinical study. J Periodontol, 54 : 365, 1983.
131. Oberholzer R and Rateitschak K H : Root cleaning or root smoothing. An in vivo study. J Clin Periodontol, 23 : 326, 1996.
132. Quirynen M, et al : An in vivo study of the influence of surface roughness of implants on the microbiology of supra- and subgingival plaque. J Dent Res, 72 : 1304, 1993.
133. Bollen C M L, et al : The influence of abutment surface roughness on plaque accumulation and peri-implant mucositis. Clin Oral Implants Res, 7 : 201, 1996.
134. Schlageter L, et al : Root surface smoothness or roughness following open debridement. An in vivo study. J Clin Periodontol, 23 : 460, 1996.

135. Garrett J S : Root planing : A perspective. J Periodontol, 48 : 553, 1977.
136. Cobb C M : Non-surgical pocket therapy : Mechanical, Annals of Periodontology, 1 : 443, 1996.
137. Cobb C M : Clinical significance of non-surgical periodontal therapy : an evidence-based perspective of scaling and root planing. J Clin Periodontol, 29 : 6, 2002.
138. Caton J G and Zander H A : The attachment between tooth and gingival tissues after periodic root planing and soft tissue curettage. J Periodontol, 50 : 462, 1979.
139. Lindhe J, et al : "Critical probing depth" in periodontal therapy. J Clin Periodontol, 9 : 323, 1982.
140. Lofthus J E, et al : Bacteremia following subgingival irrigation and root planing. J Periodontol, 62 : 602, 1991.
141. Bandt C L, et al : Bacteremia from ultrasonic and hand instrumentation. J Periodontol, 35 : 214, 1964.
142. Conner H D, et al : Bacteremia following periodontal scaling in patients with healthy appearing gingival. J Periodontol, 38 : 466, 1967.
143. Ebersole J L, et al : Effect of subgingival scaling on systemic antibody response to oral microorganisms. Infect Immun, 48 : 534, 1985.
144. Wilton J M A, et al : Interleukin-1β and IgG subclass concentrations in gingival crevicular fluid from patients with adult periodontitis. Arch Oral Biol, 38 : 55, 1993.
145. Chen H A, et al : Humoral immune response to Porphyromonas gingivalis before and following therapy in rapidly progressive periodontitis patients. J Periodontol, 62 : 781, 1991.

第6章　参考文献

1. Quirynen M, et al : Full-versus partial-mouth disinfection in the treatment of periodontal infection : Short-term clinical and microbiological observations. J Dent Res, 74 : 1459, 1995.
2. Petit M, et al : Prevalence of periodontitis and suspected periodontal pathogens in families of adult periodontitis patients. J Clin Periodontol, 21 : 76, 1994.
3. Asikainen S, et al : Recovery of A. actinomycetemcomitans from teeth, tongue and saliva. J Periodontol, 62 : 203, 1991.
4. Von Troil-Lindén, et al : Periodontal findings in spouses : A clinical, radiographic and microbiological study. J Clin Periodontol, 22 : 93, 1995.
5. Danser MM, et al : Short-term effect of full-mouth extraction on periodontal pathogens colonizing the oral mucous membranes. J Clin Periodontol, 21 : 484, 1994.
6. Kononen E, et al : Relationship between oral Gram-negative anaerobic bacteria in saliva of the mother and the colonization of her edentulous infant. Oral Microbiol Immunol, 7 : 273, 1992.
7. Danser MM, et al : Putative periodontal pathogens colonizing oral mucous membranes in denture-wearing subjects with a history of periodontitis. J Clin Periodontol, 22 : 854, 1995.
8. Papaioannou W, et al : The effect of periodontal parameters on the subgingival microbiota around implants. Clin Oral Implant Res, 6 : 179, 1995.
9. Quirynen M, et al : Intra-oral transmission and the colonization of oral hard surfaces. J Periodontol, 67 : 986, 1996.
10. Leonhardt A, et al : A longitudinal microbiological study on osseointegrated titanium implants in partially edentulous patients. Clin Oral Implants Res, 4 : 113, 1993.
11. Petersilka GJ, et al : Antimicrobial effects of mechanical debridement. Periodontol 2000, 28 : 56, 2002.
12. Greenstein G : Periodontal response to mechanical non-surgical therapy : A review. J Periodontol, 63 : 118, 1992.
13. Southard S, et al : The effect of 2% chlorhexidine digluconate irrigation on the levels of Bacteroides gingivalis in periodontal pockets. J Periodontol, 60 : 302, 1989.
14. Slots J, et al : Periodontal therapy in humans. I. Microbiological and clinical effects of a single course of periodontal scaling and root planing, and of adjunctive tetracycline therapy. J Periodontol, 50 : 495, 1979.
15. Mousques T, et al : Effect of scaling and root planing on the composition of humans subgingival microbial flora. J Periodont Res, 15 : 144, 1980.
16. Magnusson I, et al : Recolonization of a subgingival microbiota following scaling in deep pockets. J Clin Periodontol, 11 : 193, 1984.
17. Lavanchy D, et al : The effect of plaque control after scaling and root planning on the subgingival microflora in human periodontitis. J Clin Periodontol, 14 : 295, 1987.
18. Greenwell H, Bissada NF : Variations in subgingival microflora from healthy and intervention sites using probing depth and bacteriologic identification criteria. J Periodontol, 5 : 391, 1984.
19. van Winkelhoff AJ, et al : Microbial succession in recolonizing deep periodontal pockets after a single course of supra- and subgingival debridement. J Clin Periodontol, 15 : 116, 1988.
20. Sbordone L, et al : Recolonization of the subgingival microflora after scaling and root planing in human periodontitis. J Periodontol, 61 : 579, 1990.
21. Braatz L, et al : Antimicrobial irrigation of deep pockets to supplement non-surgical periodontal therapy. (Ⅰ). Biweekly irrigation. J Clin Periodontol, 12 : ; 568, 1985.
22. MacAlpine R, et al : Antimicrobial irrigation of deep pockets to supplement non-surgical periodontal therapy. (Ⅱ). Daily irrigation. J Clin Periodontol, 12 : 630, 1985.
23. Oosterwaal P, et al : The effect of subgingival debridement with hand and ultrasonic instruments on the subgingival microflora. J Clin Periodontol, 14 : 528, 1987.
24. Liakoni H, et al : Bacterial penetration of pocket soft tissues in chronic adult and juvenile periodontitis. An ultrastructural study. J Clin Periodontol, 14 : 22, 1987.
25. Lamont RJ, et al : Interaction of Porphyromonas gingivalis with gingival epithelial cells maintained in culture. Oral Microbiol Immunol, 7 : 364, 1992.
26. Fives-Taylor PM, et al : Characteristics of Actinobacillus actinomycetemcomitans : invasion and adhesion to cultured epithelial cells. Advances Dent Res, 9 : 55, 1995.
27. Fives - Taylor PM, et al : Virulence factors of Actinobacillus actinomycetemcomitans. Periodontol 2000, 20 : 136, 1999.
28. Holt SC, et al : Virulence factors of Porphyromonas gingivalis. Periodontol 2000, 20 : 168, 1999.
29. Takamatsu N, et al : Effect of initial periodontal therapy on the frequency of detecting Bacteroides forsythus, Porphyromonas gingivalis, and Actinobacillus actinomycetemcomitans. J Periodontol, 70 : 574, 1999.
30. Nyvad B and Fejerskow O : Scannig electron microscopy of early microbial colonization of human enamel and root surfaces in vivo. Scand J Dent Res, 95 : 287, 1987.
31. Naito Y and Gibbons R J : Attachment of Bacteroides gingivalis to collagenous substrata. J Dent Res, 67 : 1075, 1988.
32. Adriaens PA, et al : Ultrastructural observations on bacterial invasion in cementum and radicular dentin of periodontally diseased human teeth. J Periodontol, 59 : 493, 1988.
33. Dahlén G, et al : The effect of supragingival plaque control on the subgingival microbiota in subjects with periodontal disease. J Clin Periodontol, 19 : 802, 1992.
34. Hellström MK, et al : The effect of supragingival plaque control on the subgingival microflora in human periodontitis. J Clin Periodontol, 23 : 934, 1996.
35. Listgarten MA : The structure of dental plaque. Periodontol 2000, 5 : 52, 1994.
36. McNabb H, et al : Supragingival cleaning 3 times a week. The microbiological effects in moderately deep pockets. J Clin Periodontol, 19 : 348, 1992.
37. Westfelt E, et al : The effect of supragingival plaque control on the progression of advanced periodontal disease. J Clin Periodontol, 25 : 536, 1998.

参考文献（第6章）

38. Muller HP, et al：Actinobacillus actinomycetemcomitans contamination of toothbrushes from patients harbouring the organism. J Clin Periodontol, 16：388, 1989.
39. Quirynen M, et al：Bacterial survival rate on tooth- and interdental brushes in relation to the use of toothpaste. J Clin Periodontol, 28：1106, 2001.
40. Papaioannou W, et al：Contamination of interdental brushes by periodontopathogens. Clin Oral Investig, 6：75, 2002.
41. Barnett M, et al：Material adherent to probes during a periodontal examination. Light and electron microscopic observation. J Periodontol, 53：446, 1982.
42. Papaioannou W, et al：The adherence of periodontopathogens to periodontal probes. A possible factor in intra-oral transmission?. J Periodontol, 67：1164, 1996.
43. Quirynen M, et al：The role of chlorhexidine in the one-stage full-mouth disinfection treatment of patients with advanced adult periodontitis. Long-term clinical and microbiological observations. J Clin Periodontol, 27：578, 2000.
44. Vandekerckhove BNA, et al：Full-versus partial-mouth disinfection in the treatment of periodontal infections. Long-term clinical observations. J Periodontol, 67：1251, 1996.
45. Bollen CML, et al：The effect of a one-stage full-mouth disinfection on different oral niches. Clinical and microbiological observations. J Clin Periodontol, 25：56, 1998.
46. Mongardini C, et al：One-stage full-versus partial-mouth disinfection in the treatment of chronic adult or generalized early onset periodontitis. Ⅰ. Long-term clinical observations. J Periodontol, 70：632, 1999.
47. Quirynen M, et al：One-stage full-versus partial-mouth disinfection in the treatment of chronic adult or generalized early-onset periodontitis. Ⅱ. Long-term impact on microbial load. J Periodontol, 70：646, 1999.
48. De Soete N, et al：One-stage full-mouth disinfection. Long-term microbiological results analyzed by checkerboard DNA-DNA hybridization. J Periodontol, 72：374, 2001.
49. Kurimoto Y, et al：Biological and chemical characterization of lipopolysaccharide from Selenomonas spp. in human periodontal pockets. Infect Immun, 51：969, 1986.
50. Aguillon JC, et al：Immunomodulation of LPS ability to induce the local Schwartzman reaction. Scand J Immunol, 44：551, 1996.
51. Pawlowski A, et al：Vaccine effects of scaling and root planing. Clinical, microbiological and radiographic outcomes. J Dent Res, 77：872, 1998.
52. Apatzidou DA and Kinane DF：Clinical findings following quadrant root planing versus full mouth root planing. J Dent Res, 80 (Spec. Issue)：550(Abst. 185), 2001.
53. Apatzidou DA and Kinane DF：Antibody dynamics following quadrant root planing versus full mouth root planing. J Dent Res, 80(Spec. Issue)：550(Abst. 186), 2001.
54. Nagata MJH, et al：Full-mouth disinfection versus standard treatment of periodontitis：A clinical study. J Periodontol, 72：1636, 2001.
55. Maiman TH：Stimulated optical radiation in ruby lasers. Nature, 187：493, 1960.
56. Pick RM, et al：The laser gingivectomy. The use of the CO_2 laser for the removal of phenytoin hyperplasia. J Periodontol, 56：492, 1985.
57. Rossmann JA, et al：Effects of CO_2 laser irradiation on gingiva. J Periodontol, 58：423, 1987.
58. Barak S, et al：The CO_2 laser in the excision of gingival hyperplasia caused by nifedipine. J Clin Periodontol, 15：633, 1988.
59. Roed-Petersen B：The potential use of CO_2 laser gingivectomy for phynytoin-induced gingival hyperplasia in mentally retarded patients. J Clin Periodontol, 20：729, 1993.
60. Midda M：The use of lasers in periodontology. Curr Opin Dent, 2：104, 1992.
61. Colvard MD and Pick RM：Future directions of lasers in dental medicine. Curr Opin Periodontol, 144, 1993.
62. Pick RM and Colvard MD：Current status of lasers in soft tissue dental surgery. J Periodontol, 64：589, 1993.
63. Trylovich DJ, et al：The effects of the Nd：YAG laser on in vitro fibroblast attachment to endotoxin-treated root surfaces. J Periodontol, 63：626, 1992.
64. Spencer P, et al：Chemical characterization of lased root surfaces using Fourier transform infrared photoacoustic spectroscopy. J Periodontol, 63：633, 1992.
65. Morlock BJ, et al：The effect of Nd：YAG laser exposure on root surfaces when used as an adjunct to root planing：An in vitro study. J Periodontol, 63：637, 1992.
66. Thomas D, et al：Effects of the Nd：YAG laser and combined treatments on in vitro fibroblast attachment to root surfaces. J Clin Periodontol, 21：38, 1994.
67. Tewfik HM, et al：Structural and functional changes of cementum surface following exposure to a modified Nd：YAG laser. J Periodontol, 65：297, 1994.
68. Ito K, et al：Effects of Nd：YAG laser radiation on removal of a root surface smear layer after root planing：A scanning electron microscopic study. J Periodontol, 64：547, 1993.
69. Aoki A, et al：In vitro studies on laser scaling of subgingival calculus with an erbium：YAG laser. J Periodontol, 65：1097, 1994.
70. Sarkar S and Wilson M：Lethal photosensitization of bacteria in subgingival plaque from patients with chronic periodontitis. J Periodont Res, 28：204, 1993.
71. Cobb CM, et al：A preliminary study on the effects of the Nd：YAG laser on root surfaces and subgingival microflora in vivo. J Periodontol, 63：701, 1992.
72. Spencer P, et al：Change in temperature of subjacent bone during soft tissue laser ablation. J Periodontol, 69：1278, 1998.
73. Fujii T, et al：Scanning electron microscopic study of the effects of Er：YAG laser on root cementum. J Periodontol, 69：1283, 1998.
74. Cozean C, et al：Dentistry for the 21st century? Erbium：YAG laser for teeth. J Am Dent Assoc, 128：1080, 1997.
75. Rossmann JA and Cobb CM：Lasers in periodontal therapy. Periodontol 2000, 9：150, 1995.
76. Israel M, et al：Use of the carbon dioxide laser in retarding epithelial migration：A pilot histological human study utilizing case reports. J Periodontol, 66：197, 1995.
77. Williams TM, et al：Hiostologic evaluation of alveolar bone following CO_2 laser removal of connective tissue from periodontal defects. Int J Periodont Rest Dent, 15：497, 1995.
78. Wilder-Smith P, et al：Effect of Nd：YAG laser irradiation and root planing on the root surface：Structural and thermal effects. J Periodontol, 66：1032, 1995.
79. Rizoiu IM, et al：Effects of an erbium, chromium：yttrium, scandium, gallium garnet laser on mucocutaneous soft tissues. Oral Surg Oral Med Oral Pathol, 82：386, 1996.
80. Yamaguchi H, et al：Effects of irradiation of a erbium：YAG laser on root surfaces. J Periodontol, 68：1151, 1997.
81. Israel M, et al：The effects of the CO_2, Nd：YAG and Er：YAG lasers with and without surface coolant on the tooth root surfaces：An in vitro study. J Clin Periodontol, 24：595, 1997.
82. Krause LS, et al：Laser irradiation of bone：Ⅰ. An in vitro study concerning the effects of the CO_2 laser on oral mucosa and subjacent bone. J Periodontol, 68：872, 1997.
83. Gopin BW, et al：Histologic evaluation of soft tissue attachment to CO_2 laser-treated root surfaces：An in vivo study. Int J Periodont Rest Dent, 17：317, 1997.
84. Centty IG, et al：Carbon dioxide laser for de-epithelialization of periodontal flaps. J Periodontol, 68：763, 1997.
85. Israel M and Rossmann JA：An epithelial exclusion technique using the CO_2 laser for the treatment of periodontal defects. Compendium Continuing Educ Dent, 19：1238, 1998.
86. Friesen LR, et al：Laser irraditation of bone：Ⅱ. Healing response following treatment by CO_2 and Nd：YAG lasers. J Periodontol, 70：75, 1999.

87. White JM, et al : Use of the pulsed Nd : YAG laser for intraoral soft tissue surgery. Lasers Surg Med, 11 : 455, 1991.
88. Fisher SE, et al : A comparative histological study of wound healing following CO_2 laser and conventional surgical excision of canine buccal mucosa. Arch Oral Biol, 28 : 287, 1983.
89. Schuller DE : Use of the laser in the oral cavity. Otolaryngol Clin NA, 23 : 31, 1990.
90. Carruth JAS : Resection of the tongue with the carbon dioxide laser. J Laryngol Otolaryngol, 96 : 529, 1982.
91. Pogrel MA, et al : A comparison of carbon dioxide laser, liquid nitrogen cryosurgery, and scalpel wounds in healing. Oral Surg Oral Med Oral Pathol, 69 : 269, 1990.
92. Loumanen M : A comparative study of healing of laser and scalpel incision wounds in rat oral mucosa. Scand J Dent Res, 95 : 65, 1987.
93. Pick RM, et al : Comparative wound healing of the scalpel, Nd : YAG laser and electrosurgery in oral mucosa. Innov Technologie Biologie Med, 11 : 116, 1990.
94. Buel BR and Schuller DE : Comparison of tensile strength in CO_2 laser and scalpel skin incisions. Arch Otolaryngol, 109 : 465, 1983.
95. Anneroth G, et al : The effect of low-energy infra-red laser radiation on wound healing in rats. Br J Oral Maxillofac Surg, 26 : 12, 1988.
96. Hunter J, et al : Effects of low energy on wound healing in a porcine model. Lasers Surg Med, 4 : 285, 1984.
97. In de Braekt MM, et al : Effect of low level laser therapy on wound healing after palatal surgery in beagle dogs. Lasers Surg Med, 11 : 462, 1991.
98. Abergel RP, et al : Nonthermal effects of Nd : YAG laser on biological functions of human skin fibroblasts in culture. Lasers Surg Med, 4 : 279, 1984.
99. Halldorsson T, et al : Thermodynamic analysis of laser irradiation of biological tissue. Appl Opt, 17 : 3948, 1978.
100. Dederich DN, et al : Comparative bactericidal exposures for selected oral bacteria using carbon dioxide laser radiation. Lasers Surg Med, 10 : 591, 1990.
101. Powell GL, et al : Comparison of three lasers for dental instrument sterilization. Lasers Sur Med, 11 : 69, 1991.
102. White JM, et al : Nd : YAG pulsed infrared laser for treatment root surface. J Calif Dent Assoc, 19 : 55, 1991.
103. Whitters CJ, et al : The bactericidal activity of pulsed Nd : YAG laser radiation in vitro. Laser Med Sci, 9 : 297, 1994.
104. Ando Y, et al : Bactericidal effect of erbium YAG laser on periodontal bacteria. Lasers Surg Med, 19 : 190, 1996.
105. Ben Hatit Y, et al : The effects of a pulsed Nd : YAG laser on subgingival bacterial flora and on cementum : An in vivo study. J Clin Laser Med Surg, 14 : 137, 1996.
106. Adriaens PA, et al : Bacterial invasion in root cementum and radicular dentin of periodontally diseased teeth in humans. A reservoir of periodontopathic bacteria. J Periodontol, 59 : 222, 1988.
107. White JM, et al : Bacterial reduction of contaminated dentin by Nd : YAG laser. J Dent Res, 70(Spec. Issue) : 412(Abstr. 1170), 1991.
108. Hatfield C and Baumhammers S : Cytotoxic effects of periodontally involved root surfaces. Arch Oral Biol, 16 : 465, 1971.
109. Aleo J, et al : The presence and biological activity of cementum bound endotoxin. J Periodontol, 45 : 672, 1974.
110. Aleo J, et al : In vitro attachment of human gingival fibroblasts to root surfaces. J Periodontol, 46 : 639, 1975.
111. Yamaguchi H, et al : Effects of irradiation of an erbium : YAG laser on root surfaces. J Periodontol, 68 : 1151, 1997.
112. Tseng P and Liew V : The potential of a Nd : YAG dental laser in periodontal treatment. Periodontology(Australia), 11 : 22, 1990.
113. Tucker D, et al : Morphologic changes following in vitro CO_2 laser treatment of calculus - ladened root surfaces. Lasers Surg Med, 18 : 150, 1996.
114. Al'tschuler GB and Grisimov VN : The effect of wave-guide light propagation in human tooth. Dokl Akad Nauk SSSR, 310 : 1245, 1990.
115. Trylovich DJ, et al : The effect of the Nd : YAG laser on in vitro fibroblast attachment to endotoxin treated root surfaces. J Periodontol, 63 : 626, 1992.
116. Thomas D, et al : Effects of Nd : YAG laser and combined treatments on in vitro fibroblast attachment to root surfaces. J Clin Periodontol, 21 : 38, 1994.
117. Crespi R, et al : Effects of CO_2 laser treatment on fibroblast attachment to root surfaces. A scanning electron microscopy analysis. J Periodontol, 11 : 1308, 2002.
118. Frentzen M, et al : Er : YAG laser scaling of diseased root surfaces. J Periodontol, 5 : 524, 2002.
119. Schwartz F, et al : Periodontal treatment with an Er : YAG laser compared to scaling and root planing. A controlled clinical study. J Periodontol, 3 : 361, 2001.
120. Schwartz F, et al : Periodontal treatment with an Er : YAG laser or scaling and root planing. A 2-year follow-up split-mouth study. J Periodontol, 5 : 590, 2003.
121. Hirschfeld L : Subgingival curettage in periodontal treatment. J Am Dent Assoc, 44, 301, 1952.
122. Carranza FA : A technique for reattachment. J Periodontol, 25 : 272, 1954.
123. Caton J, et al : Histometric evaluation of periodontal surgery. Ⅱ. Connective tissue attachment levels after four regenerative procedures. J Clin Periodontol, 7 : 224, 1980.
124. Ainslie P and Caffesse RG : A biometric evaluation of gingival curettage. Quintessence Int, 5 : 519, 1981.
125. Hill RW, et al : Four types of periodontal treatment compared over two years. J Periodontol, 52, 655, 1981.
126. Echeverria JJ and Caffesse RG : Effects of gingival curettage when performed on month after root instrumentation. A biometric evaluation. J Clin Periodontol, 10 : 277, 1983.
127. Ramfjord SP, et al : Four modalities of periodontal therapy compared over 5 years. J Clin Periodontol, 14 : 445, 1987.
128. Kalkwarf K : Tissue attachment. In : Proceedings of the World Workshop in Clinical Periodontics. Chicago : AAP, V 1, 1989.
129. The Resarch, Science and Therapy Committee of the AAP and the Board of Trustees of the AAP : The American academy of periodontology statement regarding gingival curettage. J Periodontol, 10 : 1229, 2002.
130. Miller S and Sorrin S : The action and use of sodium sulphide solution. J Periodontol, 69 : 1113, 1927.
131. Glickman I and Benjamin D : Histological study of the effect of antiformin. J Am Dent Assoc, 51 : 420, 1955.
132. Johnson J and Waerhaug J : Effects of antiformin on gingival tissues. J Periodontol, 27 : 24, 1956.
133. Haley P : Antiformin : Clinical and experimental observations. Acad Rev, 5 : 109, 1957.
134. Waerhaug J and Löe H : Effect of phenol camphor on gingival tissues. J Periodontol, 29 : 59, 1958.
135. Kalkwarf KL, et al : Histologic evaluation of gingival curettage facilitated by sodium hypochlorite solution. J Periodontol, 53 : 63, 1982.
136. Vieira EM, et al : The effect of sodium hypochlorite and citric acid solution on healing of periodontal pockets. J Periodontol, 53 : 71, 1982.
137. Ewen S : Ultrasonic surgery in periodontal therapy. NY State Dent J, 25 : 189, 1959.
138. Nadler H : Removal of crevicular epithelium by ultrasonic curettes. J Periodontol, 33 : 220, 1962.
139. Sanderson A : Gingival curettage by hand and ultrasonic instruments : A histologic comparison. J Periodontol, 37 : 279, 1966.
140. Radvar LB, et al : An evaluation of the Nd : YAG laser in periodontal pocket therapy. Br Dent J, 180 : 57, 1996.

141. Neill ME and Mellonig JT : Clinical efficacy of the Nd : YAG laser for combination periodontal therapy. Prac Periodontics Aesthet Dent, 9 : 1, 1997.
142. Greenwell H, et al : Clinical evaluation of Nd : YAG laser curettage on periodontitis and periodontal pathogens J Dent Res, 78(Spec. Issue) : 138(Abstr. 2833), 1999.

第7章　参考文献

1. Socransky S S, et al : New concept of destructive periodontal disease. J Clin Periodontol, 11 : 21, 1984.
2. Listgarten M A : A perspective on periodontal diagnosis. J Clin Periodontol, 13 : 175, 1986.
3. Genco R J : Host responses in periodontal diseases : current concepts. J Periodontol, 63 : 338, 1992.
4. Gemmell E, Seymour G J : Modulation of immune responses to periodontal bacteria. Curr Opin Periodontol, 28, 1994.
5. Jeffrey L, et al : The protective nature of host responses in periodontal diseases. Periodontol 2000, 5 : 112, 1994.
6. Ishikawa, et al : Induction of the immune responses to periodontopathic bacteria and its role in the pathogenesis of periodontitis. Periodontol 2000, 14 : 79, 1997.
7. Kinane D F, Lappin D F : Clinical, pathological and immunological aspects of periodontal disease. Acta Odontol Scand, 59 : 154, 2001.
8. Rosenstein D I, et al : Rapidly progressive periodontal disease associated with HIV infection : report of case. J Am Dent Assoc, 118 : 313, 1989.
9. Gornitsky M, et al : Clinical documentation and occurrence of putative periodontopathic bacteria in human immunodeficiency virus-associated periodontal diseases. J Periodontol, 62 : 576, 1991.
10. Ryder M I : Periodontal management of HIV-infected patients. Periodontol 2000, 23 : 85, 2000.
11. Mealey B L, et al : Occurrence and resolution of focal epithelial hyperplasia in two siblings with leukocyte adhesion deficiency. J Periodontol, 64 : 149, 1993.
12. Meyle J : Leukocyte adhesion deficiency and prepubertal periodontitis. Periodontol 2000, 6 : 26, 1994.
13. Shibutani T, et al : Long-term follow-up of periodontitis in a patient with Chediak-Higashi syndrome. A case report. J Periodontol, 71 : 1024, 2000.
14. Delcourt-Debruyne E M, et al : Features of severer periodontal disease in a teenager with Chediak-Higashi syndrome. J Periodontol, 71 : 816, 2000.
15. Kornman K S : Controlled-release local delivery antimicrobials in periodontics : prospects for the future. J Periodontol, 64 : 782, 1993.
16. Jones A A : Clinical and microbiological effects of controlled-release locally delivered minocycline in periodontitis. J Periodontol, 65 : 1058, 1994.
17. Greenstein G, Polson A : The role of local drug delivery in the management of periodontal disease : a comprehensive review. J Periodontol, 69 : 507, 1998.
18. Jeffcoat M K, et al : Adjunctive use of a subgingival controlled-release chlorhexidine chip reduces probing depth and improves attachment level compared with scaling and root planing alone. J Periodontol, 69 : 989, 1998.
19. Johnson L R, et al : The effect of subgingival calculus on the clinical outcomes of locally-delivered controlled-release doxycycline compared to scaling and root planing. J Clin Periodontol, 29 : 87, 2002.
20. Anwar H, et al : Establishment of aging biofilms : a possible mechanism of bacterial residence to antimicrobial therapy. Antimicrob Agents Chemother, 36 : 1347, 1992.
21. Schultz-Haudt S D, Scherp H W : Lysis of collagen by gingival bacteria. Proc Soc Exp Biol Med, 89 : 697, 1955.
22. Dewar M R : Bacterial enzymes and periodontal disease. J Dent Res, 37 : 100, 1958.
23. Rosan B, et al : Hyaluronidase production by oral enterococci. Arch Oral Biol, 9 : 291, 1964.
24. Thonard J C, et al : Neuraminidase activity in mixed culture supernatant fluids of human oral bacteria. J Bacteriol, 89 : 924, 1965.
25. Rizzo A A, et al : The possible role of hydrogen sulfide in human periodontal disease. I. Hydrogen sulfide production in periodontal pockets. Periodontics, 5 : 233, 1967.
26. Socransky S S, et al : Morphological and biochemical differentiation of three types of small oral spirochetes. J Bacteriol, 98, 878, 1969.
27. McArthur W P, et al : Leukotoxic effects of Actinobacillus actinomycetemcomitans. Modulation by serum components. J Periodont Res, 16 : 159, 1981.
28. Zambon J J, et al : Serology of oral Actinobacillus actinomycetemcomitans and serotype distribution in human periodontal disease. Infect Immun, 41, 1983.
29. Slots J, Genco R J : Black-pigmented Bacteroides species, Capnocytophaga species, and Actinobacillus actinomycetemcomitans in human periodontal disease : virulence factors colonization, survival, and tissue destruction. J Dent Res, 63 : 412, 1984.
30. van Steenbergen T J, et al : Effects of ammonia and volatile fatty acids produced by oral bacteria on tissue culture cells. J Dent Res, 65 : 909, 1986.
31. Okuda K, et al : Purification and properties of hemagglutinin from culture supernatant of Bacteroides gingivalis. Infect Immun, 54 : 659, 1986.
32. Moore W E C : Microbiology of periodontal disease. J Periodont Res, 22 : 335, 1987.
33. Lai C H, et al : Bacteroides forsythus in adult gingivitis and periodontitis. Oral Microbiol Immunol, 2 : 152, 1987.
34. Slots J, Listgarten M A : Bacteroides gingivalis, Bacteroides intermedius and Actinobacillus actinomycetemcomitans in human periodontal diseases. J Clin Periodontol, 15 : 85, 1988.
35. Dickinson D P, et al : Molecular cloning and sequencing the gene encoding the fimbrial subunit protein of Bacteroides gingivalis. J Bacteriol, 170 : 1658, 1988.
36. Mouton C, et al : Immunochemical identification and preliminary characterization of a nonfimbrial hemagglutinating adhension of Bacteroides gingivalis. Infect Immun, 57 : 566, 1989.
37. Yoneda M, et al : Suppression of bactericidal activity of human polymorphonuclear leukocytes by Bacteroides gingivalis. Infect Immun, 58 : 406, 1990.
38. Socransky S S, Haffajee A D : The bacterial etiology of destructive periodontal disease : current concepts. J Periodontol, 63 : 322, 1992.
39. Haffajee A D, Socransky S S : Microbial etiological agents of destructive periodontal diseases. Periodontol 2000, 5 : 78, 1994.
40. Hamada S, et al : The importance of fimbriae in the virulence and ecology of some oral bacteria. Oral Microbial Immunol, 13 : 129, 1998.
41. Slots J, Ting M : Actinobacillus actinomycetemcomitans and Porphyromonas gingivalis in human periodontal disease : Occurrence and treatment. Periodontol 2000, 20 : 82, 1999.
42. van Winkelhoff A J, Slots J : Actinobacillus actinomycetemcomitans and Porphyromonas gingivalis in nonoral infections. Periodontol 2000, 20 : 122, 1999.
43. Holt S C, et al : Virurence factors of Porphyromonas gingivalis. Periodontol 2000, 20 : 168, 1999.
44. Socransky S S, Haffajee A D : Dental biofilms : different therapeutic targets. Periodontol 2000, 28 : 12, 2002.
45. Ellen R P : Perturbation and exploitation of host cell cytoskeleton by periodontal pathogens. Microb Infect, 1 : 621, 1999.
46. Mangan D F, et al : Nonspecific induction of immunoglobulin M antibodies to periodontal disease-associated microorganisms after polyclonal human B-lymphocyte activation by Fusobacterium nucleatum. Infect Immun, 41 : 1000, 1983.

47. Ito H, et al : Possible role of T cells in the establishment of IgG plasma cell-rich periodontal lesion-augmentation of IgG synthesis in the polyclonal B cell activation response by autoreactive T cells. J Periodont Res, 23 : 39, 1988.
48. Tew J, et al : Polyclonal B-cell activation in periodontitis. J Periodont Res, 24 : 225, 1989.
49. Inada K, et al : Polyclonal B cell activation, endotoxin tolerance, and limulus tests of endotoxin preparations of some periodontopathogens. Bull Tokyo Dent Coll, 35 : 67, 1994.
50. Hahn C L, et al : Polyclonal B cell activators and in vitro induction of auto-antibody reactive with collagen. J Periodont Res, 32 : 608, 1997.
51. Champaiboon C, et al : The immune modulation of B-cell responses by Porphyromonas gingivalis and interleukin-10. J Periodontol, 71 : 468, 2000.
52. Reinhardt R, et al : Lymphocyte subpopulations from active versus stable periodontal sites. J Periodontol, 59 : 656, 1988.
53. Reinhardt R, et al : Activated T lymphocytes inactive versus stable periodontal lesions. J Periodont Res, 23 ; 295, 1988.
54. Ogawa T : The potential protective immune responses to synthetic peptides containing conserved epitopes of Porphyromonas gingivalis fimbrial protein. J Med Microbiol, 41 : 349, 1994.
55. Ogawa T, et al : Immunochemical characterization and epitope mapping of a novel fimbrial protein (Pg-II fimbria) of Porphyromonas gingivalis. FEMS Immunol Med Microbiol, 11 : 247, 1995.
56. Ulevitch R J, Tobias P S : Receptor-dependent mechanisms of cell stimulation by bacterial endotoxin. Annu Rev Immunol, 13 : 437, 1995.
57. Shapira L, et al : Prostaglandin E_2 secretion, cell maturation, and CD14 expression by monocyte-derived macrophages from localized juvenile periodontitis patient. J Periodontol, 67 : 224, 1996.
58. Hayashi J, et al : Soluble CD14 mediates lipopolysaccharide-induced intercellular adhesion molecule 1 expression in cultured human gingival fibroblasts. Infect Immun, 64 : 4946, 1996.
59. Hayashi J, et al : Increased levels of soluble CD14 in sera of periodontitis patients. Infect Immun, 67 : 417, 1999.
60. Tabeta K, et al : Toll-like receptors confer responsiveness to lipopolysaccharide from Porphyromonas gingivalis in human gingival fibroblasts. Infect Immun, 68 : 3731, 2000.
61. Sugawara S, et al : Proteolysis of human monocyte CD14 by cystein proteases (gingipains) from Porphyromonas gingivalis leading to lipopolysaccharide-hyporesponsiveness. J Immunol, 165 : 411, 2000.
62. Bainbridge B W, et al : Porphyromonas gingivalis lipopolysaccharide : an unusual pattern recognition receptor ligand for the innate host defense system. Acta Odontol Scand, 59 : 131, 2001.
63. Darveau R P, et al : Porphyromonas gingivalis lipopolysaccharide is both agonist and antagonist for p38 mitogen-activated protein kinase activation. Infect Immun, 70 : 1867, 2002.
64. Mori Y, et al : Immunohistochemical localization of Toll-like receptors 2 and 4 in gingival tissue from patients with periodontitis. Oral Microbiol Immunol, 18 : 54, 2003.
65. Poltrak A, et al : Defective LPS signaling in C 3 H/HeJ and C57BL/10ScCr mice : mutations in Tlr 4 gene. Science, 282 : 2085, 1998.
66. Akira S : Toll-like receptors : lessons from knockout mice. Biochem Soc Trans, 28 : 551, 2000.
67. Akira S, et al : The role of Toll-like receptors and MyD88 in inate immune responses. J Endotoxin Res, 6 : 383, 2000.
68. Shimizu R, et al : MD-2, a molecule that confers lipopolysaccharide responsiveness on Toll-like receptor 4. J Exp Med, 189 ; 1777, 1999.
69. Takeuchi, et al : Differential roles of TLR 2 and TLR 4 in recognition of gram-negative and gram-positive bacterial cell wall components. Immunity, 11 : 443, 1999.
70. Brightbill H D, et al : Host defense mechanisms triggered by microbial lipoprotein through toll-like receptors. Science, 285 : 732, 1999.
71. Schroder N W, et al : Involvement of lipopolysaccharide binding protein, CD14, and Toll-like receptors in the initiation of innate immune responses by Treponema glycolipids. J Immunol, 165 : 2683, 2000.
72. Means T K, et al : The biology of Toll-like receptors. Cytokine Growth Factor Rev, 11 : 219, 2000.
73. Takeuchi O, Akira S : Toll-like receptors : their physiological role and signal transduction system. Int Immunopharmacol, 1 : 625, 2001.
74. Amano A : Distribution of Porphyromonas gingivalis strains with fimA genotypes in periodontitis patients. J Clin Microbiol, 37 : 1426, 1999.
75. Amano A : Prevalence of specific genotypes of Porphyromonas gingivalis fimA and periodontal health status. J Dent Res, 79 : 1664, 2000.
76. Nakagawa I, et al : Functional differences among FimA variants of Porphyromonas gingivalis and their effects on adhesion to and invasion of human epithelial cells. Infect Immun, 70 : 277, 2002.
77. Amano A : Molecular interaction of Porphyromonas gingivalis with host cells : implication for the microbial pathogenesis of periodontal disease. J Periodontol, 74 : 90, 2003.
78. Chapple I L, et al : Chemiluminescent assay of alkaline phosphatase in human gingival crevicular fluid : investigations with an experimental gingivitis model and studies on the source of the enzyme within crevicular fluid. J Clin Periodontol, 23 : 587, 1996.
79. Darany D G, et al : The relationship of gingival fluid leukocyte elastase activity to gingival fluid flow rate. J Periodontol, 63 : 743, 1992.
80. Goodson J M : Pharmacokinetic principles controlling efficacy of oral therapy. J Dent Res, 68 : 1625, 1989.
81. Ebersole J, et al : An ELISA for measuring serum antibodies to Actinobacillus actinomycetemcomitans. J Periodont Res, 15 : 621, 1980.
82. Genco R, et al : Precipitating antibodies to Actinobacillus actinomycetemcomitans in localized juvenile periodontitis. J Dent Res, 59 : 329, 1980.
83. Listgarten M, et al : Comparative antibody titers to Actinobacillus actinomycetemcomitans in juvenile periodontitis, chronic periodontitis and periodontally healthy subjects. J Clin Periodontol, 8 : 155, 1981.
84. McArthur W, et al : Leukotoxic effects of Actinobacillus actinomycetemcomitans. Modulation by serum components. J Periodont Res, 16 : 159, 1981.
85. Ebersole J, et al : Human immune responses to oral microorganisms. II. Serum antibody responses to antigens from Actinobacillus actinomycetemcomitans and the correlation with localized juvenile periodontitis. J Clin Immunol, 3 : 321, 1983.
86. Zambon J, et al : Serology of oral Actinobacillus actinomycetemcomitans and serotype distribution in human periodontal disease. Infect Immun, 41 : 19, 1983.
87. Genco R, et al : Serum and gingival fluid antibodies as adjuncts in the diagnosis of Actinobacillus actinomycetemcomitans-associated periodontal disease. J Periodontol, 56 : 41, 1985.
88. Gunsolley J, et al : Effects of race and periodontal status on antibody reactive with Actinobacillus actinomycetemcomitans strain Y 4. J Periodont Res, 23 : 303, 1988.
89. Baker P, Wilson M : Opsonic IgG antibody against Actinobacillus actinomycetemcomitans in localized juvenile periodontitis. Oral Microbiol Immunol, 4 : 98, 1989.
90. Califano J V, Schenkein H A : Immunodominant antigen of Actinobacillus actinomycetemcomitans Y 4 in high-responder patients. Infect Immun, 57 : 1582, 1989.
91. Watanabe H, et al : Antigens of Actinobacillus actinomycetemcomitans identified by immunoblotting with sera from patients with localized human juvenile periodontitis and generalized severe periodontitis. Arch Oral Biol, 34 : 649, 1989.
92. Page R, et al : The immunodominant outer membrane antigen of Actinobacillus actinomycetemcomitans is located in the serotype-specific high-molecular-mass carbohydrate moiety of lipopolysaccharide. Infect Immun, 59 : 3451, 1991.

93. Califano J V : Immunodominant antigens of Actinobacillus actinomycetemcomitans serotype b in early-onset periodontitis patients. Oral Microbiol Immunol, 7 ; 65, 1992.
94. Wilson M E, Hamilton R G : Immunoglobulin G subclass response of localized juvenile periodontitis patients to Actinobacillus actinomycetemcomitans Y 4 lipopolysaccharide. Infect Immun, 60 : 1806, 1992.
95. Engstrom P, et al : Specificity and levels of oral and systemic antibodies to Actinobacillus actinomycetemcomitans. J Clin Periodontol, 20 : 746, 1993.
96. Ling T, et al : Titer and subclass distribution of serum IgG antibody reactive with Actinobacillus actinomycetemcomitans in localized juvenile periodontitis. J Clin Immunol, 13 : 101, 1993.
97. Lu H, et al : Immunoglobulin class and subclass distribution of antibodies reactive with the immunodominant antigen of Actinobacillus actinomycetemcomitans serotype b. Infect Immun, 61 : 2400, 1993.
98. Saito A, et al : Relative avidity of serum immunoglobulin G antibody for the fimbria antigen of Actinobacillus actinomycetemcomitans in patients with adult periodontitis. Infect Immun, 61 : 332, 1993.
99. Preus H, et al : The distribution and transmission of Actinobacillus actinomycetemcomitans in families with established adult periodontitis. J Periodontol, 65 : 2, 1994.
100. Haffajee A D, et al : Patterns of antibody response in subjects with periodontitis. Oral Microbiol Immunol, 10 : 129, 1995.
101. Horibe M, et al : Effect of periodontal treatments on serum IgG antibody titers against periodontopathic bacteria. J Clin Periodontol, 22 : 510, 1995.
102. Choi J I, et al : Immunoglobulin allotypes and immunoglobulin G subclass responses to Actinobacillus actinomycetemcomitans and Porphyromonas gingivalis in early-onset periodontitis. Infect Immun, 64 : 4226, 1996.
103. Fleming T F, et al : Specific antibody reactivity against a 110-kilodalton Actinobacillus actinomycetemcomitans protein in subjects with periodontitis. Clin Diagn Lab Immunol, 3 : 678, 1996.
104. Tinoco E M, et al : Attachment loss and serum antibody levels against autologous and reference strains of Actinobacillus actinomycetemcomitans in untreated localized juvenile periodontitis patients. J Clin Periodontol, 24 : 937, 1997.
105. Mouton C, et al : Serum antibodies to oral Bacteroides asaccharolyticus (Bacteroides gingivalis) : relationship to age and periodontal disease. Infect Immun, 31 : 182, 1981.
106. Patters M R, Kornman K S : Serum antibodies to Bacteroides species in human periodontitis. J Periodont Res, 17 : 474, 1982.
107. Naito Y, et al : Immunoglobulin G response to subgingival gram-negative bacteria in human subjects. Infect Immun, 45 : 47, 1984.
108. Ebersole J L, et al : Human immune responses to oral microorganisms : patterns of systemic antibody levels to Bacteroides species. Infect Immun, 151 : 507, 1986.
109. Farida R, et al : Serum IgG antibodies to lipopolysaccharides in various forms of periodontal disease in man. Arch Oral Biol, 31 : 711, 1986.
110. Martin S A, et al : Local and systemic immunoglobulins reactive to Bacteroides gingivalis in rapidly progressive and adult periodontitis. J Periodont Res, 21 : 351, 1986.
111. Miyoshi T, et al : Humoral antibody response against Bacteroides gingivalis-specific antigen recognized by monoclonal antibody in adult periodontal patients. Infect Immun, 53 : 366, 1986.
112. Naito Y, et al : Detection of specific antibody in adult human periodontitis sera to surface antigens of Bacteroides gingivalis. Infect Immun, 55 : 832, 1987.
113. Schenck K, Michaelsen T E : IgG subclass distribution of serum antibodies against lipopolysaccharide from Bacteroides gingivalis in periodontal health and disease. Acta Pathol Microbiol Immunol Scand [C], 95 : 41, 1987.
114. Yoshimura F, et al : Detection of specific antibodies against fimbriae and membrane proteins from the oral anaerobe Bacteroides gingivalis in patients with periodontal diseases. Microbiol Immunol, 31 : 93, 1987.
115. Ismaiel M O, et al : Serum-antibodies against the trypsin-like protease of Bacteroides gingivalis in periodontitis. J Periodont Res, 23 : 193, 1988.
116. Isogai H, et al : Specific inhibition of adherence of an oral strain of Bacteroides gingivalis 381 to epithelial cells by monoclonal antibodies against the bacterial fimbriae. Arch Oral Biol, 33 ; 479, 1988.
117. Baranowska H I, et al : A comparison of antibody levels to Bacteroides gingivalis in serum and crevicular fluid from patients with untreated periodontitis. Oral Microbiol Immunol, 4 : 173, 1989.
118. Ebersole J L, et al : Antigenic specificities of human IgG antibody to B. gingivalis. J Dent Res, 68 : 326, 1989.
119. Chen H A, et al : Humoral immune responses to Porphyromonas gingivalis before and following therapy in rapidly progressive periodontitis patients. J Periodontol, 62 : 781, 1991.
120. Lopatin D E, Blackburn E : Avidity and titer of immunoglobulin G subclasses to Porphyromonas gingivalis in adult periodontitis patients. Oral Microbiol Immunol, 7 : 332, 1992.
121. Johnson V, et al : Effects of treatment on antibody titer to Porphyromonas gingivalis in gingival crevicular fluid of patients with rapidly progressive periodontitis. J Periodontol, 64 : 559, 1993.
122. Wilton J M, et al : Elevated opsonic activity for Porphyromonas (Bacteroides) gingivalis in serum from patients with a history of destructive periodontal disease. A case : control study. J Clin Periodontol, 20 : 563, 1993.
123. Kojima T, et al : Relationship between serum antibody levels and subgingival colonization of Porphyromonas gingivalis in patients with various types of periodontitis. J Periodontol, 68 : 618, 1997.
124. Colombo A P, et al : Serum antibodies reacting with subgingival species in refractory periodontitis subjects. J Clin Periodontol, 25 : 596, 1998.
125. Guo S, et al : Antibody responses against Porphyromonas gingivalis infection in patients with early-onset periodontitis. J Clin Periodontol, 27 : 769, 2000.
126. Sakai Y, et al : Porphyromonas gingivalis - specific IgG subclass antibody levels as immunological risk indicators of periodontal bone loss. J Clin Periodontol, 28 : 853, 2001.
127. Cohen M G, et al : HLA-DR 3, C 4 A * QO and toxicity from gold in rheumatoid arthritis. Br J Rheumatol, 31 : 645, 1992.
128. Avila-Portillo L M, et al : Linkage disequillibrium of HLA-DR 3 and HLA-DR 4 with HLA-B alleles in Mexican patients with rheumatoid arthritis. Clin Exp Rheumatol, 12 : 497, 1994.
129. Lenzi M, et al : Haplotype HLA-B 8 -DR 3 confers susceptibility to hepatitis C virus-related mixed cryoglobinemia. Blood, 91 : 2062, 1998.
130. Collier P M, et al : Adult linear IgA disease and chronic bullous disease of childhood : the association with human lymphocyte antigen Cw 7, B 8, DR 3 and tumour necrosis factor influences disease expression. Br J Dermatol, 141 : 867, 1999.
131. Genovese S, et al : Association of IA-2 autoantibodies with HLA DR 4 phenotypes in IDDM. Diabetologia, 39 : 1223, 1996.
132. Forsblom C M, et al : Risk factors for mortality in type II (non-insulin-dependent) diabetes : evidence of a role for neuropathy and a protective effect of HLA-DR 4. Diabetologia, 41 : 1253, 1998.
133. Peakman M, et al : Naturally processed and presented epitopes of the islet cell autoantigen IA-2 eluted from HLA-DR 4. J Clin Invest, 104 : 1449, 1999.
134. Wong T Y, et al : HLA-DR 3 and DR 4 and their relation to the incidence and progression of diabetic retinopathy. Ophthalmology, 109 : 275, 2002.
135. Takashiba S, et al : Unique intronic variations of HLA-DQ beta gene in early-onset periodontitis. J Periodontol, 65 : 379, 1994.
136. Ohyama H, et al : HLA Class II genotypes associated with early-onset periodontitis : DQB 1 molecule primarily confers susceptibility to the disease. J Periodontol, 67 : 888, 1996.
137. Firatli E, et al : Association between HLA antigens and early onset periodontitis. J Clin Periodontol, 23 : 563, 1996.
138. Hodge P J, et al : No association with HLA-DQB 1 in European Caucasians with early-onset periodontitis. Tissue Antigens, 54 : 205, 1999.

139. Takashiba S, et al : HLA genetics for diagnosis of susceptibility to early onset periodontitis. J Periodont Res, 34 : 374, 1999.
140. Reichert S, et al : Gender differences in HLA phenotype frequencies found in German patients with generalized aggressive periodontitis and chronic periodontitis. Oral Microbiol Immunol, 17 : 360, 2002.
141. Colombo A P, et al : Serum IgG 2 level, Gm(23) allotype and FcgammaRIIa and FcgammaRIIIb receptors in refractory periodontal disease. J Clin Periodontol, 25 : 465, 1998.
142. Yuan Z N, et al : Increased levels of soluble Fc gamma receptor Ⅲ in gingival fluid from periodontal lesions. Oral Microbiol Immunol, 14 : 172, 1999.
143. Kobayashi T, et al : The Fc gamma receptor genotype as a risk factor for generalized early-onset periodontitis in Japanese patients. J Periodontol, 71 : 1425, 2000.
144. Yoshihara A, et al : Analysis of vitamin D and Fc gamma receptor polymorphisms in Japanese patients with generalized early-onset periodontitis. J Dent Res, 80 : 2051, 2001.
145. Kobayashi T, et al : The Fc gamma receptor genotype as a severity factor for chronic periodontitis in Japanese patients. J Periodontol, 72 : 1324, 2001.
146. Sugita N, et al : Increased frequency of Fc gamma R-IIIb-NA 1 allele in periodontitis-resident subjects in an elderly Japanese population. J Dent Res, 80 : 914, 2001.
147. Kornman K S, et al : The interleukin 1 genotype as a severity factor in adult periodontal disease. J Clin Periodontol, 24 : 72, 1997.
148. Gore E A, et al : Interleukin-1 beta +3953 allele 2 : association with disease status in adult periodontitis. J Clin Periodontol, 25 : 781, 1998.
149. Kornman K S, et al : Interleukin-1 genotypes and the association between periodontitis and cardiovascular diseases. J Periodont Res, 34 : 353, 1999.
150. Galbraith G M, et al : Polymorphic cytokine genotypes as markers of disease severity in adult periodontitis. J Clin Periodontol, 26 : 705, 1999.
151. McGuire M K, Nunn M E : Prognosis versus actual outcome. IV. The effectiveness of clinical parameters and IL-1 genotype in accurately predicting prognoses and tooth survival. J Periodontol, 70, 49, 1999.
152. Diehl S R, et al : Linkage disequilibrium of interleukin-1 genetic polymorphisms with early-onset periodontitis. J Periodontol, 70 : 418, 1999.
153. Parkhill J M, et al : Association of interleukin-1 genetic polymorphisms with early-onset periodontitis. J Clin Periodontol, 27 : 682, 2000.
154. Walker S J, et al : Genetic polymorphisms of the IL-1 alpha and IL-1 beta genes in African-American LJP patients and an African-American control population. J Periodontol, 71 : 723, 2000.
155. Armitage G C, et al : Low prevalence of a periodontitis-associated interleukin-1 composite genotype in individuals of Chinese heritage. J Periodontol, 71 : 164, 2000.
156. McDevitt W M, et al : Interleukin-1 genetic association with periodontitis in clinical practice. J Periodontol, 71 : 156, 2000.
157. Thomson W M, et al : IL-1 genotype and adult periodontitis among young New Zealanders. J Dent Res, 80 : 1700, 2001.
158. Laine M L, et al : Polymorphisms of the interleukin-1 gene family, oral microbial pathogens, and smoking in adult periodontitis. J Dent Res, 80 : 1695, 2001.
159. Hodge P J, et al : Failure to detect an association with IL-1 genotypes in European Caucasians with generalized early onset periodontitis. J Clin Periodontol, 28 : 430, 2001.
160. Tai H, et al : Association of interleukin-1 receptor antagonist gene polymorphisms with early onset periodontitis in Japanese. J Clin Periodontol, 29 : 882, 2002.
161. Meisel P, et al : Smoking and polymorphisms of the interleukin-1 genecluster(IL-1 alpha, IL-1 beta, and IL-1 RN)in patients with periodontal disease. J Periodontol, 73 : 27, 2002.

第8章 参考文献

1. Bang J, et al : Beta-glucuronidase correlated with inflammation in the exudate from human gingiva. Archs Oral Biol, 15 : 445, 1970.
2. Ishikawa I, et al : Possible role of lysosomal enzymes in the pathogenesis of periodontitis : A study on cathepsin D in human gingival fluid. Archs Oral Biol, 17 : 111, 1972.
3. Offenbacher S, et al : Measurement of prostaglandin E_2 in crevicular fluid. J Clin Periodontol, 8 : 359, 1981.
4. Offenbacher S, et al : Crevicular fluid prostaglandin E_2 levels as a meaure of the periodontal disease status of adult and juvenile periodontitis patients. J Periodont Res, 19 : 1, 1984.
5. Chambers DA, et al : Aspartate aminotransferase increases in crevicular fluid during experimental periodontitis in beagle dogs. J Periodontol, 55 : 526, 1984.
6. Lamster IB, et al : Evaluation and modification of spectrophotometric procedures for analysis of lactate dehydrogenase, beta-glucuronidase and arylsulphatase in human gingival crevicular fluid colleced with filter-paper strips. Arch Oral Biol, 30 : 235, 1985.
7. Offenbacher S, et al : The use of crevicular fluid prostaglandin E_2 levels as a predictor of periodontal attachment loss. J Periodont Res, 21 : 101, 1986.
8. Larivee J : Collagenase and collagenase inhibitor activities in crevicular fluid of patients receiving treatment for localized juvenile periodontitis. J Periodont Res, 21 : 709, 1986.
9. Villela B, et al : Crevicular fluid collagenase activity in healthy, gingivitis, chronic adult periodontitis and localized juvenile periodontitis patients. J Periodont Res, 22 : 209, 1987.
10. Person GR, et al : Relationship between gingival crevicular fluid levels of aspartate aminotransferase and active tissue destruction in treated chronic periodontitis patient. J Periodont Res, 25 : 81, 1990.
11. Chambers DA, et al : A longitudinal study of aspartate aminotransferase in human gingival crevicular fluid. J Periodont Res, 26 : 65, 1991.
12. Lee W, et al : Collagenase activity in recurrent periodontitis : relationship to disease progression and doxycycline therapy. J Periodont Res, 26 : 479, 1991.
13. Placanis K G, et al : Elastase as indicator of periodontal disease progression. J Periodontol, 63 : 237, 1992.
14. Rossomando EF, et al : Immunomagnetic separation of tumor necrosis factor α. Ⅱ. In vitro procedure for the human gingival space. J Chromatogr, 583 : 11, 1992.
15. Person GR and Page RC : Diagnostic characteristics of crevicular fluid asparate aminotransferase(AST)levels associated with periodontal disease activity. J Periodontol, 19 : 43, 1992.
16. Offenbacher S, et al : New clinical diagnostic strategies based on pathogenesis of disease. J Periodont Res, 28 : 523, 1993.
17. Giannobile WV, et al : Glycosaminoglycans and periodontal disease : analysis of GCF by a safranin O. J Periodontol, 64 : 186, 1993.
18. Johnson V, et al : Effects of treatment on antibody titer to Porphyromonas gingivalis in gingival crevicular fluid of patients with rapidly progressive periodontitis. J Periodontol, 64 : 559, 1993.
19. Geivelis M, et al : Measurements of interleukin-6 in gingival crevicular fluid from adults with destructive periodontal disease. J Periodontol, 64 : 980, 1993.
20. Talonpoika JT, Hamalainen MM : Type Ⅰ collagen carboxyterminal telopeptide in human gingival crevicular fluid in different clinical conditions and after periodontal treatment. J Clin Periodontol, 21 : 320, 1994.
21. Preiss DS, Meyle J : Interleukin-1 beta concentration of gingival crevicular fluid. J Periodontol, 65 : 423, 1994.
22. Grbic JT, et al : Immunoglobulin isotypes in gingival crevicular fluid : possible protective role of IgA. J Periodontol, 66 : 55, 1995.

23. Hou LT, et al : Crevicular interleukin-1 beta in moderate and severe periodontitis patients and the effect of phase I periodontal treatment. J Clin Periodontol, 22 : 162, 1995.
24. Guillot JL, et al : Gingival interleukin-6 concentration following phase I therapy. J Periodontol, 66 : 667, 1995.
25. Di Murro C, et al : Influence of gingival crevicular washing on the expression of polymorphonuclear leukocyte membrane receptors before and after periodontal therapy. J Clin Periodontol, 2 : 578, 1995.
26. Tsai CC, et al : Levels of interleukin-1 beta and interleukin-8 in gingival crevicular fluids in adult periodontitis. J Periodontol, 66 : 852, 1995.
27. Lee HJ, et al : The subgingival microflora and gingival crevicular fluid cytokines in refractory periodontitis. J Clin Periodontol, 22 : 885, 1995.
28. Giannobile WV, et al : Crevicular fluid osteocalcin and pyridinoline cross-linked carboxyterminal telopeptide of type I collagen (ICTP) as markers of rapid bone turnover in periodontitis. A pilot study in beagle dogs. J Clin Periodotol, 22 : 903, 1995.
29. Ichimaru E, et al : Cathepsin B in gingival crevicular fluid of adult periodontitis patients : identification by immunological and enzymological method. Inflamm Res, 45 : 277, 1996.
30. Nakashima K, et al : A longitudinal study of various crevicular fluid components as markers of periodontal disease activity. J Clin Periodontol, 23 : 832, 1996.
31. Kennett CN, et al : Investigations into the cellular contribution to host tissue proteases and inhibitors in gingival crevicular fluid. J Clin Periodontol, 24 : 424, 1997.
32. Miyazaki A, et al : Loss of Fc gamma receptor and impaired phagocytosis of polymorphonuclear leukocytes in gingival crevicular fluid. J Periodont Res, 32 : 439, 1997.
33. Ishihara Y, et al : Gingival crevicular interleukin-1 and interleukin-1 receptor antagonist levels in periodontally healthy and diseased sites. J Periodont Res, 32 : 524, 1997.
34. Giannobile WV : Crevicular fluid biomarkers of oral bone loss. Curr Opin Periodontol, 4 : 11, 1997.
35. Reynolds J and Meikle M : Mechanisms of connective tissue matrix destruction in periodontitis. Periodontology 2000, 14 : 144, 1997.
36. Mole N, et al : High levels of soluble intercellular adhesion molecule-1 (ICAM-1) in crevicular fluid of periodontitis patients with plaque. J Clin Periodontol, 25 : 754, 1998.
37. Atici K, et al : Analysis of gingival crevicular fluid intracytoplasmic enzyme activity in patients with adult periodontitis and rapidly progressive periodontitis. A longitudinal study model with periodontal treatment. J Periodontol, 69 : 1155, 1998.
38. Ozmeric N, et al : The correlation of gingival crevicular fluid interleukin-8 levels and periodontal status in localized juvenile periodontitis. J Periodontol, 69 : 1299, 1998.
39. Dibart S, et al : Rapid evaluation of serum and gingival crevicular fluid immunoglobulin G subclass antibody levels in patients with early-onset periodontitis using checkerboard immunoblotting. Oral Microbiol Immunol, 13 : 166, 1998.
40. Nomura T, et al : Tissue inhibitors of metalloproteinases level and collagenase activity in gingival crevicular fluid : the relevance to periodontal diseases. Oral Dis, 4 : 231, 1998.
41. Palys MD, et al : Relationship between C-telopeptide pyridinoline cross-links (ICTP) and putative periodontal pathogens in periodontitis. J Clin Periodontol, 25 : 865, 1998.
42. Kuru B : Microbiological features and crevicular fluid aspartate aminotransferase enzyme activity in early onset periodontitis patients. J Clin Periodontol, 26 : 19, 1999.
43. Shimada K, et al : Relationship between levels of aspartate aminotransferase in gingival crevicular fluid and conventional measures of periodontal status assessed using Pocket Watch : a cross-sectional study. J Oral Sci, 41 : 35, 1999.
44. Bostrom L, et al : Smoking and cervicular fluid levels of IL-6 and TNF-alpha in periodontal disease. J Clin Periodontol, 26 : 352, 1999.
45. Kido J, et al : Calprotectin in gingival crevicular fluid correlates with clinical and biochemical markers of periodontal disease. J Clin Periodontol, 26 : 653, 1999.
46. Kurtis B, et al : IL-6 levels in gingival crevicular fluid (GCF) from patients with non-insulin dependent diabetes mellitus (NIDDM), adult periodontitis and healthy subjects. J Oral Sci, 41 : 163, 1999.
47. Kojima T, et al : Human gingival crevicular fluid contains MRP8 (S100A8) and MRP14 (S100A9), two calcium-binding proteins of the S100 family. J Dent Res, 79 : 740, 2000.
48. Nakamura T, et al : The association of calprotectin level in gingival crevicular fluid with gingival index and the activities of collagenase and aspartate aminotransferase in adult periodontitis patients. J Periodontol, 71 : 361, 2000.
49. Yamalik N : The importance of date presentation regarding gingival crevicular fluid myeloperoxidase and elastase-like activity in periodontal disease and health status. J Periodontol, 71 : 460, 2000.
50. Bostrom L : Smoking and GCF levels of IL-1 beta and IL-1 ra in periodontal disease. J Clin Periodontol, 27 : 250, 2000.
51. Layik M, et al : Analysis of human gingival tissue and gingival crevicular fluid beta-glucuronidase activity in specific periodontal disease. J Periodontol, 71 : 618, 2000.
52. Bozkurt FY, et al : Relationship between interleukin-6 levels in gingival crevicular fluid and periodontal status in patients with rheumatoid arthritis and adult periodontitis. J Periodontol, 71 : 1756, 2000.
53. Jin L, Darveau RP : Soluble CD14 levels in gingival crevicular fluid of subjects with untreated adult periodontitis. J Periodontol, 72 : 634, 2001.
54. Emingil G : Levels of leukotriene B_4 in gingival crevicular fluid and gingival tissue in specific periodontal diseases. J Periodontol, 72 : 1025, 2001.
55. Emingil G, et al : Levels of platelet-activating factor in gingival crevicular fluid and gingival tissue in specific periodontal diseases. J Periodontol, 72 : 1032, 2001.
56. Fraser HS, et al : Elevated systemic concentrations of soluble ICAM-1 (sICAM) are not reflected in the gingival crevicular fluid of smokers with periodontitis. J Dent Res, 80 : 1643, 2001.
57. Kamma JJ, et al : Association of early onset periodontitis microbiota with aspartate aminotransferase activity in gingival crevicular fluid. J Clin Periodontol, 28 : 1096, 2001.
58. Bader HI, Boyd RL : Neutral proteases in crevicular fluid as an indicator for periodontal treatment intervention. Am J Dent, 14 : 314, 2001.
59. Buduneli N, et al : Gingival crevicular fluid matrix metalloproteinase-8 levels following adjunctive use of meloxicam and initial phase of periodontal therapy. J Periodontol, 73 : 103, 2002.
60. Yalcin F, et al : The effects of periodontal therapy on intracrevicular prostaglandin E_2 concentrations and clinical parameters in pregnancy. J Periodontol, 73 : 173, 2002.
61. Tuter G, et al : Effects of phase I periodontal treatment on gingival crevicular fluid levels of matrix metalloproteinase-1 and tissue inhibitor of metalloproteinase-1. J Periodontol, 73 : 48, 2002.
62. Soder B, et al : Granulocyte elastase, matrix metalloproteinase-8 and prostaglandin E_2 in gingival crevicular fluid in matched clinical sites in smokers and non-smokers with persistent periodontitis. J Clin Periodontol, 29 : 384, 2002.
63. Ozmeric N, et al : Level of neopterin, a marker of immune cell activation in gingival crevicular fluid, saliva, and urine in patients with aggressive periodontitis. J Periodontol, 73 : 720, 2002.
64. Kinane DF et al : Changes in gingival crevicular fluid matrix metalloproteinase-8 levels during periodontal treatment and maintenance. J Periodont Res, 38 : 400, 2003.
65. Giannopoulou C, et al : Effects of inflammation, smoking and stress on gingival crevicular fluid cytokine level. J Clin Periodontol, 30 : 145, 2003.

66. Nyman S, et al : Suppression of inflammation and bone resorption by indomethacin during experimental periodontitis in dogs. J Periodontol, 50 : 450, 1979.
67. Weaks-Dybvig M, et al : The effect of indomethacin on alveolar bone loss in experimental periodontitis. J Periodont Res, 17 : 90, 1982.
68. Williams R C, et al : Non-steroidal anti-inflammatory drug treatment of periodontitis in beagles. J Periodont Res, 19 : 633, 1984.
69. Williams RC, et al : A potent inhibitor of alveolar bone resorption in beagles. Science, 227 : 640, 1985.
70. Offenbacher S, et al : Effects of flurbiprofen on the progression of periodontitis in Macaca mulatta. J Periodont Res, 22 : 473, 1987.
71. Williams RC, et al : Ibuprofen : an inhibitor of alveolar bone resorption in beagles. J Periodont Res, 23 : 225, 1988.
72. Williams RC, et al : Indomethacin or flurbiprofen treatment of periodontitis in beagles : Effect on crevicular fluid arachidonic acid metabollites compared with effect on alveolar bone loss. J Periodont Res, 23 : 134, 1988.
73. Jeffcoat M K, et al : Flubiprofen treatment of human periodontitis : effect on alveolar bone height and metabolism. J Periodont Res, 23 : 381, 1988.
74. Williams RC, et al : Altering the progression of human alveolar bone loss with the non-steroidal anti-inflammatory drug flurbiprofen. J Periodontol, 60 : 485, 1989.
75. Msada MP, et al : Measurement of interleukin-1 α and 1 β in gingival crevicular fluid : implications for the pathogenesis of periodontal disease. J Periodont Res, 25 : 156, 1990.
76. Johnson R H, et al : Asessment of the efficacy of a nonsteroidal anti-inflammatory drug. Naproxen, in the treatment of gingivitis. J Periodont Res, 25 : 230, 1990.
77. Howell T H, et al : Inhibition of alveolar bone loss in beagles with the NSAID naproxen. J Periodont Res, 26 : 498, 1991.
78. Jeffcoat M K, et al : Use of digital radiography to demonstrate the potential of naproxen as an adjunct in the treatment of rapidly progressive periodontitis. J Periodont Res, 26 : 415, 1991.
79. Howell T H and Williams R C : Nonsteroidal anti-inflammatory drugs as inhibitors of periodontal disease. Crit Rev Oral Biol Med, 4 : 177, 1993.
80. Bezerra M M, et al : Selective cyclooxygenase-2 inhibition prevents alveolar bone loss in experimental periodontitis in rats. J Periodontol, 71 : 1009, 2000.
81. Buduneli N, et al : Gingival crevicular fluid matrix metalloproteinase-8 levels following adjunctive use of meloxicam and initial phase of periodontal therapy. J Periodontol, 73 : 103, 2002.
82. Holzhauzen M, et al : Effect of selective cyclooxygenase-2 inhibition on the development of ligature-induced periodontitis in rats. J Periodontol, 73 : 1030, 2002.
83. Vardar S, et al : Effects of selective cyclooxygenase-2 inhibition on gingival tissue levels of prostaglandin E_2 and prostaglandin F_2 alpha and clinical parameters of chronic periodontitis. J Periodontol, 74 : 57, 2003.
84. Kitamura M, et al : Distinction between active and inactive lesion by subgingival plaque bacteria and gingival cervicular fluid. Dentistry in Japan, 28 : 151, 1991.
85. Offenbacher S : Periodontal Disease : Pathogenesis. Ann Periodontol, 1 : 821, 1996.
86. Okada H, et al : Diagnostic strategies of periodontitis based on the molecular mechanisms of periodontal tissue destruction. Oral Disease, 2 : 87, 1996.
87. Okada H, Murakami S : Cytokine expression in periodontal health and disease. Crit Rev Oral Biol Med, 9 : 248, 1998.
88. 岡田 宏：歯周病の診断を想う．日歯周誌，44：241, 2002.
89. Tonetti M S, et al : Detection of Interleukin-8 and matrix metalloproteinases transcriptions in healthy and diseased gingival biopsies by RNA/PCR. J Periodont Res, 28 : 511, 1993.
90. Fitzgerald J E and Kreutzer D L : Localization of interleukin-8 in human gingival tissues. Oral Microbiol Immunol, 10 : 297, 1995.
91. Sugiyama A, et al : Activation of human gingival epithelial cells by cell-surface component of black-pigmented bacteria : augmentation of production of interleukin8, granulocyte colony-stimulating factor and granulocyte-macrophage colony-stimulating factor and expression of intercellular adhesion molecule1. J Med Microbiol, 51 : 27, 2002.
92. Kabashima H, et al : The presence of chemokine(MCP-1, MIP-1 alpha, MIP-1 beta, IP-10, RANTES)-positive cells and chemokine receptor(CCR5, CXCR3)-positive cells in inflamed human gingival tissues. Cytokine, 20 : 70, 2002.
93. Garlet GP, et al : Patterns of chemokines and chemokine receptors expression in different forms of human periodontal disease. J Periodont Res, 38 : 210, 2003.
94. Ozmeric N, et al : The correlation of gingival crevicular fluid interleukin-8 level and periodontal status in localized juvenile periodontitis. J Periodontol, 69 : 1299, 1998.
95. Gainet J, et al : Interleukin-8 production by polymorphonuclear neutrophils in patients polymorphonuclear neutrophil activation. Lab Invest, 78 : 755, 1998.
96. Takahashi K, et al : Clinical and laboratory studies on a patient with early onset periodontitis and her family members. A case report. J periodontal, 66 : 403, 1995.
97. Ellen R P : Perturbation and exploitation of host cell cytoskeleton by periodontal pathogens. Microb Infect, 1 : 621, 1999.
98. Krisanaprakornkit S, et al : Expression of the peptide antibiotic human beta-defensin 1 in cultured gingival epithelisl cells and gingival tissue. Infect Immun, 66 : 4222, 1998.
99. Miyasaki KT, Lehrer RI : Beta-sheet antibiotic peptides as potential dental therapeutics. Int J Antimicrob Agents, 9 : 269, 1998.
100. Miyasaki KT, et al : Killing of oral, gram-negative, facultative bacteria by the rabbit defense NP-1. Oral Microbiol Immunol, 5 : 315, 1990.
101. DiFranco CF, et al : Identification of Langerhans cells in human gingival epithelium. J Periodontol, 56 : 48, 1985.
102. Newcomb GM, Powell RN : The ultrastructure of human gingival Langerhans cells in health and disease. Arch Oral Biol, 31 : 727, 1986.
103. Lombardi T, et al : Langerhans cells : structure, function and role in oral pathological conditions. J Oral Pathol Med, 22 : 193, 1993.
104. Culter CW, et al : Evidence and a novel hypothesis for the role of dendritic cells and Porphyromonas gingivalis in adult periodontitis. J Periodont Res, 34 : 406, 1999.
105. Seguier S, et al : Immunohistological and morphometric analysis of intra-epithelial lymphocytes and Langerhans cells in healthy and diseased human gingival tissues. Arch Oral Biol, 45 : 441, 2000.
106. Jotwani R, et al : Mature dendritic cells infiltrate the T cell-rich region of oral mucosa in chronic periodontitis : in situ, in vivo, and in vitro studies. J Immunol, 167 : 4693, 2001.
107. Cirrincione C, et al : Lamina propria dendritic cells express activation markers and contact lymphocytes chronic periodontitis. J Periodont Res, 73 : 45, 2002.
108. Barbour SE, et al : Monocyte differentiation in localized juvenile periodontitis is skewed toward the dendritic cell phenotype. Infect Immun, 70 : 2780, 2002.
109. Gammel E, et al : Antigen-presenting cells in human periodontal disease tissues. Oral Microbiol Immunol, 17 : 388, 2002.
110. Aroonrerk N, et al : Generation of gingival T cell lines/clones specific with Porphyromonas gingivalis pulsed dendritic cells from periodontitis patients. J Periodont Res, 38 : 262, 2003.
111. Yang D, et al : Beta-defensins : linking innate and adaptive immunity through dendritic and T cell CCR6. Science, 286 : 525, 1999.
112. Darveau RP, et al : The microbial challenge in periodontitis. Periodontol 2000, 14 : 12, 1997.
113. Kirby A C, et al : Localized adhesion molecule expression and circulating LFA-3 levels in adult and early onset forms of periodontitis. J Clin Periodontol, 26 : 793, 1999.

114. Suzuki N, et al: Selective accumulation of CCR5+T lymphocytes into inflamed joints of rheumatoid arthritis. Int Immunol, 11: 553, 1999.
115. Qin S, et al: The chemokine receptors CXCR3 and CCR5 mark subsets of T cells associated with certain inflammatory reactions. J Clin Invest, 101: 746, 1998.
116. Yamamoto J, et al: Differential expression of the chemokine receptors by the Th1-and Th2-type effector populations within circulating CD4+T cells. J Leukoc Biol, 68: 568, 2000.
117. Vestergaard C, et al: Overproduction of Th2-specific chemokines in NC/Nga mice exhibiting atopic dermatitis-like lesions. J Clin Invest, 104: 1097, 1999.
118. Yamazaki K, et al: Immunohistological analysis of memory T lymphocytes and activated B lymphocytes in tissues with periodontal disease. J Periodont Res, 28: 324, 1993.
119. Yamazaki K, et al: Immunohistological analysis of T cell functional subsets in chronic inflammatory periodontal disease. Clin Exp Immunol, 99: 384, 1995.
120. Fujihashi K, et al: Selected Th1 and Th2 cytokine mRNA expression by CD4(+)T cells isolated from inflamed human gingival tissues. Clin Exp Immunol, 103: 422, 1996.
121. Yamamoto M, et al: Molecular and cellular mechanisms for periodontal diseases: role of Th1 and Th2 type cytokines in induction of mucosal inflammation. J periodont Res, 32: 115, 1997.
122. Tokoro Y, et al: Relevance of local Th2-type cytokine mRNA expression in immunocompetent infiltrates in inflamed gingival tissue to periodontal diseases. Clin Exp Immunol, 107: 166, 1997.
123. Sigusch B, et al: Early-onset and adult periodontitis associated with abnormal cytokine production by activated T lymphocytes. J Periodontol, 69: 1098, 1998.
124. Takeichi O, et al: Cytokine profiles of T-lymphocytes from gingival tissues with pathological pocketing. J Dent Res, 79: 1548, 2000.
125. Petit M D, et al: Phenotypical and functional analysis of T cells in periodontitis. J Periodont Res, 36: 214, 2001.
126. Berglundh T, et al: Some cytokine profiles of T-helper cells in lesions of advanced periodontitis. J Clin Periodontol, 29: 705, 2002.
127. Yamazaki K, et al: Biased expression of T cell receptor V genes in periodontal patients. Clin Exp Immunol, 106: 329, 1996.
128. Berglundh T, et al: Local and systemic TCR V gene expression in advanced periodontal disease. J Clin Periodontol, 25: 125, 1998.
129. Karimzadeh K, et al: Comparison of gingival and peripheral blood T cells among patients with periodontitis suggests skewing of the gingival T cell antigen receptor V beta repertoire. J Periodont Res, 34: 445, 1999.
130. Yamazaki K, et al: Selective expansion of T cells in gingival lesion of patients with chronic inflammatory periodontal disease. Clin Exp Immunol, 120: 154, 2000.
131. Yamazaki K, et al: Accumulation of human heat shock protein 60-reactive T cells in the gingival tissues of periodontal patients. Infect Immun, 70: 2492, 2002.
132. Crawford JM: Distribution of ICAM-1, LFA-3 and HLA-DR in healthy and diseased gingival tissues. J Periodont Res, 27: 291, 1992.
133. Gemmell E, et al: Adhesion molecule expression in chronic inflammatory periodontal disease tissue. J Periodont Res, 29: 46, 1994.
134. Takeuchi Y, et al: ICAM-1-expressing pocket epithelium, LFA-1-expressing T cells in gingival tissue and gingival crevicular fluid as features characterizing inflammatory cell invasion and exudation in adult periodontitis. J Periodont Res, 30: 426, 1995
135. Murakami S, et al: Immunoregulatory roles of adhesive interactions between lymphocytes and gingival fibroblasts. J Periodont Res, 32: 110, 1997.
136. Mole N, et al: High levels of soluble intercellular adhesion molecule-1(ICAM-1)in crevicular fluid of periodontitis patients with plaque. J Clin Periodontol, 25: 754, 1998.
137. Murakami S, et al: Direct interaction between gingival fibroblasts and lymphoid cells induces inflammatory cytokines mRNA expression in gingival fibroblasts. J Dent Res, 78: 69, 1999.
138. Gurses N, et al: Expression of VLA-integrins and their related basement membrane ligands in gingival from patients of various periodontitis categories. J Clin Periodontol, 26: 217, 1999.
139. Rezavandi K, et al: Expression of ICAM-1and E-selectin in gingival tissues of smokers and non-smokers with periodontitis. J Oral Pathol Med, 31: 59, 2002.
140. Riemann D, et al: Introduction of aminopeptidase N/CD13 on human lymphocytes after adhesion to fibroblast-like synoviocytes, endothelial cells, epithelial cells, and monocytes/macrophages. J Immunol, 158: 3425, 1997.
141. Simonet W S, et al: Osteoprotegerin: a novel secreted protein involved in the regulation of bone density. Cell, 89: 309, 1997.
142. Lacey D L, et al: Osteoprotegerin ligand is a cytokine that regulates osteoclast differentiation and activation. Cell, 93: 165, 1998.
143. Yasuda H, et al: Osteoclast differentiation factor is a ligand for osteoprotegerin/osteoclastogenesis-inhibitory factor and is identical to TRANS/RANKL. Proc Natl Acad Sci USA, 95: 3597, 1998.
144. Yasuda H, et al: Identity of osteoclastogenesis-inhibitory factor (OCIF)and osteoprotegerin(OPG): a mechanism by which OPG/OCIF inhibits osteoclastogenesis in vitro. Endocrinology, 139: 1329, 1998.
145. Hakeda Y, et al: Osteoclastogenesis inhibitory factor(OCIF) directly inhibits bone-resorbing activity of isolated mature osteoclasts. Biochem Biophys Res Commun, 251: 796, 1998.
146. Takahashi N, et al: A new member of tumor necrosis factor ligand family, ODF/OPGL/TRANCE/RANKL, regulates osteoclast differentiation and function. Biochem Biophys Res Commun, 256: 449, 1999.
147. Kong Y Y, et al: OPGL is a key regulator of osteoclastogenesis, lymphocyte development, lymph node organogenesis. Nature, 397: 315, 1999.
148. Tsurukai T, et al: Roles of macrophage-colony stimulating factor and osteoclast differentiation factor in osteoclastogenesis. J Bone Miner Metab, 18: 177, 2000.
149. Khosla S: Minireview: The OPG/RANKL/RANK system. Endocrinology, 142: 5050, 2001.
150. Horwood NJ, et al: Activated T lymphocytes support osteoclast formation in vitro. Biochem Biophys Res Commun, 265: 14, 1999
151. Takayanagi H, et al: T-cell-mediated regulation of osteoclastogenesis by signaling cross-talk between RANKL and IFN-gamma. Nature, 408: 600, 2000.
152. Taubman MA, Kawai T: Involvement of T-lymphocytes in periodontal disease and in direct and indirect induction of bone resorption. Crit Rev Oral Biol Med, 12: 125, 2001.
153. Kotake S, et al: Activated human T cells directly induce osteoclastogenesis from human monocytes: possible role of T cells in bone destruction in rheumatoid arthritis patient. Arthritis Rheum, 44: 1003, 2001.
154. Weitzmann MN, et al: T cell activation induces human osteoclast formation via receptor activator of nuclear factor kappaB ligand-dependent and-independent mechanisms. J Bone Miner Res, 16: 328, 2001.
155. Wang R, et al: Regulation of activation-induced receptor activator of NF-kappa B ligand(RANKL)expression in T cells. Eur J Immunol, 32: 1090, 2002.
156. Fleisch H, et al: Bisphosphonates inhibit hydroxyapatite dissolution in vitro and bone resorption in tissue culture and in vivo. Science, 165: 1262, 1969.

157. Brunsvold MA, et al : Effects of a bisphosphonate on experimental periodontitis in monkeys. J Periodontol, 63 : 825, 1992.
158. Kasting GB and Francis MD : Retention of etidronate in human, dog, and rat. J Bone Miner Res, 7 : 513, 1992.
159. Weinreb M, et al : Histomorphometrical analysis of the effects of the bisphosphonate alendronate on bone loss caused by experimental periodontitis in monkeys. J Periodont Res, 29 : 35, 1994.
160. Reddy MS, et al : Alendronate treatment of naturally-occuring periodontitis in beagle dogs. J Periodontol, 66 : 211, 1995.
161. Rodan GD : Mechanisms of action bisphosphonates. Annu Rev Pharmacol Toxicol, 38 : 375, 1998.
162. Yaffe A, et al : The effect of topical delivery of novel bisacylphosphonates in reducing alveolar bone loss in the rat model. J Periodontol, 71 : 1067, 2000.
163. Llavaneras A, et al : A combination of a chemically modified doxycycline and a bisphosphonate synergistically inhibits endotoxin-induced periodontal breakdown in rats. J Periodontol, 72 : 1069, 2001.
164. Shapiro I M, et al : Initiation of endochondral calcification is related to changes in the redox state of hypertrophic chondrocytes. Science, 217 : 950, 1982.
165. Maeda T, et al : Simvastatin promotes osteoblast differentiation and mineralization in MC3T3-E1cells. Biochem Biophys Res Commun, 280 : 874, 2001.
166. Phillips B W, et al : Compactin enhances osteogenesis in murine embryonic stem cells. Biochem Biophys Res Commun, 284 : 478, 2001.
167. Ohnaka K, et al : Pitavastatin enhanced BMP-2 and osteocalcin expression by inhibition of Rho-associated kinase in human osteoblasts. Biochem Biophys Res Commun, 287 : 337, 2001.
168. Arai Y, et al : Long-term effect of lipid-lowering therapy on atherosclerosis of abdominal aorta in patients with hypercholesterolemia : noninvasive evaluation by a new image analysis program. Angiology, 53 : 57, 2002.
169. Shavelle D M, et al : HMG CoA reductase inhibitor(statin)and aortic valve calcium. Lancet, 359 : 1125, 2002.
170. Maeda T, et al : Statins augment vascular endothelial growth factor expression in osteoblastic cells via inhibition of protein prenylation. Endocrinology, 144 : 681, 2003.
171. Song C, et al : Simvastatin induces osteoblastic differentiation and inhibits adipocytic differentiation in mouse bone marrow stromal cells. Biochem Biophys Res Commun, 308 : 458, 2003.
172. Leung B P, et al : A novel anti-inflammatory role for simvastatin in inflammatory arthritis. J Immunol, 170 : 1524, 2003.
173. Rezaie-Majd A, et al : Simvastatin reduces the expression of adhesion molecules in circulating monocytes from hypercholesterolemic patients. Arterioscler Thromb Vasc Biol, 23 : 397, 2003.
174. McCarty M F : Reduction of serum C-reactive protein by statin therapy may reflect decreased isoprenylation of Rac-1, a mediator of the IL-6 signal transduction pathway. Med Hypotheses, 60 : 634, 2003.

第9章　参考文献

1. 武藤輝一, 他 : 標準外科学. 第8版, 医学書院, 東京, 1999.
2. Kirsner R S and Eaglstein W H : The wound healing process. Dermatol Clin, 11 : 629, 1993.
3. Clark R A : Biology of derminal wound repair. Dermatol Clin, 11 : 647, 1993.
4. Waldorf H and Fewkes J : Wound healing. Adv Dermatol, 10 : 77, 1995.
5. Bryant W M : Wound healing. Clin Symp, 29 : 1, 1977.
6. Silver I A : The mechanics of wound healing. Equine Vet J, 11 : 93, 1979.
7. Hayes H Jr : A review of modern concepts healing of cutaneous wound. J Dermatol Surg Oncol, 3 : 188, 1977.
8. Wilkins L and Kulwin D R : Wedell. Hughes Lecture. Wound healing. Ophthalmology, 86 : 507, 1979.
9. Rappaport N H : Laceration repair. Am Fam Physician, 30 : 115, 1984.
10. Nien Y D, et al : Fibrinogen inhibits fibroblast-mediated contraction of collagen. Wound Repair Regen, 11 : 380, 2003.
11. Engler W O, et al : Healing following simple gingivectomy. A tritiated thymidine radioautographic study. Ⅰ. Epithelialization. J Periodontol, 37 : 298, 1966.
12. Yanoff M and Cameron J D : Human cornea organ cultures : epithelial-endothelial interactions. Invest Opthalmol Vis Sci, 19 : 269, 1977.
13. Damji A, et al : Directed confrontations between fibroblasts and epithelial cells on micromachined groove substrata. Exp Cell Res, 228 : 114, 1996.
14. Zegers M M, et al : Pak 1 and PIX regulate contact inhibition during epithelial wound healing. EMBO J, 22 : 4155, 2003.
15. Friedman N : Mucogingival surgery ; The apically repositioned flap. J Periodontol, 33 : 328, 1962.
16. Pohl J, et al : Thrombin and fibrin-induced growth of fibroblasts : role in wound repair and thrombus organization. Klin Wochenschr, 57 : 273, 1979.
17. Mosesson M W, et al : The structure and biological features of fibrinogen and fibrin. Ann N Y acad Sci, 11 : 936, 2001.
18. Repesh L A, et al : Fibronectin involvement in granulation tissue and wound healing in rabbits. J Histochem Cytochem, 30 : 351, 1982.
19. Grinnell F : Fibronectin and wound healing. J Cell Biochem, 26 : 107, 1984.
20. Grinnell F, et al : Distribution of fibronectin during wound healing in vivo. J Invest Dermatol, 76 : 181, 1981.
21. Baur P S Jr, et al : Morphological studies of experimental wound healing cells in a murine model. Scan Electron Microsc, Pt 3 : 363, 1981.
22. Ciano P S, et al : Macrophage migration in fibrin gel matrices. Lab Invest, 54 : 62, 1986.
23. Lanir N, et al : Macrophage migration in fibrin gel matrices. Ⅱ. Effects of clotting factor ⅩⅢ, fibronectin, and glycosaminoglycan content on cell migration. J Immunol, 140 : 2340, 1988.
24. Hogaboam C M, et al : Novel roles for chemokines and fibroblasts in interstitial fibrosis. Kidney Int, 54 : 2152, 1998.
25. Bromberek B A, et al : Macrophages influence a competition of contact guidance and chemotaxis for fibroblast alignment in a gel coculture assay. Exp Cell Res, 275 : 230, 2002.
26. Wilhelm S M, et al : Human gingival fibroblast collagenase : purification and properties of precursor and active forms. Coll Relat Res, 4 : 129, 1984.
27. Galbenu P : New aspects of collagen formation. Pneumftiziologia, 42 : 29, 1993.
28. Takayama S, et al : Periodontal regeneration by FGF-2 (bFGF)in primate models. J Dent Res, 80 : 2075, 2001.
29. Collin-Osdoby P, et al : Basic fibroblast growth factor stimulates osteoclast recruitment, development, and bone pit resorption in association with angiogenesis in vivo on the chick shorioallantoic membrane and activates isolated avian osteoclast resorption in vitro. J Bone Miner Res, 17 : 1859, 2002.
30. Murakami S, et al : Recombinant human basic fibroblast growth factor(bFGF)stimulates periodontal regeneration in class Ⅱ furcation defects created in beagle dogs. J Periodont Res, 38 : 97, 2003.
31. Clark R A : Cutaneous tissue repair : basic biologic consideration. Ⅰ. J Am Acad Dermatol, 13 : 701, 1985.
32. Pollack S V : The wound healing process. Clin Deematol, 2 : 8, 1984.
33. 古賀剛人 : 科学的根拠から学ぶインプラント外科学 ベーシック編. クインテッセンス出版, 東京, 22-25, 2003.

参考文献(第9章)

34. Koob T J: Biomimetic approaches to tendon repair. Comp Biochem Physiol A Mol Integr Physiol, 133: 1171, 2002.
35. Hollander D A, et al: Standardized qualitative evaluation of scar tissue properties in an animal wound healing model. Wound Repair Regen, 11: 150, 2003.
36. Nodder S snd Martin P: Wound healing in embryos: a review. Anat Embryol(Berl), 195: 215, 1997.
37. 藤野豊美, 他: 形成外科学. 南山堂, 東京, 19-29, 1996.
38. 鬼塚卓彌, 他: 標準形成外科学. 第4版, 医学書院, 東京, 92-102, 2002.
39. Lee J: Formulation development of epidermal growth factor. Pharmazie, 57: 787, 2002.
40. Aarbiou J, et al: Nuetrophil defensins enhance lung epithelial wound closure and mucin gene expression in vitro. Am J Respir Cell Mol Biol, 18, 2003.
41. Komarcevic A: The modern approach to wound treatment. Med Pregl, 53: 363, 2000.
42. Haber M, et al: Effects of growth factors(EGF, PDGF‐BB and TGF-beta 1)on cultured equine epithelial dells and keratocytes: implications for wound healing. Vet Ophthalmol, 6: 211, 2003.
43. Ishimoto S and Ishibashi T: Induction of growth factor expression is reduced during healing of tympanic membrane perforations in glucocorticoid-treated rats. Ann Otol Rhinol Laryngol, 111: 947, 2002.
44. Sorensen O E, et al: Wound healing and expression of antimicrobial peptides/polypeptides in human keratinocytes, a consequence of common growth factors. J Immunol, 1: 170, 2003.
45. van der Berg W B, et al: Growth factors and cartilage repair. Clin Orthop, 391: 244, 2001.
46. Uhl E, et al: Influence of platelet-derived growth factor on microcirculation during normal and impaired wound healing. Wound Repair Regen, 11(5): 361, 2003.
47. Menetrey J, et al: Growth factors improve muscle healing in vivo. J Bone Joint Surg Br, 82(1): 131, 2000.
48. Takehara K: Growth regulation of skin fibroblasts. J Dermatol Sci, 24 Suppl 1: 70, 2000.
49. Fujisawa K, et al: Basic fibroblast growth factor and epidermal growth factor reverse impaired ulcer healing of the rabbit oral mucosa. J Oral Pathol Med, 32(6): 358, 2003.
50. Nakamura M, et al: Restration of corneal epithelial barrier function and wound healing by substance P and IGF-1 in rats with capsaicin-induced neurotrophic keratopathy. Invest Ophthalmol Vis Sci, 44(7): 2937, 2003.
51. Sykaras N and Opperman L A: Bone morphogenetic proteins (BMPs): how do they function and what can they offer the clinician?. J Oral Sci, 45(2): 57, 2003.
52. Jin Q M, et al: Gene therapy of bone morphogenetic protein for periodontal tissue engineering. J Periodontol, 74(2): 202, 2003.
53. Robson M C and Heggers J P: Eicosinoid, cytokines, and free radicals. In Wound Healing, Philadelphia, 292: 304, 1992.
54. Ono I, et al: Studies on Cytokines related to wound healing in donor site wound fluid. J Dermatol Sci, 10: 241, 1995.
55. 小野一郎, 他: 創傷治療におけるサイトカインの役割とその臨床応用の可能性. 日形外誌, 41(10): 909, 1998.
56. 宮尾佳伸: じょく瘡, 皮膚潰瘍治療剤トラフェルミン. 新薬展望 2002, 38: 43, 2002.
57. Shoham T, et al: The promotion of plasmacytoma tumor growth by mesenchyma stromal is antagonized by basic fibroblast growth factor induce activin A. Leukemia, 15(7): 1102, 2001.
58. Ohmi C, et al: Granulocyte Colony-stimulating Factor may Promote Proliferation of Human Bladder Cancer Cells Mediated by Basi Fibroblast Growth Factor. Scand J Urol Nephrol, 37(4): 286, 2003.
59. Dobra K, et al: Growth factors regulate the expression profile of their syndecan co-receptors and the differentiation of mesotheliom cells. Anticancer Res, 23(3B): 2435, 2003.
60. Jung Y J, et al: IL-1 beta mediated up-regulation of HIF-1 alpha via an HFkB/COX-2 pathway identifies HIF-1 as a critical link between inflammation and oncogenesis. FASEB J, 2003.
61. Datiles M B, et al: Corneal re-epithelialization in galactosemic rats. Invest Ophthalmol Vis Sci, 24(5): 563, 1983.
62. Yue D K, et al: Effects of experimental diabetes, uremia, and malnutrition on wound healing. Diabetes, 36(39): 295, 1987.
63. Lobmann R, et al: Expression of matrix-metalloproteinases and their inhibitors in the wounds of diabetic and non-diabetic patients. Diabetologia, 45(7): 1011, 2002.
64. Cumpstone M B, et al: The water permeability of primary mouse keratinocyte cultures grown at the air-liquid interface. J Invest Dermatol, 92(49): 598, 1989.
65. Mak V H, et al: Barrier function of keratinocyte cultures grown at the air-liquid interface. J Invest Dermatol, 96(3): 323, 1991.
66. deGraffenried L A and Isseroff R R: Wound healing alter the colony-forming efficiency of keratinocytes in cultured sheet grafts. Cell Transplant, 10(8): 749, 2001.
67. Price R D, et al: A study to evaluate primary dressings for the application of cultured keratinocytes. Br J Plast Surg, 54(8): 687, 2001.
68. Sullivan H C and Atkins J H: Fee autogenous gingival grafts. 1. Principles of successful grafting. Periodontics, 6(1): 5, 1968.
69. Sullivan H C and Atkins J H: Free autogenous gingival grafts. Ⅰ. Principles of successful grafting. Periodontics, 6(3): 121, 1968.
70. McGuire M K: Coverage of the denuded root surface using the free soft tissue autograft. J Am Dent Assoc, 121(2): 277, 1990.
71. Tsukiboshi M: Autogenous tooth transplantation: a reevaluation. Int J Periodont Rest Dent, 13(2): 120, 1993.
72. Bauss O, et al: Autotransplantation of immature third molars: influence of different splinting methods and fixtation periods. Dent Traumatol, 18(6): 322, 2002.
73. Nasjleti C E, et al: The effects of different splinting times on replantation of teeth in monkeys. Oral Surg Oral Med Pathol, 53(6): 557, 1982.
74. Kristerson L and Andreasen J O: The effect of splinting upon periodontal and pulpal healing after autotransplantation of mature and immature permanent incisors in monkeys. Int J Oral Surg, 12(4): 239, 1983.
75. Addy M and Dolby A E: The use of chlorhexidine mouthwash compared with a periodontal dressing following the gingivectomy procedure. J Clin Periodontol, 3: 59, 1976.
76. Cheshire P D, et al: Evaluation of the healing response following placement of Coe-pack and an experimental pack after periodontal surgery. J Clin Periodontol, 23: 188, 1996.
77. Allen D R and Caffesse R G: Comparison of results following modified Widman flap surgery with and without surgical dressing. J Periodontol, 54: 470, 1983.
78. Sachs H A, et al: Current status of periodontal dressings. J Periodontol, 55: 689, 1984.
79. 笹壁弘嗣, 他: 創傷管理. 三輪書店, 東京, 1999.
80. Hirschfeld L: Subgingival curettage in periodontal treatment. J Am Dent Assoc, 44: 301, 1952.
81. Carranza F A: A technique for reattachment. J Periodontol, 25: 272, 1954.
82. Farmoush A: Techniques for the protection and coverage of the donor sites in free soft tissue grafts. J Periodontol, 49: 403, 1978.
83. Wikesjo M E, et al: Significance of Early Healing Events on Periodontal Repair: A Review. J Periodontol, 63: 158, 1992.
84. Graber H G, et al: Role of interactions between integrins and extracellular matrix components in healthy epithelial tissue and establishment of a long junctional epithelium during periodontal wound healing: review. J Periodontol, 12: 1511, 1999.
85. Aukhil I: Biology of wound healing. Periodontology 2000, 22: 44, 2000.

86. Sawada T, et al : Electron-immunocytochemistry of laminin and type-Ⅳ collagen in the junctional epithelium of rat molar gingiva. J Periodont Res, 25 : 372, 1990.
87. Kainulainen Y, et al : Essential role of laminin-5 during reepithelization of wounds 1. J Histochem Cytochem, 46 : 353, 1998.
88. Stern I B : The fine structure of the ameloblast-enamel junction in rat incisors ; epithelial attachment and cuticular membrane. Electron Microscopy. SS Breese Jr(ed), p.QQ 6-7, Academic Press, New York, 1962.
89. Listgarten M A : Electron microscopic study of the dento-gingival junction of man. Amer J Amer, 119 : 147, 1966.
90. Kobayashi K, et al : Ultrastructure of the dento-epithelial junction. J Periodont Res, 11 : 313, 1976.
91. Stern I B : Current Concepts of the Dentogingival Junction : The Epithelial and Connective Tissue Attachment to the Tooth. J Periodontol, 52 : 9, 1981.
92. Schroeder H E and Listgarten M A : Fine structure of the developing epithelial attachment of human teeth. Monogr Dev Biol, 1997.
93. 石川春律, 他：細胞間接着装置，細胞接着のしくみと疾患. 羊土社, 東京, 1998.
94. Raeste A M and Kilpinen E : Clinical and radiographic long-term study with periodontal destruction treated by a modified flap operation. J Clin Periodontol, 8 : 415, 1981.
95. Nyman S, et al : Periodontal surgery in plaque-infected dentitions. J Clin Periodontol, 4 : 240, 1977.
96. Wirthlin M R, et al : The healing of gingival wounds in miniature swine. J Periodontol, 51 : 318, 1980.
97. Wirthlin M R, et al : Regeneration and repair after biologic treatment of root surfaces in monkeys. J Periodontol, 52 : 729, 1981.
98. Listgarten M A : Electron microscopic features of the newly formed epithelial attachment after gingival surgery. J Periodont Res, 2 : 46, 1967.
99. Yumet J A and Polson A M : Gingival wound healing in the presence of plaque-induced inflammation. J Periodontol, 56 : 107, 1985.
100. Garnick J J : Long junctional epithelium : epithelial reattachment in the rat. J Periodontol, 48 : 722, 1977.
101. Braga A M : Ultrastructure of Regenerating junctional epithelium in the monkey. J periodontol, 51 : 386, 1980.
102. Listgarten M A, et al : Progressive replacement of epithelial attachment by a connective tissue junction after experimental periodontal surgery in rats. J Periodontol, 53 : 659, 1982.
103. Sabag N, et al : Epithelial reattachment after gingivectomy in the rat. J Periodontol, 55 : 135, 1984.
104. Numabe Y, et al : Epithelial cell kinetics with atelocollagen membranes : a study in rats. J Periodontol, 64 : 706, 1993.
105. Nishimura K, et al : Initial gingival tissue attachment to the deep cementum. J Osaka Dent Univ, 25 : 25, 1991.
106. Gargiulo A W, et al : Dimensions and relations of the dentogingival junction in humans. J Periodontol, 32 : 261, 1961.
107. Garnick J J, et al : Maintenance of long junctional epithelium in the rat. J Dent Res, 61 : 681, 1982.
108. Flores-de-Jacoby L : Modified Widman flap—a standard method. Parodontol, 1 : 33, 1990.

第10章　参考文献

1. Nevins M L, et al : Human histologic evaluation of bioactive ceramic in the treatment of periodontal osseous defects. Int J Periodont Rest Dent, 20 : 458, 2000.
2. Yukna R A and Mellonig J T : Histologic evaluation of periodontal healing in humans following regenerative therapy with enamel matrix derivative. J Periodontol, 71 : 752, 2000.
3. Harris R J : Histologic evaluation of root coverage obtained with GTR in humans : a case report. Int J Periodont Rest Dent, 21 : 240, 2001.
4. Waerhaug J : Healing of the dento-epithelial junction following subgingival plaque control. Ⅱ. As observed on extracted teeth. J Periodontol, 49 : 119, 1978.
5. Caton J G and Zander H A : The attachment between tooth and gingival tissue after periodic root planing and soft tissue curettage. J Periodontol, 50 : 462, 1979.
6. Stahl S S : Repair potential of the soft tissue-root interface. J Periodontol, 48 : 545, 1977.
7. The American Academy of Periodontology. Glossary of Periodontal Terms, 3 rd ed. Chicago. The American Academy of Periodontology, 1992.
8. Bowers G M, et al : Histologic evaluation of new attachment in human intrabony Defects. A literature review. J Periodontol, 53 : 509, 1982.
9. Bowers G M, et al : Histologic evaluation of new attachment in humans. A preliminary report. J Periodontol, 56 : 381, 1985.
10. Gottlow J, et al : New Attachment formation in the human periodontium by guided tissue regeneration. Case reports. J Clin Periodontol, 13 : 604, 1986.
11. McCall J : An improved method of inducing reattachment of the gingival tissue in periodontoclasia. Dent Items of Int, 48 : 342, 1926.
12. Leonard H : Conservative treatment of periodontoclasia. J Am Dent Assoc, 26 : 1306, 1939.
13. Hirschfeld L : Subgingival curettage in periodontal treatment. J Am Dent Assoc, 44 : 301, 1952.
14. Ainslie P and Caffesse R : A biometric evaluation of gingival curettage(Ⅱ). Quintessence Int, 5 : 519, 1981.
15. Echeverra J and Caffesse R : Effects of gingival curettage when performed one month after root instrumentation. J Clin Periodontol, 10 : 277, 1983.
16. Kalkwarf K L, et al : Histologic evaluation of gingival curettage facilitated by sodium hypochlorite solution. J Periodontol, 53 : 63, 1982.
17. Radvar L B, et al : An evaluation of the Nd : YAG laser in periodontal pocket therapy. Br Dent J, 180 : 57, 1996.
18. Box H : Studies in periodontal pathology. Canad Dent Res Found, 1924 : 419.
19. Simonton F : The most significant findings of the California Stomatological Raserch Group in the study of pyorrhea. J Dent Res, 8 : 235, 1928.
20. Morris M : The reattachment of human periodontal tissue following surgical detachment. J Periodontol, 24 : 220, 1953.
21. Ramfjord S : Experimental periodontal reattachment in Rhesus monkeys. J Periodontol, 22 : 67, 1951.
22. Moskow B : The response of the gingival sulcus to instrumentation : A histological investigation Ⅱ. Gingival curettage. J Periodontol, 35 : 112, 1964.
23. Stahl S S : Healing of gingival tissues following various therapeutic regimens-A review of histologic studies. J Oral Ther and Pharm, 2 : 145, 1965.
24. Caton J, et al : Histometric evaluation of periodontal surgery Ⅱ. Connective tissue attachment levels after four regenerative procedures. J Clin Periodontol, 7 : 224, 1980.
25. Waerhaug J : The gingival pocket. Odont Tidsk, 60 : 156, 1952.
26. Morris M : The removal of pocket and attachment epithelium in humans : A histologic study. J Periodontol, 25 : 7, 1954.
27. Moskow B : The response of the gingival sulcus to instrumentation : A histologic investigation. Ⅰ. The scaling procedure. J Periodontol, 33 : 282, 1962.
28. Stahl S, et al : Soft tissue healing following curettage and root planing. J Periodontol, 42 : 678, 1971.
29. Lopez N and Belvederessi M : Subgingival scaling with root planing and curettage : Effects upon inflammation : A comparative study. J Periodontol, 46 : 354, 1977.
30. Yukna R, et al : A clinical study of healing in humans following the excisional new attachment procedure. J Periodontol, 47 : 696, 1976.

参考文献（第10章）

31. Yukna R : A clinical and histologic study of healing following the excisional new attachment procedure in Rhesus monkeys. J Periodontol, 47 : 701, 1976.
32. Yukna R and Lawrence J : Gingival surgery for soft tissue new attachment. Dent Clin N Amer, 24 : 705, 1980.
33. D'Archivio D, et al : A comparative evaluation of the efficacy of the excisional new attachment procedure(ENAP) relative to root planing in the etiological phase of periodontal therapy. Minerva Stomatol, 48 : 439, 1999.
34. Bowen W, et al : Removal of pocket epithelium in humans utilizing an internally beveled incision. Int J Periodont Rest Dent, 1 : 9, 1981.
35. Lindhe J, et al : Clinical Periodontology and Implant Dentistry. Munksgaard, 610, 1997.
36. Ramfjord SP and Nissle RR : The modified Widman flap. J Periodontol, 45 : 601, 1974.
37. Sweeney P, et al : Scaling and root planing with and without periodontal flap surgery. J Dent Res, 63 : 205, 1984.
38. Caffesse R, et al : Scaling and root planing with and without periodontal flap surgery. J Clin Periodontol, 13 : 205, 1986.
39. Wylam J, et al : Effectiveness of scaling on molar teeth-surgical versus non-surgical approach. J Dent Res, 65 : 270, 1986.
40. Buchanan S and Robertson P : Calculus removal by scaling/root planing with and without surgical access. J Periodontol, 58 : 159, 1987.
41. Cattermole A and Wade A : A comparison of the scalloped and liner incisions as used in the reverse bevel technique. J Clin Periodontol, 5 : 41, 1978.
42. Allen D and Caffesse R : Comparison of results following modified Widman flap surgery with and without surgical dressing. J Periodontol, 54 : 470, 1983.
43. Zamet J : A comparative clinical study of three periodontal surgical techniques. J Clin Periodontol, 2 : 87, 1975.
44. Polson A and Heijl L : Osseous repair in infrabony periodontal defects. J Clin Periodontol, 5 : 13, 1978.
45. Isidor F, et al : The effect of root planing as compared to that of surgical treatment. J Clin Periodontol, 11 : 669, 1984.
46. Froum W, et al : Periodontal healing following open debridement flap procedures. I. Clinical assessment of soft tissue and osseous repair. J Periodontol, 53 : 8, 1982.
47. Svoboda P, et al : Effect of retension of gingival sulcular epithelium on attachment and pocket depth after periodontal surgery. J Periodontol, 55 : 563, 1984.
48. Westfelt E, et al : Improved periodontal conditions following therapy. J Clin Periodontol, 12 : 283, 1985.
49. Becker W, et al : Repair of intrabony defects as a result of open debridement procedures. Report of 36 treated cases. Int J Periodont Rest Dent, 6 : 9, 1986.
50. Wirthlin M R : The current status of new attachment therapy. J Periodontol, 52 : 529, 1981.
51. Dedolph T and Clark H : Histological study of mucoperiosteal flap healing. J Oral Surg, 16 : 367, 1958.
52. Froum S J, et al : Comparison of bioactive glass synthetic bone graft particles and open debridement in the treatment of human periodontal defects. A clinical study. J Periodontol, 69 : 698, 1998.
53. Proestakis G, et al : Gingivectomy versus flap surgery : the effect of the treatment of infrabony defects. A clinical and radiographic study. J Clin Periodontol, 19 : 497, 1992.
54. Forabosco A, et al : Clinical comparison between tissue regeneration with membranes and with enamel matrix derivative. Minerva Stomatol, 52 : 105, 2003.
55. Lindhe J and Nyman S : Scaling and granulation tissue removal in periodontal therapy. J Clin Periodontol, 12 : 374, 1985.
56. Becker W, et al : A longitudinal study comparing scaling, osseous surgery and modified Widman procedures. Results after one year. J Periodontol, 59 : 351, 1988.
57. Bragger U, et al : Surgical lengthening of the clinical crown. J Clin Periodontol, 19 : 58, 1992.
58. Ramfjord S, et al : Subgingival curettage versus surgical elimination of periodontal pocket. J Periodontol, 39 : 167, 1968.
59. Ramfjord S, et al : Longitudinal study of periodontal therapy. J Periodontol, 44 : 66, 1973.
60. Ramfjord S, et al : Results following three modalities of periodontal therapy. J Periodontol, 46 : 522, 1975.
61. Knowles J, et al : Results of periodontal treatment related to pocket depth and attachment level. Eight years. J Periodontol, 50 : 225, 1979.
62. Knowles J, et al : Comparison of results following three modalities of periodontal therapy related to tooth type and initial pocket depth. J Clin Periodontol, 7 : 32, 1980.
63. Hill R, et al : Four types of periodontal treatment compared over two years. J Periodontol, 52 : 655, 1981.
64. Ramfjord S, et al : 4 modalities of periodontal treatment compared over 5 years. J Clin Periodontol, 14 : 445, 1987.
65. Ramfjord S, et al : Four modalities of periodontal treatment compared over five years. J Periodont Res, 22 : 222, 1987.
66. Yukna R : Longitudinal evaluation of the excisional new attachment procedure in humans. J Periodontol, 49 : 142, 1978.
67. Yukna R and Williams J Jr : Five year evaluation of the excisional new attachment procedure. J Periodontol, 51 : 382, 1980.
68. Nyman S, et al : Effect of professional tooth cleaning on healing after periodontal surgery. J Clin Periodontol, 2 : 80, 1975.
69. Rosling B, et al : The effect of systematic plaque control on bone regeneration in infrabony pockets. J Clin Periodontol, 3 : 38, 1976.
70. Rosling B, et al : The healing potential of the periodontal tissues following different techniques of periodontal surgery in plaque-free dentitions. J Clin Periodontol, 3 : 233, 1976.
71. Rosling B : Periodontally treated dentitions : Their maintenance and prognosis. Int Dent J, 33 : 147, 1983.
72. Nyman S, et al : Periodontal surgery in plaque-infected dentitions. J Clin Periodontol, 4 : 240, 1977.
73. Axelsson P and Lindhe J : The significance of maintenance care in the treatment of periodontal disease. J Clin Periodontol, 8 : 281, 1981.
74. Lindhe J, et al : Healing following surgical/non-surgical treatment of periodontal disease. J Clin Pertiodontol, 9 : 115, 1982.
75. Lindhe J, et al : "Critical probing depths"in periodontal therapy. J Clin Periodontol, 9 : 323, 1982.
76. Lindhe J, et al : Long-term effect of surgical/non-surgical treatment of periodontal disease. J Clin Periodontol, 11 : 448, 1984.
77. Westfelt E, et al : Significance of frequency of professional tooth cleaning for healing following periodontal surgery. J Clin Periodontol, 10 : 148, 1983.
78. Lindhe J and Nyman S : Scaling and granulation tissue removal in periodontal therapy. J Clin Periodontol, 12 : 374, 1985.
79. Pihlström B, et al : A randomized four-year study of periodontal therapy. J Periodontol, 52 : 227, 1981.
80. Pihlström B, et al : Comparison of surgical and nonsurgical treatment of periodontal disease. A review of current studies and additional results after 6 1/2 years. J Clin Periodontol, 10 : 524, 1983.
81. Pihlström B, et al : Molar and non-molar teeth compared over 6 1/2 years following two methods of periodontal therapy. J Periodontol, 55 : 499, 1984.
82. Olsen C, et al : A longitudinal study comparing apically repositioned flaps, with and without osseous surgery. Int J Periodont Rest Dent, 5 : 10, 1985.
83. Isidor F and Karring T : Long-term effect of surgical and non-surgical periodontal treatment. A 5 year clinical study. J Periodont Res, 21 : 462, 1986.

第18章 ペリオおたくのための最終章

84. Becker W, et al : A longitudinal study comparing scaling, osseous surgery and modified Widman procedures. J Periodontol, 59, 351, 1988.
85. Dyer J, et al : Microscopic evaluation of four periodontal treatment modalities on subgingival bacteria. J Dent Res, 64 : 286, 1986.
86. Kaldhal W, et al : The effect of four periodontal therapy modalities on gingival suppuration. J Dent Res, 67 : 350, 1988.
87. Kalkwarf K, et al : Evaluation of gingival bleeding following four types of periodontal therapy. J Dent Res, 67 : 350, 1988.
88. Kaldhal W, et al : Evaluation of four modalities of periodontal therapy. Mean probing depth, probing attachment level and recession changes. J Periodontol, 59 : 783, 1988.
89. Kalkwarf K, et al : Evaluation of furcation region response to periodontal therapy. J Periodontol, 59 : 794, 1988.
90. Listgarten M and Rosenbert M : Histological study of repair following new attachment procedures in human periodontal lesions. J Periodontol, 50 : 333, 1979.
91. Davies W I R : Open curettage. In : Shanley D B, ed. Efficacy of Treatment Procedures in Periodontics. Chicago, IL : Quintessence, 1980, 90-92.
92. Ellegarrd B, et al : New attachment after treatment of interradicular lesions. J Periodontol, 44 : 209, 1973.
93. Stahl S, et al : Periodontal healing following open debridement flap procedures. II. histologic observations. J Periodontol, 53 : 15, 1982.
94. Frank R, et al : Ultrastructual study of epithelial and connective tissue gingival reattachment in man. J Periodontol, 45 : 626, 1974.
95. Stahl S : Repair or regeneration. J Clin Periodontol, 6 : 389, 1979.
96. Smith B, et al : Mucoperiosteal flaps with and without removal of the pocket epithelium. J Periodontol, 58 : 78, 1987.
97. Fisher M, et al : Effectiveness of the reverse bevel incision used in the modified Widman flap procedure in removing pocket epithelium in humans. Int J Periodont Rest Dent, 2 : 32, 1982.
98. Litch J, et al : Pocket epithelium removal via crestal and subcrestal scalloped internal bevel incisions. J Periodontol, 55 : 142, 1984.
99. Garrett M, et al : Comparison of pocket epithelium removal by sulcular and internally beveled incisions with and without prescaling. Int J Periodont Rest Dent, 6 : 57, 1986.
100. Magnusson I, et al : Root resorption following periodontal flap procedures in monkeys. J Periodont Res, 20 : 79, 1985.
101. Isidor F, et al : New attachment-reattachment following reconstructive periodontal surgery. J Clin Periodontol, 12 : 728, 1985.
102. Isidor F, et al : The significance of coronal growth of periodontal ligament tissue for new attachment formation. J Clin Periodontol, 13 : 145, 1986.
103. Listgarten M, et al : Progressive replacement of epithelial attachment by a connective tissue junction after experimental periodontal surgery in rats. J Periodontol, 53 : 659, 1982.
104. Meador H L, et al : The long-term effectiveness of periodontal therapy in a clinical practice. J Periodontol, 56 : 253, 1985.
105. Kaldahl W, et al : Long-term evaluation of periodontal therapy : I. Response to 4 therapeutic modalities. J Periodontol, 67 : 93, 1996.
106. Needleman I G, et al : Periodontal flap surgery with 25% metronidazole gel. (1). Clinical outcomes. J Periodontol, 27 : 187, 2000.
107. Becker W, et al : A longitudinal study comparing scaling, osseous surgery, and modified Widman procedures : results after 5 years. J Periodontol, 72 : 1675, 2001.
108. Kalkwarf K L, et al : Evaluation of gingival bleeding following 4 types of periodontal therapy. J Clin Periodontol, 16 : 601, 1989.
109. Laurell L, et al : Treatment of intrabony defects by different surgical procedures. A literature review. J Periodontol, 69 : 303, 1998.
110. Yukna R A, et al : Multi-center clinical evaluation of combination anorganic bovine-derived hydroxyapatite matrix (AMB)/cell binding peptide (P-15) as a bone replacement graft material in human periodontal osseous defects. 6-month results. J Periodontol, 69 : 655, 1998.
111. Persson G R, et al : A retrospective radiographic outcome assessment study of intra-bony defects treated by osseous surgery or by bone graft procedures. J Clin Periodontol, 27 : 104, 2000.
112. Heijl L, et al : Enamel matrix derivative (EMDOGAIN) in the treatment of intrabony defects. J Clin Periodontol, 24 : 705, 1997.
113. Greenstein G : Emdogain : evidence of efficacy. Compend Contin Educ Dent, 21 : 299, 2000.
114. Silvestri M, et al : Comparison of treatments of infrabony defects with enamel matrix derivative, guided tissue regeneration with a nonresorbable membrane and modified Widman flap. A pilot study. J Clin Periodontol, 27 : 603, 2000.
115. Lindhe J and Nyman S : The effect of plaque control and surgical pocket elimination on the establishment and maintenance of periodontal health. A longitudinal study of periodontal therapy in cases of advanced disease. J Clin Periodontol, 2 : 67, 1975.
116. Fauchard P : The Surgeon Dentist. Translated from 2 nd ed. 1746, by Lillian Lindsay, London, Butterworth and Co, 1946.
117. Stern I B, et al : Robicsek a pioneer in the surgical treatment of periodontal disease. J Periodontol, 36 : 265, 1965.
118. Ward A : The surgical eradication of pyorrhea. J Am Dent Assoc, 15 : 2146, 1928.
119. Kronfeld R : The condition of the alveolar bone underlying periodontal pockets. J Periodontol, 6 : 22, 1935.
120. Orban B : Gingivectomy or flap operation? J Am Dent Assoc, 26 : 1276, 1939.
121. Engler W, et al : Healing following simple gingivectomy. A tritiated thymidine radioautographic study. I. Epithelialization. J Periodontol, 37 : 298, 1966.
122. Orban B and Archer E : Dynamics of wound healing following elimination of gingival pockets. J Ortho Oral surg, 30 : 40, 1945.
123. Persson PA : The healing process in the marginal periodontium after gingivectomy with special regard to the regeneration of epithelium. An experimental study in dogs. Odont Tidsk, 67 : 593, 1959.
124. Ramfjord S and Costich E : Healing after simple gingivectomy. J Periodontol, 34 : 401, 1963.
125. Korn N, et al : An experimental assessment of gingivectomy and soft tissue curettage in dogs. J Periodont Res, 4 : 319, 1969.
126. Henning E : Epithelial mitotic activity after gingivectomy. Ralationship to reattachment. J Periodont Res, 4 : 319, 1969.
127. Bernier J and Kaplan H : The repair of gingival tissue after surgical intervention. J Am Dent Assoc, 35 : 697, 1947.
128. Ramfjord S, et al : A radioautographic study of healing following simple gingivectomy. II. The connective tissue. J periodontal, 37 : 179, 1966.
129. Novaes A, et al : Visualization of the microvascularization of the healing periodontal wound. III. Gingivectomy. J Periodontol, 40 : 359, 1969.
130. Listgarten M A : Electronmicroscopic features of the newly formed epithelial attachment after gingival surgery. J Periodont Res, 2 : 46, 1967.
131. Listgarten M A : Observations on the ultrastructure of the epithelial attachment 2-8 weeks after gingivectomy. IADR, 47th Annual Meeting, Abs. #421, 1969.
132. Innes P : An electronmicroscopic study of the regeneration of gingival epithelium following gingivectomy in the dogs. J Periodont Res, 5 : 196, 1970.
133. Waite I M : The resent status of the gingivectomy procedure. J Clin Periodontol, 2 : 241, 1975.
134. Rateischak R, et al : Colar Atlas of Periodontology. Stuttgart, Germany : George Thieme Verlag : 159, 1985.

135. Goldman H M : Gingivectomy indications, contraindications and method. Am J Orthod, 32 : 323, 1946.
136. Löe H and Wright W : Gingivectomy. Odont Tidskrift, 73 : 501, 1965.
137. Schluger S : Osseous resection - a basic principle in periodontal surgery. Oral Surg, 2 : 316, 1949.
138. Ramjord S : Gingivectomy-its place in periodontal surgery. J Periodontol, 23 : 30, 1952.
139. Goldman H M, et al : The gingival autogarft and gingivectomy. J Periodontol, 47 : 586, 1976.
140. Ramjord S and Ash M : Periodontology and Periodontics. Philadelphia, PA : W B Saunders, 1979.
141. Lindhe J : Textbook of Clinical Periodontology. Philadelphia, PA : W B Saunders, 1983.
142. Lenci F, et al : Periodontal osseous surgery : osteoplasty and osteotomy. Stomatol Mediterr, 8 : 247, 1988.
143. Glickman I : The results obtained with an unembellished gingivectomy technique in a clinical study in humans. J Periodontol, 27 : 247, 1956.
144. Glickman I : The effect of prescaling upon healing following periodontal surgery-a clinical and histological study. J Dent Med, 16 : 19, 1961.
145. Ambrose J and Detamore R : Correlation of histologic and clinical findings in periodontal treatment. Effect of scaling on reduction of gingival inflammation prior to surgery. J Periodontol, 31 : 238, 1960.
146. Goldman H : The development of physiologic gingival contours by gingivoplasty. Oral Surg, 3 : 879, 1950.
147. Crane A and Kaplan H : The Crane-Kaplan operation for the prompt elimination of pyorrhea alveolaris. Dent Cosmos, 73 : 643, 1931.
148. Pick R M and Colvard M D : Current status of lasers in soft tissue dental surgery. J Periodontol, 64 : 589, 1993.
149. Russo J : Periodontal laser surgery. Dent Today, 16 : 80, 1997.
150. Lioubavina-Hack N : Lasers in dentistry. 5 . The use of lasers in periodontology. Ned Tijdschr Tandheelkd, 109 : 286, 2002.
151. Guelmann M, et al : Cyclosporin-induced gingival overgrowth in a child treated with CO_2 laser surgery : a case report. J Clin Pediatr Dent, 27 : 123, 2003.
152. Ishikawa I, et al : Effects of Er : YAG laser on periodontal therapy. J Int Acad Periodontol, 5 : 23, 2003.
153. Arashiro DS, et al : Histologic evaluation of porcine skin incisions produced by CO_2 laser, electrosurgery, and scalpel. Int J periodont Rest Dent, 16 : 479, 1996.
154. Ramfjord S F : Healing after exposure of periosteum on the alveolar process. J Periodontol, 39 : 199, 1968.
155. Westerholm N and Ylipaavalniemi P : A controlled study of cases of gingivectomy regeneration of alveolar bone after gingivectomy. Trans Int Conf Oral Surg, 4 : 102, 1973.
156. Stokes J C, et al : Wound healing after potassium hydroxide and surgical gingivectomy in rats. J Dent Res, 54 : 415, 1975.
157. Glickman I and Imber L : Comparison of gingival resection with electrosurgery and periodontal knives-a biometric and histologic study. J Periodontol, 41 : 142, 1970.
158. Krause L S, et al : Laser irradiation of bone. I . An in vitro study concerning the effects of the CO_2 laser on oarl mucosa and subjacent bone. J Periodontol, 68 : 872, 1997.
159. Spencer P, et al : Change in temperature of subjacent bone during soft tissue laser ablation. J Periodontol, 69 : 1278, 1998.
160. Friesen LR, et al : Laser irradiation of bone : II. Healing response following treatment by CO_2 and Nd : YAG lasers. J Periodontol, 70 : 75, 1999.
161. McDavid V G, et al : Laser irradiation of bone : III. Long-term healing following treatment by CO_2 and Nd : YAG lasers. J Periodontol, 72 : 174, 2001.
162. Nelson J S, et al : Ablation of bone and methacrylate by a prototype mid-infrared erbium : YAG laser. Lasers Surg Med, 8 : 494, 1988.
163. Walsh J T, et al : Er : YAG laser ablation of tissue : effect of pulse duration and tissue type on thermal damage. Lasers Surg Med, 9 : 314, 1989.
164. Hibst R : Mechanical effects of erbium : YAG laser bone ablation. Lasers Surg Med, 12 : 125, 1992.
165. Sasaki K M, et al : Ultrastructural analysis of bone tissue irradiated by Er : YAG Laser. Lasers Surg Med, 31 : 322, 2002.
166. Friedman N : Mucogingival surgery. Tex Dent J, 75 : 358, 1957.
167. Nabers C : Repositioning the attached gingiva. J Periodontal Abstr, 25 : 38, 1954.
168. Ariaudo A, et al : When is gingival repositioning an indicated procedure. J West Soc Periodont Abstr, 26 : 106, 1957.
169. Ariaudo A and Tyrrell H : Repositioning and increasing the zone of attached gingiva. J Periodontol, 28 : 106, 1957.
170. Friedman N : Mucogingival surgery : The apically repositioned flap. J Periodontol, 33 : 329, 1962.
171. Friedman N and Levine H : Mucogingival surgery. Current status. J Periodontol, 35 : 5, 1964.
172. Friedman N and Levine H : Experimental periodontal surgery in human beings. A clinical histologic (preliminary) study. J Dent Res, 43 : 791, 1964.
173. Donnenfeld O, et al : The apically repositioned flap. A clinical study. J Periodontol, 35 : 381, 1964.
174. Tavigian R : The height of the facial radicular alveolar crest following apically repositioned flap operation. J Periodontol, 41 : 412, 1970.
175. Carranza F and Carraro J : Mucogingival techniques in periodontal surgery. J Periodontol, 41 : 294, 1970.
176. Aeschlimann C, et al : A short-term evaluation of periodontal surgery. J Periodont Res, 14 : 182, 1979.
177. Kohler C and Ramfjord S : Healing of gingival mucoperiosteal flaps. Oral Surg, 13 : 89, 1960.
178. Pennel B, et al : Repair of the alveolar process following osseous surgery. J Periodontol, 38 : 426, 1967.
179. Ariaudo A and Tyrrell H : Elimination of pockets extending to or beyond the mucogingival junction. Dent Clin N Amer March, 1960.

第11章　参考文献

1. Mormann W, Ciancio SG : Blood supply of human gingival following periodontal surgery. A fluorescein angiographic study. J Periodontol, 48 : 681, 1977.
2. Kon S, et al : Revascularization following a combined gingival flap-split thickness flap procedure in monkeys. J Periodontol, 55 : 345, 1984.
3. Lindhe J, et al : Clinical and structural alterations characterizing healing gingival. J Periodont Res, 13 : 410, 1978.
4. Caton JG and Zander HA : The attachment between tooth and gingival tissue afterperiodic root planing and soft tissue curettage. J Periodontol, 50 : 462, 1979.
5. Graber HG, et al : Role of interactions between integrins and extra-cellular matrix components in healthy epithelial tissue and establishment of a long junctional epithelium during periodontal wound healing : review. J Periodontol, 12 : 1511, 1999.
6. Fagan F and Freeman E : Clinical comparison of the free gingival graft and partial thickness apically positioned flap. J Periodontol, 45 : 3, 1974.
7. Fagan F : Clinical comparison of the free soft tissue autograft and partial thickness apically positioned flap-preoperative gingival or mucosal margins. J Periodontol, 46 : 586, 1975.
8. Douglass GL : Mucogingival repairs in periodontal surgery. Dent Clin North Am, 20 : 107, 1976.
9. Smith D, et al : A longitudinal study of periodontal status comparing osseous recontouring with flap curettage. Results after 6 months. J Periodontol, 51 : 367, 1980.

10. Machtei EE, Ben-Yehouda A : The effect of post-surgical flap placement on probing depth and attachment level : a 2-year longitudinal study. J Periodontol, 65 : 855, 1994.
11. Tuan MC, et al : Clinical and microbiologic study of periodontal surgery by means of apically positioned flaps with and without osseous recontouring. Int J Periodont Rest Dent, 20 : 468, 2000.
12. Staffileno H, et al : Histologic study of healing of split thickness flap surgery in dogs. J Periodontol, 33 : 56, 1962.
13. Costich E and Ramfjord S : Healing after partial denudation of the alveolar process. J Periodontol, 39 : 5, 1968.
14. Ramfjord S and Costich E : Healing after exposure of periosteum on the alveolar process. J Periodontol, 39 : 199, 1968.
15. Carranza FA, et al : Effects of removal of periosteum on postoperative results in mucogingival surgery. J Periodontol, 34 : 223, 1963.
16. Preifer J : The growth of tissue over denuded bone. J Periodontol, 34 : 10, 1963.
17. Wilderman MN : Exposure of bone in periodontal surgery. Dent Clin North Am, 8 : 23, 1964.
18. Rosling B, et al : The healing potential of the periodontal tissues following different techniques of periodontal surgery in plaque-free dentitions. J Clin Periodontol, 3 : 233, 1976.
19. Knowles J, et al : Results of periodontal treatment related to pocket depth and attachment level. Eight years. J Periodontol, 50 : 225, 1979.
20. Hill R, et al : Four types of periodontal treatment compared over two years. J Periodontol, 52 : 655, 1981.
21. Johnson RL : Principles in periodontal osseous resection. Dent Clin North Am, 20 : 35, 1976.
22. Lindhe J and Nyman S : Long-term maintenance of patients treated for advanced periodontal disease. J Clin Periodontol, 11 : 504, 1984.
23. Olsen C, et al : A longitudinal study comparing apically repositioned flaps, with and without osseous surgery. Int J Periodont Rest Dent, 5 : 10, 1985.
24. Gargiulo A, et al : Dimensions and relations of the dentogingival junction in humans. J Periodontol, 32 : 261, 1961.
25. Nevins M : Attached gingiva-mucogingival therapy and restorative dentistry. Int J Periodont Rest Dent, 6 : 9, 1986.
26. Petersilka GJ, et al : Antimicrobial effects of mechanical debridement. Periodontol 2000, 28 : 56, 2002.
27. Stern IB : Current concepts of the dentogingival junction : the epithelial and connective tissue attachments to the tooth. J Periodontol, 52 : 465, 1981.
28. Allen EP : Use of mucogingival surgical procedure to enhance esthetics. Dent Clin North Am, 32 : 307, 1988.
29. Melker DJ and Richardson CR : Root reshaping : an integral component of periodontal surgery. Int J Periodont Rest Dent, 21 : 296, 2001.
30. Muller HP and Eger T : Masticatory mucosa and periodontal phenotype : a review. Int J Periodont Rest Dent, 22 : 172, 2002.
31. Starr CB : Management of periodontal tissues for retorative dentistry. J Esthet Dent, 3 : 195, 1991.
32. Sanavi F, et al : Biologic width and its relation to periodontal biotypes. J Esthet Dent, 10 : 157, 1998.
33. Spatz S : Early reaction in bone following the use of burs rotating at conventional and ultra speeds. Oral Surg, 19 : 808, 1966.
34. Boyne P : Histologic response of bone to sectioning by high speed rotary instruments. J Dent Res, 45 : 270, 1966.
35. Prichard J : Advanced Periodontal Disease. 2nd ed, Philadelphia, PA : WB Saunders, 1972.
36. Ochsenbein C : Osseous resection in periodontal surgery. J Periodontol, 29 : 15, 1958.
37. Caton J and Nyman S : Histologic evaluation of periodontal surgery. Ⅲ. The effect of bone resection on the connective tissue attachment level. J Periodontol, 52 : 405, 1981.
38. Kalkwarf KL, et al : Evaluation of furcation region response to periodontal therapy. J Periodontol, 59 : 794, 1988.
39. Kaldahl W, et al : Long-term evaluation of periodontal therapy : Ⅰ. Response to 4 therapeutic modalities. J Periodontol, 67 : 93, 1996.
40. Kaldhal W, et al : Evaluation of four modalities of periodontal therapy. J Periodontol, 59 : 783, 1988.
41. Kaldahl W, et al : Long-term evaluation of periodontal therapy : Ⅱ. incidence of sites breaking down. J Periodontol, 67 : 103, 1996.
42. Stahl SS : Healing following simulated fiber retention flap procedures in rats. J Periodontol, 48 : 67, 1977.
43. Levine HL and Stahl SS : Repair following periodontal flap surgery with the retention of gingival fibers. J Periodontol, 43 : 99, 1972.
44. Harrison JW and Jurosky KA : Wound healing in the tissues of the periodontium following periradicular surgery. Ⅰ. The incisional wound. J Endod, 17 : 425, 1991.
45. Oakley W, et al : The effect of crown lengthening on the biologic width. Reseach Forum, Poster Abstracts, 1998.
46. Hiatt WH, et al : Repair following mucoperiosteal flap surgery with full gingival retention. J Periodontol, 39 : 11, 1968.
47. Polson AM and Proye MP : Fibrin linkage : a precursor for new attachment. J Periodontol, 54 : 141, 1983.
48. Gould TRL, et al : Migration and division of progenitor cell popurations in periodontal ligament after wouding. J Periodont Res, 15 : 20, 1980.
49. McCulloch CAG : Progenitor cell popurations in the periodontal ligament of mice. Anat Rec, 21 : 258, 1985.
50. Herrero F, et al : Clinical comparison of desired versus actual amount of surgical crown lengthening. J Periodontol, 66 : 568, 1995.
51. Becker W, et al : Crown lengthening : the periodontal-restorative connection. Compend Contin Educ Dent, 19 : 239, 1998.
52. Lanning SK, et al : Surgical crown lengthening : evaluation of the biologic width. J Periodontol, 74 : 468, 2003.
53. Ochsenbein C and Bohannan HM : Palatal approach to osseous surgery. Ⅰ. Rationale. J Periodontol, 34 : 60, 1963.
54. Ochsenbein C and Bohannan HM : Palatal approach to osseous surgery. Ⅱ. Clinical application. J Periodontol, 35 : 54, 1964.
55. Tibbetts L, et al : Rationale for the lingual approach to mandibular osseous surgery. Dent Clin North Am, 20 : 61, 1976.
56. Ochsenbein C : A primer for osseous surgery. Int J Periodont Rest Dent, 6 : 8, 1986.
57. Nevins M, et al : Clinical Approaches and Evidence of Success. Vol. 1, Periodontal Therapy. Chicago, IL : Quintessence Pub, 1998.
58. Nyman S, et al : Considerations of patients with advanced periodontal disease. J Clin Periodontol, 4 : 1, 1977.
59. Polson AM, et al : Periodontal repair after reduction of inflammation. J Periodont Res, 14 : 520, 1979.
60. Fleszar TJ, et al : Tooth mobility and periodontal therapy. J Clin Periodontol, 7 : 495, 1980.
61. Goldman HM and Cohen DW : The infrabony pocket : Classification and treatment. J Periodontol, 29 : 272, 1958.
62. Manson JD and Nickolson K : The distribution of bone defects in chronic periodontitis. J Periodontol, 45 : 88, 1974.
63. Wheeler RC : A Textbook of Dental Anatomy and Physiology. Philadelphia : Saunders, 1968 : chap 12.
64. Hamp SE, et al : Periodontal treatment of multirooted teeth. Result after 5 years. J Clin Periodontol, 2 : 126, 1975.
65. Hirschfeld L and Wasserman B : A long term survey of tooth loss in 600 treated periodontal patients. J Periodontol, 49 : 225, 1978.
66. Checchi L, et al : Retrospective study of tooth loss in 92 treated periodontal patients. J Clin Periodontol, 29 : 651, 2002.
67. Mcfall WT : Tooth loss in 100 treated patients with periodontal disease. A long term study. J Periodontol, 53 : 539, 1982.
68. Goldman MJ, et al : Effect of periodontal therapy on patients maintained for 15 years or longer : A retrospective study. J Periodontol, 57 : 347, 1986.

69. Becker W, et al : The long term evaluation of periodontal treatment and maintenance in 95 patients. Int J Periodont Rest Dent, 4 : 54, 1984.
70. Wang HL, et al : The influence of molar furcation involvement and mobility of future clinical periodontal attachment loss. J Periodontol, 65 : 25, 1994.
71. Schallhorn R and McClain P : Combined osseous composite grafting, root conditioning and guided tissue regeneration. Int J Periodont Rest Dent, 8 : 9, 1988.
72. McClain P and Schallhorn R : Long-term assessment of combined osseous composite grafting, root conditioning and guided tissue regeneration. Int J Periodont Rest Dent, 13 : 9, 1993.
73. Hamp S, et al : Periodontal treatment of multirooted teeth. Results after five years. J Clin Periodontol, 2 : 126, 1975.
74. Tarnow D and Fletcher P : Classification of the vertical component of furcation involvement. J Periodontol, 55 : 283, 1984.
75. Machtei EE, et al : Clinical, microbiological, and histological factors which influence the success of regenerative periodontal therapy. J Periodontol, 65 : 154, 1994.
76. Pontoriero R, et al : Guided tissue regeneration in the treatment of degree III periodontal furcation defects in the maxillary molars. J Clin Periodontol, 22 : 810, 1995.
77. Bergenholtz A : Radectomy of multirooted teeth. J Amer Dent Assoc, 85 : 870, 1972.
78. Klavan B : Clinical observations following root amputation in maxillary molar teeth. J Periodontol, 46 : 1, 1975.
79. Carnevale G, et al : Management of furcation involvement. Periodontology 2000, 9 : 69, 1995.
80. Basten CHJ, et al : Long-term evaluation of root-resected molars : A retrospective study. Int J Periodont Rest Dent, 16 : 207, 1996.
81. Bower RC : Furcation morphology relative to periodontal treatment. Furcation entrance architecture. J Periodontol, 50 : 23, 1979.
82. Bower RC : Furcation morphology relative to periodontal treatment. Furcation root surface anatomy. J Periodontol, 50 : 366, 1979.
83. Ward C, et al : Furcation depth and interroot separation dimensions for 5 different tooth types. Int J Periodont Rest Dent, 19 : 251, 1999.
84. Keough B : Root resection. Int J Periodont Rest Dent, 2 : 17, 1982.
85. Backman KJ : The incomplete root resection-Case presentation. Int J Periodont Rest Dent, 3 : 61, 1982.
86. Langer B, et al : An evaluation of root resections. A ten-year study. J Periodontol, 52 : 719, 1981.
87. Carnevale G, et al : Retrospective analysis of the periodontal-prosthetic treatment of molars with interradicular lesions. Int J Periodont Rest Dent, 11 : 189, 1991.
88. Morfis AS : Vertical root fractures. Oral Surg Oral Med Oral Pathol, 69 : 631, 1990.
89. Farley JR : Hemisection and bicuspidization of molars. Tex Dent J, 92 : 4, 1974.
90. Farshchian F, Kaiser DA : Restoration of the split molar : bicuspidization. Am J Dent, 1 : 21, 1988.
91. DeSanctis M, Murphy KG : The role of resective periodontal surgery in the treatment of furcation defects. Periodontol 2000, 22 : 154, 2000.
92. Amen DR : Hemisection and root amputation. Periodontics, 4 : 197, 1966.
93. Basaraba N : Root amputation and tooth hemisection. Dent Clin North Am, 13 : 121, 1969.
94. Abrams L and Trachtenberg DI : Hemisection-technique and restoration. Dent Clin North Am, 18 : 415, 1974.
95. Green EN : Hemisection and root amputation. J Am Dent Assoc, 112 : 511, 1986.
96. Di Febo G, et al : Treatment of a case of advanced periodontitis : clinical procedures utilizing the "combined preparation" technique. Int J Periodont Rest Dent, 1 : 52, 1985.
97. Rubach SR, et al : Periodontal disease, accessory canals pulp pathosis. J Periodontol, 36 : 34, 1965.
98. Lowman JV, et al : Patent accessory canals : incidence in molar furcation region. Oral Surg Oral Med Oral Pathol, 36 : 580, 1973.
99. Gutmann JL : Prevalence, location and patency of accessory canals in the furcation region of permanent molars. J Periodontol, 49 : 21, 1978.
100. Hiatt WH : Pupal periodontal disease. J Periodontol, 48 : 598, 1977.
101. Polson A, et al : Trauma and progression of marginal periodontitis in squirrel monkeys. III. Adaptation of interproximal alveolar bone to repetitive injury. J Periodont Res, 11 : 279, 1976.
102. Waerhaug J : The furcation problem : etiology, pathogenesis, diagnosis, therapy and prognosis. J Clin Periodontol, 7 : 73, 1980.
103. al-Mubarak, et al : Furcation involvement in posterior teeth. Compend Contin Educ Dent, 20 : 871, 1991.
104. Majzoub Z and Kon S : Tooth morphology following root resection procedures in maxillary first molars. J Periodontol, 63 : 290, 1992.
105. Ross IF and Thompson RH Jr : Furcation involvement in maxillary and mandibular molars. J Periodontol, 51 : 450, 1980.
106. Rohlin M, et al : Comparison between panoramic and periapical radiography in the diagnosis of periodontal bone loss. Dentomaxillofac Radiol, 18 : 72, 1989.
107. Tammisalo T, et al : Comparison of periapical and detailed narrow-beam radiography for diagnosis of periodontal pathology. Dentomaxillofac Radiol, 23 : 97, 1994.
108. Maezawa K, et al : Clinical examination of furcation involvement. An anatomical study of the lower first molar furcation and an examination of the fitness of the furcation probe on it. Nippon Shishubyo Gakkai Kaishi, 26 : 110, 1984.
109. Bragger U : Diagnosis of furcation involvement. Dtsch Zahnarztl Z, 46 : 328, 1991.
110. Zappa U, et al : Clinical furcation diagnoses and interradicular bone defects. J Periodontol, 64 : 219, 1993.
111. Hardekopf JD, et al : The "furcation arrow". A reliable radiographic image? J Periodontol, 58 : 258, 1987.
112. Fuhrmann RA, et al : Furcation involvement : comparison of dental radiographs and HR-CT-slices in human specimens. J Periodontal Res, 32 : 409, 1997.
113. Ross I and Thompson R : A long-term study of root retention in the treatment of maxillary molars with furcation involvement. J Periodontol, 49 : 238, 1978.
114. Wood WR, et al : Tooth loss in patients with moderate periodontitis after treatment and lond-term maintenance care. J Periodontol, 60 : 516, 1989.
115. Bjorn AL and Hjort P : Bone loss of furcated mandibular molars. A longitudinal study. J Clin Periodontol, 9 : 402, 1982.
116. Svardstrom G and Wennström JL : Periodontal treatment decisions for molars : an analysis of influencing factors and long-term outcome. J Periodontol, 71 : 579, 2000.
117. Goldman M, et al : Effect of periodontal therapy on patients maintained for 15 years or longer. J Periodontol, 57 : 347, 1986.
118. Parashis A, et al : Calculus removal from multirooted teeth with and without surgical access. II. Comparison between external and furcation surfaces and effect of furcation entrance width. J Clin Periodontol, 20 : 294, 1993.
119. Hou GL, et al : The topography of the furcation entrance in Chinese molars. J Clin Periodontol, 21 : 451, 1994.
120. Matia J, et al : Efficacy of scaling of the molar furcation area with and without surgical access. Int J Periodont Rest Dent, 6 : 25, 1986.
121. Wylam J, et al : Effectiveness of scaling on molar teeth. Surgical versus non-surgical approach (abstract 911). J Dent Res, 65 : 270, 1986.
122. Fleisher HC, et al : Scaling and root planing efficacy in multirooted teeth. J Periodontol, 60 : 402, 1989.

123. Kepic TJ, et al : Total calculus removal : An attainable objective? J Periodontol, 61 : 16, 1990.
124. Chiu BM, et al : Periodontal implications of furcation entrance diameters in Chinese first permanent molar. J Periodontol, 62 : 308, 1991.
125. AAP Position Paper, J Periodontol, 71 : 1792, 2000.
126. Bower RC and Henry PJ : Furcation involvement-a suggested rationale for treatment. Aust Dent J, 23 : 322, 1978.
127. Paolantonio M, et al : Molar root furcation : Morphometric and morphologic analysis. Int J periodont Rest Dent, 18 : 489, 1998.

第12章 参考文献

1. Friedman N : Mucogingival surgery. Tex Dent J, 75 : 358, 1957.
2. Corn H : Edentulous area pedicle grafts in mucogingival surgery. Periodontics, 2 : 229, 1964.
3. Hall WB : Pure mucogingival problems. Chicago, IL : Quintessence Pub, 75-76, 1984.
4. Corn H : Reconstructive mucogingival surgery. In : Goldman HM, Cohen DW, Periodontal therapy, 6th ed, 795, Mosby, St Louis, 1980.
5. Nevins M : Attached gingiva-Mucogingival therapy and restorative therapy. Int J Periodont Rest Dent, 6 : 9, 1986.
6. Orban B : Clinical and histologic study of the surface characteristics of the gingival. Oral Surg, 1 : 827, 1948.
7. Friedman N, et al : Mucogingival surgery : Current status. J Periodontol, 35 : 5, 1964.
8. Prichard JF : The diagnosis and treatment of periodontal disease in general dental practice. chapter 9. WB Saunders, Philadelphia, 1979.
9. Nevins M, et al : Proceedings of the world workshop in clinical periodontics. Chicago, AAP, 1989.
10. Wennström JW : Mucogingival surgery. In : Lang NP, Karring T : Proceedings of the 1st European Workshop on Periodontology. Ⅱ. London : Quintessence, 193, 1994.
11. Maynard JG Jr and Wilson RD : Diagnosis and management of mucogingival problems in children. Periodontics-A decade in review. Dent Clin North Am, 24 : 683, 1980.
12. Kramer GM : Rationale of periodontal therapy. In Goldman HM, Cohen DW (eds) : Periodontal Therapy. 6th ed, chapter 14, Mosby, St Louis, 1973.
13. Waerhaug J : Healing of the dento-epithelial junction following subgingival plaque control. Ⅱ. As observed on extracted teeth. J Periodontol, 49 : 119, 1978.
14. Kure K : Role of attached gingiva in the extension of gingival inflammation. An experimental study in monkeys. Nippon Shishubyo Gakkai Kaishi, 31 : 535, 1989.
15. Miller PD Jr : A classification of marginal tissue recession. Int J Periodont Rest Dent, 5 : 9, 1985.
16. 池田重雄, 他 : 標準皮膚科学. 第5版, 527, 医学書院, 東京, 1997.
17. Schroeder HE, Amstad-Jossi M : Epithelial differentiation at the mucogingival Junction : a stereological comparison of the epithelia of the vestibular gingival and Alveolar mucosa. Cell Tissue Res, 202 : 75, 1979.
18. Nasemann T, et al : Fundamentals of dermatology. Springer-Verlag, New York : 4-5, 1983.
19. Moschella SL, et al : Dermatology. volume Ⅰ. WB Saunders, Philadelphia, 20-29, 1975.
20. Weinmann J : Prognosis of gingival inflammation into the supporting structures of the teeth. J Periodontol, 12 : 71, 1941.
21. Ruben MP, et al : Healing of periodontal surgical wounds. In : Goldman HM, Cohen DW (eds). Periodontal Therapy. 6th ed, St Louis, Mosby, 640-754, 1980.
22. Lang NP and Löe H : The relationship between the width of the attached gingiva and gingival health. J Periodontol, 43 : 623, 1972.
23. Lange DE : Efficacy of mucogingival surgery. In Shanley D (ed) : Efficacy of treatment procedures in periodontics. Quintessence Pub, Chicago, 1980.
24. Nosaka Y : Anatomical studies on the gingiva. 1. Incidence of gingival stippling and free gingival groove. Shika Gakuho, 67 : 61, 1967.
25. Powell B, Garnick JJ : The use of extracted teeth to evaluate clinical measurements of periodontal disease. J Periodontol, 49 : 621, 1978.
26. Bermimoulin JP, et al : Biometric comparison of three methods for determining the mucogingival junction. Helv Odontol Acta, 15 : 118, 1971.
27. Saario M, et al : The width of radiologically-defined attached gingiva over permanent teeth in children. J Clin Periodontol, 21 : 666, 1994.
28. Armitage GC, et al : Microscopic evaluation of clinical measurements of connective tissue attachment levels. J Clin Periodontol, 4 : 173, 1977.
29. Magnusson I, Listgarten MA : Histological evaluation of probing depth following periodontal treatment. J Clin Periodontol, 7 : 26, 1980.
30. Listgarten MA : Periodontal probing : what does it mean? J Clin Periodontol, 7 : 165, 1980.
31. Nabers CL : Repositioning the attached gingiva. J Periodontol, 25 : 38, 1954.
32. Friedman N : Mucogingival surgery : the apically repositioned flap. J Periodontol, 33 : 328, 1962.
33. Carnio J and Miller Pd Jr : Increasing the amount of attached gingiva using a modified apically repositioned flap. J Periodontol, 70 : 1110, 1999.
34. Carnevale G and Kaldhal WB : Osseous resective surgery. Periodontology 2000, 22 : 59, 2000.
35. McFall WT : The laterally repositioned flap-Criteria for success. Periodontics, 5 : 89, 1968.
36. Cohen DW and Ross S : The double papilla repositioned flap in periodontal therapy. J Periodontol, 39 : 65, 1968.
37. Caffesse RG and Guinard EA : Treatment of localized gingival recession. Part Ⅰ. Lateral sliding flap. J Periodontol, 49 : 351, 1978.
38. Bjorn H : Free transplantation of gingival propria. Sven Tandlak Tidskr, 22 : 684, 1963.
39. Nabers JM : Free gingival grafts. Periodontics, 4 : 243, 1966.
40. Sullivan HC and Atkins JH : Free autogenous gingival grafts. Ⅰ Principles of successful grafting. Periodontics, 6 : 121, 1968.
41. Younger MP : 1902 presentation in Paris. Dent Cosmos, 46 : 39, 1904.
42. Harlan AW : Restoration of gum tissue on the labial aspect of teeth. Dent Cosmos, 48 : 927, 1906.
43. Gordon HP, et al : Free autogenous gingival grafts. Ⅱ. Supplemental findings, histology of the graft site. Periodontics, 6 : 130, 1968.
44. Sullivan HC and Atkins JH : Free autogenous gingival grafts. Ⅲ. Utilization of grafts in the treatment of gingival recession. Periodontics, 6 : 152, 1968.
45. Edel A : The use of a free connective tissue graft to increase the width of attached gingiva. Oral Surg Oral Med Oral Pathol, 39 : 341, 1975.
46. Yukna RA, et al : Comparative clinical evaluation of freeze-dried skin allografts and autogenous gingival grafts in humans. J Clin Periodontol, 4 : 191, 1977.
47. Haeri A, et al : The use of an acellular dermal skin graft to gain keratinized tissue. Compend Contin Educ Dent, 20 : 233, 1999.
48. Del Pizzo, et al : The connective tissue graft : a comparative clinical evaluation of wound healing at the palatal donor site. A preliminary study. J Clin Periodontol, 29 : 848, 2002.
49. Miyasato M, et al : Gingival condition in areas of minimal and appreciable width of keratinized gingiva. J Clin Periodontol, 4 : 200, 1977.

50. Hangorsky U, Bissada NF : Clinical assessment of free gingival graft effectiveness on the maintenance of periodontal health. J Clin Periodontol, 51 : 274, 1980.
51. Dorfman HS, et al : Longitudinal evaluation of free autogenous gingival grafts. J Clin Periodontol, 7 : 316, 1980.
52. Wennström JL, et al : Role of keratinized gingiva for gingival health : Clinical and histologic study of normal and regenerated gingival tissue in dogs. J Clin Periodontol, 8 : 311, 1981.
53. Dorfman HS, et al : Longitudinal evaluation of free autogenous gingival grafts. A four year report. J Clin Periodontol, 53 : 349, 1982.
54. Wennström JL, Lindhe J : The role of keratinized gingiva and plaque associated gingivitis in dogs. J Clin Periodontol, 9 : 75, 1982.
55. Wennström JL, Lindhe J : Regeneration of gingiva following surgical excision. A clinical study. J Clin Periodontol, 10 : 287, 1983.
56. Wennström JL, Lindhe J : Role of attached gingiva for maintenance of periodontal health. J Clin Periodontol, 2 : 206, 1983.
57. Kennedy JE, et al : A Longitudinal evaluation of varying widths of attached gingiva. J Clin Periodontol, 12 : 667, 1985.
58. Schoo WH, van der Velden U : Marginal soft tissue recessions without attached gingiva : A 5 year longitudinal study. J Periodont Res, 20 : 209, 1985.
59. Salkin LM, et al : A longitudinal study of untreated mucogingival defects. J Clin Periodontol, 58 : 164, 1987.
60. Wennström JL : Lack of association between width of attached gingiva and a development of soft tissue recession : A five year longitudinal study. J Clin Periodontol, 14 : 181, 1987.
61. Tenenbaum H : A clinical study comparing the width of attached gingiva and the prevalence of gingival recessions. J Clin Periodontol, 9 : 86, 1982.
62. Wilson RD, Maynard JG : Intracrevicular restorative dentistry. Int J Periodont Rest Dent, 1(4) : 35, 1981.
63. Wilson R : Marginal tissue recession in general practice : A preliminary study. Int J Periodont Rest Dent, 3(1) : 41, 1983.
64. Gartell JR, Mathews DP : Gingival recession. The condition, process and treatment. Dent Clin North Am, 20 : 199, 1976.
65. Hall WB : Pure Mucogingival Problems. 27, Quintessence Pub. Chicago, 1984.
66. Baker P, Spedding C : The aetiology of gingival recession. Dent Update, 29 : 59, 2002.
67. Baker D, Seymour G : The possible pathogenesis of gingival recession : A histologic study of induced recession in the rat. J Clin Periodontol, 3 : 208, 1976.
68. Ericsson I, Lindhe J : Recession in sites with inadequate width of keratinized gingiva : Experimental study in the dogs. J Clin Periodontol, 11 : 94, 1984.
69. Stoner JE, Mazdyasna S : Gingival recession in the lower incisor region of 15 year old subjects. J Periodontol, 51 : 74, 1980.
70. deTrey E, Bernimoulin JP : Influence of free gingival grafts on the health of marginal gingiva. J Clin Periodontol, 7 : 381, 1980.
71. Kisch J, et al : Longitudinal observation of "unattached" mobile gingival areas. J Clin Periodontol, 13 : 131, 1986.
72. Pinborg JJ : Chronic mechanical injuries. In : Pathology of the dental hard tissue. WB Saunders, Philadelphia, 294, 1970.
73. Iwakami K, Watanabe Y : Gingival response by the effect of brushing method and hardness of the toothbrush bristle. Meikai Daigaku Shigaku Zasshi, 18(2) : 244, 1989.
74. Khocht A, et al : Gingival recession in relation to history of hard toothbrush use. J Periodontol, 64 : 900, 1993.
75. Checchi L, et al : Gingival recession and tooth brushing, an Italian School of Dentistry : a pilot study. J Clin Periodontol, 26 : 276, 1999.
76. Waerhaug J : Tissue reactions around artificial crowns. J Periodontol, 54 : 172, 1953.
77. Silness J : Periodontal conditions in patients treated with dental bridge. II. The influence of full and partial crowns on plaque accumulation, development of gingivitis and pocket formation. J Periodont Res, 5 : 219, 1970.
78. Valderhaug J : Oral hygiene in a group of supervised patients with fixed prostheses. J Periodontol, 48 : 221, 1977.
79. Silness J : Fixed prosthodontics and periodontal health. Dent Clin North Am, 24 : 317, 1980.
80. O' Leary TJ, et al : The incidence of recession in young males. Relationship to gingival and plaque scores. Periodontics, 6 : 109, 1968.
81. Smuckler H, et al : Gingival recession and plaque control. Compend Contin Educ Dent, 8 : 194, 1987.
82. Serino G, et al : The prevalence and distribution of gingival recession in subjects with high standards of oral hygiene. J Clin Periodontol, 21 : 57, 1994.
83. Allen EP : Pedicle flaps, gingival grafts, and connective tissue grafts in aesthetic treatment of gingival recession. Pract Periodontics Aesthet Dent, 5(5) : 29, 1993.
84. Tugnait A, Clerehugh V : Gingival recession-its significance management. J Dent, 29(6) : 381, 2001.
85. Kassab MM, Cohen RE : Treatment of gingival recession. J Am Dent Assoc, 133(11) : 1499, 2002.
86. Kassab MM, Cohen RE : The etiology and prevalence of gingival recession. J Am Dent Assoc, 134(2) : 220, 2003.
87. Addy M, Pearce N : Aetiological, predisposing and environmental factors in dentine hypersensitivity. Arch Ora Biol, 39 : 33S, 1994.
88. Bissada NF : Symptomatology and clinical features of hypersensitivity teeth. Arch Oral Biol, 39 : 31, 1994.
89. Thompson BK, et al : Desensitization of exposed root surfaces using a semilunar coronally positioned flap. Gen Dent, 48(1) : 68, 2000.
90. Jacobsen PL, Bruce G : Clinical dentine hypersensitivity : understanding the causes and prescribing a treatment. J Contemp Dent Pract, 2(1) : 1, 2001.
91. Thomson WM : Root surface caries-an overview of aetiology, prevalence, prevention, and management. N Z Dent J, 86(383) : 4, 1990.
92. Ramamurthy NS, et al : Root-surface caries in rats and humans : inhibition by a non-antimicrobial property of tetracyclines. Adv Dent Res, 12(2) : 43, 1998.
93. Camargo PM, et al : Soft tissue root coverage as treatment for cervical abrasion and caries. Gen Dent, 49(3) : 299, 2001.
94. Orkin DA, et al : The relationship of the position of crown margins to gingival health. J Prosthet Dent, 57(4) : 421, 1987.
95. Reeves WG : Restorative margin placement and periodontal health. J Prosthet Dent, 66(6) : 733, 1991.
96. Bader JD, et al : Effect of crown margins on periodontal conditions regularly attending patients. J Prosthet Dent, 65(1) : 75, 1991.
97. Felton DA, et al : Effect of in vivo crown margin discrepancies on periodontal health. J Prosthet Dent, 65(3) : 357, 1991.
98. Becker W, et al : The long term evaluation of periodontal treatment and maintenance in 95 patients. Int J Periodont Rest Dent, 4(2) : 55, 1984.
99. Wennström JL : The significance of the width and thickness of the gingiva in orthodontic treatment. Dtsch Zahnarztl Z, 45 : 136, 1990.
100. Wennström JL and Pini Prato G : Mucogingival therapy. In : Clinical periodontology and implant dentistry. 3 rd ed, Lindhe J. p.550, Munksgaard, Copenhagen, 1997.
101. Maynard JR Jr : PRD symposium in Boston. 1989.
102. Tackas VJ : Root coverage techniques : a review. J West Soc Periodontol Periodontal Abstr, 43(1) : 5, 1995.
103. Stetler KJ, Bissada NF : Significance of the width of keratinized gingiva on the periodontal status of teeth with submarginal restration. J Periodontol, 58 : 696, 1987.
104. Nevins M : Periodontal considerations in prosthodontic treatment. Curr Opin Periodontol, 151 : 6, 1993.
105. Goldberg PV, et al : Periodontal considerations in restorative and implant therapy. Periodontol 2000, 25 : 100, 2001.

106. Nevins M : Interproximal periodontal disease-the embrasure as an etiologic factor. Int J Periodont Rest Dent, 2(6) : 8, 1982.
107. Nevins M, Skurow HM : The intracrevicular restorative margin, the biologic width, and the maintenance of the gingival margin. Int J Periodont Rest Dent, 4(3) : 30, 1984.
108. Schroeder A, et al : The reactions of bone, connective tissue, and epithelium to endosteal implants with titanium-sprayed surfaces. J Maxillofac Surg, 9(1) : 15, 1981.
109. Newman MG, Flemmig TF : Periodontal considerations of implants and implant associated microbiota. J Dent Educ, 52(12) : 737, 1988.
110. Silverstein LH, et al : Connective tissue grafting for improved implant esthetics : clinical technique. Implant Dent, 3(4) : 231, 1994.
111. Wennström JL, et al : The influence of the masticatory mucosa on the peri-implant soft tissue condition. Clin Oral Implants Res, 5(1) : 1, 1994.
112. Hoelscher DC, Simon AM : The rationale for soft-tissue grafting and vestibuloplasty in association with endosseous implants : a literature review. J Mich Dent Assoc, 78(3) : 56, 1996.
113. Maksoud MA : Manipulation of the peri-implant tissue for better maintenance : a periodontal perspective. J Oral Implantol, 29(3) : 120, 2003.
114. Nevins M, Mellonig JT : Periodontal therapy. Clinical approaches and evidence of success. Vol. 1, Quintessence Pub, Chicago, 1998.
115. Maynard JG Jr, Ochsenbein C : Mucogingival problems, prevalence and therapy in children. J Periodontol, 46(9) : 543, 1975.
116. Coatoam G, et al : The width of keratinized gingiva during orthodontic treatment. Its significance and impact on periodontal status. J Periodontol, 52 : 307, 1981.
117. Kennedy J : Gingival augmentation/mucogingival surgery. Plenary session. In : Nevins M, Becker W, Kornman K(eds). Proceedings of the World Workshop in Clinical Periodontics. Chicago, AAP, Ⅶ-21, 1989.
118. Andlin-Sobocki A, Bodin L : Dimensional alterations of the gingiva related to changes of facial/lingual tooth position in permanent anterior teeth of children. A 2-year longitudinal study. J Clin Periodontol, 20 : 219, 1993.
119. Langer B, Calagna LJ : Subepithelial graft to correct ridge concavities. J Prosthet Dent, 44 : 363, 1980.
120. Langer B, Calagna LJ : The subepithelial connective tissue graft : A new approach to the enhancement of anterior cosmetics. Int J Periodont Rest Dent, 2(2) : 23, 1982.
121. Langer B, Langer L : Subepithelial connective tissue graft technique for root coverage. J Periodontol, 56 : 175, 1983.
122. Miller PD Jr : Regenerative and reconstructive periodontal plastic surgery. Dent Clin North Am, 32(2) : 287, 1988.
123. The American Academy of Periodontology, Proceedings of the World Workshop in Clinical Periodontics, Chicago, AAP, 1989, Ⅶ-16/Ⅶ-20.
124. Siebert J, et al : Clinical transplantation in dental specialties. CV Mosby, St Louis, 131, 1980.
125. Haeri A, et al : The use of an acellular dermal skin graft to gain keratinized tissue. Compend Contin Educ Dent, 20(3) : 233, 1999.
126. Wagshall E, et al : Acellular dermal matrix allograft in the treatment of mucogingival defects in children : illustrative case report. ASDC J Dent Child, 69 : 39, 2002.
127. Fowler EB, et al : Use of acellular dermal matrix allograft for management of inadequate attached gingiva in a young patient. Mil Med, 168 : 261, 2003.
128. Yukna RA, et al : Comparative clinical evaluation of freezed-dried skin allografts and autogenous gingival grafts in humans. J Clin Periodontol, 4 : 191, 1977.
129. Harris RJ : Clinical evaluation of 3 techniques to augment keratinized tissue without root coverage. J Periodontol, 72 : 932, 2001.
130. Farnoush A : Techniques for the protection and coverage of the donor sites in free soft tissue grafts. J Periodontol, 49 : 403, 1978.
131. Jones TM, Cassingham RJ : Comparison of healing following periodontal surgery with and without dressings in humans. J Periodontol, 50 : 387, 1979.
132. Sachs HA, et al : Current status of periodontal dressing. J Periodontol, 55 : 689, 1984.
133. Li KK, Mulliken JB : Retention of a composite dressing for alveolopalatal wounds. Plast Reconstr Surg, 95 : 750, 1995.
134. Lucciol GM, et al : Histologic study of wound contraction in the rabbit. Ann Surg, 160 : 1030, 1964.
135. 山口武雄 : 皮膚再生とその異常代謝. 代謝, 8(8) : 582, 1971.
136. Converse JM, et al : Plasmatic circulation in skin grafts. The phase of serum inhibition. Plast Reconstr Surg, 43 : 495, 1969.
137. Converse JM : Reconstructive plastic surgery. second ed, WB Saunders, Philadelphia, 1977.
138. Oliver RG, et al : Microscopic evaluation of healing and revascularization of free gingival graft. J Periodont Res, 3 : 84, 1968.
139. Nobuto T, et al : Microvascularization of the free gingival autograft. J Periodontol, 59 : 639, 1988.
140. Demirkol A, et al : Blood flow of free gingival grafts measured by xenon-133 clearance. Periodontal Clin Investig, 23 : 15, 2001.
141. Davis JS, Kitlowski EA : The immediate contraction of cutaneous graft and its cause. Arch Surg, 23 : 954, 1931.
142. 添田周吾, 他 : 創傷治癒, 組織移植. メジカルビュー社, 東京, 76, 1987.
143. Sullivan HC and Atkins JH : The role of free gingival grafts in periodontal therapy. Dental Clinics of North America, 13 : 133, 1969.
144. Ward VJ : A clinical assessment of the use of the free gingival graft for correcting localized recession associated frenum pull. J Periodontol, 45 : 78, 1974.
145. Egli V : Follow-up studies of free gingival grafts. J Clin Periodontol, 2 : 98, 1975.
146. Rateitschak KH, et al : Recession : A 4-year longitudinal study after gingival grafts. J Clin Periodontol, 6 : 158, 1979.
147. Mormann W, et al : Relationship between success of free gingival grafts and transplant thickness. revascularization and shrinkage-a one year clinical study. J Periodontol, 52 : 74, 1981.
148. Pennel B, et al : Free masticatory mucosa graft. J Periodontol, 40 : 162, 1969.
149. Soehren SE, et al : Clinical and histologic studies of donor tissue utilized for free grafts of masticatory mucosa. J Periodontol, 44 : 727, 1973.
150. Mormann W : Free mucosal grafts : a technic for obtaining grafts with a newly developed mucotome. Dtsch Zahnarztl Z, 33 : 88, 1978.
151. Kon S, et al : Revascularization following a combined gingival flap-split thickness flap procedure in monkeys. J Periodontol, 55 : 345, 1984.
152. Garguilo A, Arrocha JH : Histochemical evaluation of free gingival grafts. Periodontics, 5 : 285, 1967.
153. Sullivan HC, Atkins JH : Free autogenous gingival grafts. Ⅱ. Principles of successive grafting. Periodontics, 6 : 152, 1968.
154. Karring T, et al : Conservation of tissue specificity after heterotopic transplantation of gingival and alveolar mucosa. J Periodont Res, 6 : 282, 1971.
155. Karring T, et al : The role of gingival connective tissue in determining epithelial differentiation. J Periodont Res, 10 : 1, 1975.
156. Edel A, Faccini JM : Histologic changes following the grafting of connective tissue into human gingiva. Oral Surg Oral Med Oral Pathol, 43 : 190, 1977.
157. Matter J, Cimansoni G : Creeping attachment after free gingival grafts. J Periodontol, 47 : 574, 1976.
158. Guinard EA, Caffesse RC : Treatment of localized recessions. Part Ⅲ : Comparison of results obtained with lateral sliding and coronally repositioned flaps. J Periodontol, 49 : 457, 1978.
159. Matter J : Creeping attachment of free gingival graft. A five year follow-up study. J Periodontol, 51 : 681, 1981.
160. Bernimoulin JP, et al : Coronally repositioned periodontal flap. Clinical evaluation after one year. J Clin Periodontol, 2 : 1, 1975.

161. Maynard JG : Coronally positioning of a previously placed autogenous gingival graft. J Periodontol, 48 : 151, 1977.
162. Miller PD : Root coverage using a free soft tissue autograft following citric acid application. Ⅰ. Technique. Int J Periodont Rest Dent, 2 : 65, 1982.
163. Miller PD : Root coverage using a free soft tissue autograft following citric acid application. Ⅱ. Treatment of caries root. Int J Periodont Rest Dent, 3 : 38, 1983.
164. Miller PD : Root coverage using a free soft tissue autograft following citric asid application. Ⅲ. A successful and predictable procedure in areas of deep-wide recession. Int J Periodont Rest Dent, 5 : 15, 1985.
165. Holbrook T, Ochsenbein C : Complete coverage of the denuded root surface with a one-stage gingival graft. Int J Periodont Rest Dent, 3 : 9, 1983.
166. Miller PD Jr : A classification of marginal tissue recession. Int J Periodont Rest Dent, 5 : 9, 1985.
167. Blasi G, Viti M : Bilaminar technique in the treatment of gingival recessions. Minerva Stomatol, 38 : 233, 1989.
168. Hall WB, Lundergan WP : Free gingival grafts. Current indications and techniques. Dent Clin North Am, 37 : 227, 1993.
169. Breault LG, et al : The free gingival graft combined with the frenectomy : a clinical review. Gen Dent, 47 : 514, 1999.
170. Ito K, et al : A preliminary comparative study of the guided tissue regeneration and free gingival graft procedure for adjacent facial root coverage. Quintessence Int, 31 : 319, 2000.
171. Harris RJ : A comparison of two techniques for obtaining a connective tissue graft from the palate. Int J Periodont Rest Dent, 17 : 260, 1997.
172. Becker BE, Becker W : The use of connective tissue autografts for treatment of mucogingival problems. Int J Periodont Rest Dent, 6 : 88, 1986.
173. Tinti C, Parma-Benfenati S : Treatment of peri-implant defects with the vertical ridge augmentation procedure : a patient report. Int J Oral Maxillofac Implants, 16 : 572, 2001.
174. Borghetti A : Thick gingival autograft for the coverage of gingival recession : A clinical evaluation. Int J Periodont Rest Dent, 10 : 217, 1990.
175. Jahnke P, et al : Thick, free gingival and connective tissue autografts in root coverage. J Periodontol, 64 : 315, 1993.
176. Sbordone L, et al : A comparative study of free gingival and subepithelial connective tissue grafts. Periodontal Case Reports, 10 : 8, 1988.
177. Sonick M : Root coverage : a comparison of techniques : the free gingival graft versus the subepithelial connective tissue graft. Pract Periodont Aesthet Dent, 4 : 39, 1992.
178. Paolantonio M, et al : Subpedicle connective tissue graft versus free gingival graft in the coverage of exposed root coverages. A 5-year clinical study. J Clin Periodontol, 24 : 51, 1997.
179. Roccuzzo M, et al : Periodontal plastic surgery for treatment of localized gingival recessions : a systematic review. J Clin Periodontol, 3 : 178, 2002.
180. Corn H, Marks MH : Gingival grafting for deep-wide recession-a status report. Part Ⅰ. Rationale, case selection, and root preparation. Compend Contin Educ Dent, 4 : 53, 1983.
181. Harris RJ : The connective tissue and partial thickness double pedicle graft : A predictable method of obtaining root coverage. J Periodontol, 63 : 477, 1992.
182. Harris RJ : The connective tissue with partial thickness double pedicle graft : The results of 100 consecutively-treated defects. J Periodontol, 65 : 448, 1994.
183. Labahn R, et al : Root dentin morphology after different modes of citric acid and tetracycline hydrochloride conditioning. J Periodontol, 63 : 303, 1992.
184. Rompen EH, et al : Human periodontal ligament fibroblast behavior on chemically conditioned dentine : an *in vitro* study. J Periodontol, 70 : 1144, 1999.
185. Selvig KA, et al : Fine structure of new connective tissue attachment following acid treatment of experimental furcation pockets in dogs. J Periodont Res, 16 : 123, 1981.
186. Polson AM, Proye MP : Effect of root surface alterations on periodontal healing. Ⅱ. Citric acid treatment of the denuded root. J Clin Periodontol, 9 : 441, 1982.
187. Woodyard SG, et al : A histometric evaluation of the effect of citric acid preparation upon healing of coronally positioned flaps in nonhuman primates. J Periodontol, 55 : 203, 1984.
188. Oles RD, et al : Effects of citric acid treatment on pedicle flap coverage of localized recession. J Periodontol, 56 : 259, 1985.
189. Ibbott CG, et al : Effects of citric acid treatment on autogenous free graft coverage of localized recession. J Periodontol, 56 : 662, 1985.
190. Gottlow J, et al : Treatment of localized gingival recessions with coronally displaced flaps and citric acid. An experimental study in the dogs. J Clin Periodontol, 13 : 57, 1986.
191. Caffese RG, et al : Lateral sliding flaps with and without citric acid. Int J Periodont Rest Dent, 7 : 43, 1987.
192. Bertrand PM, Dunlap RM : Coverage of deep, wide gingival clefts with free gingival autografts : Root planing with and without citric acid demineralization. Int J Periodont Rest Dent, 8 : 65, 1988.
193. Bouchard P, et al : Subepithelial connective tissue grafts in the treatment of gingival recessions. A comparative study of 2 procedures. J Periodontol, 65 : 929, 1994.
194. Caffese RG : Cell proliferation after flap surgery, root conditioning and fibronectin application. J Periodontol, 58 : 661, 1987.
195. Sugarman EF : A clinical and histological study of the attachment of graft tissue to bone and teeth. J Periodontol, 40 : 381, 1969.
196. Pasquinelli KL : The histology of new attachment utilizing a thick autogenous soft tissue graft in an area of deep recession : a case report. Int J Periodont Rest Dent, 15 : 248, 1995.
197. Trombelli L : Periodontal regeneration in gingival recession defects. Periodontology 2000, 19 : 138, 1999.
198. Bruno JF, Bowers GM : Histology of a human biopsy section following the placement of a subepithelial connective tissue graft. Int J Periodont Rest Dent, 20 : 225, 2000.
199. Majzoub Z, et al : Histology of connective tissue graft, a case report. J Periodontol, 72 : 1607, 2001.
200. Guiha R, et al : Histological evaluation of healing and revascularization of the subepithelial connective tissue grafts. J Periodontol, 72 : 470, 2001.
201. Goldstein M, et al : Human histology of new attachment after root coverage using subepithelial connective tissue graft. J Clin Periodontol, 28 : 657, 2001.
202. Reiser GM, et al : The epithelial connective tissue graft palatal donor site : Anatomic considerations for surgeons. Int J Periodont Rest Dent, 16 : 133, 1996.
203. 宮本泰和, 他 : MGSの術式. the Quintessence, 13 : 68, 1994.
204. Pini Prato G, et al : Guided tissue regeneration versus mucogingival surgery in the treatment of human buccal gingival recession. J Periodontol, 63 : 919, 1992.
205. Trombelli L, et al : Subpedicle connective tissue graft versus guided tissue regeneration with bioabsorbable membrane in the treatment of human gingival recession defects. J Periodontol, 69 : 1271, 1998.
206. Harris RJ : A comparison of 2 root coverage techniques : guided tissue regeneration with a bioabsorbable matrix style membrane versus a connective tissue graft combined with a coronally positioned pedicle graft without vertical incisions. Results of a series of consecutive cases. J Periodontol, 69 : 1426, 1998.
207. Tatakis DN, Trombelli L : Gingival recession treatment : guided tissue regeneration with bioabsorbable membrane versus connective tissue graft. J Periodontol, 71 : 299, 2000.
208. Wang HL, et al : Comparison of 2 clinical techniques for treatment of gingival recession. J Periodontol, 72 : 1301, 2001.

209. Cortellini P, et al : Histologic assessment of new attachment following the treatment of a human buccal recession by means of a guided tissue regeneration procedure. J Periodntol, 64 : 387, 1993.
210. Harris RJ : Histologic evaluation of root coverage obtained with GTR in humans : a case report. Int J Periodont Rest Dent, 21 : 240, 2001.
211. Bruno JF : Connective tissue graft techniques. Assuring wide root coverage. Int J Periodont Rest Dent, 14 : 127, 1994.
212. Raetzke P : Covering localized areas of root exposure employing the "envelope" technique. J Periodontol, 56 : 397, 1985.

第13章　参考文献

1. Goldman HM : A rationale for the treatment of the intrabony pocket ; one method of treatment-subgingival curettage. J Periodontol, 20 : 83, 1949.
2. Goldmam HM, Cohen DW : The infrabony pocket, Classification and treatment. J Periodontol, 29 : 272, 1958.
3. Melchler AH : On the repair potential of periodontal tissues. J Periodontol, 47(5) : 256, 1976.
4. Aukhil I, Iglhaut J : Periodontal ligament cell kinetics following experimental regenerative procedures. J Clin Periodontol, 15(6) : 374, 1988.
5. American Academy of Periodontology : Glossary of Periodontal Terms. 3 rd ed, American Academy of Periodontology, Chicago : 46, 1992.
6. Graves DT, Cochran DL : Periodontal regeneration with polypeptide growth factors. Curr Opin Periodontol : 178-186, 1994.
7. Howell TH, et al : Polypeptide growth factors for periodontal regeneration. Curr Opin Periodontol, 3 : 149-156, 1996.
8. MacNeil RL, et al : Role of two mineral-associated adhesion molecules, osteopontin and bone sialoprotein, during cementogenesis. Connect Tissue Res, 33 : 1-7, 1995.
9. MacNeil RL, Thomas HF : Development of the murine periodontium. I. Role of basement membrane in formation of a mineralized tissue on the developing root dentin surface. J Periodontol, 64 : 95-102, 1993.
10. Pitaru S, et al : Cellular origins and differentiation control mechanisms during periodontal development and wound healing. J Periodont Res, 29 : 81-94, 1994.
11. Prichard JF : The intrabony technique as a predictable procedure. J Periodontol, 28 : 202, 1957.
12. Dragoo M : Regeneration of the Periodontal Attachment in Humans. Lea and Febinger, Philadelphia, 1981.
13. 田上八朗：皮膚の医学．中公新書，中央公論社，東京，1999．
14. Paynter KJ, Pudy G : A study of the structure, chemical nature and development of cementum in the rat. Anat Rec, 131 : 233, 1958.
15. Bosshardt DD, Schroeder HE : Cementogenesis reviewed. A comparison between human premolars and rodent molars. Anat Rec, 245 : 267, 1996.
16. Engler W, et al : Healing following gingivectomy. A radiographic study. I. Epithelialization. J Periodontol, 37 : 298, 1966.
17. Delmas PD, Malaval L : The proteins of bone. In : Mundy GR(ed). Physiology and Pharmacology of Bone. Springer, New York : 673, 1993.
18. Caton J, Zander HA : Osseous repair of an infrabony pocket without new attachment of connective tissue. J Clin Periodontol, 3 : 54-58, 1976.
19. Listgarten MA, Rosenberg MM : Histological study of repair following new attachment procedures in human periodontal lesions. J Periodontol, 50 : 333-344, 1979.
20. Waerhaug J : In discussion following Ellegaard B, New Attachment as an Objective of Surgery. In : Shanley DB(ed). Efficacy of Treatment in Periodontics. Quintessence, Chicago, 145, 1980.
21. Prichard JF : The etiology, diagnosis and treatment of the infrabony defect. J Periodontol, 38 : 455, 1967.
22. Prichard JF : The diagnosis and management of vertical bony defects. J Periodontol, 54 : 29, 1983.
23. Ellegaard B, et al : New periodontal attachment procedure based on retardation of epithelial migration. J Clin Periodontol, 1 : 75, 1974.
24. Nyman S, et al : Healing following implantation of periodontitis affected roots into gingival connective tissue. J Clin Periodontol, 7 : 394-401, 1980.
25. Nyman S, et al : New attachment following surgical treatment of human periodontal disease. J Clin Periodontol, 9 : 290-296, 1982.
26. Melcher AH : On the repair potential of periodontal tissues. J Periodontol, 47 : 256, 1976.
27. Melcher AH, et al : Cell from bone synthesize cementum-like and bone-like tissue in vitro and may migrate into periodontal ligament in vivo. J Periodont Res, 22 : 246, 1987.
28. Aukhil I, et al : In vivo differentiation of progenitor cells of the periodontal ligament. An experimental study using physical barriers. J Clin Periodontol, 13 : 862, 1986.
29. Isidor F : The signigicance of coronal growth of periodontal ligament tissue for new attachment formation. J Clin Periodontol, 13 : 145, 1986.
30. Iglhaut J, et al : Progenitor cell kinetics during guided tissue regeneration in experimental periodontal wounds. J Periodont Res, 23 : 107, 1988.
31. Hammarström L : Enamel matrix, cementum development and regeneration. J Clin Periodontol, 24 : 658, 1997.
32. Heijl L : Periodontal regeneration with enamel matrix derivative in one human experimental defect. A case report. J Clin Periodontol, 24 : 693, 1997.
33. 上田　実, 伊藤公一, 村上伸也, 他：再生医療の夢は歯科医療の未来を開く．日歯医師会誌，55(10) : 37-52, 2003.
34. Bowers GM, et al : Histologic evaluation of new attachment apparatus formation in humans. Part Ⅲ. J Periodontol, 60 : 683, 1989.
35. Schupbach P, et al : Periodontal repair or regeneration : structures of different types of new attachment. J Periodont Res, 28 : 281, 1993.
36. Schroeder HE : The periodontium. In : Oksche A, Bollrath L, ed. Handbook of microscopic anatomy. Springer, Berlin, 23-129, 1986.
37. Bosshardt DD, Selvig KA : Dental cementum : the dynamic tissue covering of the root. Periodontol 2000, 13 : 41-75, 1997.
38. Ten Cate AR : The development of the periodontium-a largely ectomesenchymally derived unit. Periodontol 2000, 13 : 9-19, 1997.
39. Listgarten MA, Kamin A : The development of a cementum layer over the enamel surface of rabbit molars. A light and electron microscopic study. Arch Oral Biol. 14 : 961, 1969.
40. Rasperini G, et al : Clinical and histological evaluation of human gingival recession treated with a subepithelial connective tissue graft and enamel matrix derivative(Emdogain) : A case report. J Periodont Rest Dent, 20 : 269-275, 2000.
41. Schroeder H : Biological problems of regenerative cementogenesis : Synthesis and attachment of collagenous matrices on growing and established root surface. Int Rev Cytol, 142 : 1, 1992.
42. Clark RAF : Wound repair. Overview and general considerations. In : Clark RAF, ed. The molecular and cellular biology of wound repair. 2 nd edn. Plenum Press, New York, 3-50, 1996.
43. Jennings RW, Hunt TK : Overview of postnatal wound healing. In : Adzick NS, Longaker MT, ed. Fetal wound healing. Elsevier, New York : 25-52, 1992.
44. Nobuto T, Imai H, et al : Microvascular Response in the Periodontal Ligament Following Mucoperiosteal Flap Surgery. J Periodontol, 74 : 521-528, 2003.
45. Harrison JW, Jurosky KA : Wound healing in the tissues of the periodontium following periradicular surgery. I. The incisional wound. J Endod, 17 : 425-435, 1991.
46. Levine HL, Stahl SS : Repair following periodontal flap surgery with the retention of gingival fibers. J Periodontol, 43 : 99-103, 1972.

参考文献(第13章)

47. Stahl SS : Healing following simulated fiber retention procedures in rats. J Periodontol, 48 : 67-73, 1977.
48. Wikesjo UME, et al : Early healing events at the dentin-connective tissue interface. Light and transmission electron microscopy observations. J Periodontol, 62 : 5-14, 1991.
49. van Dyke TE, et al : The role of the host response in periodontal disease progression : Implications for future treatment stragegies. J Periodontol, 64 : 792, 1993.
50. van Dyke TE : The role of neutrophils in host defense to periodontal infections. In : Periodontal disease : pathogens and host immune responses. Hamada S, et al(eds), Quintessence Pub, Chicago, 251, 1991.
51. Miyasaki KT : The neutrophil : Mechanisms of controlling periodontal bacteria. J Periodontol, 62 : 761, 1991.
52. Browder W, et al : Effect of enhanced macrophage function on early wound healing. Surgery, 104 : 224-230, 1988.
53. Leibovich SJ, Ross R : The role of the macrophage in wound repair. A study with hydrocortisone and antimacrophage serum. Am J Pathol, 78 : 71-100, 1975.
54. Riches DWH : Macrophage involvement in wound repair, remodeling, and fibrosis. Wound repair. In : Clark RAF, ed, The molecular and cellular biology of wound repair, 2 nd ed, New York, Plenum Press, 95-141, 1996.
55. Takakis DN : Interleukin-1 and bone metabolism : A review. J Periodontol, 64 : 416, 1993.
56. Horton JE, et al : Bone resorbing activity in supernatant fluid from cultured human peripheral blood leukocytes. Science, 177 : 793, 1972.
57. Dewhirst FE, et al : Purification and partial sequence of human osteoclast-activating factor : identity with interleukin1β. J Immunol, 135 : 2562, 1985.
58. Takahashi K, et al : Role of cytokine in the induction of adhesion molecules on cultured human gingival fibroblasts. J Periodontol, 65 : 230, 1994.
59. Hayashi J, et al : Effects of cytokine and periodontopathic bacteria on the leukocyte function-associated antigen intercellular adhesion molecule 1 pathway in gingival fibroblasts in adult periodontitis. Infect Immun, 62 : 5205, 1994.
60. Jandinsli JJ, et al : Localization of interleukin-1 beta in human periodontal tissue. J Periodontol, 62 : 36, 1991.
61. Matsuki Y, et al : Localization of interleukin-1 (IL-1) mRNA-expressing macrophages in human inflamed gingiva and IL-1 activity in gingival crevicular fluid. J Periodont Res, 28 : 478, 1993.
62. Seymour GJ, et al : Immunopathogenesis of chronic inflammatory periodontal disease : cellular and molecular mechanisms. I Periodont Res, 28 : 478, 1993.
63. Stashenko P, et al : Levels of interleukin-1 beta in tissue from sites of active periofontal disease. J Clin Periodontol, 18 : 548, 1991.
64. Matsuki Y, et al : Interleukin-1 m RNA-expressing macrophages in human chronically inflamed tissues. Am J Pathol, 138 : 1299, 1991.
65. Matsuki Y, et al : Detection of inflammatory cytokine messenger RNA(mRNA)-expressing cells in human inflamed gingival by combined in situ hybridization and immunohistochemistry. Immunol, 76 : 42, 1992.
66. Stashenko P, et al : Synergistic interactions between interleukin 1, tumor necrosis factor and lymphotoxin in bone resorption. J Immunol, 138 : 1484, 1987.
67. Garrison SW, et al : Lipopolysaccharide-stimulated PGE$_2$ release from human monocytes. Comparison of lipopolysaccharides prepared from suspected periodontal pathogens. J Periodontol, 59 : 684, 1988.
68. Offenbacher S, et al : Role of prostaglandins in high risk periodontitis patients. In : Molecular Pathogenesis of Periodontal Disease. Genco RJ, et al(eds), ASM Press, Washington DC, 203, 1994.
69. Noguchi K, et al : Cyclooxygenase-2-dependent prostaglandin production by peripheral blood monocytes stimulated with lipopolysaccharides isolated from periodontopathogenic bacteria. J Periodontol, 71 : 1575, 2000.
70. Hiatt WH, et al : Repair following mucoperiosteal flap surgery with full gingival retention. J Periodontol, 39 : 11-16, 1968.
71. Grobstein C : Inductive interactions in the development of mouse metanephros. J Exp Zool, 130 : 319-340, 1955.
72. Linghorne WJ, O'Connell DC : Studies in the regeneration and reattachment of supporting structures of teeth. Ⅱ. Soft tissue reattachment. J Dent Res, 29 : 419-428, 1950.
73. Sandberg N, Zederfelt B : The tensile strength of healing wounds and collagen formation in rats and rabbits. Acta Chir Scand, 126 : 187-196, 1963.
74. MacNeil RL, Somerman MJ : Development and regeneration of the periodontium : parallels and contrasts. Periodontology 2000, 19 : 8, 1999.
75. Fong CD, et al : Amelin : an enamel-related protein, transcribed in the cells of epithelial root sheath. J Bone Miner Res, 11 : 892-898, 1996.
76. Hammarström L, et al : Origins of cementum. Oral Dis, 2 : 63-69, 1996.
77. Luo W, et al : Cells from Hertwig's epithelial root sheath do not transcribe amelogenin. J Periodont Res, 26 : 42-47, 1991.
78. Slavkin HC, et al : Hertwig's epithelial root sheath differentiation and initial cementum and bone formation during long-term organ culture of mouse mandibular first molars using serumless, chemically-defined medium. J Peiodont Res, 24 : 28-40, 1989.
79. Palmer RM, Lumsden AS : Development of periodontal ligament and alveolar bone in homografted recombinations of enamel organs and papillary pulpal and follicular mesenchyme in the mouse. Arch Oral Biol, 32 : 281, 1987.
80. Ten Cate AR, et al : The development of the periodontium. A transplantation and autoradiographic study. Anat Rec, 170 : 365, 1971.
81. Ten Cate AR, et al : The development of the periodontium : the origin of alveolar bone. Anat Rec, 173 : 69, 1972.
82. Ten Cate AR : Cell division and periodontal ligament formation in the mouse. Arch Oral Biol, 17 : 1781, 1972.
83. Cho MI, Garant PR : Ultrastructural evidence of directed cell migration during initial cementoblast differentiation in root formation. J Periodont Res, 23 : 268, 1988.
84. Freeman E, et al : Development of a gomphosis by tooth germ implants in the pari et al bone of the mouse. Arch Oral Biol, 20 : 139, 1975.
85. Hoffman RL : Formation of periodontal tissues around subcutaneously transplanted hamster molars. J Dent Res, 39 : 781, 1960.
86. Yoshikawa DK, Kollar EJ : Recombination experiments on the odontogenic roles of mouse dental papilla and dental sac tissues in ocular grafts. Arch Oral Biol, 26 : 303, 1981.
87. Boyer B, et al : Model systems of epithelium-mesenchyme transitions. Acta Anat(Basel), 156 : 227-239, 1996.
88. Bosshardt DD, Schroeder HE : Cementogenesis reviewed : comparison between human premolars and rodent molars. Anat Rec, 245 : 267, 1996.
89. MacNeil RL, Thomas HF : Development of the murine periodontium. Ⅱ. Role of the epithelial root sheath in formation of the periodontal attachment. J Periodontol, 64 : 285, 1993.
90. Thomas HF, Kollar EJ : Tissue interactions in normal murine root development. In : The biological mechanisms of tooth eruption and root resorption. Davidovitch Z(ed), EBSCO Media Publisher, 145, 1988.
91. Brice GL, et al : An ultrastructural evaluation of the relationship between epithelial rests of Malassez and orthodontic root resorption and repair in man. Aust Orthod J, 12 : 90, 1991.
92. 山本浩正 : イラストで語るペリオのためのバイオロジー. クインテッセンス出版, 東京, 2002.
93. Lindhe J, ed : Emdogain. A biological approach to periodontal regeneration. J Clin Periodontol, 24 : 657-714, 1997.
94. Slavkin HC : Towards a cellular and molecular understanding of periodontics : Cementogenesis revisited. J Periodontol, 47 : 249, 1976.
95. Schonfeld SE, Slavkin HC : Demonstration of enamel matrix proteins on root-analogue surfaces of rabbit permanent incisor teeth. Calcif Tissue Res, 24 : 223, 1977.

96. Lindskog S: Formation of intermediate cementum(Ⅰ). Early mineralization of aprismatic enamel and intermediate cementum in monkey. J Craniofac Genet Dev Biol, 2：147, 1982.
97. Lindskog S: Formation of intermediate cementum(Ⅱ). A scanning electron microscopic study of the epithelial root sheath of Hertwig in monkey. J Craniofac Genet Dev Biol, 2：161, 1982.
98. Lindskog S, Hammarström L: Formation of intermediate cementumⅢ: 3H-tryptophane and 3H-proline uptake into the epithelial root sheath of Hertwig in vitro. J Craniofac Genet Dev Biol, 2：172, 1982.
99. Hammarström L: The role of enamel matrix proteins in the development of cementum and periodontal tissues. In：1997 Dental Enamel. Ciba Foundation Symposium, 205：246, 1997.
100. MacNeil RL, et al: Localization and expression of osteopontin in mineralized and non-mineralized tissues of the periodontium. Ann NY Acal Sci, 760：166, 1995.
101. Pitaru S, et al: Cellular origins and differentiation control mechamisms during periodontal development and wound healing. J Periodont Res, 29：81, 1994.
102. McCulloch CAG: Basic considerations in periodontal wound healing to achieve regeneration. Periodontology 2000, 1：16, 1993.
103. Aukhil I, et al: Experimental regeneration of the periodontium. Crit Rev Oral Biol Med, 1：101, 1990.
104. Nanci A, et al: The biology of dental tissues. Anat Rec(special issue)：245, 1996.
105. Fong CD, et al: An enamel-related protein, transcribed in the cells of epithelial root sheath. J Bone Miner Res, 11：892-898, 1996.
106. Hu CC, et al: Sheathlin: cloning, cDNA/polypeptide sequences, and immunolocalization of porcine enamel sheath proteins. J Dent Res, 76：648-857, 1997.
107. Krebsbach PH, et al: Full-length sequence, localization, and chromosomal mapping of ameloblastin. A novel toothspecific gene. J Biol Chem, 271：4431-4435, 1996.
108. Brookes SJ, et al: Biochemistry and molecular biology of amelogenin proteins of developing dental enamel. Arch Oral Biol, 40：1, 1995.
109. Gould TR: Ultrastructural characteristics of progenitor cell populations in the periodontal ligament. J Dent Res, 62：873-876, 1983.
110. Gould TR, et al: Migration and division of progenitor cell populations in periodontal ligament after wounding. J Periodont Res, 15：20-42, 1980.
111. Lin WL, et al: Differentiation of periodontal ligament fibroblasts into osteoblasts during socket healing after tooth extraction in the rat. Anat Rec, 240：492-506, 1994.
112. McCulloch CAG: Basic considerations in periodontal wound healing to achieve regeneration. Periodontol 2000, 1：16-25, 1993.
113. McCulloch CAG, Melcher AH: Cell migration in the periodontal ligament of mice. J Periodont Res, 18：339-352, 1983.
114. McCulloch CAG, et al: Parava-scular cells in endosteal spaces of alveolar bone contribute to periodontal ligament cell populations. Anat Rec, 219：233-242, 1987.
115. Nohutcu RM, et al: Ex-pression of mineral associated proteins by periodontal ligament cells; in vitro vs. ex vivo. J periodont Res, 31：369-372, 1996.
116. Nohutcu RM, et al: Dexamethasone enhances the effects of parathyroid hormone on human periodontal ligament cells in vitro. Calcif Tissue Int, 56：571-577, 1995.
117. Roberts WE, et al: Vascularly oriented differentiation gradient of osteoblast precursor cells in rat periodontal ligament; implications for osteoblast histogenesis and periodontal bone loss. J Periodont Res, 22：461-467, 1987.
118. Somerman MJ, et al: Human bone sialoprotein Ⅰ and Ⅱ enhance fibroblast attachment in vitro. Calcif Tissue Int, 43：50-53, 1988.
119. Kratochwil K, et al: Lefl expression is activated by BMP-4 and regulates inductive tissue interactions in tooth and hair development. Genes Dev, 10：1382-1394, 1996.
120. Melcher AH: Repair of wounds in the periodontium of the rat. Influence of periodontal ligament on osteogenesis. Arcj Oral Biol, 15：1183-1204, 1970.
121. Ogiso B, et al: Fibroblasts inhibit mineralized bone nodule formation by rat bone marrow stromal cells in vitro. J Cell Physiol, 146：442-450, 1991.
122. Saito S, et al: Bone-resorbing activity and prostaglandin E produced by human periodontal ligament cells in vitro. J Bone Miner Res, 5：1013-1018, 1990.
123. Karring T, et al: Development of the biological concept of guided tissue regeneration-animal and human studies. Periodontol 2000, 1：26, 1993.
124. Caton JG, et al: Histometric evaluation of periodontal surgery. Ⅱ. Connective tissue attachment levels after four regenerative procedures. J Clin Periodontol, 7：224, 1980.
125. Karring T, et al: New attachment formation on teeth with a reduced but healthy periodontal ligament. J Clin Periodontol, 12：51, 1981.
126. Becker W: Guided Tissue Regeneration for Periodontal Defects. In：Periodontal Regeneration：Current Status and Directions. Polson AM, Quintessence Pub, Chicago, 137, 1994.
127. Gottlow J, et al: New attachment formation at the result of controlled tissue regeneration. J Clin Periodontol, 11：494, 1984.
128. Brunsvold MA, Mellonig JT: Bone grafts and periodontal regeneration. Periodontol 2000, 1：8, 1993.
129. Christos DR Kalpidis, Morris P Ruben: Treatment of Intrabony Periodontal Defects with Enamel Matrix Derivative：A Literature Review. J Periodontol, 73：1360-1376, 2002.
130. MacNeil RL, et al: Development of the murine periodontium. Ⅰ. Role of basement membrane in formation of a mineralized tissue on the developing root dentin surface. J Periodontol, 64：95-102, 1993.
131. Fong CD, et al: Amelin：an enamel-related protein, transcribed in the cells of epithelial root sheath. J Bone Miner Res, 11：892-898, 1996.
132. Luo W, et al: Cells from Hertwig's epithelial root sheath do not transcribe amelogenin. J Periodont Res, 26：42-47, 1991.
133. Slavkin HC: Hertwig's epithelial root sheath differentiation and initial cementum and bone formation during long-term organ cementum and bone formation during long-term organ culture of mouse mandibular first molars using serumeless, chemically-defined medium. J Periodont Res, 24：28-40, 1989.
134. Bilezikian JP: Principles of bone biology. Academic Press, New York, 1996.
135. Bronckers AL, et al: Immunolocalization of osteopontin, osteocalcin, and dentin sialoprotein during dental root formation and early cementogenesis in the rat. J Bone Miner Res, 9：833-841, 1994.
136. Chen J, et al: Bone sialoprotein in developing porcine dental tissues：cellular expression and comparison of tissue localization with osteopontin and osteonectin. Arch Oral Biol, 38：241-249, 1993.
137. D'Errico JA, et al: Expression of bone associated markers by tooth root lining cells, in situ and in vitro. Bone, 20：117-126, 1997.
138. Karimbux NY, et al: Temporal and spatial expressions of type Ⅻ collagen in the remodeling periodontal ligament during experimental tooth movement. J Dent Res, 74：313-318, 1995.
139. MacNeil RL, et al: Role of two mineral-associated adhesion molecules, osteopontin and bone sialoprotein, during cementogenesis. Connect Tissue Res, 33：1-7, 1995.
140. MacNeil RL, et al: Expression of bone sialoprotein mRNA by cells lining the mouse tooth root during cementogenesis. Arch Oral Biol, 41：827-835, 1996.
141. MacNeil RL, et al: Bone sialoprotein is localized to the root surface during cementogenesis. J Bone Miner Res, 9：1597-1606, 1994.
142. MacNeil RL, et al: Osteopontin is localized and expressed at specific sites during tooth eruption. In：Davidovitch Z, Norton LA, ed, The biological mechanisms of tooth movement and craniofacial adaptations. Harvard Society for the Advancement of Orthodontics, Boston, 123-131, 1996.

143. MacNeil RL, Thomas HF：Development of the murine periodontium. I. Role of basement membrane in formation of a mineralized tissue on the developing root dentin surface. J Periodontol, 64：95-102, 1993.
144. Matsuura M, et al：Immunohistochemical expression of extracellular matrix components of normal and healing periodontal tissues in the beagle dog. J Periodontol, 66：579-593, 1995.
145. Mckee MD, Nanci A：Postembedding colloidal-gold immunocytochemistry of noncollagenous extracellular matrix proteins in mineralized tissues. Microsc Res Tech, 31：44-62, 1995.
146. Lekic P, et al：Osteopontin and bone sialoprotein expression in regenerating rat periodontal ligament alveolar bone. Anat Rec, 244：50-58, 1996.
147. Mellonig J：Enamel Matrix Derivative for Periodontal Reconstructive Surgery：Technique and Clinical and Histologic Case Report. Int J Periodont Rest Dent, 19：9-19, 1999.
148. Sculean A, et al：Healing of human intrabony defects following treatment with enamel matrix proteins or guided tissue regeneration. J Periodont Res, 34：310-322, 1999.
149. Sculean A, et al：Clinical and Histologic Evaluation of Human Intrabony Defects Treated with an Enamel Matrix Protein Derivative(Emdogain). Int J Periodont Rest Dent, 20：375-381, 2000.
150. Yukna R, et al：Histologic Evaluation of Periodontal Healing in Humans Following Regenerative Therapy with Enamel Matrix Derivative. J Periodontol, 71：752-759, 2000.
151. Gestrelius S, et al：Formulation of enamel matrix derivative for surface coating. Kinetics and cell Colonization. J Clin Periodontol, 24：678-684, 1997.

第14章　参考文献

1. Ikramuddin Aukhil：Biology of wound healing. Periodontol 2000, 22：44, 2000.
2. Clark RAF：Wound repair, overview and general considerations. In：The molecular and cellular biology of wound repair. 2 nd ed, Plenum Press, New York, 1996.
3. Martin P：Wound healing-aiming for perfect skin regeneration. Science, 276：75, 1997.
4. Davis JC, et al：Compromised soft tissue wounds：Correction of wound hypoxia. In：Hunt TK (ed) Problem Wounds：The Role of Oxygen. Elsevier, New York, 143, 1988.
5. Knighton D, et al：Regulation of wound healing angiogenesis-Effect of oxygen grandients and inspired oxygen concentration. Surgery, 90：262, 1981.
6. Marx RE：Clinical applications of bone biology to mandibular and maxillary reconstruction. Clin Plast Surg, 21：377, 1994.
7. Pierce GF, et al：PDGF-BB, TGF-β2 and basic FGF in dermal wound healing：Neo-vessel and matrix formation and cessation of repair. Am J Pathol, 140：1375, 1992.
8. Hubner G, et al：Differential regulation of pro-inflammatory cytokines during wound healing in normal and glucocorticoid treated mice. Cytokine, 8：548, 1996.
9. Brown LF, et al：Macrophages and fibroblasts express embryonic fibronectins during cutaneous wound healing. Am J Pathol, 142：793, 1993.
10. Knighton DR, et al：Regulation of repair：Hypoxic control of macrophage mediated angiogenesis. Soft and Hard Tissue Repair. Praeger, New York, 41, 1984.
11. Takakis DN：Interleukin-1 and bone metabolism：A review. J Periodontol, 64：416, 1993.
12. Horton JE, et al：Bone resorbing activity in supernatant fluid from cultured human peripheral blood leukocytes. Science, 177：793, 1972.
13. Dewhirst FE, et al：Purification and partial sequence of human osteoclast-activating factor：identify with interleukin-1β. J Immunol, 135：2562, 1985.
14. Takahashi K, et al：Role of cytokine in the induction of adhesion molecules on cultured human gingival fibroblasts. J Periodontol, 65：230, 1994.
15. Hayashi J, et al：Effects of cytokine and periodontopathic bacteria on the leukocyte function-associated antigen intercellular adhesion molecule 1 pathway in gingival fibroblasts in adult periodontitis. Infect Immun, 62：5205, 1994.
16. Jandinsli JJ, et al：Localization of interleukin-1 beta in human periodontal tissue. J Periodontol, 62：36, 1991.
17. Matsuki Y, et al：Localization of interleukin-1 (IL-1) mRNA-expressing macrophages in human inflamed gingiva and IL-1 activity in gingival crecicular fluid. J Periodont Res, 28：35, 1993.
18. Seymour GJ, et al：Immunopathogenesis of chronic inflammatory periodontal disease：cellular and molecular mechanisms. J Periodont Res, 28：478, 1993.
19. Stashenko P, et al：Levels of interleukin-1 beta in tissue from sites of active periodontal disease. J Clin Periodontol, 18：548, 1991.
20. Matsuki Y, et al：Interleukin-1 mRNA-expressing macrophages in human chronically inflamed gingival tissues. Am J Pathol, 138：1299, 1991.
21. Matsuki Y, et al：Detection of inflammatory cytokine messenger RNA (mRNA) -expressing cells in human inflamed gingiva by combined in situ hybridization and immunohistochemistry. Immunol, 76：42, 1992.
22. Gillett R, et al：Bacterial invasion of periosontium in a case of juvenile periodontitis. J Clin Periodontol, 9：93, 1982.
23. Garrison SW, et al：Lipopolysaccharide-stimulated PGE$_2$ release from human monocytes. Comparison of lipopolysaccharides prepared from suspected periodontal pathogens. J Periodontol, 59：684, 1988.
24. Offenbacher S, et al：Role of prostaglandins in high risk periodontitis patients. In：Molecular Pathogenesis of Periodontal Disease. Genco RJ, et al (ed) ASM Press, Washington DC, 203, 1994.
25. Noguchi K, et al：Cyclooxygenase-2-dependent prostaglandin production by peripheral blood monocytes stimulated with lipopolysaccharides isolated from periodontopathogenic bacteria. J Periodontol, 71：1575, 2000.
26. Jensen OT, et al：The Sinus Bone Graft. Quintessence, Chicago, 1999.
27. Chiapasco M, et al：Clinical outcome of autogenous bone blocks or guided bone regeneration with e-PTFE membranes for the reconstruction of narrow edentulous ridges. Clin Oral Implants Res, 10：278, 1999.
28. Lozano AJ, et al：The early revascularization of onlay bone grafts. Plast Reconstr Surg, 99：203, 1976.
29. Proussaefs P, et al：The use of ramus autogenous block grafts for vertical alveolar ridge augmentation and implant placement：A pilot study. Int J Oral Maxillofac Implants, 17：238, 2002.
30. Zeiter DJ, et al：The use of a bone block graft from the chin for alveolar ridge augmentation. Int J Periodont Rest Dent, 20：619, 2000.
31. Sporn M, et al：Peptide growth factors and inflammation, tissue repair, and cancer. J Clin Invest, 78：329, 1986.
32. Chan BM, et al：Distinct cellular functions mediated by different VLA integrin α subunit cytoplasmic domains. Cell, 68：1051, 1992.
33. French-Constant C, et al：Reappearence of an embryonic pattern of fibronectin splicing during wound healing in the adult rat. J Cell Biol, 109：903, 1989.
34. Giancotti FG, et al：Elevated levels of the $\alpha5\beta1$ fibronectin receptor suppress the transformed phenotype of Chinese hamster ovary cells. Cell, 60：849, 1990.
35. Gailit J, et al：Platelet-derived growth factor and inflammatory cytokines have differential effects on the expression of integrins $\alpha4\beta1$ and $\alpha5\beta1$ by human dermal fibroblasts in vitro. J Cell Physiol, 169：281, 1996.
36. Knighton DR, et al：Oxygen tension regulates the expression of angiogenesis factor by macrophages. Science, 221：1283, 1983.

37. Axhausen W, et al : The osteogenic phase of regeneration of bone : A historical and experimental study. J Bone Joint Surg Am, 38-A(3) : 593, 1956.
38. Marx RE, et al : Philosophy and particulars of autogenous bone grafting. Oral Maxillofac Surg Clin North Am, 5 : 599, 1993.
39. Bonucci E : New knowledge on the origin, function, and fate of osteoclasts. Clin Orthop, 158 : 252, 1981.
40. Mohan S, et al : Bone growth factors. Clin Orthop Relat Res, 263 : 30, 1991.
41. Delmas PD, et al : The proteins of bone. In : Mundy GR(ed) Physiology and Pharmacology of Bone. Berlin : Springer, 673, 1993.
42. Moy P, et al : Minor bone augmentation procedure. In : Palacci P (ed)Eshetic Implant Dentistry. Quintessence, Chicago : 137, 2001.
43. Caplan AI, et al : Bone development and repair. Bioessays, 6 : 171, 1987.
44. Schallhorn RG, et al : Iliac transplants in periodontal therapy. J Periodontol, 41 : 556, 1970.
45. Dragoo MR, et al : A clinical and histological evaluation of autogenous iliac bone grafts in humans : Part 1. Wound healing 2 to 8 months. J Periodontol, 44 : 599, 1973A.
46. Diem CR, et al : Bone blending : A technique for osseous implants. J Periodontol, 43 : 295, 1972.
47. Hiatt WH, et al : Intraoral transplants of cancellous bone and marrow in periodontal lesions. J Periodontol, 44 : 194, 1973.
48. Kucaba WJ, et al : Incidence and distribution of hematopoetic marrow in human maxillary tuberosity. J Dent Res, 57(Spec. Issue) : 141(Abstr)265, 1978.
49. Evian Cl, et al : The osteogenic activity of bone removed from healing extraction sockets in humans. J Periodontol, 53 : 81, 1982.
50. Robinson RE, et al : Osseous coagulum for bone induction technique. A review. J Calif Dent Assoc, 46 : 18, 1970.
51. Sepe WW, et al : Clinical evaluation of freeze-dried bone allografts in periodontal osseous defects : Part II. J Periodontol, 49 : 9, 1978.
52. Altiere ET, et al : Lyophilized bone allografts in periodontal intraosseous defects. J Periodontol, 50 : 510, 1979.
53. Shapoff CA, et al : The effect of particle size on the osteogenic activity of composite grafts of allogenic freeze-dried bone and autogenous marrow. J Periodontol, 51 : 625, 1980.
54. Drury G, et al : Histologic evaluation of combining tetracycline and allogeneic freeze-dried bone on bone regeneration in experimental defects in baboons. J Periodontol, 62 : 652, 1991.
55. Mellonig J, et al : HIV inactivation in a bone allograft. J Periodontol, 63 : 979, 1992.
56. Han T, et al : Calcium phosphate in dentistry : A review of the literature. J West Soc Periodontol Periodontal Abstr, 32 : 88, 1984.
57. Krejci CB : Osseous grafting in periodontal therapy, part II : Nonosseous graft materials. Compendium Contin Educ Dent, 8 : 785, 1987.
58. Bissada NF, et al : Alveolar bone induction : Alloplasts. Dent Clin N Am, 24 : 739, 1980.
59. Alderman NE : Sterile plaster of paris as an implant in the intrabony environment. A preliminary study. J Periodontol, 40 : 11, 1969.
60. Ganeles J, et al : Ultrastructure of durapatite-periodontal tissue interface in human intrabony defects. J Periodontol, 57 : 133, 1986.
61. Jarcho M : Biomaterial aspects of calcium phosphates. Dent Clinics N Am, 30 : 25, 1986.
62. Metsger DS : Tricalcium phosphate ceramic a resorbable bone implant : review and current status. J Am Dent Assoc, 105 : 1035, 1982.
63. Froum SJ, et al : Human intraosseous healing response to the placement of tricalcium phosphate ceramic implants. II. 13 to 18 months. J Periodontol, 58 : 103, 1987.
64. Prichard JF : The intrabony technique as a predictable procedure. J Periodontol, 28 : 202, 1957.
65. Prichard JF : Present state of the interdental denudation procedure. J Periodontol, 48 : 566, 1977.
66. Prichard JF : The diagnosis and management of vertical bony defects. J Periodontol, 54 : 29, 1983.
67. Becker W, et al : Clinical and volumetric analysis of three-wall intrabony defects following open flap debridement. J Periodontol, 57 : 277, 1986.
68. Becker W, et al : Repair of intrabony defects as a result of open debridement procedures. Report of 36 treated cases. Int J Periodont Rest Dent, 6(3) : 8, 1986.
69. Melcher AH : On the repair potential of periodontal tissues. J Periodontol, 47 : 256, 1976.
70. Magnusson I, et al : Connective tissue attachment formation following exclusion of gingival connective tissue and epithelium during healing. J Periodont Res, 20 : 201, 1985.
71. Magnusson I, et al : New attachment formation following controlled tissue regeneration using biodegradable membranes. J Periodontol, 59 : 1, 1988.
72. Ellegaard B, et al : New periodontal attachment procedure based on retardation of epithelial migration. J Clin Periodontol, 1 : 75, 1974.
73. Nyman S, et al : New attachment following surgical treatment of human periodontal disease. J Clin Periodontol, 9 : 290, 1982.
74. Hammarström L : Enamel matrix cementum development and regeneration. J Clin Periodontol, 24 : 658, 1997.
75. Heijl L : Periodontal regeneration with enamel matrix derivative in one human experimental defect. A case report. J Clin Periodontol, 24 : 693, 1997.
76. Gestrelius S, et al : Formulation of enamel matrix derivative for surface coating. Kinetics and Cell colonization. J Clin Periodontol, 24 : 678, 1997.
77. Dragoo M : Regeneration of the Periodontal Attachment in Humans. Lea and Febinger, Philadelphia, 1981.
78. Mellonig JT : Autogenous and allogeneic bone grafts in periodontal therapy. Crit Rev Oral Biol Med, 3 : 333, 1992.
79. Garrett S : Periodontal regeneration around natural teeth. Ann Periodontol, 1 : 621, 1996.
80. Froum S, et al : Human clinical and histologic responses to durapatite implants in intraosseous lesions. Case reports. J Periodontol, 53 : 719, 1982.
81. Stahl SS, et al : Histologic and clinical responses to porous hydroxyapatite implants in human periodontal defects. Three to twelve months postimplantation. J Periodontol, 58 : 689, 1987.
82. Mellonig JT, et al : Enamel Matrix Derivative for periodontal reconstructive surgery : Technique and clinical and hidtologic case report. Int J Periodont Rest Dent, 19 : 9, 1999.
83. Misch CE, Dietsh F : Bone-grafting materials in implant dentistry. Implant Dent, 2 : 158, 1987.
84. Koole R, et al : Late secondary autogenous bone grafting in cleft patients comparing mandibular(ectomesenchymal. and iliac crest (mesenchymal) grafts. J Craniomaxellofac Surg, 17(suppl 1) : 28-30, 1989.
85. Grag AK : Practical Implant Dentistry. Taylor, Dallas, 1996.
86. Zhang M, et al : A quantitative assessment of osteoconductivity of human demineralixed bone matrix. J Periodontol, 68 : 1076, 1997.
87. Meffert RA : Current usage of bone fill as an adjunct in implant dentistry. Dent Implantol, 9 : 9, 1998.
88. Hislop WS, et al : A preliminary study into the uses of anorganic bone in oral and maxillofacial surgery. Br J Oral Maxillofac Surg, 31 : 149, 1993.
89. Pinholt EM : Alveolar ridge augmentation in rats by Bio-Oss. Scand J Dent Res, 99 : 154, 1991.
90. Valentini P, et al : Histologic evaluation of Bio-Oss in a two-stage sinus floor elevation and implantation procedure, A human case report. Clin Oral Implant Res, 9 : 59, 1998.

91. Schmitt JM, et al：Comparison of porous bone mineral and biologically active glass in critical-sized defects. J Periodontol, 68：1043, 1997.
92. Spector M：Anorganic bovine bone and ceramic analogs of bone mineral as implants to facilitate bone regeneration. Clin Plast Surg, 21：437, 1994.
93. Peltier LF, et al：Deficiency diseases. In：Orthopedics. A History and Icomography. Norman, San Francisco：84, 1993.
94. Codivilla A：On the means of lengthening in the lower limbs, the muscles, and tissues which are shortened througy deformity. Am J Orthop Surg, 2：353, 1905.
95. Magnuson PB：Lengthening shortened bones of the leg by operation. Ivory screws with removable heads as a means of holding the two bone fragments. Surg Gynecol Obster, 17：63, 1913.
96. Putti V：The operative lengthening of the femur. JAMA, 77：934, 1921.
97. Abbott LC：The operative lengthening of the tibia and fibula. J Bone Joint Surg, 9(A)：128, 1927.
98. Haboush EJ, et al：Leg lengthening with new stabilizing apparatus. J Bone Joint Surg, 14(A)：807, 1932.
99. Brockway A, et al：Experience with 105 leg lengthening operations. Surg Gynecol Obstet, 72：252, 1942.
100. Kawamura B, et al：Limb lengthening by means of subcutaneous osteotomy. J Bone Joint Surg, 50(A)：851, 1968.
101. Ilizarov GA：The tension-stress effect on the genesis and growth of tissues. Part Ⅰ. The influence of stability of fixation and soft-tissue preservation. Clin Orthop, 238：249, 1989.
102. Ilizarov GA：The tension-stress effect on the genesis and growth of tissues. Part Ⅱ. The influence of the rate and frequency of distraction. Clin Orthop, 239：263, 1989.
103. Grag AK：Grafting Materials in Repair and Restoration. Tissue Engineering, Quintessence Pub. Chicago, 83, 1999.
104. Ten Cate AR：Ten Cate 口腔組織学. 医歯薬出版, 東京, 1991.
105. D'addona A, et al：Intramembranous autogenous osseous transplants in aesthetic treatment of alveolar atrophy. Periodontol 2000, 27：148, 2001.
106. Smith JD, et al：Membranous vs. endochondral bone autografts. Arch Otoloarygol, 99：203, 1974.
107. Zins JE, et al：Membranous versus endochondral bone：Implications for craniofacial reconstruction. Plast Reconstr Surg, 72：778, 1983.
108. Linn KY, et al：The effect of rigid fixation on the survival of onlay bone grafts：An experimental study. Plast Reconstr Surg, 86：449, 1990.
109. Rabie ABM, et al：Ultrastructural identification of cells involved in the healing of intramembranous and endochondral bones. Int J Oral Maxillofac Surg, 25：383, 1996.
110. 安井夏生：仮骨延長術における類軟骨性骨化. 細胞工学, 17：378, 1998.
111. Buser DD, et al：Guided Tissue Regeneration in Implant Dentistry. Chicago：Quintessence, 1994.
112. Tinti C, et al：Vertical ridge augmentation：What is the limit?. Int J Periodont Rest Dent, 16：619, 1996.
113. Matteo C：Autogenous Bone Graft from the Mandibular Ramus：A Technique for Bone Augmentation. Int J Periodont Rest Dent, 23：277, 2003.
114. Buser D, et al：Lateral ridge augmentation using autografts and barrier membranes：A clinical study with 40 partially edentulous patients. J Oral Maxillofac Surg, 54：420, 1996.
115. Samuel EL, et al：Tissue Engineering. Quintessence Pub, Chicago, 1999.
116. Manson PN, et al：Facial bone healing and bone grafts. A review of clinical physiology. Clin Plast Surg, 21：331, 1994.
117. Zins JE, Whitaker LA：Membranous versus endochondral bone：implications for craniofacial reconstruction. Plast Reconstr Surg, 72：778-785, 1983.
118. Joseph F：The early revascularization of Membranous Bone. Plast Reconstr Surg, 76：510, 1985.
119. Hardesty RA, et al：Craniofacial onlay bone grafting：A prospective evaluation of graft morphology, orientation and embryonic origin. Plast Reconstr Surg, 85：5, 1990.
120. Ozaki W, et al：Volume maintenance of onlay bone grafts in the craniofacial skelton：Micro-architecture versus embryologic origin. Plast Reconstr Surg, 102：291, 1998.
121. Buchman SR, et al：The ultrastructure and resorptive pattern of cancellous onlay bone grafts in the craniofacial skeleton. Ann Plast Surg, 43：49-56, 1999.
122. Ozaki W, et al：A comparative analysis of the microarchitecture of cortical membranous and cortical endochondral onlay bone grafts in the craniofacial skeleton. Plast Reconstr Surg, 104：139, 1999.
123. 竹内靖博：骨基質蛋白の役割とその産生調節. In：骨・カルシウム代謝の調節系と骨粗鬆症, 松本俊夫編, 羊土社, 東京：69, 1994.
124. Young MF, et al：Structure, expression, and regulation of the major noncollagenous matrix proteins of bone. Clin Orthop, 281：275, 1992.
125. Spector M：Basic Principles of Tissue Engineering. In：Tissue Engineering. Lynch SE, et al(ed), Quintessence Pub, Chicago：3, 1999.
126. Bartold PM, et al：Tissue engineering：a new paradigm for periodontal regeneration based on molecular and cell biology. Periodotol 2000, 24：253, 2000.
127. Rodan GA, et al：Role of osteoblast in hormonal control of bone resorption-a hypothesis. Calcif Tiss Res, 33：349, 1981.
128. Yasuda H, et al：Osteoclast differentiation factor is ligand for osteoprotegerin / osteoclastogenesis-inhibitory factor and is identical to TRANS / RANKL. Proc Natl Acad Sci USA, 95：3597, 1998.
129. Jarcho M, et al：Tissue cellular and subcellular events at a bone-ceramic hydroxyapatite interface. J Bioengineering, 1：79, 1977.
130. Frame JW, et al：Hydroxyapatite as a bone substitute in the jaws. Biomaterials, 2：19, 1981.
131. Moskow BS, et al：Histologic assessment of human periodontal defect after durapatite ceramic implants. J Periodontol, 54：455, 1983.
132. Shepard WK, et al：Human clinical and histological responses to Calcitite implant in intraosseous lesions. Int J Periodont Rest Dent, 6(3)：47, 1986
133. Shapoff C, et al：The effect of particle size on the osteogenic activity of composite grafts of allogenic freeze-dried bone allograft and autogenous marrow. J Periodontol, 51：625, 1980.
134. Sampath T, Reddi A：Homology of bone inductive proteins from human, monkey, bovine, and rat extracellular matrix. Proc Natl Acad Sci USA, 80：6591, 1983.
135. Mellonig JT, Levy RA：Effect of different particle sizes of freeze-dried bone allograft on the rate of bone growth. J Dent Res, 63：461, 1984.
136. Zaner DJ, et al：Particle size of periodontal bone grafting materials. J Periodontol, 55：406, 1984.
137. Position paper：Tissue banking and periodontal bone allografts. AAP, 1994.
138. Hiatt WH, et al：The induction of new bone and cementum formation Ⅳ. Microscopic examination of the periodontium following human bone and marrow allograft, autograft and nongraft periodontal regenerative procedures. J Periodontol, 49：495, 1978.
139. Hiatt WH, Schallhorn RG：Human autografts of iliac cancellous bone and marrow in periodontal osseous defects. Ⅰ. Rationale and methology. J Periodontol, 42：642, 1971.
140. Schallhorn RG, Hiatt WH：Human allografts of iliac cancellous bone and marrow in periodontal osseous defects. Ⅱ. Clinical observations. J Periodontol, 43：67, 1972.
141. Mellonig J, et al：Comparison of bone graft materials. Ⅰ. New bone formation with autografts and allografts determined by strontium-85. J Periodontol, 52：291, 1981.

142. Urist MR : Bone formation by autoinduction. Science, 150 : 893, 1965.
143. Urist MR, et al : Inductive substrates for bone formation. Clin Orthop, 59 : 59, 1968.
144. Urist MR, et al : Preservation and biodegradation of the morphogenetic property of bone matrix. J Theor Biol, 38 : 155, 1973.
145. Urist MR, et al : Quantitation of new bone formation in intramuscular implants of bone matrix in rabbits. Clin Orothop, 68 : 279, 1970.
146. Urist MR, et al : Bone formation in implants of partially and wholly demineralized bone matrix. Clin Orthop, 71 : 271, 1970.
147. Chalmers I, et al : Observations on the induction of bone in soft tissue. J Bone Joint Surg, 57B : 36, 1975.
148. Harakas N : Demineralized bone-matrix-induced osteogenesis. Clin Orthop, 188 : 239, 1984.
149. Koskinen EV, et al : Osteoinduction and osteogenesis in implants of allogeneic bone matrix. Clin Orthop, 87 : 116, 1972.

第15章 参考文献

1. Melcher AH, et al : On the repair potential of periodontal tissues. J Periodontol, 47 : 256, 1976.
2. Aukhil I, et al : In vivo differentiation of progenitor cells of the periodontal ligament. An experimental study using physical barriers. J Clin Periodontol, 13 : 862, 1986A.
3. Isidor F, et al : The significance of coronal growth of periodontal ligament tissue for new attachment formation. J Clin Periodontol, 13 : 145, 1986.
4. Ellegaard B, et al : New periodontal attachment procedure based on retardation of epithelial migration. J Clin Periodontol, 1 : 75, 1974.
5. Prichard JF : The infrabony technique as a predictable procedure. J Periodontol, 28 : 202, 1957.
6. Becker W, et al : Root isolation for new attachment procedures. A surgical and suturing method : three case reports. J Periodontol, 58 : 819, 1987.
7. Nyman S, et al : The regenerative potential of the periodontal ligament. An experimental study in the monkey. J Clin Periodontol, 9 : 257, 1982.
8. Nyman S, et al : New attachment following surgical treatment of human periodontal disease. J Clin Periodontol, 9 : 290, 1982.
9. Gottlow J, et al : New attachment formation as the result of controlled tissue regeneration. J Clin Periodontol, 11 : 494, 1984.
10. Gottlow J, et al : New attachment formation in the human peiodontium by guided tissue regeneration. Case reports. J Clin Periodontol, 13 : 604, 1986.
11. Garret S : Periodontal regeneration around natural teeth. In : Genco R, ed, World Workshop in Periodontics. Lansdowne, VA. AAP, 621 : 1996.
12. Aukhil I, et al : An experimental study of new attachment procedure in beagle dogs. J Periodont Res, 18 : 643, 1983.
13. Aukhil I, et al : Guided tissue regeneration. An experimental procedure in beagle dogs. J Periodontol, 57 : 727, 1986.
14. Caffesse RG : New attachment achieved by guided tissue regeneration in beagle dogs. J Periodontol, 59 : 589, 1988.
15. Caton J : Guided tissue regeneration in interproximal defects in the monkey. Int J Periodont Restr Dent, 12 : 266, 1992.
16. Cortellini P, et al : Histologic assessment of new attachment following the treatment of a human buccal recession by means of a guided tissue regeneration procedure. J Periodontol, 64 : 387, 1993.
17. Cortellini P, et al : Periodontal regeneration of human intrabony defects with bioresorbable membranes. A controlled clinical trial. J Periodontol, 67 : 217, 1996.
18. Stahl S, et al : Human histologic responses to guided tissue regenerative techniques in intrabony lesions. Case reports in nine sites. J Clin Periodontol, 17 : 191, 1990.
19. Stahl S, et al : Healing of human suprabony lesions treated with guided tissue regeneration and coronally anchored flaps. J Clin Periodontol, 18 : 69, 1991.
20. Al-Arrayed F, et al : Clinical trial of cross-linked human type I collagen as a barrier material in surgical periodontal treatment. J Clin Periodontol, 22 : 371, 1995.
21. Becker W, et al : Treatment of mandibular 3-wall intrabony defects by flap debridement and expanded polytetrafluoroethylene barrier membranes. Long term evaluation of 32 treated patients. J Periodontol, 64 : 1138, 1993.
22. Becker W, et al : A prospective multicenter study evaluating periodontal regeneration for class II furcation invasions and intrabony defects after treatment with a bioabsorbable barrier membrane : 1-year results. J Periodontol, 67 : 641, 1996.
23. Becker W, et al : New attachment after treatment with root isolation procedures. report for treated class III and class II furcations and vertical osseous defects. Int J Periodont Rest Dent, 8 : 8, 1988.
24. Benque'E, et al : Guided tissue regeneration using a collagen membrane in chronic adult and rapidly progressive periodontitis in the treatment of 3-wall intrabony defects. J Clin Periodontol, 24 : 544, 1997.
25. Caffesse, et al : Clinical comparison of resorbable and non-resorbable barrier for guided tissue regeneration. J Clin Periodontol, 24 : 747, 1997.
26. Chen CC, et al : Evaluation of a collagen membrane intrabony defects. J Periodontol, 66 : 838, 1995.
27. Christgau M, et al : Periodontal regeneration of intrabony defects with resorbable and non-resorbable membranes : 30-month results. J Clin Periodontol, 24 : 17, 1997.
28. Chung KM, et al : Clinical evaluation of a biodegradable collagen membrane in guided tissue regeneration. J Peridontol, 61 : 732, 1990.
29. Cortellini P, et al : Treatment of deep and shallow intrabony degects. A multicenter randomized controlled clinical trial. J Clin Periodontol, 25 : 981, 1998.
30. Cortellini P, et al : Guided tissue regeneration with a rubber dam : a five case report. Int J Periodont Rest Dent, 14 : 9, 1994.
31. Cortellini P, et al : Interproximal free gingival defects. A controlled clinical trial indicating improved outcomes. J Periodontol, 66 : 488, 1995.
32. Cortellini P, et al : No detrimental effect of fibrin glue on the regeneration of intrabony defects. A controlled clinical trial. J Clin Periodontol, 22 : 697, 1995.
33. Cortellini P, et al : Periodontal regeneration of human infrabony defects with titanium reinforced membranes. A controlled clinical trial. J Periodontol, 66 : 797, 1995.
34. Cortellini P, et al : The modified papilla preservation technique with bioresorbable barrier membranes in the treatment of intrabony defects. Case reports. Int J Periodont Rest Dent, 16 : 547, 1996.
35. Cortellini P, et al : The simplified papilla preservation flap. A novel surgical approach for the management of soft tissues in regenerative procedures. Int J Periodont Rest Dent, 19 : 589, 1999.
36. Cortellini P, et al : Periodontal regeneration of human infrabony defects. I. Clinical measures. J Periodontol, 64 : 254, 1993.
37. Falk H, et al : Periodontal regeneration using a bioresorable GTR device. J Swed Dent Assoc, 85 : 673, 1993.
38. Falk H, et al : Guided tissue regeneration therapy of 203 consecutively treated intrabony defects using a bioabsorbable matrix barrier. Clinical and radiogragphic findings. J Periodontol, 68 : 571, 1997.
39. Gouldin A, et al : Evaluation of guided tissue regeneration in interproximal defects. II. Membrane and bone versus membrane alone. J Clin Periodontol, 23 : 485, 1996.
40. Handelsman M, et al : Guided tissue regeneration with and without citric acid treatment in vertical osseous defects. Int J Periodont Rest Dent, 11 : 351, 1991.

41. Kersten B, et al : Healing of the intrabony periodontal lesion following root conditioning with citric and wound closure including an expanded PTFE membrane. J Periodontol, 63 : 876, 1992.
42. Kilic A, et al : Guided tissue regeneration in conjunction with hydroxyapatite-collagen grafts for intrabony defects. A clinical and radiological evaluation. J Clin Periodontol, 24 : 372, 1997.
43. Kim C, et al : Periodontal repair in intrabony defects treated with a calcium carbonate implant and guided tissue regeneration. J Periodontol, 67 : 1301, 1996.
44. Laurell L, et al : Clinical use of a bioresorbable matrix barrier in guided tissue regeneration therapy. Case series. J Periodontol, 65 : 967, 1994.
45. Mattson J : Treatment of intrabony defects with collagen membrane barrriers. Case reports. J Periodontol, 66 : 635, 1995.
46. Mellado JR, et al : A comparative study of e-PTFE periodontal membranes with and without decalcified freeze dried bone allografts for the regeneration of interproximal intraosseous defects. J Periodontol, 66 : 751, 1995.
47. Murphy K, et al : Interproximal tissue maintenance in GTR procedures : description of a surgical technique and 1 year reentry results. Int J Periodont Rest Dent, 16 : 463, 1996.
48. Proestakis G, et al : Guided tissue regeneration in the treatment of infrabony defects on maxillary premolars. A pilot study. J Clin Periodontol, 19 : 766, 1992.
49. Quteish D, et al : The use of irradiated-crosslinked human collagen membrane in guided tissue regeneration. J Clin Periodontol, 19 : 476, 1992.
50. Selvig KA, et al : Regenerative surgery of intrabony periodontal defects using e-PTFE barrier membranes. Scanning electron microscopic evaluation of retrieved membranes vs. clinical healing. J Periodontol, 63 : 974, 1992.
51. Tonetti MS, et al : Generalizability of the added benefits of guided tissue regeneration in the treatment of deep intrabony defects. Evaluation in a multi-center randomized controlled clinical trial. J Periodontol, 69 : 1183, 1998.
52. Tonetti MS, et al : Guided tissue regeneration of deep intrabony defects in strategically important prosthetic abutments. Int J Periodont Rest Dent, 16 : 379, 1996.
53. Cortellini P, et al : Periodontal regeneration of human infrabony defects. II. Reentry procedures and bone measures. J Periodontol, 64 : 261, 1993.
54. Selvig KA, et al : Surgical treatment of intrabony periodontal defects using expanded polytetrafluoroethylene barrier membranes : influence of defect configuration on healing response. J Periodontol, 64 : 730, 1993.
55. Tonetti MS, et al : Periodontal regeneration of human infrabony defects. III. Diagnostic strategies to detect bone gain. J Periodontol, 64 : 269, 1993.
56. Lekovic V, et al : Evaluation of guided tissue regeneration in class II furcation. A clinical re-entry study. J Periodontol, 60 : 694, 1989.
57. Andersson B, et al : Treatment of furcation defects. Guided regeneration versus coronally positioned flap in mandibular molars : a pilot study. J Clin Periodontol, 21 : 211, 1994.
58. Caffesse RG, et al : Class II furcation treated by guided tissue regeneration : case reports. J Periodontol, 61 : 510, 1990.
59. Mellonig JT, et al : Clinical evaluation of guided tissue regeneration in the treatment of grade II molar furcation invasions. Int J Periodont Rest Dent, 14 : 255, 1994.
60. Machtei E, et al : Long-term stability of class II furcation defects treated with barrier membranes. J Periodontol, 67 : 523, 1996.
61. Black BS, et al : Comparative study of collagen and expanded polytetrafluoroethylene membranes in the treatment of human class II furcation defects. J Periodontol, 65 : 598, 1994.
62. Blumenthal NM, et al : A clinical comparison of collagen membranes with ePTFE membranes in the treatment of human mandibular buccal class II furcation defects. J Periodontol, 64 : 925, 1993.
63. Bouchard P, et al : Expanded polytetrafluoroethylene membrane and connective tissue grafts support bone regeneration for closing mandibular class II furcation. J Periodontol, 64 : 1193, 1993.
64. Bouchard P, et al : Clinical evaluation of a bioabsorbable regenerative material in mandibular class II furcation therapy. J Clin Periodontol, 24 : 511, 1997.
65. Christgau M, et al : Clinical and radiographical split mouth study on resorbable versus non-resorbable GTR-membranes. J Clin Periodontol, 22 : 306, 1995.
66. Garrett S, et al : Periodontal regeneration around natural teeth. Ann Periodontol, 1 : 621, 1996.
67. Hugoson A, et al : Treatment of class II furcation involvements in humans with bioresorbable guided tissue regeneration barriers. A randomized multicenter study. J Periodontol, 66 : 624, 1995.
68. Yukna R, et al : Clinical human comparison of expanded polytetrafluoroethylene barrier membrane and freeze dried duramater allografts for guided tissue regeneration of lost periodontal support. J Periodontol, 63 : 431, 1992.
69. Kaldahl WB, et al : Evaluation of four modalities of periodontal therapy : mean probing depth, probing attachment level and recession changes. J Periodontol, 59 : 783, 1988.
70. Paul BF, et al : Use of a collagen barrier to enhance healing in human periodontal furcation defects. Int J Periodont Rest Dent, 12 : 123, 1992.
71. Van Swol R, et al : Collagen membrane barrier therapy to guided regeneration in class II furcation in humans. J Periodontol, 64 : 622, 1993.
72. Wang H, et al : Evaluation of an absorbable collagen membrane in treating class II furcation defects. J Periodontol, 65 : 1029, 1994.
73. Sanz M, et al : Guided tissue regeneration in human class II furcations and interproximal intrabony defects after using a bioabsorbable membrane barrier. Int J Periodont Rest Dent, 11 : 563, 1997.
74. Caton J, et al : Synthetic bioabsorbable barrier for regeneration in human periodontal defects. J Periodontol, 65 : 1037, 1994.
75. Polson AM, et al : Initial study of guided tissue regeneration in class II furcation defects after use of a biodegradable barrier. Int J Periodont Rest Dent, 15 : 42, 1995.
76. Garrett S, et al : Treatment of mandibular class III periodontal furcation defects. Coronally positioned flap with and without ePTFE membranes. J Periodontol, 65 : 592, 1994.
77. Lekovic, et al : The use of autogenous periosteal grafts as barriers for the treatment of class II furcation involvements in lower molars. J Periodontol, 62 : 775, 1991.
78. Schallhorn RG, et al : Combined osseous composite graft, root conditioning, and guided tissue regeneration. Int J Periodont Rest Dent, 8 : 9, 1988.
79. McClain PK, et al : Long-term assessment of combined osseous composite grafting, root conditioning, and guided tissue regeneration. Int J Periodont Rest Dent, 13 : 9, 1993.
80. Gantes B, et al : Treatment of periodontal furcation defects. II. Bone regeneration in mandibular class II defects. J Clin Periodontol, 15 : 232, 1988.
81. Wallace SC, et al : Guided tissue regeneration with and without decalcified freeze-dried bone in mandibular class II furcation invasions. J Periodontol, 65 : 244, 1994.
82. Luepke PG, et al : A clinical evaluation of a bioresorbable barrier with and without decalcified feeeze-dried bone allograft in the treatment of molar furcations. J Clin Periodontol, 24 : 440, 1997.
83. Metzler DG, et al : Clinical evaluation of guided tissue regeneration in the treatment of maxillary class II molar furcation invasions. J Periodontol, 62 : 353, 1991.
84. Pontoriero R, et al : Guided tissue regeneration in the treatment of degree II furcation defects in maxillary molars. J Clin Periodontol, 22 : 756, 1995.
85. Pontoriero R, et al : Guided tissue regeneration in the treatment of degree III furcation defects in maxillary molars. J Clin Periodontol, 22 : 810, 1995.

86. Hammarström L : Enamel matrix, cementum development and regeneration. J Clin Periodontol, 24 : 658, 1997.
87. Heijl L, et al : Periodontal regeneration with enamel matrix derivative in one human experimental defect. A case report. J Clin Periodontol, 24 : 693, 1997.
88. Lindskog S : Formation of intermediate cementum. I : Early mineralization of aprismatic enamel and intermediate cementum in monkey. J Craniofac Dev Biol, 2 : 147, 1982.
89. Lindskog S : Formation of intermediate cementum. II : A scanning electron microscopic study of the epithelial root sheath of Hertwig in monkey. J Craniofac Dev Biol, 2 : 161, 1982.
90. Lindskog S, et al : Formation of intermediate cementum. III : 3 H-tryptophan and 3 H-proline uptake into the epithelial root sheath of Hertwig in vitro. J Craniofac Dev Biol, 2 : 171, 1982.
91. Slavkin HC, et al : Human and mouse cementum proteins immunologically related to enamel proteins. Biochim Biophys Acta, 991 : 12, 1989.
92. Slavkin HC, et al : Hertwig's epithelial root sheath differentiation and initial cementum and bone formation during long-term organ culture of mouse mandibular first molars using serumless, chemically-defined medium. J Periodont Res, 24 : 28, 1989.
93. Fukae M, et al : Immunoblot detection and expression of enamel proteins at the apical portion of the forming root in porcine permanent incisor tooth germs. J Bone Miner Metab, 19 : 236, 2001.
94. Gestrelius S, et al : Emdogain-Periodontal regeneration based on biomimicry. Clin Oral Invest, 4 : 120, 2000.
95. Lyngstadaas SP, et al : Autocrine growth factors in human periodontal ligament cells cultured on enamel matrix derivative. J Clin Periodontol, 28 : 181, 2001.
96. Van der Pauw MT, et al : Emanel matrix-derived protein stimulates attachment of periodontal ligament fibroblasts and enhances alkaline phosphatase activity and transforming growth factor $\beta 2$ release of periodontal ligament and gingival fibroblasts. J Periodontol, 71 : 31, 2000.
97. Kawase T, et al : Cytostatic action of enamel matrix derivative (EMDOGAIN) on human oral squamous cell carcinoma-derived SCC25 epithelial cells. J Periodont Res, 35 : 291, 2000.
98. Sculean A, et al : Treatment of intrabony defects with enamel matrix proteins and guided tissue regeneration. A prospective controlled clinical study. J Clin Periodontol, 28 : 397, 2001.
99. Pontoriero R, et al : The use of barrier membranes and enamel matrix proteins in the treatment of angular bone defects. A prospective controlled clinical study. J Clin Periodontol, 26 : 833, 1999.
100. Sculean A, et al : Comparison of enamel matrix proteins and bioabsorbable membranes in the treatment of intrabony periodontal defects. A split-mouth study. J Periodontol, 70 : 255, 2000.
101. Pietruska MD : A comparative study on the use of Bio-Oss and enamel matrix derivative (Emdogain) in the treatment of periodontal bone defects. Eur J Oral Sci, 109 : 178, 2001.
102. Silvestri M, et al : Comparison of treatment of infrabony defects with enamel matrix derivative, guided tissue regeneration with a nonresorbable membrane and modified Widman flap. A pilot study. J Clin Periodontol, 27 : 603, 2000.
103. Zucchelli G, et al : Enamel matrix proteins and guided tissue regeneration with titanium-reinforced expanded polytetrafluoroethylene membranes in the treatment of infrabony defects : A comparative controlled clinical trial. J Periodontol, 73 : 3, 2002.
104. Heijl L, et al : Enamel matrix derivative (EMDOGAIN) in the treatment of intrabony periodontal defects. J Clin Periodontol, 24 : 705, 1997.
105. Lekovic V, et al : A comparison between enamel matrix proteins used alone or in combination with bovine porous bone mineral in the treatment of intrabony periodontal defects in humans. J Periodontol, 71 : 1110, 2000.
106. Okuda K, et al : Enamel matrix derivative in the treatment of human intrabony osseous defects. J Periodontol, 71 : 1821, 2000.
107. Froum SJ, et al : A comparative study utilizing open flap debridement with and without enamel matrix derivative in the treatment of periodontal intrabony defects : A 12-month re-entry study. J Periodontol, 72 : 25, 2001.
108. Velasquez-Plata D, et al : Clinical comparison of an enamel matrix derivative used alone or in combination with a bovine-derived xenograft for the treatment of periodontal osseous defects in humans. J Periodontol, 73 : 433, 2002.
109. Tonetti MS, et al : Enamel matrix proteins in the regenerative therapy of deep intrabony defects. A multicenter randomized controlled clinical trial. J Clin Periodontol, 29 : 317, 2002.
110. Sculean A, et al : Healing of human intrabony defects following treatment with enamel matrix proteins or guided tissue regeneration. J Periodont Res, 34 : 310, 1999.
111. Gestrelius S, et al : Formulation of enamel matrix derivative for surface coating. Kinetics and cell colonization. J Clin Periodontol, 24 : 678, 1997.
112. Araujo M, et al : GTR treatment of degree III furcation defects following application of enamel matrix proteins. An experimental study in dogs. J Clin Periodontol, 25 : 524, 1998.
113. Cortellini P, et al : Focus on intrabony defects : guided tissue regeneration. Periodontol 2000, 22 : 104-132, 2000.
114. Tonetti M, et al : Effect of cigarette smoking on periodontal healing following GTR in intrabony defects. A preliminary retrospective study. J Clin Periodontol, 22 : 229, 1995.
115. Cortellini P, et al : Periodontal regeneration of human infrabony defects. V. Effect of oral hygiene on long term stability. J Clin Periodontol, 21 : 606, 1994.
116. Cirtellini P, et al : Long term stability of clinical attachment following guided tissue regeneration and conventional therapy. J Clin Periodontol, 23 : 106, 1996.
117. Tonetti M, et al : Factors affecting the healin response of intrabony defects following guided tissue regeneration and access flap surgery. J Clin Periodontol, 23 : 548, 1996.
118. Machtei E, et al : Guided tissue regeneration and anti-infective therapy in the treatment of class II furcation defects. J Periodontol, 64 : 968, 1993.
119. Machtei E, et al : Clinical, mirobiological and histological factors which influence the success of regenerative periodontal therapy. J Periodontol, 65 : 154, 1994.
120. Hugoson A, et al : Treatment of class II furcation involvements in humans with bioresorbabale and non-resorbable guided tissue barriers. A randomized multicenter study. J Periodontol, 66 : 624, 1995.
121. Garrett S, et al : Treatment of intraosseous periodontal defects with a combined therapy of citric acid conditioning, bone grafting, and placement of collagenous membranes. J Clin Periodontol, 15 : 383, 1988.
122. Tonetti M, et al : Periodontal regeneration in human infrabony defects. IV. Determinants of healing response. J Periodontol, 64 : 934, 1993.
123. Bower R : Furcation morphology relative to periodontal treatment. Furcation entrance architecture. J Periodontol, 50 : 23, 1979.
124. Cortellini P, et al : Radiographic defect angle influences the outcomes of GTR therapy in intrabony defects. 77th General Session of the IADR, Vancouber, Canada, March10-13, 1999.
125. Pontoriero R, et al : Guided tissue regeneration in the treatment of degree II furcations in maxillary molars. J Clin Periodontol, 22 : 756, 1995.
126. Pontoriero R, et al : Guided tissue regeneration in surgically produced furcation defects. An experimental study in the beagle dog. J Clin Periodontol, 19 : 159, 1992.
127. Cortellini P, et al : Guided tissue regeneration with different materials. Int J Periodont Rest Dent, 10 : 137, 1990.
128. DeSanctis M, et al : Bacterial colonization of resorbable barrier materials and periodontal regeneration. J Periodontol, 67 : 1193, 1996.
129. DeSanctis M, et al : Bacterial colonization of barrier material and periodontal regeneration. J Clin Periodontol, 23 : 1039, 1996.
130. Murphy K : Post-operative healing complications associated with Gore-Tex periodontal material. 1. Incidence and characterization. Int J Periodont Rest Dent, 15 : 363, 1995.

131. Cortellini P, et al : The modified papilla preservation technique. A new surgical approach for interproxymal regenerative procedures. J Periodontol, 66 : 261, 1995.
132. Grevstad H, et al : Ultrastructure of plaque associated with polytetrafluoroethylene(PTFE) membranes used for guided tissue regeneration. J Clin Periodontol, 20 : 193, 1993.
133. Mombelli A, et al : Isolation of periodontal species after guided tissue regeneration. J Periodontol, 64 : 1171, 1993.
134. Demolon IA, et al : Effect of antibiotic treatment of clinical conditions and bacterial growth with guided tissue regeneration. J Periodontol, 64 : 609, 1993.
135. Demolon IA, et al : Effect of antibiotic treatment on clinical conditions with guided tissue regeneration : one year result. J Periodontol, 65 : 713, 1994.
136. Dowell P, et al : A comparative clinical study : the use of human type I collagen with and without the addition of metronidazole in the GTR method of treatment of periodontal tissue. J Clin Periodontol, 22 : 543, 1995.

第16章 参考文献

1. Offenbacher S : Periodontal Disease : Pathogenesis. Ann Periodontol, 1 : 821, 1996.
2. Mattila KJ, et al : Dental infections and coronary atherosclerosis. Atherosclerosis, 103 : 205, 1993.
3. DeStefano F, et al : Dental disease and risk of coronary heart disease and mortality. Br Med J, 306 : 688, 1993.
4. Mattila KJ, et al : Dental infection and the risk of new coronary artery disease. Clin Infect Dis, 20 : 588, 1995.
5. Beck JD, et al : Periodontal disease and cardiovascular disease. J Periodontol, 67 : 1123, 1996.
6. Joshipura KJ, et al : Poor oral health and coronary heart disease. J Dent Res, 75 : 1631, 1996.
7. Herzberg MC, Meyer MW : Effects of oral flora on platelets : Possible consequences in cardiovascular disease. J Periodontol, 67 : 1138, 1996.
8. Grau AJ, et al : Association between acute cerebrovascular ischemia and chronic and recurrent infection. Stroke, 28 : 1724, 1997.
9. Beck JD, et al : Periodontitis : A risk factor for coronary heart disease? Ann Periodontol, 3 : 127, 1998.
10. Deshpande RG, et al : Invasion of aortic and heart endothelial cells by Porphyromonas gingivalis. Infect Immun, 66 : 5337, 1998.
11. Herzberg MC, Meyer MW : Dental plaque, platelets, and cardiovascular diseases. Ann Periodontol, 3 : 151, 1998.
12. Loesche WJ, et al : The relationship between dental disease and cerebral vascular accident in elderly United States veterans. Ann Periodontol, 3 : 161, 1998.
13. Offenbacher S, et al : Periodontitis-atherosclerosis syndrome—an expanded model of pathogenesis. J Periodont Res, 34 : 346, 1999.
14. Dorn BR, et al : Invasion of human coronary artery cells by periodontal pathogens. Infect Immun, 67 : 5792, 1999.
15. Awano S, et al : Sequencing, expression and biochemical characterization of the Porphyromonas gingivalis pep O gene encoding a protein homologous to human endothelin-converting enzyme. FEBS Lett, 430 : 139, 1999.
16. Wu T, et al : Periodontal disease and risk of cerebrovascular disease. The First National Health and Nutrition Examination Survey and its follow-up study. Arch Intern Med, 160 : 2749, 2000.
17. Haraszthy VI, et al : Identification of periodontal pathogens in atheromatous plaques. J Periodontol, 71 : 1554, 2000.
18. Iacopino AM, Cutler CW : Pathophysiological relationships between periodontitis and systemic disease : Recent concepts involving serum lipids. J Periodontol, 71 : 1375, 2000.
19. Scannapieco FA, et al : Associations between oral conditions and respiratory disease in a national sample survey sample population. Ann Periodontol, 3 : 251, 1998.
20. Hayes C, et al : The association between alveolar bone loss and pulmonary function : The VA Dental Longitudinal Study. Ann Periodontol, 3 : 257, 1988.
21. Limeback H : Implications of oral infections on special focus on pneumonia. Ann Periodontol, 3 : 262, 1998.
22. Scannapieco FA : Role of oral bacteria in respiratory infection. J Periodontol, 70 : 793, 1999.
23. Terpenning MS, et al : Aspiration pneumonia : Dental and oral risk factors in an older veteran population. J Am Geriatr Soc, 49 : 557, 2001.
24. Offenbacher S, et al : Periodontal infection as a possible risk factor for preterm low birth weight. J Periodontol, 67 : 1103, 1996.
25. Dasanayake AP : Poor periodontal health of the pregnant woman as a risk factor for low birth weight. Ann Periodontol, 3 : 206, 1998.
26. Offenbacher S, et al : Potential pathogenic mechanisms of periodontitis-associated pregnancy complications. Ann Periodontol, 3 : 233, 1998.
27. Gibbs RS : The relationship between infections and adverse pregnancy outcomes : An overview. Ann Periodontol, 6 : 153, 2001.
28. Jeffcoat MK, et al : Current evidence regarding periodontal disease as a risk factor in preterm birth. Ann Periodontol, 6 : 183, 2001.
29. Mitchell-Lewis D, et al : Periodontal infections and pre-term birth : early findings from a cohort of young minority women in New York. Eur J Oral Sci, 109 : 34, 2001.
30. Lopez NJ, et al : Periodontal therapy reduces the risk of preterm low birth weight. J Dent Res, 80 : 188, 2001.
31. Preber H, Berdstrom J : Cigarette smoking in patients referred for periodontal treatment. Scand J Dent Res, 94 : 102, 1986.
32. Bergstrom J, Eliasson S : Cigarette smoking and alveolar bone height in subjects with a high standard of oral hygiene. J Clin Periodontol, 14 : 466, 1987.
33. Bergstrom J : Cigarette smoking as risk factor in chronic periodontal disease. Community Dent Oral Epidemiol, 17 : 245, 1989.
34. Anonymous. Position paper : Tobacco use and the periodontal patients. Research, Science and Therapy Committee of the American Academy of Periodontology. J Periodontol, 70 : 1419, 1999.
35. Bergstrom J, et al : Exposure to tobacco smoking and periodontal health. J Clin Periodontol, 27 : 61, 2000.
36. Kinane DF, Chestnutt IG : Smoking and periodontal disease. Crit Rev Oral Biol Med, 11 : 356, 2000.
37. Haffajee AD, Socransky SS : Relationship of cigarette smoking to attachment level profiles. J Clin Periodontol, 28 : 377, 2001.
38. Preber H, et al : Occurrence of periopathogens in smoker and nonsmoker patients. J Clin Periodontol, 19 : 667, 1992.
39. Bostrom L, et al : Smoking and subgingival microflora in periodontal disease. J Clin Periodontol, 28 : 212, 2001.
40. van der Weijden GA, et al : Periodontitis in smokers and nonsmokers : intra-oral distribution of pockets. J Clin Periodontol, 28 : 955, 2001.
41. McGuire MK, Nunn ME : Prognosis versus actual outcome. IV. The effectiveness of clinical parameters and IL-1 genotype in accurately predicting prognoses and tooth survival. J Periodontol, 70 : 49, 1999.
42. Tomar SL, Samira A : Smoking-attributable periodontitis in the United States : Findings From NHANES III. J Periodontol, 71 : 743, 2000.
43. Moore PA, et al : Type 1 diabets mellitus and oral health : assessment of coronal and root caries. Community Dent Oral Epidemiol, 29 : 183, 2001.
44. Papantonoapoulos GH : Smoking influences decision making in periodontal therapy : a retrospective clinical study. J Periodontol, 70 : 1166, 1999.
45. Loesche WJ, et al : The non-surgical treatment of patients with periodontal disease : results after five years. J Am Dent Assoc, 133 : 311, 2002.

46. Scabbia A, et al : Cigarette smoking negatively affects healing response following flap debridement surgery. J Clin Periodontol, 72 : 43, 2001.
47. Danesh-Meyer MJ, Wikesjo UM : Gingival recession defects and guided tissue degeneration : a review. J Periodont Res, 36 : 341, 2001.
48. Heard RH, et al : Clinical evaluation of wound healing following multiple exposures to enamel matrix protein derivative in the treatment of intrabony periodontal defects. J Periodontol, 72 : 1715, 2000.
49. Zucchelli G, et al : Enamel matrix proteins and guided tissue regeneration with titanium-reinforced expanded polytetrafluoroethylene membranes in the treatment of infrabony defects : a comparative controlled clinical trial. J Periodontol, 73 : 3, 2002.
50. Bain CA, Moy PK : The association between the failure of dental implants and cigarette smoking. Int J Oral Maxillofac Implants, 8 : 609, 1993.
51. Wilson TG Jr, Nunn M : The relationship between the interleukin-1 periodontal genotype and implant loss. Initial data. J Periodontol, 70 : 724, 1999.
52. Kan JY, et al : Effects of smoking on implant success in grafted maxillary sinuses. J Prosthet Dent, 82 : 307, 1999.
53. Carlsson GE, et al : Long-term marginal periimplant bone loss in edentulous patients. Int J Prosthodont, 13 : 295, 2000.
54. Schwartz-Arad D, et al : Smoking and complications of endosseous dental implants. J Periodontol, 73 : 153, 2002.
55. Bergstrom J, et al : Influence of cigarette smoking on vascular reaction during experimental gingivitis. Scand J Dent Res, 96 : 34, 1988.
56. Eichel B, Shahrik HA : Tobacco smoke toxicity : Loss of human oral leukocytes function and fluid cell metabolism. Science, 166 : 1424, 1969.
57. MacFarlane GD, et al : Refractory periodontitis associated with abnormal polymorphonuclear leukocyte phagocytosis and cigarette smoking. J Periodontol, 63 : 908, 1992.
58. Pabst MJ, et al : Inhibition of neutrophil and monocyte defensive functions by nicotine. J Periodontol, 66 : 1047, 1995.
59. Payne JB, et al : Nicotine effects on PGE_2 and IL-1β release by LPS-treated human monocytes. J Periodont Res, 31 : 99, 1996.
60. Costabel U, et al : Alterations in immunoregulatory T-cell subsets in cigarette smokers. A phenotypic analysis of bronchoalveolar and blood lymphocytes. Chest, 90 : 39, 1986.
61. Ginns LC, et al : T-lymphocyte subsets in smoking and lung cancer. Analyses of monoclonal antibodies and flow cytometry. Am Rev Respir Dis, 126 : 265, 1982.
62. Valda B, et al : Diabetes as a modifier of periodontal disease expression. Periodontol 2000, 6 : 37, 1994.
63. Kinane DF, Chestnutt IG : Relationship of diabetes to periodontitis. Curr Opin Periodontol, 4 : 29, 1997.
64. Soskole WA : Epidemiological and clinical aspects of periodontal diseases in diabetics. Ann Periodontol, 3 : 3, 1998.
65. Grossi SG : Treatment of periodontal disease and control of diabetes : An assessment of the evidence and need for future research. Ann Periodontol, 6 : 138, 2001.
66. Taylor GW : Bidirectional interrelationship between diabetes and periodontal diseases : An epidemiologic perspective. Ann Periodontol, 6 : 99, 2001.
67. Glavind L, et al : The relationship between periodontal state and diabetes duration, insulin dosage, and retinal change. J Periodontol, 39 : 341, 1968.
68. Cohen DW, et al : Diabetes mellitus and periodontal disease : Two-year longitudinal observations. Part I. J Periodontol, 41 : 709, 1970.
69. Sznajader N, et al : Periodontal findings in diabetic and nondiabetic patients. J Periodontl, 49 : 445, 1978.
70. Rylander H, et al : Prevalence of periodontal disease in young diabetics. J Periodontol, 14 : 38, 1987.
71. Hugoson A, et al : Periodontal conditions in insulin-dependent diabetics. J Clin Periodontol, 15 : 215, 1989.
72. Novaes AB, et al : Manifestations of insulin-dependent diabetes mellitus in the periodontium of young Brazillian patients. J Periodontol, 62 : 116, 1991.
73. de Pommereau V, et al : Periodontal status in insulin-dependent diabetic adolescents. J Clin Periodontol, 19 : 628, 1992.
74. Safkan-Seppala B, Ainamo J : Periodontal conditions in insulin-dependent diabetes mellitus. J Clin Periodontol, 19 : 24, 1992.
75. Seppala B, Ainamo J : A longitudinal study on insulin-dependent diabetes mellitus and periodontal disease. J Clin Periodontol, 20 : 161, 1993.
76. Tervonen T, Oliver RC : Long-term control of diabetes mellitus and periodontitis. J Clin Periodontol, 20 : 431, 1993.
77. Thorstensson H, Hugoson A : Periodontal disease experience in adult long-duration insulin-dependent diabetics. J Clin Periodontol, 20 : 352, 1993.
78. Seppala B, Ainamo J : A site-by-site follow-up study on the effect of controlled versus poorly controlled insulin-dependent diabetes mellitus. J Clin Periodontol, 21 : 161, 1994.
79. Pinson M, et al : Periodontal disease and Type I diabetes mellitus in children and adolescents. J Periodontol, 22 : 118, 1995.
80. Firatli E, et al : The relationship between clinical attachment loss and the duration of insulin-dependent diabetes mellitus (IDDM) in children and adolescents. J Clin Periodontol, 23 : 362, 1996.
81. Guven Y, et al : Salivary peroxidase activity in whole saliva of patients with insulin-dependent (Type-1) diabetes mellitus. J Clin Periodontol, 23 : 879, 1996.
82. Firatli E : The relationship between clinical periodontal status and insulin-dependent diabetes mellitus. Results after 5 yeares. J Periodontol, 68 : 136, 1997.
83. Ringelberg ML, et al : Comparison of gingival health and gingival crevicular fluid flow in children with and without diabetes. J Dent Res, 56 : 108, 1997.
84. Tervonen T, Karjalainen K : Periodontal diasease related to diabetic status. A pilot study of the response to periodontal therapy in type 1 diabetes. J Clin Periodontol, 24 : 505, 1997.
85. Moore PA, et al : Type 1 diabetes mellitus and oral health : Assessment of periodontal disease. J Periodontol, 70 : 409, 1999.
86. Tervonen T, et al : Alveolar bone loss in Type 1 diabetes. J Clin Periodontol, 27 : 567, 2000.
87. Katz J, et al : Human leukocyte antigen (HLA) DR 4. Positive association with rapidly progressing periodontitis. J Periodontol, 58 : 607, 1987.
88. Hart TC, Kornman KS : Genetic factors in the pathogenesis of periodontitis. Periodontol 2000, 14 : 202, 1997.
89. Amer A, et al : Association between HLA antigen and periodontal disease. Tissue Antigen, 31 : 53, 1988.
90. Alley CS, et al : HLA-D and T lymphocyte reactivity to specific periodontal pathogens in type 1 diabetic periodontitis. J Periodontol, 64 : 974, 1993.
91. Nerup J, et al : The HLA-IDDM association : Implications for, etiology and pathogenesis of IDDM. Diabets Metab Rev, 3 : 779, 1996.
92. Nelson RG, et al : Periodontal disease and NIDDM in Pima Indians. Diabetes Care, 13 : 836, 1990.
93. Emrich LJ, et al : Periodontal diseases in non-insulin dependent diabetes mellitus. J Periodontol, 62 : 123, 1991.
94. Taylor GW, et al : Glycemic control and alveolar bone loss progression in Type 2 diabetes. Ann Periodontol, 3 : 30, 1998.
95. Taylor GW, et al : Non-insulin dependent diabetes mellitus and alveolar bone loss progression over 2 years. J Periodontol, 68 : 76, 1998.
96. Ainamo J, et al : Rapid periodontal destruction in adult humans with poorly controlled diabetes. A report of 2 cases. J Clin Periodontol, 17 : 22, 1990.
97. Unal T, et al : Fructosamine as a possible monitoring parameter in non-insulin dependent diabetes mellitus patients with periodontal disease. J Periodontol, 64 : 191, 1993.

98. Novaes AB Jr, et al : Periodontal disease progression in Type II non-insulin-dependent diabetes mellitus patients (NIDDM). Part I. Probing pocket depth and clinical attachment. Braz Dent, 7 : 65, 1996.
99. Seppala B, et al : Morphometric analysis of cellular and vascular changes in gingival connective tissue in long-term insulin-dependent diabetes. J Periodontol, 68 : 1237, 1997.
100. Neeper M, et al : Cloning and expression of a cell surface receptor for advanced glycosylation end products of proteins. J Biol Chem, 267 : 149-98, 1992.
101. Schmidt AM, et al : Advanced glycation endproducts (AGEs) induce oxidant stress in the gingiva : a potential mechanism underlying accelerated periodontal disease associated with diabetes. J Periodont Res, 31 : 508, 1997.
102. Schmidt AM, et al : Activation of receptor for advanced glycation end products. A mechanism for chronic vascular dysfunction in diabetic vasculopathy and atherosclerosis. Circ Res, 84 : 489, 1999.
103. Wautier J-L, et al : Receptor-mediated endothelial cell dysfunction in diabetic vasculopathy. Soluble receptor for advanced glycation end products blocks hyperpermeability in diabetic rats. J Clin Invest, 97 : 238, 1996.
104. Park L, et al : Suppression of accelerated diabetic atherosclerosis by the soluble receptor for advanced glycation end products. Nature med, 4 : 1025, 1998.
105. Hofmann MA, et al : RAGE mediates a novel proinflammatory axis. A central cell surface receptor for S100/calgranulin polypeptides. Cell, 97 : 889, 1999.
106. Lalla E, et al : Enhanced interaction of advanced glycation end products with their cellular receptor RAGE : Implication for the pathogenesis of accelerated periodontal disease in diabetes. Ann Periodontol, 3 : 13, 1998.
107. Lalla E, et al : Blockade of RAGE suppresses periodontitis-associated bone loss in diabetic mice. J Clin Invest, 105 : 1117, 2000.
108. Grossi SG, et al : Response to periodontal therapy in diabetics and smokers. J Periodontol, 67 : 1094, 1996.
109. Grossi SG, et al : Treatment of periodontal disease in diabetics reduces glycated hemoglobin. J Periodontol, 68 : 713, 1997.
110. Sasaki T, et al : Tetracycline administration increases protein (presumably pro-collagen) synthesis and secretion in periodontal ligament fibroblasts of streptozotocin-induced diabetic rats. J Periodont Res, 27 : 631, 1992.
111. Sorsa T, et al : Cellular source and tetracycline-inhibition of gingival crevicular fluid collagenase of patients with labile diabetes mellitus. J Clin Periodontol, 19 : 146, 1992.
112. Rifkin BR, et al : Blocking periodontal disease progression by inhibiting tissue-destructive enzymes : A potential therapeutic role for tetracyclines and their chemically-modified analogs. J Periodontol, 64 : 819, 1993.
113. Ryan ME, et al : Tetracyclines inhibit protein glycation in experimental diabetes. Adv Dent Res, 12 : 152, 1998.
114. Aldridge JP, et al : Single-blind studies of the effects of improved periodontal health on metabolic control in Type 1 diabetes mellitus. J Clin Periodontol, 22 : 271, 1995.
115. Smith GT, et al : Short-term responses to periodontal therapy in insulin-dependent diabetic patients. J Periodontol, 67 : 794, 1996.
116. Westfelt E, et al : The effect of periodontal therapy in diabetics. Results after 5 years. J Clin Periodontol, 23 : 92, 1996.
117. Christgau M, et al : Healing response to non-surgical periodontal therapy in patients with diabetes mellitus : Clinical, microbiological, and immunologic results. J Clin Periodontol, 25 : 112, 1998.
118. Weyant RJ, et al : The association between osteopenia and periodontal attachment loss in older women. J Periodontol, 70 : 982, 1999.
119. Tezal M, et al : The relationship between bone mineral density and periodontitis in postmenopausal women. J Periodontol, 71 : 1492, 2000.
120. Geurs NC, et al : Osteoporosis and periodontal disease progression. Periodontol 2000, 32, 105, 2003.
121. Kannus P, et al : Hip fractures in Finland between 1970 and 1997 and predictions for the future. Lancet, 353 : 802, 1999.
122. von Wowern N, et al : Osteoporosis : a risk factor in periodontal disease. J Periodontol, 65 : 1134, 1994.
123. Payne JB, et al : Longitudinal alveolar bone loss in postmenopausal osteoporotic/osteopenic women. Osteoporos Int, 10 : 34, 1999.
124. Elders PJ, et al : The relation between periodontitis and systemic bone mass in women between 46 and 55 years of age. J Clin Periodontol, 19 : 492, 1992.
125. Hildebolt CF, et al : Attachment loss with post-menopausal age and smoking. J Periodont Res, 32 : 619, 1997.
126. Weyant RJ, et al : The association between osteopenia and periodontal attachment loss in older women. J Periodontol, 70 : 982, 1999.
127. Lundstrom A, et al : Periodontal conditions in 70-year-old women with osteoporosis. Swed Dent J, 25 : 89, 2001.
128. DeStefano F, et al : Dental disease and risk of coronary heart disease and mortality. Br Med J, 306 : 688, 1993.
129. Joshipura K, et al : Poor oral health and coronary heart disease. J Dent Res, 75 : 1631, 1996.
130. Beck J, et al : Periodontal disease and cardiovascular disease. J Periodontol, 67 (Suppl.), 1123, 1996.
131. Morrison HI, et al : Periodontal disease and risk of fatal coronary heart and cerebrovascular diseases. J Cardiovasc Risk, 6 : 7, 1999.
132. Hujoel PP, et al : Periodontal disease and coronary heart disease risk. JAMA, 284 : 1406, 2000.
133. Howell H, et al : Periodontal disease and risk of subsequent cardiovascular disease in US male physicians. J Am Coll Cardiol, 37 : 445, 2001.
134. Arbes SJ, et al : Association between extent of periodontal attachment loss and self-reported history of heart attack : An analysis of NHANES III data. J Dent Res, 78 : 1777, 1999.
135. Buhlin K, et al : Oral health and cardiovascular disease in Sweden. J Clin Periodontol, 29 : 254, 2002.
136. Yousef S, et al : Periodontal diseases and the risk of coronary heart and cerebroascular diseases : A meta-analysis. J Periodontol, 75, 1046, 2004.

第17章 参考文献

1. McFall Jr : Supportive treatment in World Workshop in Clinical Periodontics. Priceton, NJ : World Workshop in Clinical Periodontics, 1989.
2. Nevins M, et al : Proceeding of the world workshop in clinical periodontics. The American Academy of Periodontology, Chicago, 1-32, 1989.
3. Haffajee AD, et al : Clinical parameters as predictors of destructive periodontal disease activity. J Clin Periodontol, 10 : 257-265, 1983.
4. Listgarten MA, et al : Periodontal probing and the relationship of the probe tip to periodontal tissues. J Periodontol, 47 : 511, 1976.
5. Johnson MW, et al : Risk markers for oral diseases, Periodontal diseases. Cambridge University Press, Cambridge, 179-202, 365-388, 1990.
6. Badersten A, et al : Effect of nonsurgical periodontal therapy. J Clin Periodontol, 12 : 432-440, 1985.
7. Badersten A, et al : Reproducibility of probing attachment level measurements. J Clin Periodontol, 11 : 475-485, 1984.
8. Claffey N, et al : Diagnostic predictability of scores of plaque, bleeding, suppuration and probing depth for probing attachment loss. 31/2 years of observation following initial periodontal therapy. J Clin Periodontol, 17 : 108-114, 1990.
9. Grbic JT, et al : Risk indicators for future clinical attachment loss in adult periodontitis. Tooth and site variables. J Periodontol, 63 : 262-269, 1992.

10. Haffajee AD, et al : Microbial risk indicators for periodontal attachment loss. J Periodont Res, 26 : 293-296, 1991.
11. Vanooteghem R, et al : Bleeding on probing and probing depth as indicators of the response to plaque control and root debridement. J Clin Periodontol, 14 : 226-230, 1987.
12. Armitage GC, et al : Clinical evaluation of periodontal diseases. Periodontol 2000, 7 : 39-53, 1995.
13. Armitage GC, et al : Microscopic evaluation of clinical measurements of connective tissue attachment levels. J Clin Periodontol, 4 : 173-190, 1977.
14. Spray JR, et al : Microscopic demonstration of the position of periodontal probes. J Periodontol, 49 : 148-152, 1978.
15. van der Velden U, Jansen J : Microscopic evaluation of pocket depth measurements performed with six different probing forces in dogs. J Clin Periodontol, 8 : 107-116, 1981.
16. Jansen J, et al : Histologic evaluation of probe penetration during clinical assessment of periodontal attachement levels. An investigation of experimentally induced periodontal lesions in beagle dogs. J Clin Periodontol, 8 : 98-106, 1981.
17. Hancock EB, Wirthlin MR : The location of the periodontal probe tip in health and disease. J Periodontol, 52 : 124-129, 1981.
18. Fowler C, et al : Histologic probe position in treated and untreated human periodontal tissues. J Clin Periodontol, 9 : 373-385, 1982.
19. Aguero A, et al : Histological location of a standardized periodontal probe in man. J Periodontol, 66 : 184-190, 1995.
20. Sivertson JF, Burgett FG : Probing of pockets related to attachment level. J Periodontol, 47 : 281-286, 1976.
21. Robinson PJ, Vitek RM : The relationship between gingival inflammation and resistance to probe penetration. J Periodont Res, 14 : 239-243, 1979.
22. van der Velden U : Probing force and the relationship of the probe tip to the periodontal tissues. J Clin Periodontol, 6 : 106-114, 1979.
23. Magnusson I, Listgarten MA : Histologic evaluation of probing depth following periodontal treatment. J Clin Periodontol, 7 : 26-31, 1980.
24. van der Velden U : Location of probe tip in bleeding and nonbleeding pockets with minimal gingival inflammation. J Clin Periodontol, 9 : 421-427, 1982.
25. Polson AM, et al : Histological determination of probe tip penetration into gingival sulcus of humans using an electronic pressure-sensitive probe. J Clin Periodontol, 7 : 479-488, 1980.
26. Best AM, et al : Reliability of attachment loss measurements in a longitudinal clinical trial. J Clin Periodontol, 17 : 564-569, 1990.
27. Caton J, et al : Depth of periodontal probe penetration related to clinical and histologic signs of gingival inflammation. J Periodontol, 52 : 626-629, 1981.
28. Garnick JJ, et al : Demonstration of probes in human periodontal pockets. J Periodontol, 51 : 563-570, 1980.
29. Garnick JJ, et al : Gingival resistance to probing forces. II. The effect of inflammation and pressure on probe displacement in beagle dog gingivitis. J Periodontol, 60 : 498-505, 1989.
30. Keagle JG, et al : Gingival resistance to probing forces. I . Determination of optimal probe diameter. J Periodontol, 60 : 167-171, 1989.
31. Moriarty JD, et al : Histological evaluation of periodontal probe penetration in untreated facial molar furcations. J Clin Periodontol, 16 : 21-26, 1989.
32. Saglie R, et al : The zone of completely and partially destroyed periodontal fibers in pathological pockets. J Clin Periodontol, 2 : 198-202, 1975.
33. van der Velden U : Influence of periodontal health on probing depth and bleeding tendency. J Clin Periodontol, 7 : 129-139, 1980.
34. van der Velden U : Probing force in relation to probe penetration into the periodontal tissues in dogs. A microscopic evaluation. J Clin Periodontol, 7 : 325-327, 1980.
35. Durwin A, et al : Significance of probing force for evaluation of healing following periodontal therapy. J Clin Periodontol, 12 : 306-311, 1985.
36. Mombelli A, et al : Depth-force patterns of periodontal probing. Attachment-gain in relation to probing force. J Clin Periodontol, 19 : 295-300, 1992.
37. Mintzer RE, et al : Automated periodontal probing and recording. Curr Opin Periodontol, 60-66, 1993.
38. Watts T : Constant force probing with and without a stent in untreated periodontal disease : the clinical reproducibility problem and possible sources of error. J Clin Periodontol, 14 : 407-411, 1987.
39. Watts T : Probing site configuration in patients with untreated periodontitis. A study of horizontal positional error. J Clin Periodontol, 16 : 529-533, 1989.
40. Janssen PTM, et al : Effect of probing depth and bleeding tendency on the reproducibility of probing depth measurements. J Clin Periodontol, 15 : 565-568, 1988.
41. Atassi F, et al : Probe tine diameter and probing depth. J Clin Periodontol, 19 : 301-304, 1992.
42. Armitage GC, et al : Manual periodontal probing ina supportive periodontal treatment. Periodontol 2000, 12 : 33-39, 1996.
43. Lang NP, et al : Bleeding on probing. A predictor for the progression of periodontal disease? J Clin Periodontol, 13 : 590-596, 1986.
44. Lang NP, et al : Bleeding on probing as it relates to probing pressure and gingival health. J Clin Periodontol, 18 : 257-261, 1991.
45. Armitage GC, et al : Longitudinal evaluation of elastase as a marker for the progression of periodontitis. J Periodontol, 65 : 120-128, 1994.
46. Chaves ES, et al : Diagnostic discrimination of bleeding on probing during maintenance periodontal therapy. Am J Dent, 3 : 167-170, 1990.
47. Lang NP, et al : Absence of bleeding on probing. An indicator of periodontal stability. J Clin Periodontol, 17 : 714-721, 1990.
48. Magnusson I, et al : Clinical, microbiological and immunological characteristics of subjects with 'refractory' periodontal disease. J Clin Periodontol, 18 : 291-299, 1991.
49. Muller H-P, et al : Postoperatice bleeding tendency as a risk factor in Actinobacillus actinomycetemcomitans-associated periodontitis. J Periodont Res, 28 : 437-443, 1993.
50. Badersten A, et al : Effect of non-surgical periodontal therapy. Ⅶ. Bleeding, suppuration and probing depths in sites with probing attachment loss. J Clin Periodontol, 12 : 432-440, 1985.
51. Baderstem A, et al : Scores of plaque, bleeding, suppuration and probing depths to predict probing attachment loss. J Clin Periodontol, 17 : 102-107, 1990.
52. Vanooteghem R, et al : Subjective criteria and probing attachment loss to evaluate the effects of plaque control and root debridement. J Clin Periodontol, 17 : 580-587, 1990.
53. Nicopoulos-Karayianni K, et al : Diagnostic problems of periodontitis-like lesions caused by eosinophilic granuloma. J Clin Periodontol, 16 : 505-513, 1989.
54. Puckett J : A device for comparing roentgenograms of the same mouth. J Periodontol, 39 : 38-44.
55. Rosling B, et al : A radiographic method for assessing changes in alveolar bone height following periodontal therapy. J Clin Periodontol, 2 : 211-217, 1975.
56. Ritchey B, et al : The crests of the interdental septa. J Periodontol, 24 : 75-80, 1953.
57. Bender IB, et al : Roentgenographic and direct observation of experimental lesions in bone. I. J Am Dent Assoc, 62 : 152-158, 1961.
58. Bender IB, et al : Roentgenographic and direct observation of experimental lesions in bone. Ⅱ. J Am Dent Assoc, 62 : 708-715, 1961.
59. Ramadan ABE, et al : A roentgenographic study of experimental bone destruction. Oral Surg, 15 : 934-940, 1962.
60. Prichard JF : Advanced Periodontal Disease : Surgical and Prosthetic Management. ed 2, Philadelphia, Saunders, 1972.
61. Glickman I, et al : Inflammation and trauma from occlusion, co-destructive factors in chronic periodontal disease. J Periodontol, 34 : 5-10, 1963.

62. Glickman I, et al : Effect of excessive occlusal forces upon the pathway of gingival inflammation in humans. J Periodontol, 36 : 141-147, 1965.
63. Polson AM : Trauma and progression of marginal periodontitis in squirrel monkeys. Ⅱ. Co-destructive factors of periodontitis and mechanically-produced injury. J Periodont Res, 9 : 108-113, 1974.
64. Polson AM, et al : Trauma and progression of marginal periodontitis in squirrel monkeys. Ⅲ. Adaptation of interproximal alveolar bone to repetitive injury. J Periodont Res, 11 : 279-281, 1976A.
65. Polson AM, et al : Trauma and progression of marginal periodontitis in squirrel monkeys. Ⅳ. Reversibility of bone loss due to trauma alone and trauma superimposed upon periodontitis. J Periodont Res, 11 : 290-298, 1976B.
66. Polson AM, et al : Periodontal repair after reduction of inflammation. J Periodont Res, 14 : 520-525, 1979.
67. Meitner S : Co-destructive factors of periodontitis and repetitive mechanical injury. J Dent Res, 54(Spec. Issue) : C78-C85, 1975.
68. Ericsson I, et al : Effect of long-standing jiggling on experimental marginal periodontitis in the beagle dog. J Clin Periodontol, 9 : 497-503, 1982.
69. Ericsson I, et al : Lack of significance of increased tooth mobility in experimental periodontitis. J Periodontol, 55 : 447-452, 1984.
70. Ericsson I, et al : The combined effects of plaque and physical stress on periodontal tissues. J Clin Periodontol, 13 : 918-922, 1986.
71. Fleszar TJ, et al : Tooth mobility and periodontal therapy. J Clin Periodontol, 7 : 495-505, 1980.
72. Glickman I, et al : Role of trauma from occlusion in initiation of periodontal pocket formation in experimental animals. J Peridontol, 26 : 14-20, 1955.
73. Glickman I, et al : The effect of increased functional forces upon the periodontium of splinted and non-splinted teeth. J Periodontol, 32 : 290-300, 1961.
74. Glickman I, et al : Alterations in the pathway of gingival inflammation into the underlying tissues induced by excessive occlusal forces. J Periodontol, 33 : 7-13, 1962.
75. Glickman I, et al : Adaptive alterations in the periodontium of the Rhesus monkey in chronic trauma from occlusion. J Periodontol, 39 : 101-105, 1968.
76. Itoiz ME, et al : Histologic and histometric study of experimental occlusal trauma in rats. J Periodontol, 34 : 305-314, 1963.
77. Kantor M, et al : Alveolar bone regeneration after removal of inflammatory and traumatic factors. J Periodontol, 47 : 687-695, 1976.
78. Kepic TJ, et al : Role of marginal ridge relationships as an etiologic factor in periodontal disease. J Periodontol, 49 : 570-575, 1978.
79. Lindhe J, Ericsson I : The influence of trauma from occlusion on reduced but healthy periodontal tissues in dogs. J Clin Periodontol, 3 : 110-122, 1976.
80. Lindhe J, Ericsson I : The effect of elimination of jiggling forces on periodontally exposed teeth in the dog. J Periodontol, 53 : 562-567, 1982.
81. Lindhe J, Svanberg G : Influence of trauma from occlusion on progression of experimental periodontitis in the beagle dog. J Clin Periodontol, 1 : 3-14, 1974.
82. Pihlström BL, et al : Association between signs of trauma from occlusion and periodontitis. J Periodontol, 57 : 1-6, 1986.
83. Shefter GJ, McFall WT : Occlusal relations and periodontal status in human adults. J Periodontol, 55 : 368-374, 1984.
84. Stahl SS : The response of the periodontium to combined gingival inflammation and occluso-functional stresses in four human surgical specimens. Periodontics, 6 : 14-22, 1968.
85. Stahl SS, et al : The effects of vertical occlusal trauma on the periodontium of protein deprived young adult rats. J Periodontol, 28 : 87-97, 1957.
86. Stones HH : An experimental investigation into the association of traumatic occlusion with parodontal disease. Proc Soc Med, 31 : 479, 1938.
87. Waerhaug J : The angular bone defect and its relationship to trauma from occlusion and downgrowth of subgingival plaque. J Clin Periodontol, 6 : 61-82, 1979.
88. Zander HA, Muhlemann HR : The effect of stresses on the periodontal structures. Oral Surg Oral Med Oral Pathol, 9 : 380-390, 1956.
89. Hallmon WW, et al : Flossing clefts clinical and histologic observations. J Periodontol, 57 : 501-504, 1986.
90. Arno A, et al : Incidence of gingivitis as related to sex, occupation, tobacco consumption, toothbrushing and age. Oral Surg Oral Med Oral Pathol, 11 : 587-591, 1958.
91. Arno A, et al : Alveolar bone loss as a function of tobacco consumption. Acta Odontol Scand, 17 : 3-10, 1959.
92. Summers CJ, Oberman A : Association of oral disease with 12 selected variables. Ⅱ. Edentulism. J Dent Res, 47 : 594-598, 1968.
93. Bergström J, et al : Cigarette smoking and alveolar bone height in subjects with a high standard of oral hygiene. J Clin Periodontol, 14 : 466-469, 1987.
94. Sheiham A : Periodontal disease and oral cleanliness in tobacco smokers. J Periodontol, 42 : 259-263, 1971.
95. Miller PD : Root coverage with the free gingival graft. Factors associated with incomplete coverage. J Periodontol, 58 : 674-681, 1987.
96. Preber H, Bergstrom J : Effect of cigarette smoking on periodontal healing following surgical therapy. J Clin Periodontol, 17 : 324-328, 1990.
97. Raulin LA, et al : The effect of nicotine on the attachment of human fibroblasts to glass and human root surfaces in vitro. J Periodontol, 59 : 318-325, 1988.
98. Goultschin J, et al : Association of smoking with periodontal treatment needs. J Periodontol, 61 : 364-367, 1990.
99. Stoltenberg JL, et al : Association between cigarette smoking, bacterial pathogens, and periodontal status. J Periodontol, 64 : 1225-1230, 1993.
100. Glavind L, et al : The relationship between periodontal state and diabetes duration, insulin dasage, and retinal changes. J Periodontol, 39 : 341-347, 1968.
101. Cohen DW, et al : Diabetes mellitus and periodontal disease : Two-year longitudinal observations. J Periodontol, 41 : 709-712, 1970.
102. Cianciola LJ, et al : Prevalence of periodontal disease in insulin-dependent mellitus(juvenile diabetes). J Am Dent Assoc, 104 : 653-660, 1982.
103. Tervonen T, et al : Relation of diabetes control to periodontal pocketing and alveolar bone level. Oral Surg Oral Med Oral Pathol, 61 : 346-349, 1986.
104. Emrich LJ, et al : Periodontal disease in non-insulin dependent diabetes mellitus, 62 : 123-131, 1991.
105. Golub, et al : Minocycline reduces gingival collagenolytic activity during diabetes. Preliminary observations and a proposed new mechanism of action. J Periodont Res, 18 : 516-526, 1983.
106. Ramamurthy NS, et al : Diabetes increase collagenase activity in extracts of rat gingival and skin. J Periodont Res, 18 : 23-30, 1983.
107. Mashimo PA, et al : The periodontal microflora of juvenile diabetes. Culture, immunofluorescence, and serum antibodies studies. J Periodontol, 54 : 420-430, 1983.
108. Leeper SH, et al : Oral status of 'controlled' adolescent type Ⅰ diabetics. J Oral Med, 40 : 127-133, 1985.
109. Manouchehr-Pour M, et al : Periodontal disease in juvenile and adult diabetic patients. A review of the literature. J Am Dent Assoc, 107 : 766-770, 1983.
110. Manouchehr-Pour M, et al : Comparison of neutrophil chemotactic response in diabetic patients with mild and severe periodontal disease. J Periodontol, 52 : 410-415, 1981.
111. Williams R, et al : Periodontal disease and diabetes in young adults. JAMA, 172 : 776-778, 1960.

112. Löe H, et al : Natural history of periodontal disease in man. Rapid, moderate, and no loss of attachment in Sri Lankan laborers 14 to 46 years of age. J Clin Periodontol, 13 : 431-445, 1986.
113. Löe H, et al : Experimental gingivitis in man. J Periodontol, 36 : 177-187, 1965.
114. Suomi JD, et al : The effect of controlled oral hygiene procedures on the progression of periodontal disease in adults : results after third and final year. J Periodontol, 42 : 152-160, 1971.
115. Ramfjord SP, et al : Oral hygiene and maintenance of periodontal support. J Periodontol, 53 : 26-30, 1982.
116. Johansson LA, et al : Evaluation of cause related periodontal therapy and compliance with maintenance care recommendations. J Clin Periodontol, 11 : 689-699, 1984.
117. Wilson TG : Compliance. A review of the literature with possible applications to periodontics. J Periodontol, 58 : 706-714, 1987.
118. Cerek JF, et al : Relative effects of plaque control and instrumentation on the clinical parameters of human periodontal disease. J Clin Periodontol, 10 : 46-56, 1983.
119. Loos B, et al : Effects of oral hygiene measures on clinical and microbiologic parameters of periodontal disease. J Clin Periodontol, 15 : 2111-2116, 1988.
120. Smulow J, et al : The effect of supragingival plaque removal on anaerobic bacteria in deep periodontal pockets. J Am Dent Assoc, 107 : 737-742, 1983.
121. American Academy of Periodontology. Proceeding of the World Workshop in Clinical Periodontics. Chicago : American Academy of Periodontology, 1989.
122. Becker W, et al : Periodontal treatment without maintenance. A retrospective study in 44 patients. J Periodontol, 55 : 505-509, 1984.
123. Becker W, et al : Untreated periodontal disease : a longitudinal study. J Periodontol, 50 : 234-244, 1979.
124. DeVore CH, et al : Bone loss following periodontal therapy in subjects without frequent periodontal maintenance. J Periodontol, 57 : 354-359, 1986.
125. Lindhe J, et al : Progression of periodontal disease in adult subjects in the absence of periodontal therapy. J Clin Periodontol, 10 : 433-442, 1983.
126. Nyman S, et al : Periodontal surgery in plaque-infected dentitions. J Clin Periodontol, 4 : 240-249, 1977.
127. Wilson TG, et al : Tooth loss in maintenance patients in a private periodontal practice. J Periodontol, 58 : 231-235, 1987.
128. Axelsson P, et al : Effect of cotrolled oral hygiene procedures on caries and periodontal disease in adults. J Clin Periodontol, 5 : 133-151, 1978.
129. Axelsson P, et al : Effect of cotrolled oral hygiene procedures on caries and periodontal disease in adults. J Clin Periodontol, 8 : 239-248, 1981.
130. Axelsson P, et al : The significance of maintenance care in the treatment of periodontal disease. J Clin Periodontol, 8 : 281-294, 1981.
131. Badersten A, et al : Effects of nonsurgical periodontal therapy. II. Severly advanced periodontitis. J Clin Periodontol, 11 : 63-76, 1984.
132. Becker W, et al : The long term evaluation of periodontal maintenance in 95 patients. Int J Periodont Rest Dent, 2 : 55-71, 1984.
133. Brandzaeg P, et al : The effect of controlled cleansing of teeth on periodontal health and oral hygiene in Norwegian Aramy recruits. J Periodontol, 35 : 302-309, 1964.
134. Chawla TN, et al : Dental prophylaxis procedures in control of periodontal disease in Lucknow (rural) India. J Periodontol, 46 : 498-503, 1975.
135. Jendresen MD, et al : Report of the committee on scientific investigation of the American Academy of Restorative Dentistry. J Prosthet Dent, 51 : 823-846, 1984.
136. Kaldahl WB, et al : Evaluation of four modalities of periodontal therapy. Mean probing depth, probing attachment level and recession changes. J Periodontol, 59 : 783-793, 1988.
137. Knowles J, et al : Results of periodontal treatment related to pocket depth and attachment level. 8 years. J Periodontol, 50 : 225-233, 1979.
138. Lindhe J, et al : Long-term maintenance of patients treated for advanced periodontal disease. J Clin Periodontol, 11 : 504-514, 1984.
139. Lövdal A, et al : Combined effect of subgingival scaling and controlled oral hygiene on the incidence of gingivitis. Acta Odontol Scand, 19 : 537-555, 1961.
140. Nyman S, et al : Effect of professional tooth cleaning on healing after periodontal surgery. J Clin Periodontol, 2 : 80-86, 1975.
141. Pihlström BL, et al : Comparison of surgical and nonsurgical treatment of periodontal disease. A review of current studies and additional results after 61/2 years. J Clin Periodontol, 10 : 524-541, 1983.
142. Ramfjord SP, et al : Four modalities of periodontal treatment compared over five years. J Periodont Res, 22 : 222-223, 1987.
143. Schallhorn RG, et al : Periodontal maintenance therapy. J Am Dent Assoc, 103 : 227-231, 1981.
144. Westfeld E, et al : Significance of frequency of professional tooth cleaning for healing following periodontal surgery. J Clin Periodontol, 10 : 148-156, 1983.
145. Hirschfeld L, Wasserman B : A long-term survey of tooth loss in 600 treated periodontal patients. J Periodontol, 49 : 225-237, 1978.
146. McFall WT Jr : Tooth loss in 100 treated patients with periodontal disease. A long-term study. J Periodontol, 53 : 539-549, 1982.
147. Meador H, et al : The long term effectiveness of periodontal therapy in a clinical practice. J Periodontol, 56 : 253-258, 1985.
148. Douglass CW : Determining the value of a periodontal diagnostic test. J Periodontol, 62 : 721-730, 1991.
149. Van Winkelhoff A, et al : Microbiological and clinical results of metronidazole plus amoxicillin therapy in Actinobacillus actinomycetemcomitans-associated periodontitis. J Periodontol, 63 : 52-70, 1992.
150. Rosling B, et al : The healing potential of the periodontal tissues following different techniques of periodontal surgery in plaque-free dentitions. A 2-year clinical study. J Clin Periodontol, 3 : 233-250, 1976.
151. Becker W, et al : A longitudinal study comparing scaling, osseous surgery and modified Widman procedures-results after one year. J Periodontol, 59 : 351-365, 1988.
152. Flesza TJ, et al : Tooth mobility and periodontal therapy. J Clin Periodontol, 7 : 495-505, 1980.
153. Hill RW, et al : Four types of periodontal treatment over two years. J Periodontol, 52 : 655-662, 1981.
154. Oliver RC : Tooth loss with and without periodontal therapy. Periodont Abstr, 17 : 8, 1969.
155. Ramfjord SP, et al : Results following three modalities of periodontal therapy. J Periodontol, 46 : 522-526, 1975.
156. Ramfjord SP, et al : Longitudinal study of periodontal therapy. J Periodontol, 44 : 66-77, 1973.
157. Haffajee AD, et al : Relation of baseline microbial parameters to future periodontal attachment loss. J Clin Periodontol, 18 : 744-750, 1991.
158. Lindhe J, et al : The effect of plaque control and surgical pocket elimination on the establishment and maintenance of periodontal health. A longitudinal study of periodontal therapy in cases of advanced disease. J Clin Periodontol, 2 : 67-79, 1975.
159. Greenstein G : Periodontal response to mechanical nonsurgical therapy : a review. J Periodontol, 63 : 118-130, 1992.
160. Armitage GC : Manual periodontal probing in supportive periodontal treatment Periodontology 2000, 12 : 35, 1996.
161. Wilson TG, Kornman K : Retreatment. Periodontology 2000, 12 : 119-121, 1996.

あとがき(五十音順)

　今回の執筆を機に我々臨床家こそ，いわゆる基礎医学とよばれる学問をよく理解する必要性があると再認識した．ともすれば臨床家は商品名や数値，経験のみに翻弄されがちである．この十数年，歯科界は多くの分野において稀に見る激動の時期であった．その間，多くのテクニックや材料が出現しては消えていったが，この傾向は今後も続くだろう．こんな時こそ，生体の治癒や変化のメカニズムを理解しておかねば判断を誤ることとなる．つまり失敗という罠に落ちた時こそ，過去の経験のみでなく，その解決の糸口が基礎医学に存在するのである．この事を特に力説したいという思いで今回の執筆を行った．私を含め読者の方がたが臨床に行き詰った時こそ，商業誌だけでなく，この本を紐解き，文献を検索し，いろいろな角度から考察を加えて問題を克服していただきたい．　　　(赤野　弘明)

　それはMEDLINEで"Periodontology"を検索することから始まった．約15,000に及ぶ論文がヒットした．タイトルすべてに目を通した．そして免疫学，歯周病学の基本から勉強し直した．それから本文の執筆，イラスト原画の作成，気が遠くなる作業の連続．T細胞，B細胞のキャラクターを考えるのに1か月を要した．もちろん執筆にあたり，諸先生がた，衛生士スタッフの協力を得たのはいうまでもない．心より深謝したい．そして，何よりも本書を一緒に執筆した山本，中川，赤野の3人の先生に感謝する．互いが精一杯がんばって，互いに励みになった．本当にありがとう！　　　(高山　真一)

　世の中には本当に不思議なことがある．本書のような壮大なレビューに参加したことは，"まれにみる怠け者"であった私を知る同級生はもちろん，自分自身でもびっくりである．学生時代に歯周病の教科書を1ページも開くことなく卒業してしまった不届き者も，恩師である藤原顕先生はじめ諸先輩がたにお尻をたたかれ勉強した結果，少しはペリオの楽しさ(？)が実感できるようになっていた．そんな折，今までにない(？)切り口で進めた今回の作業は血圧も上がる(実際に上がってしまった…)くらい当初の想像をはるかに超え，現在は文献をしばらく見たくない心境である．しかし，強制的に勉強できたおかげで結果的には自分自身がいちばん得をしたのであろう．本書の執筆にお声を掛けていただいた山本浩正先生にただただ感謝する次第です．最後になりましたが，膨大な量の文献収集にいやな顔一つせずご協力いただいた佐藤琢也先生に厚くお礼を申し上げます．　(中川　富希雄)

　今回は，担当分の執筆のほかに全体を通して監修役をしたものの，できるだけ各著者の個性を失わないよう，悪く言えば"ほったらかし状態"でまとめていった．そのため重複する部分や足らない部分，あらぬ方向に暴走する部分など，読者に多大なる被害を及ぼしたことと思う．これはひとえに，有能な他の3人の著者の溢れんばかりのエネルギーをコントロールできなかった私の非力ゆえである．決して高得点をもらえるような出来ではないかもしれないが，みんなベストを尽くしてよく頑張った．ただし，このレビューはペリオの勉強の単なる足がかりなので，読者に降りかかった被害の救済は読者自らしてもらわなければならない．最後まで無責任な監修者ではあるが請御容赦！　　　(山本　浩正)

和文索引

あ
アメロジェニン　198
後戻り　69

い
Ⅰ型糖尿病　244
インターロイキン-1　106
インターロイキン-8　114
インテグリン　208
一次治癒　138
移植性骨形成　212

う
ウイルス　22
ウェイブ・ガイド・エフェクト　89

え
エナメルマトリックス　198
エムドゲイン療法　193
エンドトキシン　73
炎症　194
炎症期　130

お
オッズ比　240
オンレーグラフト　216
横断的研究　239

か
化学療法　35
仮骨延長法　212
改良型Widmanフラップ　146
外因性感染　66
外傷性咬合　260
外毒素　73
角化　170
獲得免疫　100
感受性　60
感染
　　外因性——　66
　　内因性——　66

き
キュレタージ　91
キラーT細胞　118
基質形成　195
偽陰性　62
偽陽性　62
喫煙　241, 261
虚血性心疾患　249
共凝集　28
共焦点レーザー顕微鏡　24

く
クラスⅡ MHC　79
グリコカリックス　26
クローナルタイプ　19

け
ケモカイン　114
血管新生　207
血管内皮細胞増殖因子　207
血小板　205
血餅　195, 205
結合組織移植　184
結合組織性付着　139

こ
コッホの原則　20
コラーゲン　246
好中球　118, 195, 243, 245
抗原
　　——提示　116
　　ヒト白血球——　105
抗原提示　116
　　——細胞　79
咬合　260
　　外傷性——　260
後天的リスクファクター　240
骨移植
　　——材　226
　　自家——　215
骨移植材　226
骨形成　211
　　移植性——　212

自立性—— 212
　　　——タンパク 209
骨外科 158
　　　——の限界 161
骨粗鬆症 248
骨伝導 211
骨内膜 212
骨膜 212
骨誘導 211
根分岐部病変
　　　——の水平的分類 163
　　　——の垂直的分類 163
根面
　　生物学的に許容できる—— 76
　　平滑な—— 76
　　　——処理 185
　　　——被覆 182

さ

サイトカイン 134
サプレッサーT細胞 118
サンプリング 18
再生 144, 190
再付着 144, 190
細菌バイオフィルム 24
最終糖化産物 245

し

シクロオキシゲナーゼ 112
シャローサルカス 157
歯根切除術 163
歯根分割 162
歯周形成外科 180
歯周疾患の活動性 61
歯周病菌（歯周病原性細菌） 12, 16, 40, 82, 97
　　　——の認定条件 20
歯周病の分類 104
歯周ポケット 38
歯小囊 198
歯石 14
　　　——除去率 47
　　　——の取り残し 72
歯肉炎 12
歯肉縁上のプラークコントロール 70
歯肉溝滲出液 103, 110
歯肉歯槽粘膜

　　　——境 173
　　　——外科手術 174, 180
　　　——の問題 170
歯肉切除術 150
歯肉搔爬術 146
歯肉退縮 77, 175, 258
歯肉弁根尖側移動術 49, 150
歯肉弁歯冠側移動術 182
歯肉弁剥離搔爬術 146, 147
自家骨移植 215
自然免疫 100
自律性骨形成 212
疾病活動度 111
実験動物 14
修復 146, 190
縦断的研究 239
上皮関連性プラーク 28
上皮性付着 139
真菌 21
新付着 144, 190

す

スケーリング・ルートプレーニング 66
スタチン 124

せ

セメント芽細胞 139, 198
セメント質
　　無細胞性—— 201
　　　無細胞性外部線維性—— 193
　　　有細胞性—— 193
生活反応期 129
生物学的に許容できる根面 76
接着分子 118
先天的リスクファクター 240
線維芽細胞 132, 208
線維骨 209
線毛 101
全層弁 156

そ

組織再構築期 132
組織修復期 131
組織付着療法 146
組織誘導再生法 193
早産 250

索 引

創収縮　131
創傷治癒　128
層板骨　209
増殖因子　133，206
　　　血管内皮細胞——　207

た
脱灰凍結乾燥他家移植骨　211，219
単球　243，246

ち
治癒
　　一次——　138
　　二次——　138
　　創傷——　128
置換骨　213

て
ディープサルカス　157
低出生体重児　250

と
凍結乾燥他家移植骨　211，219
　　脱灰——　211，219
糖化ヘモグロビン　247
糖尿病　244，261
　　Ⅰ型——　244
　　Ⅱ型——　245
特異性　60
特異的プラーク原因説　17
毒素
　　外——　73
　　内——　73

な
内因性感染　66
内エナメル上皮　198
内毒素　73
軟骨性骨　213，216

に
Ⅱ型糖尿病　245
二次治癒　138

は
バイオフィルム

　　細菌——　24
破骨細胞　122

ひ
ヒト白血球抗原　105
ビスフォスフォネート　124
非特異的プラーク原因説　17
非付着プラーク　28
微小血管障害　245
表面の粗さ　75

ふ
ファーケーションアロー　166，167
フィブリン　132，195，205，207
フィブロネクチン　132
プラーク　12，24
　　上皮関連性——　28
　　非付着——　28
　　付着——　28
プラーク原因説
　　特異的——　17
　　非特異的——　17
プラークコントロール
　　歯肉縁上の——　70
プロービング　39
　　——圧　54，59
　　——時の出血　59，257
　　——値　255
　　——デプス　39
プロスタグランジン E_2　111
付着
　　結合組織性——　139
　　再——　144，190
　　上皮性——　139
　　新——　144，190
　　——歯肉　172
　　——の獲得
　　　臨床的な——　77
　　——プラーク　28
部分層弁　156

へ
ヘミデスモゾーム　139
ペリクル　28
ヘルパーT細胞　118
平滑さ　75

323

平滑な根面　76

ほ
ポケット内の温度　44
ポリクローナルB細胞活性化作用　99

ま
マクロファージ　79，195，207，243，246
　　──コロニー刺激因子　122
マトリックスメタロプロテアーゼ阻害剤　124
マラッセの上皮遺残　198
膜性骨　213，216

み
未分化間葉細胞　198

む
無細胞性外部線維性セメント質　193
無細胞性セメント質　201

め
メインテナンス　252
メンブレンの露出　231
免疫
　獲得──　100
　　──学　94，110

ゆ
有細胞性セメント質　193
遊離歯肉　172
　　──移植　179

ら
ランゲルハンス細胞　79，116
ランダムバーストセオリー　103

り
リスクインディケーター　43，239
リスクファクター　43，238
　後天的──　240
　先天的──　240
リスクマーカー　43
リポ多糖　97
リポポリサッカライド　72
リモデリング　196
リンパ球　118，124，244

臨床的アタッチメントレベル　256
臨床的な付着の獲得　77

る
類骨　209

れ
レーザー　88-90
　CO_2 ──　88
　Er：YAG ──　90
　Nd：YAG ──　89
　──スケーリング　89，90

欧文索引

A

AGE 245
    solible Receptor for —— 246
advanced glycation end products 245
Amelogenin 198
antigen presenting 116
antigen presenting cell 79
apically positioned flap 49, 150
attached plaque 28
attachment
    clinical —— gain 77
    connective tissue —— 139
    epithelial —— 139
    new —— 144, **190**
    re —— 144, **190**

B

β-defensin 116
B 細胞 99
B リンパ球 79
b-FGF 207
BMP 209
BOP 59, 257
BOP% **61**
bacterial biofilm 24
bicuspidization 162
biologic width **160**, 178
bleeding on probing 59, 257
bone
    cartilage —— 213
    endochondral —— 213
    membranous —— 213
    —— morphogenetic protein 209

C

CD14 99
CO_2 レーザー 88
COX 112
    —— -1 112
    —— -2 112
CTG 184
cartilage bone 213
chemokine 114

circumferential 法 57
clinical attachment gain 77
clonal type 19
closed gingival curettage 146
coaggregation 28
confocal laser microscopy 25
connective tissue attachment 139
connective tissue graft 184
coronally positioned flap 182
critical probing depth 48, 78
cross-sectional study 239
curettage 91
    closed gingival —— 146
    open flap —— 146
cyclooxygenase 112

D

DFDBA 211, 219
decortication 216
deep sulcus **50**
disease activity 61, 111
distraction osteogenesis 212

E

E-selectin 117
ENAP 146
Er:YAG レーザー 90
Emdogain® 228
endochondral bone 213
endogenous infection 66
endosteum 212
epithelial attachment 139
epithelium-associated plaque 28
excisional new attachment procedure 146
exogenous infection 66

F

Fc γ レセプター 106
FDBA 211, 219
FGG 179
factitious **261**
free gingival graft 179
full-mouth disinfection 82, **86**

full thickness flap　156

G
GCF　103，110
GTR　193，222
gingival crevicular fluid　103，110
gingival recession　77
gingivectomy　150
glycocalyx　26
graft
　　connective tissue ――　184
　　free gingival ――　179
growth factor
　　insulin like ――　209
　　platelet-drived ――　206
　　transforming ――-β　206
guided tissue regenaration　193，222

H
HbA1c　247
HLA抗原　106
habit　261

I
ICAM-1　117
IGF　209
IL-1　106，123
IL-1遺伝子多型　243
IL-6　123
IL-8　114
infection
　　endogenous ――　66
　　exogenous ――　66
insulin-like growth factor　209
intension
　　primary ――　138
　　secondary ――　138
Inter Cellular Adhesion Molecule　117
intrabony technique　192，222

K
Koch's postulates　20

L
LDDS　49
LPS　97

Langerhans cell　116
laser　88
　　―― scaling　88
　　CO_2 ――　88
　　Er：YAG ――　90
　　Nd：YAG ――　89
Lipopolysaccharide　72，97
local drug delivery system　49
longitudinal study　239

M
M-CSF　122
MCP-1　114
MGJ　173
MGS　180
MMP阻害剤　124
macrophage chemoattractant peptide-1　114
macrophage colony stimulating factor　122
Maynardの分類　177
membranous bone　213
Millerの歯肉退縮の分類　183
mini furca　164
modified Widman flap　146，147
mucogingival junction　173
mucogingival surgery　174，180

N
Nd：YAGレーザー　89
new attachment　144，**190**
nonspecific plaque hypothesis　17

O
OFC　146
odontoplasty　167
open flap
　　―― curettage　146
　　―― debridement　224，226
osteoconduction　211
osteogenesis　211
　　distraction ――　212
　　spontaneous ――　212
　　transplanted ――　212
osteoinduction　211

P
PDGF　206，207

PGE$_2$ **111**
PPS 180
partial thickness flap 156
pellicle 28
periodontal plastic surgery 180
periosteum 212
planktonic bacteria 32
plaque **12**, **24**
　attached —— 28
　epithelium-associated —— 28
　unattached —— 28
plaque hypothesis
　nonspecific —— 17
　specific —— 17
platelet-drived growth factor 206
primary intension 138
primary shrinkage 181
probing 39
　bleeding on —— 59, 257
probing depth 39
　critical —— 48, 78
prospective study 43

Q
quorum sensing 29

R
RANKL 122
reattachment 144, **190**
receptor activator of NF-κB ligand 122
regeneration 144, **190**
repair 146, 190
retrospective study 43
risk factor 43
risk indicator 43
risk marker 43
root amputation 164
root resection 164
root separation 162

S
SPT 253
sRAGE 246
sampling 18
secondary intension 138
secondary shrinkage 181

shallow sulcus 50
shrinkage
　primary —— 181
　secondary —— 181
smooth root surface 76
solible Receptor for AGE 246
specific plaque hypothesis 17
spontaneous osteogenesis 212
sulcus
　deep —— **50**
　shallow —— **50**
supportive periodontal therapy 253
surface roughness 75
surface smoothness 75
surgery
　mucogingival —— 174, 180
　periodontal plastic —— 180

T
T 細胞 118
T リンパ球 79, 118, 124
TGF-β 206, 207
Th 1 細胞 118
Th 2 細胞 119
TLR 99
TNF α 123
tissue attachment
　connective —— 139
　—— procedure **146**
tissue engineering triad 218
Toll 様レセプター 99
transforming growth factor-β 206
transplanted osteogenesis 212

U
unattached plaque 28

V
vertical point 法 57

W
walking 法 57
water channel 26
wave-guide effect 89, 90
wound contraction 131

著者略歴

山本　浩正（やまもと・ひろまさ）
1985年　大阪大学歯学部卒業後，ON デンタルクリニック
(現貴和会歯科診療所)勤務
1987年　Institute for Advanced Dental Studies にて研修
1989年　米国歯周病学会会員，JIADS 常任講師(2003年退任)
1994年　山本歯科開設
1998年〜2002年　大阪大学大学院歯学研究科口腔分子免疫
制御学講座在籍
2006年〜　PEC（Postgraduate Education Course）主宰
2007年　新潟大学歯学部非常勤講師
2009年〜　大阪大学歯学部招聘教員

ペリオのインテリジェンスを高める　レビュー・ザ・ペリオ

2005年3月10日　第1版第1刷発行
2014年6月20日　第1版第3刷発行

監　著　者	山本　浩正（やまもと　ひろまさ）
共　著　者	中川　富希雄（なかがわ　ふきお）／高山　真一（たかやま　しんいち）／赤野　弘明（あかの　ひろあき）
発　行　人	佐々木　一高
発　行　所	クインテッセンス出版株式会社

東京都文京区本郷3丁目2番6号　〒113-0033
クイントハウスビル　電話　(03)5842-2270（代表）
　　　　　　　　　　　　　　(03)5842-2272（営業部）
　　　　　　　　　　　　　　(03)5842-2279（書籍編集部）
web page address　　http://www.quint-j.co.jp/

印刷・製本　サン美術印刷株式会社

©2005　クインテッセンス出版株式会社　　　　　禁無断転載・複写
Printed in Japan　　　　　　　　　　　　　落丁本・乱丁本はお取り替えします
　　　　　　　　　　　　　　　　　　　　　ISBN978-4-87417-840-9 C3047
定価はカバーに表示してあります